张秀勤刮痧养生堂

第2版

张秀勤刮痧
一刮就美

张秀勤 著

北京出版集团
北京出版社

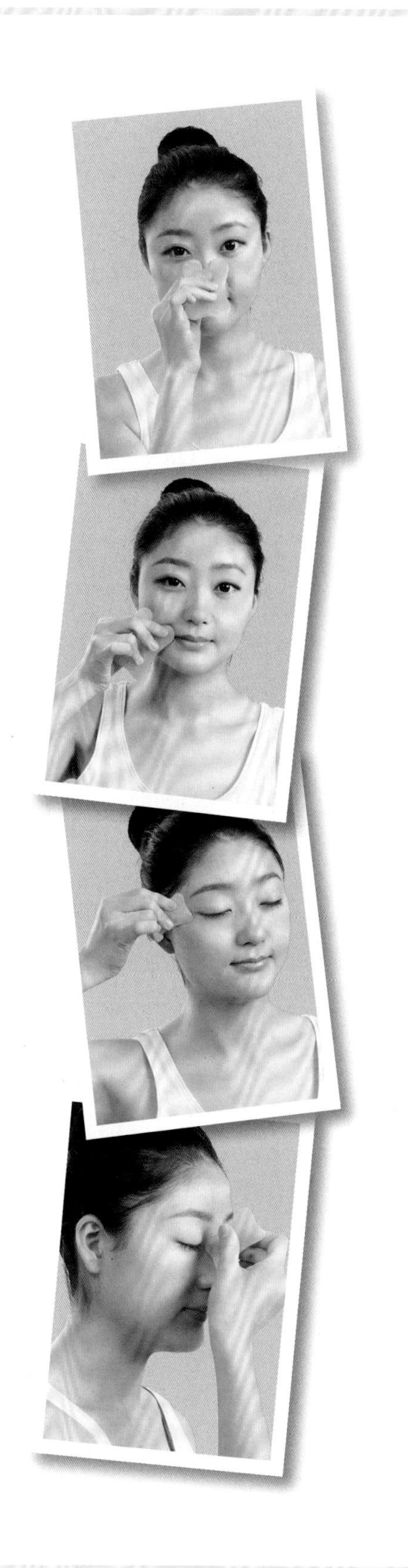
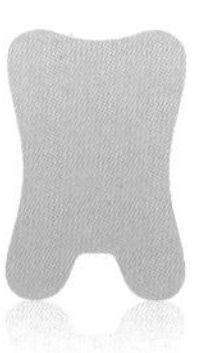

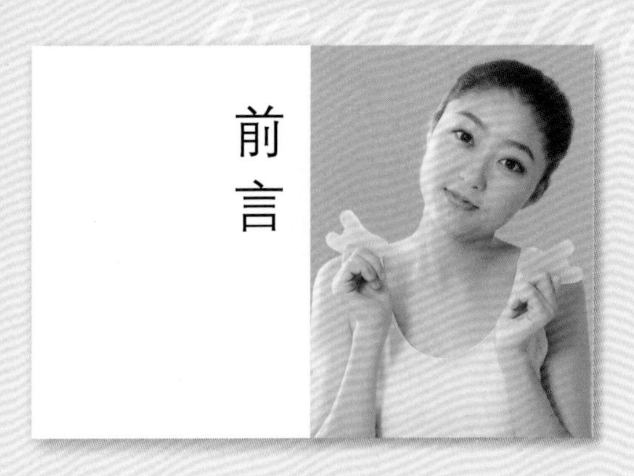

前言

岁月的印记会重叠在每一张容颜之上，旧的伤痕和新的惆怅都会在容颜上记录下来。当手持一枚温润剔透的玉石在其间缓慢抚触时，我似乎可以阅读到每一个前来做刮痧美容的女子的往昔与现在，她们的喜怒哀乐，都纤毫毕现地呈现在玉石与皮肤的亲密接触中，反复提示着我美的真谛：美是由内而外的，身体内环境的健康清洁，心灵的纯净无瑕，最终都会通过容颜这面镜子展现给别人。

想要变美，仅仅通过外部的修饰是不够的。谁不愿意素颜雪净、肌肤清通透亮？那些长在脸上的皱纹、斑点、痘痘，不仅仅有损于容颜；更是在提示我们，身体内部出现了问题。要想解决这些问题，需要由内而外地全面调节。用刮痧美容的方法，局部刮拭和整体刮拭双管齐下，才能解决问题的根本，才会使容颜持久美丽。

自我研发的全息经络刮痧美容方法问世后，在不断有人反馈获得刮痧美容效果喜讯的同时，也不断有人在咨询，如：为什么别人刮痧能美白祛斑，而自己刮痧美容效果不是很明显；为什么刮痧美容的效果保持的时间不长；等等。我在逐一答疑解惑的同时，发现了在刮痧美容过程中共同的误区：第一是一定要掌握面部刮痧的要领，万万不可以用身体的刮痧方法刮拭面部。面部刮痧是个细活，因为面部五官所在，骨骼形态起伏变化多，刮拭难度大。而且美容不只在皮肤表层，只有全面激发、调动面部皮、脉、肉、筋、骨各个层级的活力，才能获得满意的美容效果。产生皮肤问题的皮下深层部位不同、原因不同、性质不同，刮痧板渗透力所达的部位，刮拭的角度、方向都有区别，所以不但要掌握面部刮痧的基本方法，还要掌握针对各种面部问题的刮拭技巧，才能获得较长时间的美容效果。第二是很多朋友将刮痧美容像护肤品一样使用，只做面部刮痧，不做身体调理，不寻源治本。想要巩固面部刮痧美容效果，一定要知道面部出现的斑、痘、皱纹提示的是哪里的气血失调了，是哪一个脏腑器官功能下降了，是虚还是实，是寒还是热。只有通过辨证调理相应脏腑的气血经络，才能巩固面部刮痧美容的效果，留住美丽。

为了让更多的人快速掌握刮痧美容技巧，留住青春，变得美丽，本书在以往出版的刮痧美容图书的基础上，用通俗的语言，详尽介绍了解决各种面部问题的刮拭技巧，书中配有大量的实操图片和详细的刮痧示意图，并首次用量化的形式把刮拭所用的按压、速度、角度用图片加文字的形式生动地呈现出来；还运用中西医的理论对面部重点刮拭经穴进行了更详细的研究和分析，将面部美容的关键部位，即皮肤易出皱纹、斑痘处的肌肤结构和穴位、经络、玄府(汗孔)、全息穴区的对应关系进行了透彻的讲解。这样，读者朋友们就可以从面部的一些微小气色的变化，甚至小小的皱纹，见微知著，提前发现身体亚健康的蛛丝马迹，并根据问题所在进行面部刮痧和相应的脏腑器官的全面调理，从而巩固面部刮痧的美容效果。这就是一刮就美的真正含义：从外到内去寻找，从内到外去美丽。笔者还是将多年从事刮痧美容的经验心得体会以“专家提示”的方式在各章节中详细讲述。

通过成千上万例的临床实践证明，按照这样的美容方式进行刮痧美容，在容颜变美的同时，你还会收获月经不调、痛经等症状缓解了，精力变得旺盛了等更多的意外惊喜，就连心情都变得愉悦了！这些看似不可思议的收获，正是刮痧在调节外在皮肤的同时，也在调理身体内部脏腑的功能，而在调理脏腑的同时又在巩固着外在容颜的美丽。

女人如花，花是娇艳多姿的容颜；经脉如茎，茎是运送气血的涓涓细流；脏腑如根，根是万物生发的初始本源。刮痧美容就像是一缕唤醒本源、涌动清泉、温煦花朵的春风，让女人比水更清透，比花更娇艳。

张秀勤

2020年10月

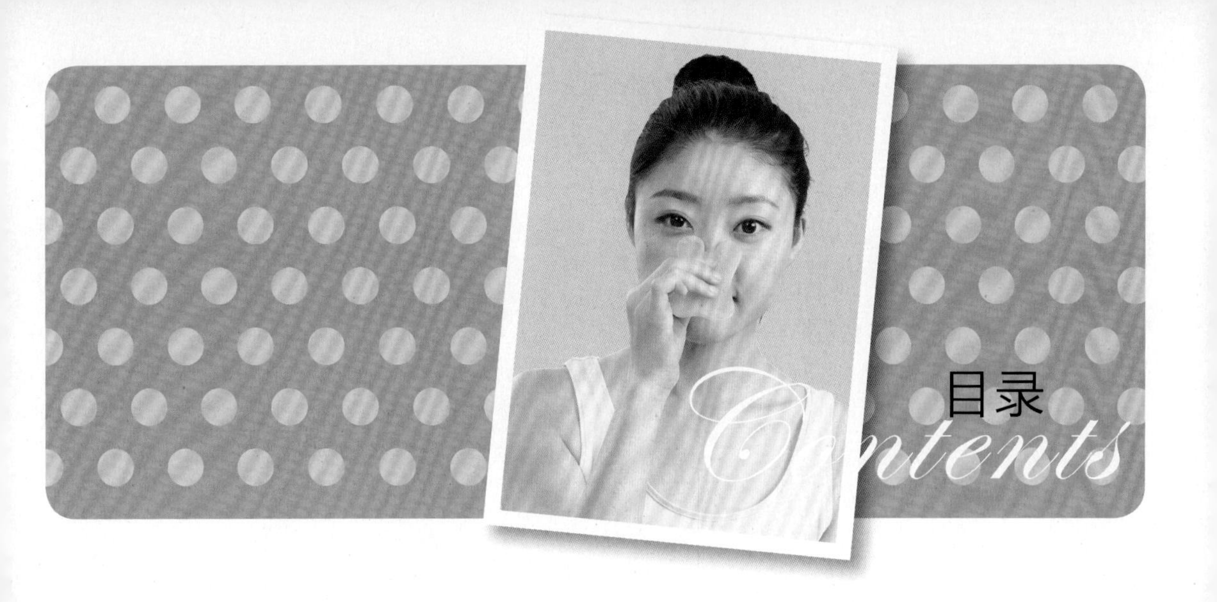
目录
Contents

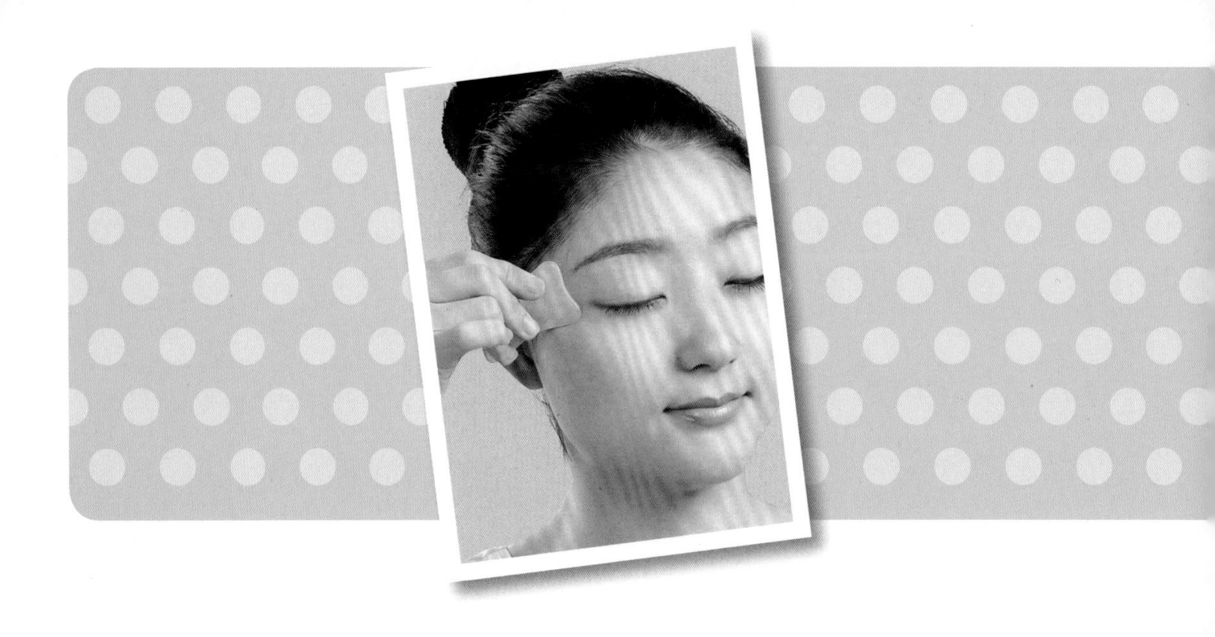

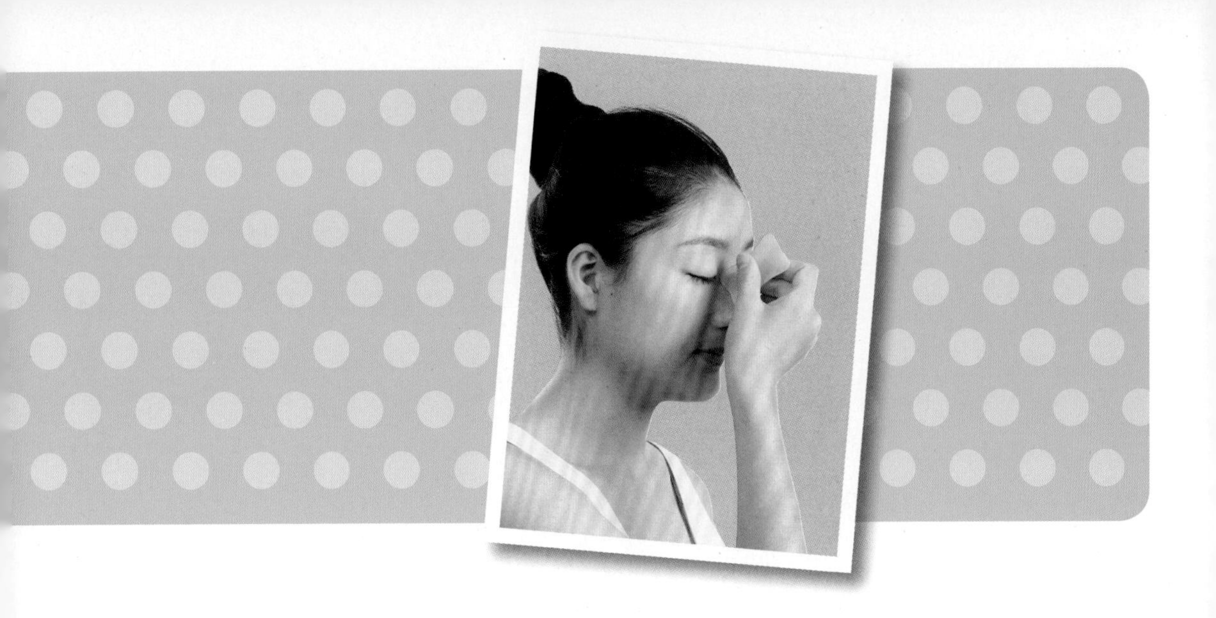

第四章 一刮就美的分区刮拭法及皮肤问题分析

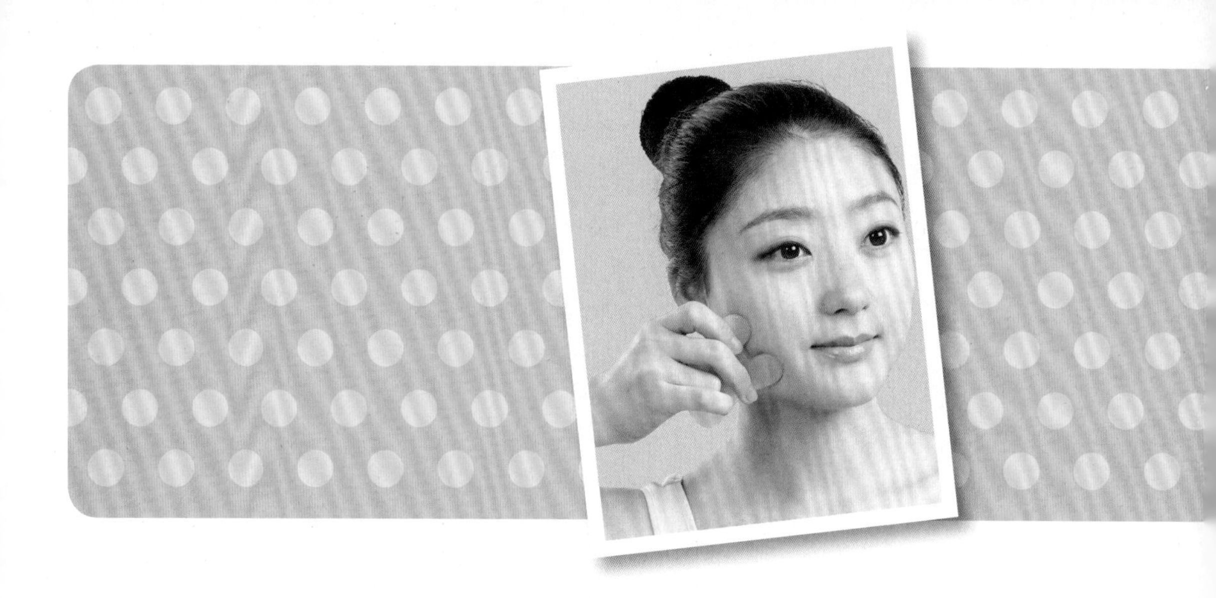

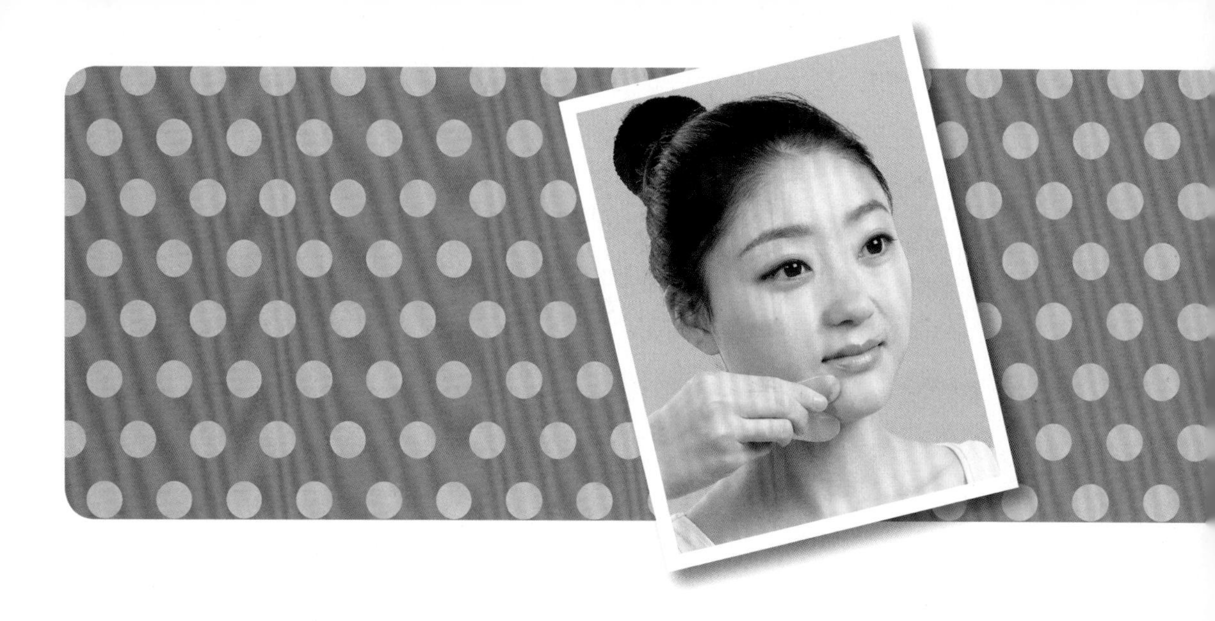

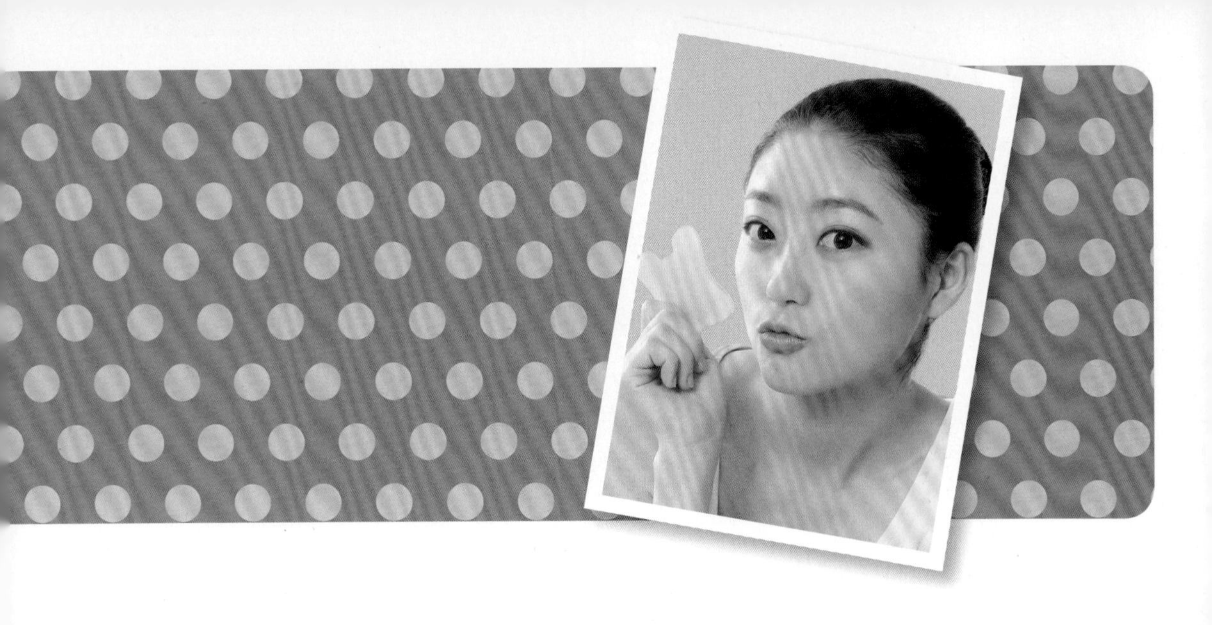

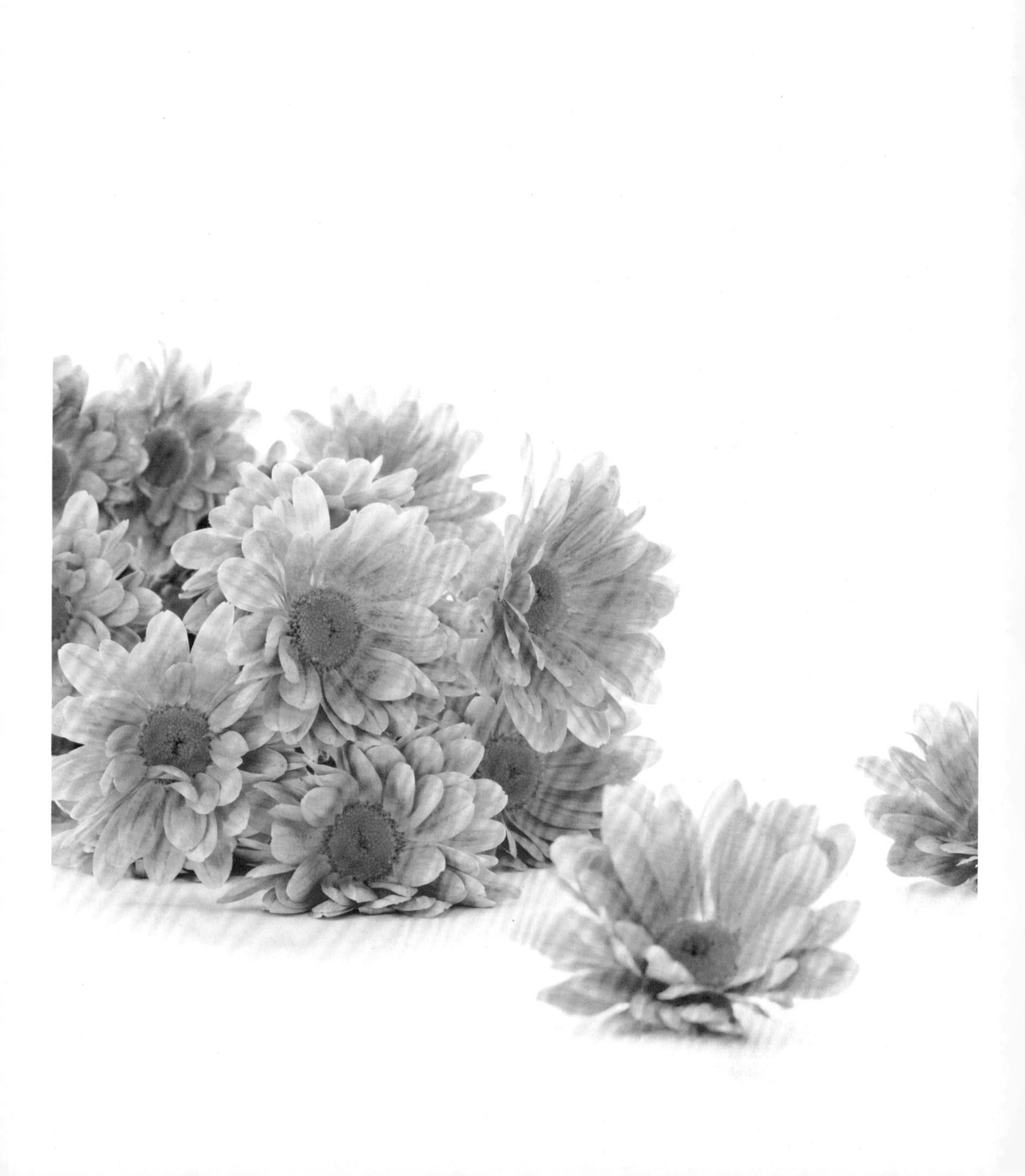

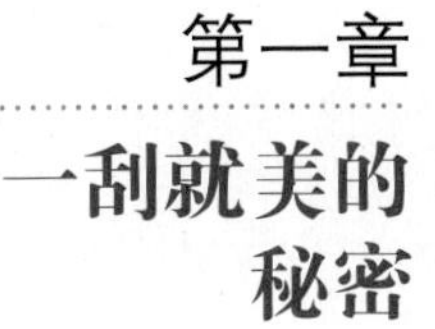

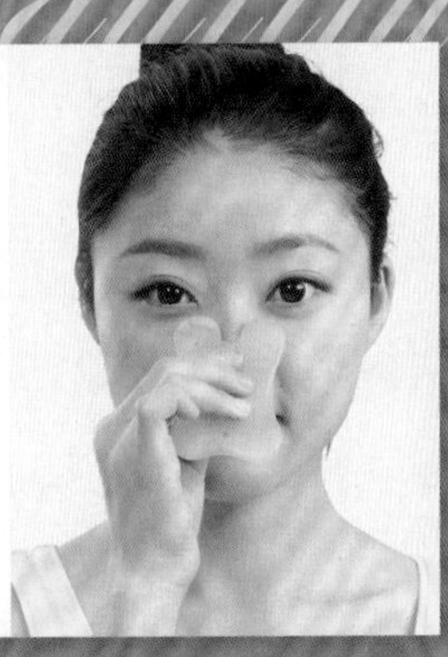

第一章

一刮就美的秘密

无论是天生丽质难自弃，还是巧笑倩兮，美目盼兮，哪一个女子不希望一顾倾人城，再顾倾人国？于是，她们尝试了各种方法，甚至不惜在自己的脸上“舞刀弄枪”，其中的一些人一不小心还成了东施效颦。

其实变美很简单，只要有普普通通一块玉石刮痧板，再加上一些简单的手法技巧，就能让面部五官更具立体感、延缓衰老，从内到外都美丽起来。

第一节

一刮就美源于内外兼修

无论是天生丽质难自弃，还是巧笑倩兮，美目盼兮，哪一个女子不是为美丽而生？又有哪一个女子不希望一顾倾人城，再顾倾人国？于是，就有了女性对美的不懈追求，她们尝试了各种方法，甚至不惜在自己的脸上“舞刀弄枪”，其中的一些人不是收效甚微，就是适得其反，一不小心还成了东施效颦，让人惋惜。

我在多年的临床实践中，常常遇到这样的女子，她们本身相貌和皮肤的基础不错，但为了使自己更完美，为了留住青春，尝试了很多方法。有些人乱服药物导致内分泌紊乱，也有些人用某些美容方法失败后四处寻求补救的方法，每次听到这些，都会让我感到遗憾，要是能有更多的人了解刮痧，学习刮痧，尝试应用刮痧，会少走多少弯路而轻而易举地实现美丽的愿望！

变美其实很简单，只要有普普通通一块玉石刮痧板，再加上一些简单的手法技巧，就能让皮肤焕发净白清透的魅力；如果能坚持下去，通过持之以恒的正确操作，就能让面部五官更具立体感、保持青春、延缓衰老；通过对相应的经络、穴位、全息穴区的刮痧，不仅能让人外表变美，还可以通过调节脏腑的功能让人从内到外地健康美丽。而要达到这些所需要付出的成本，不过是百元以内，学会了这种经济有效的方法，何必还要去选择那些极端的方式来达到美丽的目的呢？

在我最近几年的教学中，我要求学习美容刮痧的学生，都要做面部刮痧对比记录，要求她们在没刮之前先照一张一寸免冠照，刮痧 1 次之后再照 1 张，刮拭 3 ~ 5 次的时候再照 1 张，1 个疗程结束的时候再照 1 张，然后进行对比。结果她们发现在她们的面部悄然发生了很多变化，不仅是皮肤的颜色、光泽度和细腻程度发生了改变，而且色斑变淡了，鱼尾纹、法令纹都变浅了，甚至连面部肌肤都收紧了，肌肉更具弹性了，整个脸看上去像是年轻了好几岁。

在变美的同时，有些学生告诉我，她们的一些月经不调、痛经的症状也改善了，心情变得愉悦了，这就是美容刮痧比其他美容方法更具优势的地方。我们通常用的护肤品，它的作用只停留在皮肤表面，连真皮层都很难穿越，更不用说到达血液和淋巴了；而刮痧不同，它不仅能作用在我们面部皮肤的真皮层，还能通过刮痧板向下压力的作用，渗透至毛细血管（静脉和动脉相连处）的微循环，同时，刮痧的重点部位集中在经络、穴位和全息穴区，通过刮拭这些地方可以达到调节内部脏腑的功能，从而标本兼治，内外同调，让人美丽又健康。

如今，成千上万人体验了刮痧美容，众多的临床操作者验证了刮痧美容令人惊叹的效果。越来越多的人通过刮痧美容达到了一刮就美的效果。

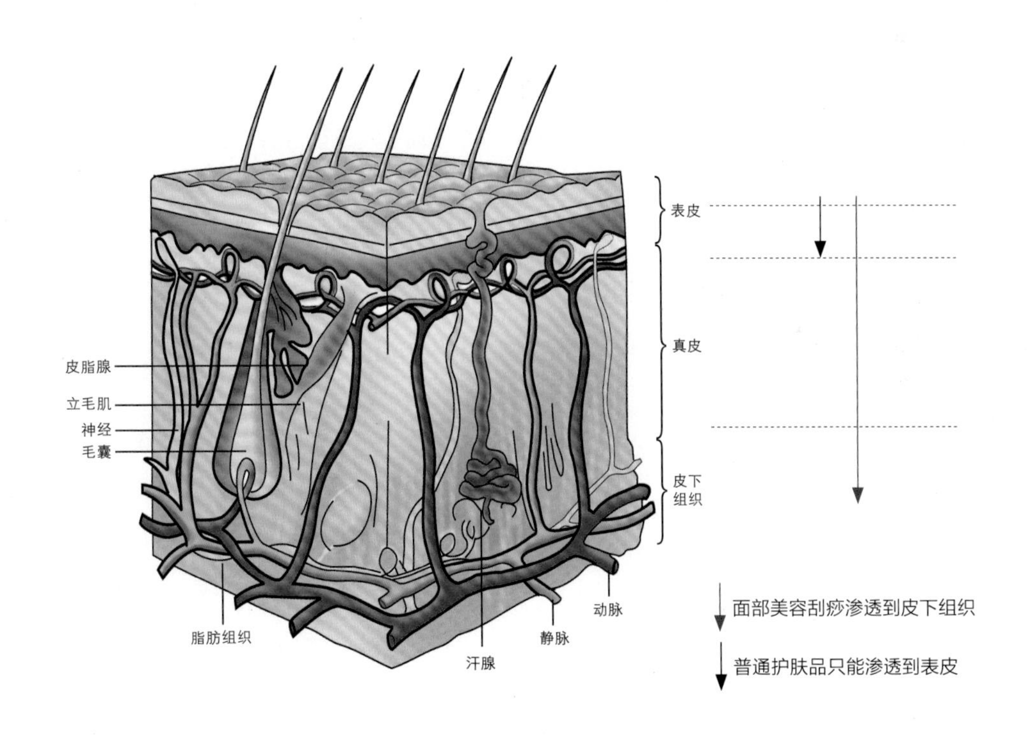

普通护肤品只停留在皮肤表面，而刮痧可以通过刮痧板向下的压力作用，渗透至毛细血管（静脉和动脉相连处）的微循环，从根本上解决皮肤缺乏养分或毒素淤积的问题

面部是花朵，经络是花茎，脏腑是花根，美丽要找对根本

美丽的容颜就像是一朵芬芳馥郁的花朵，娇美的花朵一定要有充足的雨露滋润和丰富的营养供给，而这些营养的供给必然要依靠根、茎源源不断地生产并输送到花朵上。人体的经络是脏腑、器官、四肢百骸、五官九窍的联结者。经络就如同向花朵输送营养的花茎，一边连接着脏腑，一边通达到我们的容颜，它就像一条条高速路，在一刻不停地输送着营养、传递着信息。

面部的营养靠脏腑化生，脏腑就如同产生营养的花根。如果脏腑不健康，就像花根烂掉了，花朵断绝了洁净的水源和丰富的营养。如果经络不畅通，就像花茎不通畅、堵塞了。花朵失去营养，必然会逐渐枯萎凋零，叶片、花瓣上就会出现斑点。同样道理，经络、脏腑气血失调，我们的面部也会出现斑、痘、晦暗等各种各样的皮肤问题，所以经络脏腑与容颜之美密切相关，美丽一定要找对根本。

花茎畅通，花朵才艳丽，美丽要通经络

经络气血营养面部肌肤

供应我们面部皮肤营养的气血均来自于与五脏六腑相连的十二条经脉和任督二脉，六腑的经气直通面部，五脏的经气则通过与六腑相连经脉的络属关系而上达面部，五脏像是生产和储存营养精华的源泉，而六腑像是负责传输营养物质和代谢废物的道路，经脉则像是满载船只的河流，气血等营养物质要经过河流的运送，到达面部这个平原，濡养着一方田园；代谢废物，也要经过河流的运输排泄掉，从而维持田园的洁净。

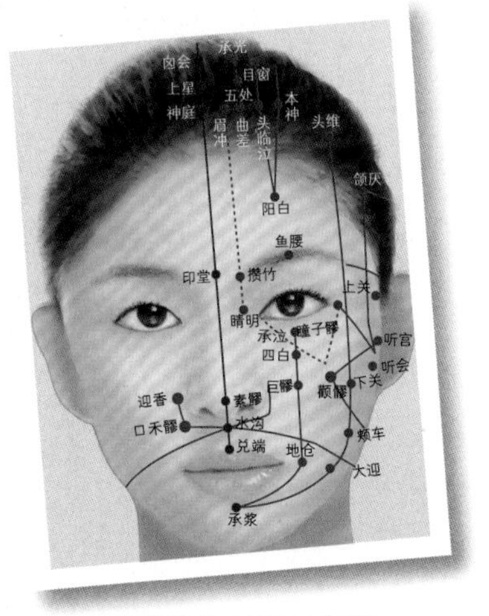

面部经络穴位和五官相连

络脉直接供应着肌肤营养

络脉加强相表里的阴阳两经在体表的联系，其中浮络浮现于体表，孙络是最细小的经脉的分支，孙络不仅使营卫气血通行敷布于体表，直接供应细胞营养，也是邪气（代谢废物）出入的通路。

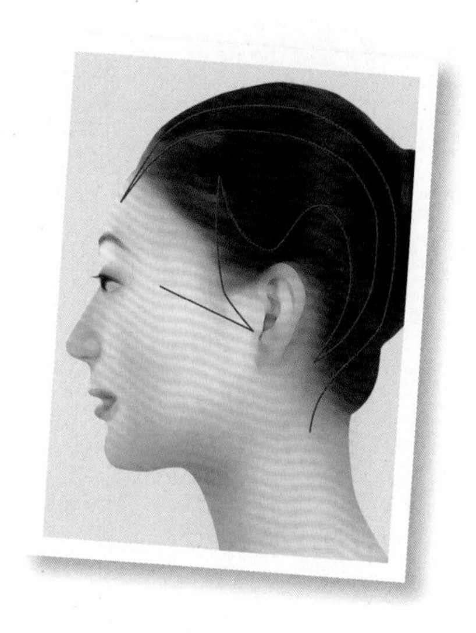

经络调节面部肌肤

身体内的经络是气血运行的通路，这种通路就像城市里的道路交通，在道路交会处，南来北往的车多在这里聚集，就容易发生交通事故，堵塞交通正常运行。身体里的经络交会处一旦发生拥堵就较易产生气血瘀积。

洁净的皮肤是美丽的第一要素，可是很多人的脸上却会长斑、长痘、颜色晦暗以及毛孔粗大，但是大家长斑、长痘、颜色晦暗、毛孔粗大的部位却各不相同，随着年龄的增长，每个人的脸上都会出现皱纹，但是每个人脸上出现的第一道皱纹也不一定会在同一个位置上。这是为什么？因为脸上出现的斑、痘、皱纹等都是我们身体内脏腑功能失调或功能减退的表现，所以斑、痘、皱纹好发的部位往往与经脉循行相关。每个人身体寒热虚实的性质决定了我们的脸上是爱长痘，还是好长斑；经络功能失常的部位差异和最先衰老的部位，决定了第一道皱纹容易出现在什么部位以及斑、痘的部位。如果能了解脸上出现的各种问题和脏腑经络功能之间关系的规律，那我们每天通过照镜子就可以了解自身的健康状况，找到用刮痧板解决各种面部问题的美容方法。

根深叶茂，花朵鲜艳更持久，美丽要调脏腑

面部皮肤与脏腑的关系就像树叶与树根的关系，树叶的营养来自于树根，而面部皮肤的营养来自于脏腑，并受脏腑的调节与管理，五脏六腑的健康状况决定着面部肌肤的命运。

肺：皮肤功能的调节器

肺的主要功能是生成和主宰生命活动的基本物质——气，通过肺的宣发作用，把气血津液源源不断地输送到全身皮肤毫发，起到滋润营养的作用，并调节汗孔的开合。皮肤是否润泽、毛孔会不会粗大是由肺的功能决定的。如果肺功能失调，毛孔开闭功能失常，皮肤就会因失养和浊气不能外排而出现面色苍白、没有光泽、毛孔粗大及代谢功能异常引发的痤疮及其他皮肤疾患。

脾、胃、肠：皮肤营养的加工厂

脾是主要的消化器官，主运化和统血。脾胃、大小肠负责摄入消化的食物并吸收这些食物中的营养成分以供给身体各组织器官。皮肤是否滋润、有光泽，肌肉是否饱满而富于弹性是由脾的功能决定的。脾胃和大小肠如果发生功能性障碍，肌肉和皮肤就会因营养不足而面色萎黄、肌肉消瘦、松懈无弹性，从而加速皮肤和容颜的衰老，使皮肤长痘生斑、肌肤松懈，头发也会干枯无华。

心：输送营养的动力站

心的主要功能是推动血液在全身运行和主宰人的精神思维活动，从而使营养物质顺利抵达身体各处，保证各组织器官有充足的营养并远离代谢废物，保持血液清洁健康，面部就能充满生机、表情丰富、焕发活力。皮肤是否有神韵、生机盎然、白里透红是由心功能决定的。心若功能失常，各部位细胞就会因失养而出现健康问题，使得面无神采、面色暗红、出现黄褐斑或疮疖等皮肤疾患。

肝：排毒解毒的化工厂

肝主宰全身气机的调畅，主藏血。肝是重要的解毒器官，内环境中的众多代谢废物都要送到肝脏进行解毒处理。皮肤是否白皙、清透、洁净是由肝的功能决定的。当情志异常或睡眠不好时，肝气郁结，不仅影响血液运行，导致血液瘀滞，还会使肝的解毒能力下降，血液内毒素积聚，面色就会发青发暗，时间长了还会面生色斑、痤疮，出现过敏、神经性皮炎等皮肤疾患，头生白发或脱发。

肾、膀胱：皮肤青春的加油站

肾主全身的生长发育，包括皮肤。肾脏储藏和提供人体各部位生长发育最需要的先天之精，和膀胱共同完成水液代谢，化生有益的津液，过滤体液中的有害物质，产生并排出废水（尿液）。肾中先天遗传因素决定人的基本肤质、肤色和衰老的速度，肾功能的强弱会直接影响头发是否乌黑、耳朵听力是否灵敏，以及面部骨骼、皮肤的衰老程度。肾气虚者体内代谢产物过多，可致面色晦暗、褐斑、老年斑、水肿等疾患；肾虚骨质疏松者，面骨过早萎缩，皮肤衰老加速，而使皱纹早生。

脏腑、经脉对面部的调节和治疗作用表

脏腑、经脉	面部调节作用	面部治疗作用
脏：肺，主气、主皮毛——→手太阴肺经 ↙络脉 腑：大肠——→手阳明大肠经——→循行于面部	调节皮肤细胞代谢、油脂的分泌、汗孔的开合；掌控皮肤滋润、细腻程度和毛孔的清洁	治疗头面五官疾患和皮肤细胞代谢失调引起的瘙痒、皮疹、痤疮、毛孔粗大、干燥等
脏：心包——→手厥阴心包经 ↘络脉 腑：三焦——→手少阳三焦经——→循行于面部	调节面部血液循环、血细胞的代谢。掌控面部气血的代谢和血液的质量	治疗血热、血瘀引起的皮肤瘙痒、过敏、化脓性疾病、老年斑等
脏：心，主血脉——→手少阴心经 ↘络脉 腑：小肠——→手太阳小肠经——→循行于面部	调节面部血液循环，调控血流量、血管的舒缩。掌控面部气血质量、面部气色	治疗血热、血瘀引起的面色暗红、痤疮、黄褐斑或面部毛细血管扩张；血虚引起的面色苍白无华和肤色萎黄等
脏：脾，主运化、主肌肉——→足太阴脾经 ↙络脉 腑：胃——→足阳明胃经——→循行于面部	调节面部水液的代谢，供应面部肌肤营养，保持肌肉的弹性，掌控肌肤的营养状态、衰老速度	治疗脾胃功能减退、运化失调引起的皮肤湿疹、荨麻疹、痤疮、黄褐斑、酒渣鼻、眼袋、肌肤松懈下垂、皱纹等
脏：肝，主筋、主藏血——→足厥阴肝经 ↙络脉 腑：胆——→足少阳胆经——→循行于面部	调节面部经筋、筋膜的功能，调节血流量。掌控面色、肌肤代谢	治疗肝郁气滞或肝火上炎引起的肤色青暗、黑眼圈、黄褐斑、痤疮、单纯疱疹；预防和减少皱纹等
脏：肾，主藏精、主骨、主水→足少阴肾经 ↙络脉 腑：膀胱——→足太阳膀胱经——→循行于面部	调节内分泌，强壮筋骨，全面掌控面骨的衰老、面部肌肤气血营养状态	治疗肾虚引起的面色晦暗、黑眼圈、痤疮、黄褐斑、脂黄瘤、颜面浮肿；预防皱纹等

面部是全身脏腑器官健康的显示器

我们的面部，就像一张无声的名片，随时昭示着我们身体内部的健康，“脏藏于内，而形于外”，中医的先贤们在实践中发现了面部和脏腑器官有一一对应的分布规律。早在《黄帝内经·五色》篇中就已有这样的面部脏腑定位描述：“庭者，首面也；阙上者，咽喉也；阙中者，肺也；下极者，心也；直下者，肝也；肝左者，胆也；下者，脾也；方上者，胃也。”

现代生物全息理论也证实，人体每一个具有相对独立边界、相对独立结构和功能的局部器官都是整体的缩影。所以面部正是人体的全息缩影。观察面部可以了解内在的脏腑健康，这个论点与《黄帝内经》中的记载不谋而合。

面部的全息分布规律，头面颈、躯干居于中，四肢分布在两侧，各脏腑器官的分布就像一个伸着胳膊、分腿站立的人形，脏腑器官在面部的定位与《黄帝内经》的记载完全一致。根据生物全息理论，面部与各脏腑器官相对应的部位与具体脏腑器官具有一枯俱枯，一荣俱荣的全息对应关系。中医经络内联脏腑，外络皮肤，上达于面部的连接作用从另一个角度为全息对应关系提供了新的理论依据。

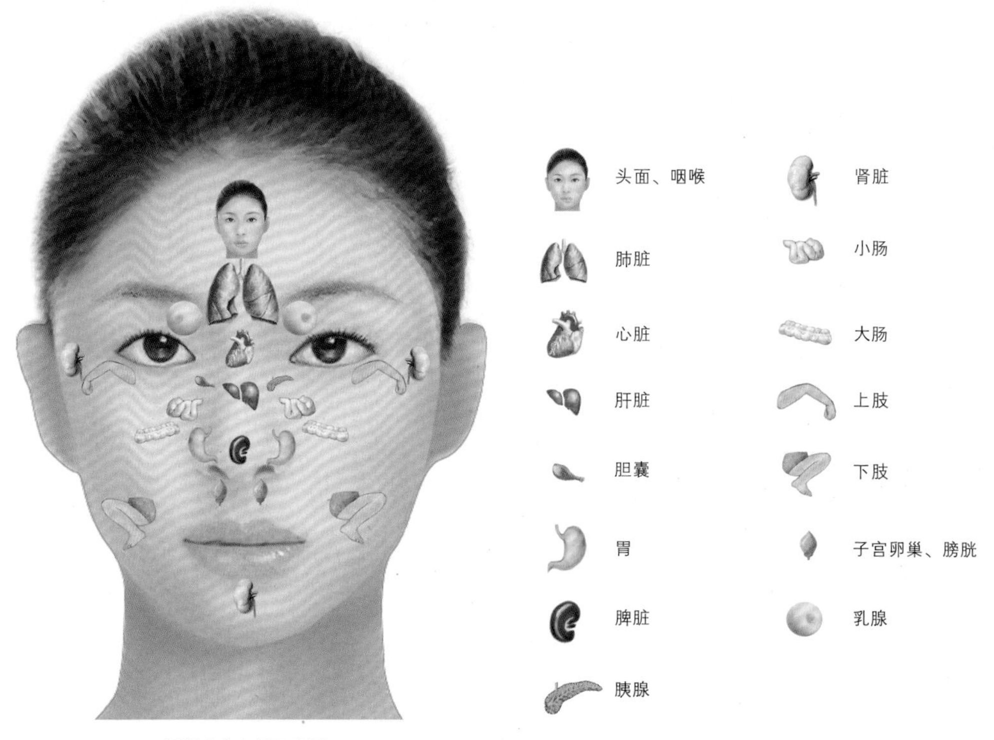

面部全息穴区示意图

无论是中医经典著作《黄帝内经》的记载，还是现代生物全息理论，都可以得出这样的结论：面部的上、中、下 3 部分分别对应我们的头面心肺、肝胆脾胃、泌尿生殖器官，脏腑居中，四肢在外侧。可以把我们的面部按这 3 个部分来进行观察，把 3 个区域的颜色、光泽、形态进行对比，分析其中的差异，就很容易发现亚健康的部位及体内环境寒热阴阳虚实的变化。

只有阴阳平衡、气血畅通，脏腑健康才有好容颜，美容的关键是调理脏腑气血。婴儿的面部皮肤光洁滋润、晶莹水嫩，没有一点瑕疵，因为他们是处在阳气蓄发、气血充盛、脏腑生机盎然的状态。随着人不断成长，中年以后阳气逐渐衰减、气血在消耗，我们的面部皮肤就开始逐渐变化了，而往往哪个脏腑器官阳气先衰退，阴精先不足，其对应面部区域的光泽度就减少了，第一道皱纹就会出现在那里。

面部哪个部位的皮肤问题最严重，通过全息对照就会提示身体健康受损最严重的部位，面部皮肤问题的表现可以提示体内脏腑阴阳寒热虚实的性质。因此面部刮痧变美，除了刮拭面部，一定要刮拭调理相对应的亚健康的脏腑器官，才能巩固面部刮痧美容的效果。

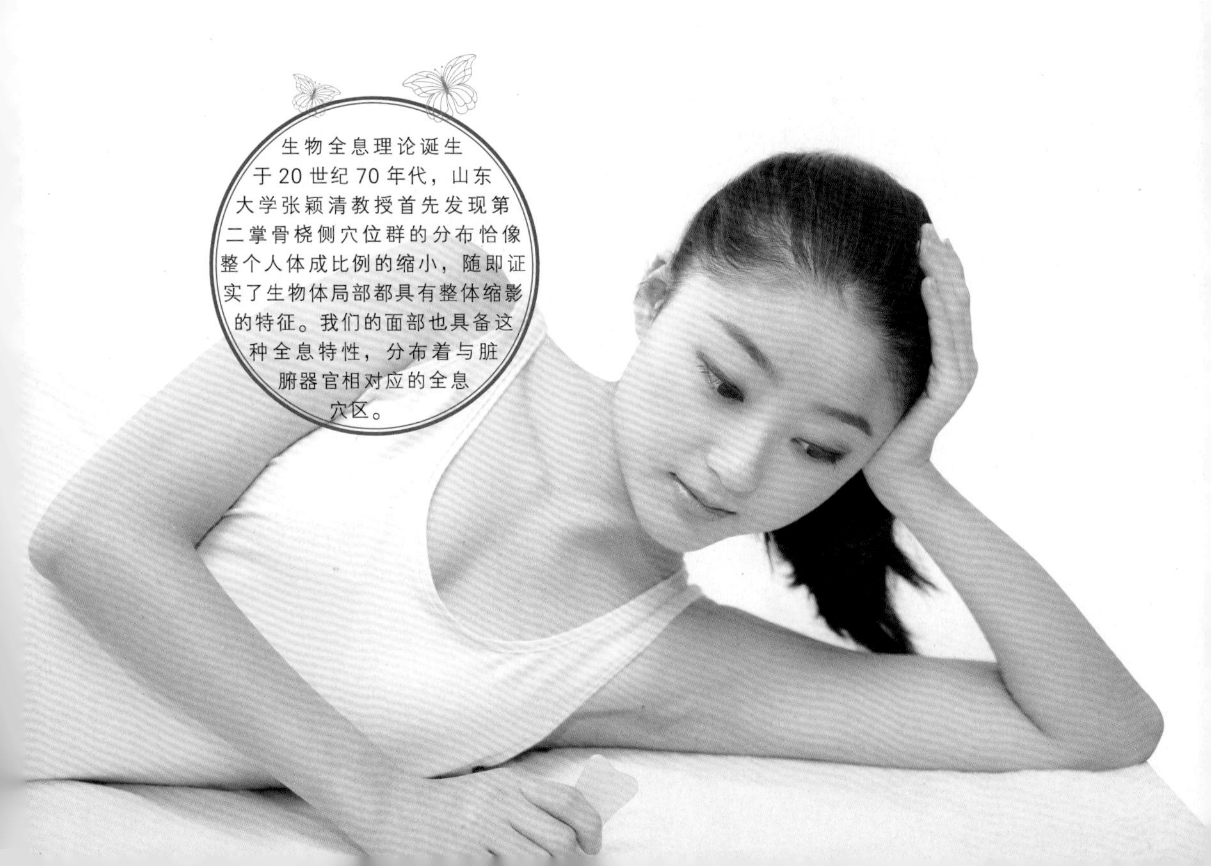

生物全息理论诞生于 20 世纪 70 年代，山东大学张颖清教授首先发现第二掌骨桡侧穴位群的分布恰像整个人体成比例的缩小，随即证实了生物体局部都具有整体缩影的特征。我们的面部也具备这种全息特性，分布着与脏腑器官相对应的全息穴区。

同时调理“花、茎、根”，让肌肤获得清、通之美

刮痧美容刮拭在皮肤，却能对我们的“花、茎、根”同时进行调理，是因为有经络学说和生物全息理论的支持。经络是中医各种疗法诊断治疗的依据，中医认为经络是运行全身气血、网络脏腑肢节、沟通人体内外环境的通路。按照经络和腧穴主治规律选取刮拭部位的方法称为“经络刮痧法”。刮痧美容是以经络学说的理论对面部问题进行诊断分析，按照经脉循行、腧穴主治规律进行面部和身体刮痧的方法。全息是全部信息的简称,生物全息理论指出局部包含整体的全部信息。运用生物全息理论，指导刮痧，选取各局部器官进行刮痧治疗、诊断、美容的技法称为全息刮痧法。二者合一，简称为全息经络刮痧美容健康法。

全息经络刮痧美容健康法是针对人体面部出现的损美性皮肤疾患，采取专用的刮痧器具和刮痧介质，运用对面部和身体不同的刮拭技巧，以及对身体进行辨证刮痧调理的一种中医美容技法。

刮痧美容的关键是净化血液，清洁皮肤，调理机体亚健康，延缓脏腑的衰老。全息经络刮痧美容从“花朵、花茎、花根”3 个方面入手，以清洁血液，畅通经络，促进皮肤的新陈代谢来实现美丽。这种美丽不同于表面的化妆术，化妆只是一种遮盖，刮痧美容却是调畅气血，改善微循环，清洁体内环境，并能清除沉淀在皮肤深层的内毒素及其他代谢废物，疏通皮肤细胞的营养供应渠道，改善面部的气血供应，激活和恢复面部肌肤自身的生理功能，同时激发身体的调节机能，达到最优化的状态，延缓衰老，恢复自然的“清、通”之美。

全息经络刮痧美容通过对脏腑、气血、面部同时调理，调内以美外，达到标本兼治，美丽与健康兼得的效果，因其简便易行，效果显著而又没有副作用被称为中医美容技法的精粹。

玄府，是“花、茎、根”的美容要塞

全息经络刮痧美容通过刮痧板对皮肤的良性刮拭刺激，达到皮、脉、肉、筋、骨的总动员，从而调动了全身各脏腑组织器官的活力，极大限度地激发了人体自我调节能力和康复能力。刮痧板刮拭刺激缘何有这么大的作用？中医经典著作中提到的“玄府”或许可以给出答案。

玄府是中医描述人体组织的一个名词，最早见于《素问·水热穴论》：“所谓‘玄府’者，汗空也”，历代医家据此又不断深入研究。至金元时期，刘完素赋予“玄府”全新的概念，在《素问·玄机原病式》一书中提出“玄府”者，“无物不有，人之脏腑皮毛，肌肉筋膜，骨髓爪牙，至于世间万物，尽皆有之，乃气出入升降之道路门户也”，扩大了“玄府”的内涵和外延。近年有一些学者开始专论“玄府”，王明杰教授研究认为：“玄府”有广狭二义，狭义者即通常所说之汗孔；广义者为遍布人体各处的一种微细的孔窍及其通道结构。纵观历代医家的认识，玄府即是指经络系统的终末端络脉的细微结构。可见玄府是机体组织细胞进行新陈代谢、获取营养的部位，也是功能调节和体液、信息传导、转换的部位。所以说“花朵、花茎、花根”之中，“玄府”无处不在。

现代研究认识到经络的循行部位有数量众多的微循环、淋巴、末梢神经。玄府的部位及作用与现代医学微循环、神经末梢极为相似。刮痧按压力刺激了所到部位的“玄府”，从而促进微循环、淋巴液的循环，调畅了气机。与“玄府”学说中的流通气液、通玄补虚、通达气血、灌溉气血的作用如出一辙，而刮拭出痧很像通玄泻火、通玄润燥。因此，刮痧确有开通玄府的作用。

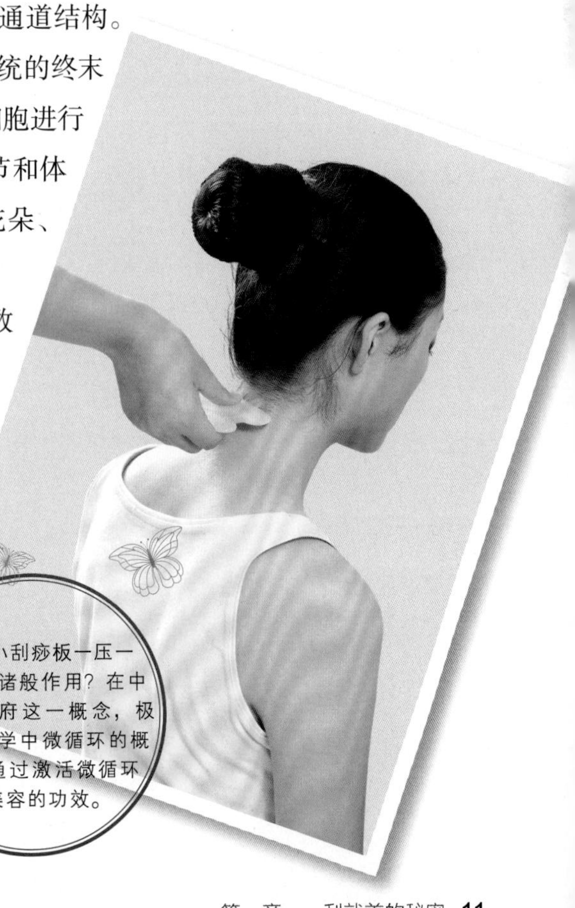

为何小小刮痧板一压一刮，就有诸般作用？在中医中有玄府这一概念，极似现代医学中微循环的概念，即通过激活微循环达到美容的功效。

第二节

一刮就美的面部关键部位

面部是一个整体，虽然面部皮肤的解剖结构都一样，但是完整的面部皮肤在中医看来却是有区域划分的，它们有各自的管理者，这就是行走在这个区域的经脉。

每条经脉都管理着所在部位及到周边经脉区域的部位，就像不同的河流，灌溉、滋养着不同流域的一切生命一样。每一条经脉的管理范围在中医里称之为这条经脉的皮部，每一条经脉根据所属的脏腑有自己的名称，而它管理行走地区的指挥要塞就是穴位。它们负责向皮肤及周围的组织器官输送营养，带走废物，负责自如地应对内、外环境对皮肤及周围组织器官的各种刺激，确保人体内环境及外界屏障的安全。经脉、皮部、穴位尽职尽责，濡养我们的面部之美，经脉通畅、脏腑健康是面部容颜靓丽的保证。

经穴十分敏感，能非常灵敏地在第一时间感受到体内环境、脏腑器官的各种变化，并能将这种变化反映在皮肤表面，这就是我们通常看到的各种皮肤问题。所以我们常说面部皮肤是体内环境的显示器。同时，经穴也具有重要的反馈、调节作用，对经脉皮部、穴位的刮拭刺激可以激发其功能，传递正面信息，驱赶病邪，修复和维护肌肤及各组织器官正常的生理功能，使其保持最佳的状态。

穴位，面部自带的清泉

腧穴又叫“穴道”或“穴位”。面部的穴位就像我们面部自带的清泉，它是经气出入的关塞。腧穴是人体脏腑经络之气输注出入的特殊部位，既是疾病的反应点，又是针、灸、按、刮的刺激点。我们发现面部刮痧美容的效果之所以非常好，是因为面部美容刮痧中常用的腧穴，不仅仅有着输注气血，反映病候的作用，它还是我们面部肌肉的起止点，以及血液、淋巴循环、神经调节的关键点。

通过对这些重点穴位的刮拭和按揉，在促进淋巴循环、血液循环的同时，也在增强肌肉的弹性，增加筋膜的柔韧性，调节神经的敏感性，能够通过这些细微的调整，使面部肌肉得到充分的伸展与收缩，增强牵拉的弹性，改变肌肤松懈的状态，从而改变我们外在容貌的观感。所以很多学生常常惊喜地告诉我：“张老师，您看，我的脸变小了，肌肉紧致了，看上去显得年轻了！实在太不可思议了！”实际上，这并不是什么不可思议的奇迹，只不过是通过刺激穴位，对面部肌肉、皮肤起到了增加营养，恢复肌肉、筋膜的弹性，自然紧致提升肌肤，排除多余水液的必然结果。

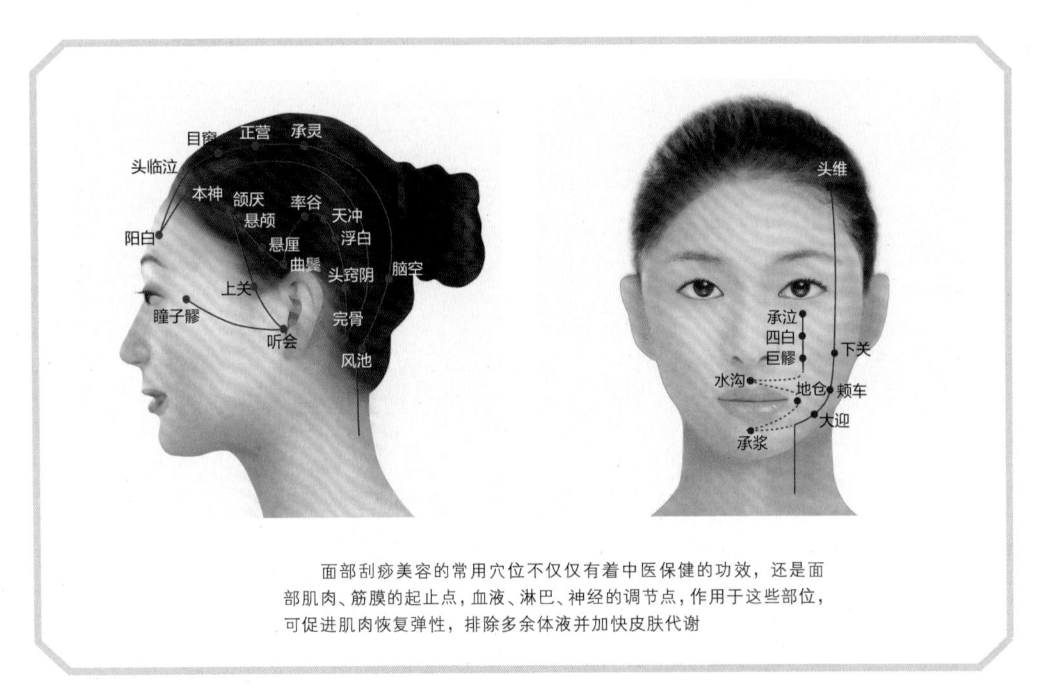

面部刮痧美容的常用穴位不仅仅有着中医保健的功效，还是面部肌肉、筋膜的起止点，血液、淋巴、神经的调节点，作用于这些部位，可促进肌肉恢复弹性，排除多余体液并加快皮肤代谢

面部肌肉分布决定了我们的面容和表情

面部皮肤薄而柔软，富于弹性，含有较多的皮脂腺、汗腺和毛囊。面颊部脂肪较多，眼睑部皮下脂肪少而疏松，如有水肿，此部位最早显现。

面肌属于皮肌，薄而纤细。起自面颅诸骨或筋膜，止于皮肤，收缩时直接牵动皮肤，使面部呈现各种表情。面肌多位于眼裂（眼睛）、口裂（口唇）和鼻孔的周围。根据肌纤维的排列和功能不同，通常分为环形肌与辐射肌两种，前者起关闭作用，后者起开大作用。面肌受面神经支配。中医经络中的穴位，特别是面部穴位，大多在面部肌肉、筋膜的起止点处，很多经脉的循行也与肌纤维的走向相吻合。面部肌肉的肌纤维、浅筋膜中的弹性纤维与皮肤的真皮层相连，形成皮肤的自然皮纹。当面部肌肉松弛时，面部就会出现相应的皱纹，穴位就如同肌肉起止点上的松紧开关，刺激穴位让肌肉产生紧致和收缩。

了解肌肉的分布、形状与作用，对于一刮就美特别是实现刮痧美容提升、瘦脸除皱功效有很大帮助，可以说这是刮痧美容的生理基础，也是我在以前的书中较少提及的秘密武器。

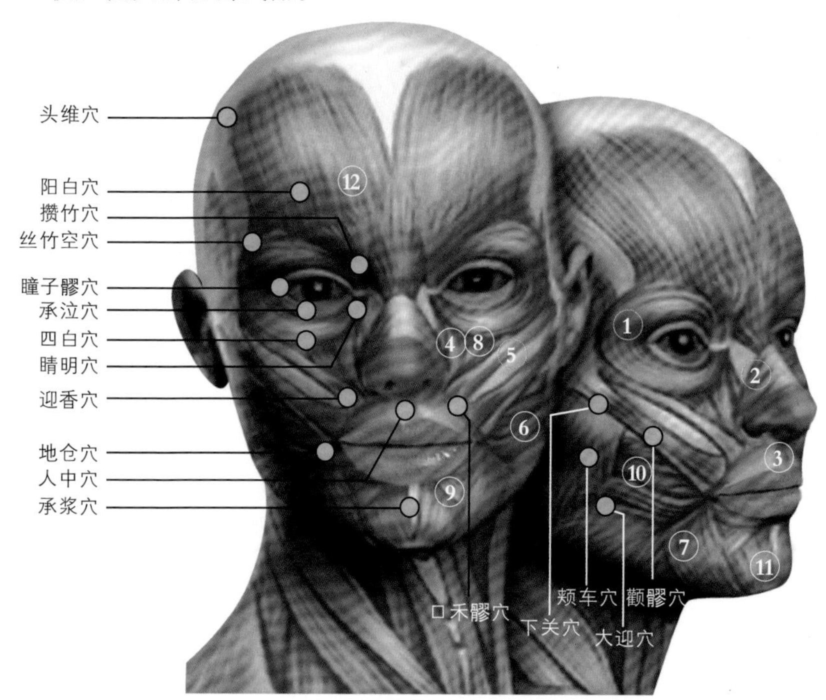

面部肌肉与穴位关系图

面部肌肉分布与作用表

部位	名称		形状与位置	作用	支配神经	相关皱纹
额头	额肌		四边形（前额）	抬眉毛	颜面神经	抬头纹
眼裂周围	眼轮匝肌（睑部、眶部、泪部）		环状（围绕眼裂） 环状（围绕眼眶） 束状（泪囊部）	眨眼 闭眼 扩大泪囊，流通泪液	面神经颞支与颧支	鱼尾纹
鼻孔周围	鼻肌（横部、翼部）		鼻背 鼻翼后部	缩小鼻孔 开大鼻孔	面神经、颊支	川字纹、鼻梁纹
口裂周围	浅层	口轮匝肌	环状：围绕口唇	闭口	面神经颊支	唇上纹、法令纹
		提上唇肌	近四边形：眶下缘与上唇之间	上提上唇、开大鼻孔	面神经颧支与颊支	表情纹、法令纹、眼袋纹
		颧肌	束状：提上唇肌的外上方	牵口角向外上方	面神经颧支	表情纹、法令纹、眼袋纹
		笑肌	束状：横向走于口角外侧	牵口角向外	面神经颊支	表情纹、法令纹、眼袋纹
		降口角肌	三角形：口角下方	牵口角向下	面神经颊支与下颌缘支	表情纹、法令纹、眼袋纹
	中层	提口角肌	束状：尖牙窝	上提口角	面神经、颏支	眼袋纹
		降下唇肌	菱形：颏与颏联合之间孔	下降下唇	面神经、颏支	唇下纹
	深层	颊肌	长方形：颊部横向	使唇颊紧贴牙龈，参加咀嚼与吸吮	面神经颊支	法令纹
		颏肌	锥形：颏联合两侧	上提颏部皮肤，前送下唇	面神经下颌缘支	唇下纹

面部刮痧的经脉、腧穴分布与美容的关系

面部穴位与面部肌肉、血管以及神经都有重要关系

面部穴位	分布肌肉	分布动静脉	分布神经
瞳子髎穴	眼轮匝肌 深层为颞肌	颧眶动、静脉	面神经和颧颞神经、面神经的额颞支
丝竹空穴	眼轮匝肌	颞浅动、静脉额支	面神经颧眶支及耳颞神经分支
承泣穴	眼轮匝肌 深层眼眶内有眼球下直肌，眼球下斜肌	眶下动、静脉分支 眼动、静脉的分支	眶下神经分支 动眼神经下支的肌支面神经分支
四白穴	眼轮匝肌 上唇方肌之间	面动、静脉分支 眶下动、静脉	面神经分支 眶下神经
人中穴	在口轮匝肌中	有上唇动、静脉	眶下神经支及面神经颊支
承浆穴	在口轮匝肌和颏肌之间	下唇动、静脉分支	面神经及颏神经分支
睛明穴	在眶内缘睑内侧韧带中 深部为眼内直肌	内眦动、静脉、滑车上下动、静脉，眼动、静脉主支	滑车上、下神经、眼神经、上方为鼻睫神经
攒竹穴	额肌及皱眉肌	额动、静脉	额神经内侧支

续表

面部穴位	分布肌肉	分布动静脉	分布神经
阳白穴	额肌	额动、静脉外侧支	额神经外侧支
地仓穴	口轮匝肌中 深层为颊肌	面动、静脉	面神经和眶下神经分支、深层为颊肌神经的末支
大迎穴	咬肌附着部前缘	面动、静脉	面神经 颊神经
颊车穴	咬肌	咬肌动、静脉	耳大神经，面神经及咬肌神经
下关穴	为咬肌起始部	面横动、静脉，腮腺，最深层为上颌动、静脉	面神经颧眶支及耳颞神经分支、最深层为下颌神经
头维穴	颞肌上缘帽状腱膜	颞浅动、 静脉的额支	耳额神经的分支及 面神经额颞支
迎香穴	上唇方肌	面动、静脉 眶下动、静脉分支	面神经、眶下神经的吻合丛
口禾髎穴	口轮匝肌	有面动静脉的上唇支	上颌神经的眶下神经、面神经、颊神经
颧髎穴	咬肌的起始部	面横动、静脉分支	面神经及眶下神经

督脉：决定面部正中线的形态与色泽

身体循行部位

起始于躯干最下部的长强穴，沿着脊柱里面，上行到风府穴，进入脑部，上至巅顶，沿额下行到鼻柱。

支脉：督脉又与足太阳经起于目内眦（内眼角），上行至额，交会于巅顶，入络于脑；又退出下项，循行肩胛内侧，挟脊柱抵达腰中，入循脊里络于肾脏。在男子，则循阴茎，下至会阴部，与女子相同。

督脉另一支从小腹直上，穿过肚脐中央，向上通过心脏，入于喉咙，上至下颌部环绕唇口，向上联络两目之下的中央。

面部循行部位

沿额下行到鼻柱、人中沟；上至下颌部环绕唇口，向上联络两目之下的中央。

督脉经络和穴位

面部主要穴位

◆ **素髎穴**：面部鼻尖正中央。

主治：昏迷、晕厥、虚脱、鼻炎、酒渣鼻。

◆ **兑端穴**：上唇正中尖端皮肤与唇红移行部。

主治：癔症、癫痫、牙痛、口腔炎、面瘫。

◆ **人中穴**：面部人中沟上1/3与中1/3交点处。

主治：虚脱、休克、中风、昏迷、腰扭伤、中暑。

分管部位与刮痧美容的效果

前额面中线、鼻中部、人中。刮拭督脉可活化唇部肌肉组织，改善皱纹、荣润肌肤口唇、淡化色斑。

督脉面部好发问题及刮痧手法

病　性	病　征	刮　痧
热	额头正中、鼻中线、人中沟有光泽，甚则出现色红或痤疮	泻法：推刮法
虚、寒	额头正中、鼻中线、人中沟少光泽，鼻头口唇苍白。额中部、鼻中部出现皱纹，皮肤松懈或凹陷	补法：揉刮法 平刮法
气滞	额头正中、鼻中线、人中沟欠光泽，鼻中部青暗	行法：面刮法
血瘀	额头正中、鼻中线、人中沟欠光泽、乌暗、黄褐斑	散法：推刮法

任脉：决定口周形态和特色

身体循行部位

任脉起于胞中，下出会阴，经阴阜，沿腹部和胸部正中线上行，经过咽喉，到达下唇内，环绕口唇，上至龈交穴，与督脉相会，并向上分行至两目下。

面部循行部位

经咽喉上行到达下唇内，环绕口唇，上至龈交穴，与督脉相会，并向上分行至两目下。

承浆穴

任脉经络和穴位

面部重要穴位

◆ **承浆穴**

功效：生津敛液、舒筋活络。

主治：口歪，唇紧，牙痛，流涎，口舌生疮，暴喑，面肿，癫痫，面瘫等症。

简易家庭取穴法：在面部下巴上，先找到颏唇沟，即下嘴唇下，下巴中央的浅沟。当颏唇沟的正中凹陷处，即为承浆穴。

分管部位与刮痧美容的效果

环绕口唇；向上分行至两目下。任脉下有口轮匝肌，刮拭面部任脉，可刺激口轮匝肌收缩，改善下唇、下颌晦暗，淡化色斑，减缓下唇纹、法令纹。

面部好发问题及刮痧手法

病　性	病　征	刮　痧
寒	口周青暗少光泽，或痤疮	补法：平面按揉 或身体刮痧、艾灸
热	口周有光泽，痤疮	泻法：推刮法 或身体刮痧
虚	口周少光泽、皱纹早现，皮肤松懈或凹陷	补法：平面按揉 提拉法
气滞	口周少光泽，青暗	行法：平刮法 身体面刮法
血瘀	口周少光泽，乌暗，痤疮，黄褐斑	散法：推刮法

足太阳膀胱经：决定内眼角和额部形态与色泽

身体循行部位

从内眼角开始，上行额部，交会于头顶。

支脉：从头顶分出到耳上角。

其直行主干:从头顶入内络于脑,复出顶部分开下行:一支沿肩胛内侧,夹脊旁,到达腰中,进入脊旁筋肉,络于肾,属于膀胱。一支从腰中分出,夹脊旁,通过臂部,进入腘中。

从支脉分出的另一条支脉：从肩胛内侧分别下行，通过肩胛，经过髋关节部，沿大腿外侧后边下行，会合于腘中，由此向下通过腓肠肌部，出外踝后方，沿第五跖骨粗隆，到小趾的外侧束，下接足少阴肾经。

面部循行部位

目内眦睛明穴至前额正中。

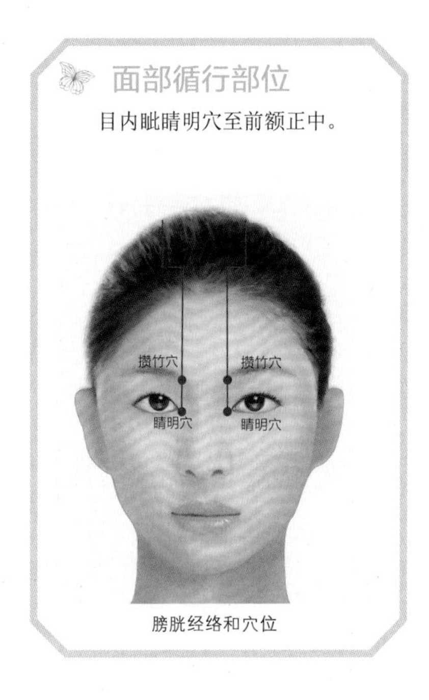

膀胱经络和穴位

面部重要穴位

◆ 睛明穴

功效：泄热明目，祛风通络。

主治：近视眼，视神经炎，视神经萎缩，青光眼，夜盲，腰痛等症。

简易家庭取穴法：在脸上找到眼睛的内角，在眼睛内角稍上方紧贴眼球处，即为睛明穴。

◆ 攒竹穴

功效：清热明目，祛风通络。

主治：视力减退，急性结膜炎，眼肌痉挛，头痛，面神经麻痹，腰背肌扭伤等症。

简易家庭取穴法：在眉毛内侧端的凹陷中，即为攒竹穴。

分管部位与刮痧美容效果

内眼角、额部。足太阳膀胱经下有眼内直肌、额肌和皱眉肌，刮拭面部足太阳膀胱经，有利于刺激这些肌肉收缩，改善川字纹、鼻梁纹，黑眼圈、额头晦暗、黄褐斑，治疗眼睛干涩、眼疲劳。

面部好发问题及刮痧手法

病 性	病 征	刮 痧
寒湿	前额正中、内眼角欠光泽，乌暗	身体艾灸、拔罐
热	眉头及前额正中色红，有光泽、油润有余，痤疮	泻法：推刮法 或身体刮痧
虚	眉头及前额正中欠光泽，皱纹早现，眉毛内侧的川字纹，皮肤松懈或凹陷	补法：平面按揉 提拉法
气滞	眉头及前额正中欠光泽，青暗	行法：平刮法
血瘀	眉头及前额正中欠光泽，乌暗，内眼角发黑，内眼角上脂黄瘤	散法：推刮法

面部经脉分布密集，掌管着各部位的肌肤，当经脉气血充盈时，面部就有光泽，容颜美好。

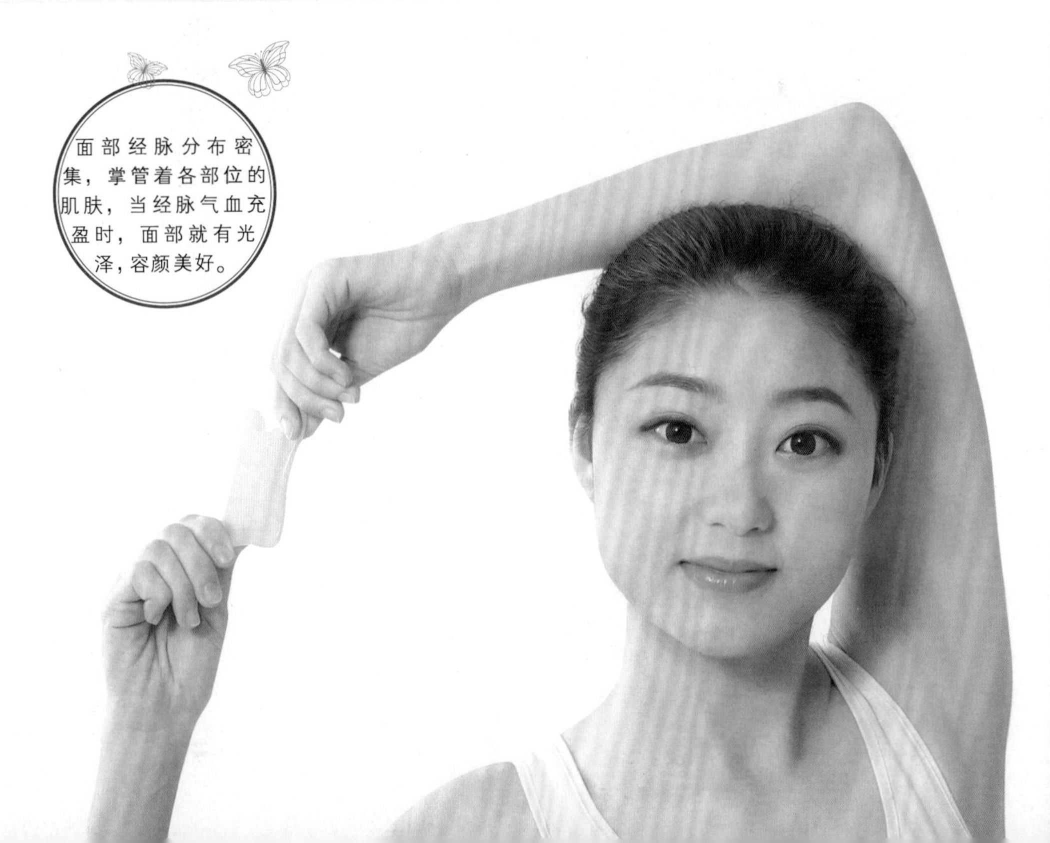

胆经：决定外眼角、额头两侧和耳周形态与色泽

身体循行部位

从外眼角开始，至耳前上行到额角，下耳后，上行至前额两侧，下行沿颈旁，行手少阳三焦经，至肩上退后，交出手少阳三焦经之后，进入缺盆。

支脉：从耳后进入耳中，走耳前，至外眼角后。

从支脉分出的另一条支脉：从外眼角分出，下向大迎穴，会合手少阳三焦经至眼下；下边盖过颊车穴，下行颈部，会合于缺盆穴。由此下向胸中，通过膈肌，络于肝，属于胆；沿胁里，出于气街绕阴部毛际，横向进入髋关节部。

直行脉：从缺盆穴下行向腋下，沿胸侧，过季胁，向下会合于髋关节部。由此向下，沿大腿外侧，出膝外侧，下向腓骨头前，直下到腓骨下段，下出外踝之前，沿足背进入第四趾外侧。

从直行脉上分出的另一条支脉：从足背分出，进入大趾趾缝间，沿第一、二跖骨间，出趾端，回转来通过爪甲，出于趾背毫毛部，接足厥阴肝经。

面部循行部位

从外眼角至耳前上行到额角，侧头部至前额两侧。

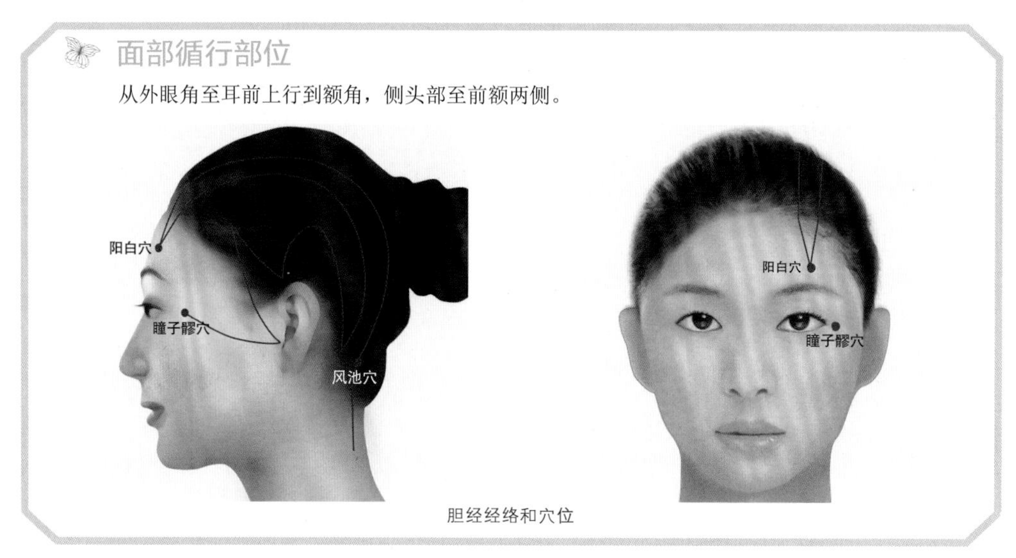

胆经经络和穴位

面部重要穴位

◆ **阳白穴**

功效：清头明目，祛风泄热。

主治：眼科疾病，面神经麻痹或面肌痉挛，眶上神经痛等症。

简易家庭取穴法：在前额部，双目平视正前方，瞳孔直上，眉毛向上 1 寸处，即为阳白穴。

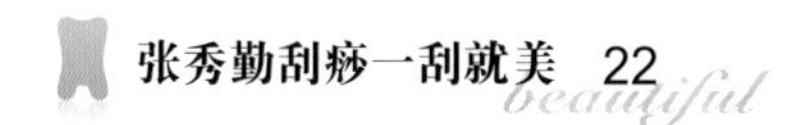

◆ 瞳子髎穴

功效：平肝熄风，明目退翳。

主治：角膜炎，视网膜炎，视网膜出血，睑缘炎，屈光不正，青少年近视眼，白内障，青光眼，夜盲症，视神经萎缩，头痛，面神经麻痹，三叉神经痛等症。

简易家庭取穴法：先找到目外眦（外眼角），目外眦向外摸过眼眶，其外侧缘处即为瞳子髎穴。

◆ 风池穴

功效：疏风散热。

主治：头痛，眩晕，颈部强痛，目痛，流泪，鼻出血，口眼㖞斜等。

简易家庭取穴法：在枕骨之下，胸锁乳突肌与斜方肌上端之间的凹陷处。

分管部位与刮痧美容效果

外眼角，额角以及耳周、前额两侧。胆经下有眼轮匝肌、额肌、颊肌的止端，刺激胆经可活化荣润胆经区域的肌肤、提升眼角，减缓皱纹、淡化色斑。

面部好发问题及刮痧手法

病　性	病　征	刮　痧
湿	前额两侧油润有余，或暗沉	泻法：推刮法 身体拔罐
热	外眼角、前额两侧色红，痤疮	泻法：推刮法 身体拔罐
虚	鱼尾纹，前额两侧早生横向皱纹，皮肤欠光泽，松懈或凹陷，眼睛干涩	补法：平刮法、 揉刮法或 身体刮痧
气滞	外眼角、前额两侧欠光泽，青暗，痤疮	行法：平刮法 身体面刮法
血瘀	外眼角、前额两侧欠光泽，乌暗、痤疮或黄褐斑、老年斑	散法：推刮法

手少阳三焦经：决定眉梢形态与色泽

身体循行部位

起于无名指末端，上行小指与无名指之间，沿着手背，出于前臂伸侧两骨之间，向上通过肘尖，沿上臂外侧，向上通过肩部，交出足少阳经的后面，进入缺盆，分布于膻中，散络于心包，通过膈肌，广泛遍属于上、中、下三焦。

支脉：从膻中上行，出锁骨上窝，上向后项，连系耳后，直上出耳上方，弯下向面颊，至眼下。

从支脉分出的另一条支脉：从耳后进入耳中，出走耳前，经过上关前，交面颊，到外眼角接足少阳胆经。

面部循行部位

耳前，经过上关前到外眼角。

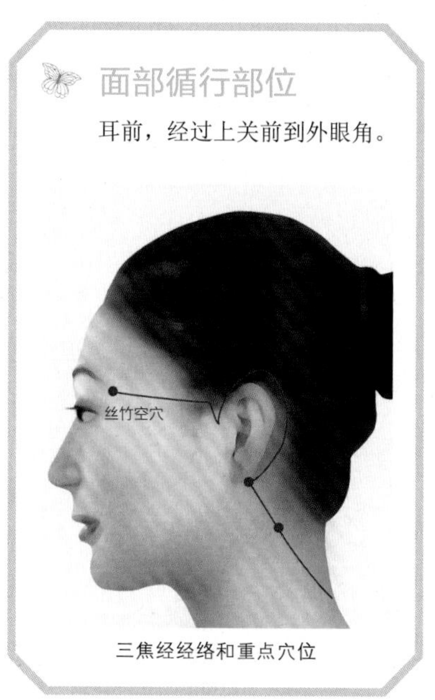

三焦经经络和重点穴位

面部重要穴位

◆ 丝竹空穴

功效：明目，醒神镇惊。

主治：头痛眩晕，眼结膜炎，电光性眼炎，视神经萎缩，面神经麻痹等症。

简易家庭取穴法：在面部，眉毛外侧缘眉梢凹陷处。

分管部位与刮痧美容效果

耳前到外眼角，眼轮匝肌。刮痧可荣润、提升眉梢及外延部位的肌肤，减缓皱纹、淡化色斑。

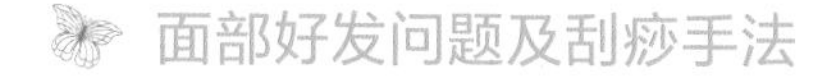

面部好发问题及刮痧手法

病性	病征	刮痧
寒湿	外眼角欠光泽，浮肿	补法：揉刮法 身体艾灸、拔罐
热	外眼角色红，痤疮	泻法：推刮法、身体拔罐
虚	外眼角欠光泽，皮肤松懈、皱纹	补法：推刮法或身体刮痧
气滞血瘀	外眼角颜色青暗、痤疮或黄褐斑、老年斑	行法：平刮法 散法：推刮法

手阳明大肠经：决定面颊内侧和鼻外侧形态与色泽

身体循行部位

从食指末端起，沿着食指桡侧缘向上，经过第一、二掌骨间，进入拇长伸肌腱和拇短伸肌腱之间，沿前臂桡侧，进入肘外侧，经上臂外侧前边，上肩，从肩峰部前边向上交会颈部，转向下，经过锁骨上窝，穿过肺，通过横膈，到达大肠。

缺盆支脉，上走颈部，经过面颊，进入下齿龈，回绕至上唇，交叉于人中，分布在鼻孔两侧，与足阳明胃经相接。

面部循行部位

颈部向上经过面颊，进入下齿龈，回绕至上唇，交叉于人中，分布在鼻孔两侧。

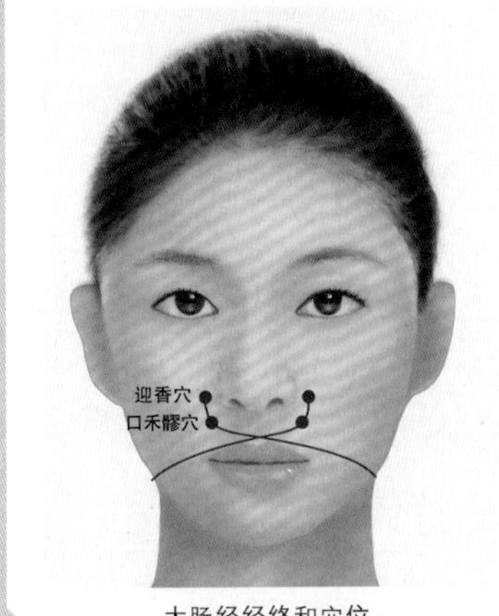

大肠经经络和穴位

面部重要穴位

◆ **迎香穴**

功效：祛风通窍，理气止痛。

主治：鼻炎，鼻窦炎，嗅觉减退，鼻出血，鼻息肉，便秘，面神经麻痹等症。

简易家庭取穴法：鼻翼外缘在鼻唇沟中，即为迎香穴。

◆ **口禾髎穴**

功效：祛风清热，开窍。

主治：鼻出血，嗅觉减退，鼻息肉，咀嚼肌痉挛；面神经麻痹，面肌痉挛；腮腺炎等症。

简易家庭取穴法：在上唇部，鼻孔外缘直下，平鼻唇沟上1/3处，即为口禾髎穴。

分管部位与刮痧美容效果

上唇上，鼻翼两侧，人中。口轮匝肌、颊肌的起端。细腻皮肤、缩小毛孔，减缓法令纹，提升口角。

面部好发问题及刮痧手法

病　性	病　征	刮　痧
寒	鼻两侧、上唇肤色欠光泽，青暗	补法：推刮法或身体刮痧
热	鼻两侧、上唇肤色微红，痤疮	泻法：推刮法、身体拔罐
虚	迎香穴区毛孔粗大，法令纹早生，皮肤松懈或凹陷	补法：平面按揉法或身体刮痧
气滞血瘀	鼻两侧、上唇肤色乌暗，痤疮或黄褐斑	行法：平刮法 散法：推刮法

足阳明胃经：决定面颊，前额外侧和口唇形态与色泽

身体循行部位

从鼻翼旁两侧起，沿着鼻子的侧面向上，交会于鼻子上部，向两侧连接眼睛，与足太阳经交会，转向下沿着鼻柱外侧向下，进入上齿后绕出，环绕嘴唇，在唇沟处左右相交，退回沿下颌骨后向下，然后沿着颌角向上到耳朵前面，然后沿着发际到额前。

支线从大迎穴前方下行到人迎穴，沿喉咙向下后行至大椎穴，折向前，入缺盆穴，下行穿过膈肌，属胃，络脾。

面部循行部位

眼睛下方承泣穴沿着鼻柱外侧向下，进入上齿后绕出，环绕嘴唇，在唇沟处左右相交，退回沿下颌骨后向下，沿着颌角向上经耳前沿着发际到额前。

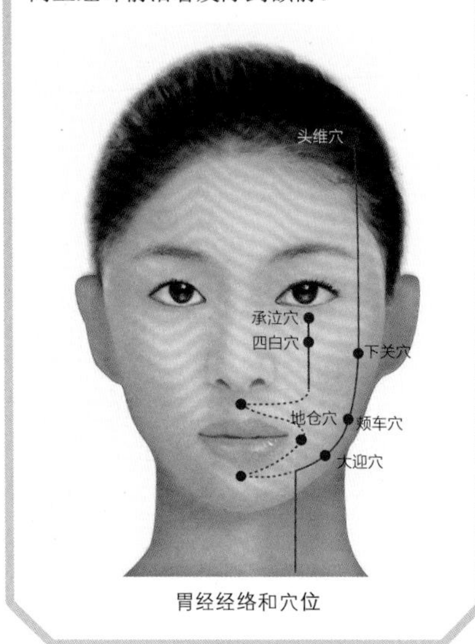

胃经经络和穴位

面部重要穴位

◆ **承泣穴**

功效：散风清热，明目止泪。

主治：急慢性结膜炎，散光，青光眼，色盲，夜盲症，角膜炎，视神经炎，白内障等症。

简易家庭取穴法：取眼睛黑睛中点垂直向下，与眼眶下缘横线相交点即为承泣穴。

◆ **四白穴**

功效：祛风明目，通经活络。

主治：三叉神经痛，角膜炎，近视，青光眼，夜盲，鼻窦炎，头痛，眩晕等症。

简易家庭取穴法：承泣穴垂直往下摸，在面部颧骨上有一凹陷处，即为四白穴。

◆ **地仓穴**

功效：祛风止痛，舒筋活络。

主治：面神经麻痹，面肌痉挛，三叉神经痛，口角炎，小儿流涎等症。

简易家庭取穴法：取眼睛黑眼球中点垂直向下，与平口角处的水平线相交点即为地仓穴。

◆ **大迎穴**

功效：祛风通络，消肿止痛。

主治：龋齿痛，眼睑痉挛，颈淋巴结核，面神经麻痹，面肌痉挛，三叉神经痛等症。

简易家庭取穴法：咬牙时，由嘴角往外摸到肌肉绷紧的下方前缘，面动脉搏动处即为大迎穴。

◆ **颊车穴**

功效：祛风清热，开关通络。

主治：适用于牙髓炎，冠周炎，腮腺炎，下颌关节炎，咬肌痉挛，面神经麻痹，三叉神经痛，脑血管病后遗症，甲状腺肿等症。

简易家庭取穴法：咬牙时，在其面颊部有一绷紧隆起的肌肉最高点，按之放松，即为颊车穴。

◆ **下关穴**

功效：消肿止痛，聪耳通络。

主治：牙痛，下颌关节脱位，下颌关节炎，耳聋，耳鸣，眩晕，足跟痛等症。

简易家庭取穴法：在面部，颧弓下缘中央与下颌切迹之间的凹陷处。

◆ **头维穴**

功效：清头明目，止痛镇惊。

主治：偏头痛，精神分裂症，面神经麻痹；高血压病；结膜炎，视力减退等症。

简易家庭取穴法：取额角发际上 0.5 寸作水平线为 x 轴，头正中线旁开 4.5 寸作垂直线为 y 轴，两轴相交点即为头维穴。

分管部位与刮痧美容效果

下眼睑正中向下，口唇，面颊外侧，前额外侧，面颊下方。几乎覆盖了所有的面部肌肉。所以《黄帝内经》中有“阳明脉衰，面始焦”的说法，可见足阳明胃经与面部美容的关系有多么重要。刮拭胃经穴位可以减缓眼袋、法令纹，紧致肌肤，细腻毛孔，提升瘦脸，润唇，改善暗黄肤色。

面部好发问题及刮痧手法

病性	病征	刮痧
寒	面部欠光泽，口唇发青	补法：平面按揉、平刮法或身体刮痧
热	面部色微红，有光泽，前额外上方、面颊外侧、下部痤疮	泻法：推刮法、身体拔罐
虚	面部欠光泽，肌肤松懈下垂，面颊外侧、法令纹、口角皱纹早生，皮肤松懈或凹陷，缺乏弹性，口角干裂、眼袋松弛	补法：平刮法、平面按揉法
湿	前额油润有余，前额及面颊下方顽固痤疮，面部虚浮、肿胀、饱满的眼袋	泻法：推刮法、平面按揉、身体拔罐
气滞血瘀	面部欠光泽，肤色暗淡，面颊外侧、下部黄褐斑或痤疮	行法：平刮法、揉刮法 散法：推刮法、揉刮法

手太阳小肠经：决定颧骨部位，内、外眼角形态与色泽

身体循行部位

从小指外侧末端开始，沿手掌尺侧，上向腕部，出尺骨小头部，直上沿尺骨下边，出于肘内侧当肱骨内上髁和尺骨鹰嘴之间，向上沿上臂外后侧，出肩关节部，绕肩胛，交会肩上，进入缺盆，络于心，沿食管，通过膈肌，到胃，属于小肠。

支脉：从锁骨上行沿颈旁，上向面颊，到外眼角，弯向后，进入耳中。

从支脉分出的另一条支脉：从面颊部分出，上向颧骨，靠鼻旁到内眼角，接足太阳膀胱经。

面部重要穴位

◆ **颧髎穴**

功效：祛风镇惊，清热消肿。

主治：面神经麻痹，面肌痉挛，三叉神经痛，鼻炎，鼻窦炎，牙痛等症。

简易家庭取穴法：在眼外角直下的颧骨下缘凹陷处，即为颧髎穴。

◆ **听宫穴**

功效：聪耳开窍。

主治：耳鸣，耳聋，中耳炎，外耳道炎，失音症，聋哑等症。

简易家庭取穴法：张口，在耳屏前方会出现凹陷，该凹陷处，即为听宫穴。

面部循行部位

从前颈部两侧上达面颊颧部，内外、眼角，行至耳前。

小肠经经络和穴位

分管部位与刮痧美容效果

面颊颧骨部位，内、外眼角。颊肌、眼轮匝肌。刮拭颧髎穴，可以使面色红润，改善红血丝，淡化色斑，紧致肌肤，瘦脸提升，预防面颊痤疮。

面部好发问题及刮痧手法

病　性	病　征	刮　痧
寒	面无光泽，肤色青暗	补法：推刮法、揉刮法或身体刮痧
热	面色红，面颊颧骨部位色红，或有痤疮	泻法：推刮法、身体拔罐
虚	面色㿠白，眼睑松弛，皮肤松懈或凹陷	补法：平刮法、揉刮法
气滞血瘀	面颊颧骨部位有红血丝；痤疮或黄褐斑	行法：平刮法 散法：推刮法、揉刮法

足厥阴肝经：决定额头两侧和面颊形态与色泽

身体循行部位

循行部位从大脚趾背毫毛部开始，向上沿着足背内侧，离内踝 1 寸，上行小腿内侧，离内踝 8 寸处交出足太阴脾经之后，上膝腘内侧，沿着大腿内侧，进入阴毛中，环绕阴部，至小腹，夹胃旁边，属于肝，络于胆；向上通过膈肌，分布胁肋部，沿气管之后，向上进入喉头部，连接目系，上行出于额部，与督脉交会于头顶。“目系”的支脉，下行颊里，环绕口唇。

支脉：从“目系”下向颊里，环绕唇内。

从支脉分出的另一条支脉：从肝分出，通过膈肌，向上流注于肺（接手太阴肺经）。

肝经支脉面部循行部位

从眼眶上出行于额部，向下行颊里，环绕口唇。

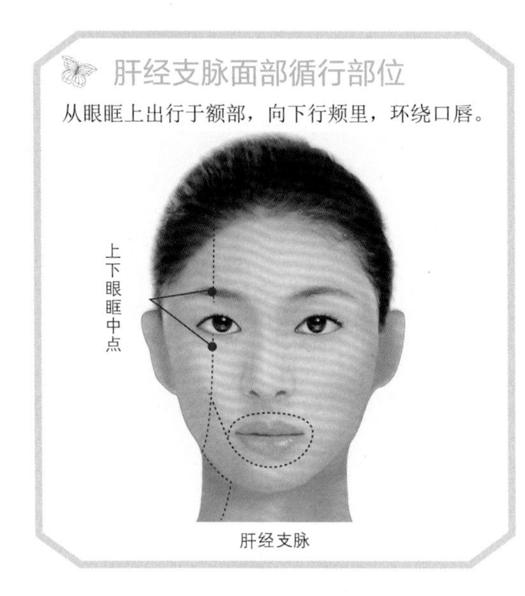

面部重要穴位

◆ **上下眼眶中点**

功效：疏肝行气，活血化瘀。

主治：眼睛干涩，视力减退，目胀痛，额头及面颊黄褐斑、痤疮。

简易家庭取穴法：鱼腰穴下，上眼眶骨中凹陷处，承泣穴下，下眼眶骨凹陷处。

分管部位与刮痧美容效果

目系，额头两侧，面颊。口轮匝肌、额肌、颊肌。刮拭肝经区域，有改善额头两侧及面颊肤色，淡化色斑，减缓皱纹、眼袋的作用，改善黑眼圈，眼干涩、眼疲劳。

面部好发问题及刮痧手法

病 性	病 征	刮 痧
寒	眼目疼痛，视力减退，额头两侧、面颊青暗	补法：推刮法或身体刮痧
热	眼目红肿，额头、面颊痤疮	泻法：推刮法、身体拔罐
虚	眼睛干涩，视力减退，面颊、额头两侧欠光泽	补法：平刮法、揉刮法
气滞血瘀	额头两侧、面颊黄褐斑或痤疮	行法：平刮法、揉刮法 散法：推刮法

面部刮痧全息穴区的分布及美容作用

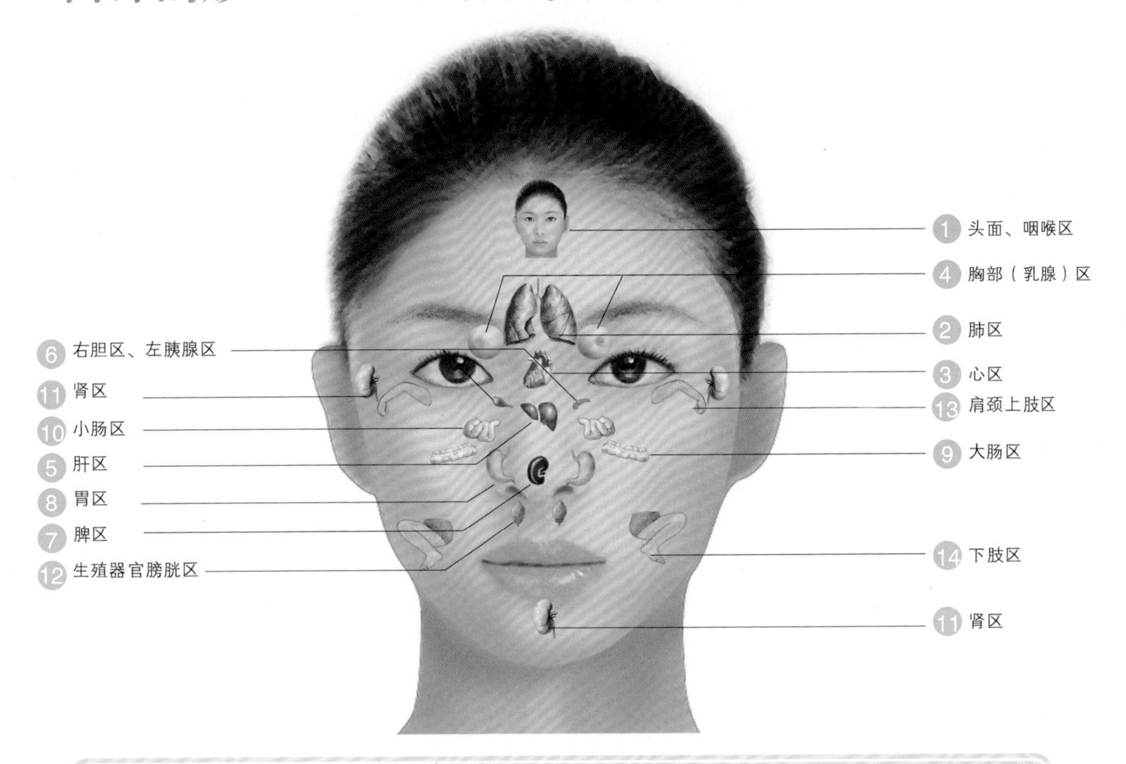

① 头面、咽喉区

部位：额头上 1/2 处，对应大脑，反映心理压力和心脑气血状况。

面部好发问题及意义：虚寒者多欠光泽，用脑过度早生横向皱纹。

② 肺区

部位：额头下 1/2 中间至眉头上的区域为肺、咽喉区，对应脏器为咽喉、肺，反映呼吸系统的功能及气的盛衰。

面部好发问题及意义：小而色淡的痤疮为肺的虚火上炎，常伴慢性咽炎；肺区肤色发红，中年以上警惕高血压；色发暗、少光泽为肺气虚，下凹者为较长时间的肺气虚。

③ 心区

部位：两眼中间的区域是心区，对应心脏，反映心脏的健康。

面部好发问题及意义：两眉之间早生横向皱纹为心脏气血不足，欠光泽为心气虚，颜色暗淡或发青为心血瘀滞。

④ 胸部（乳腺）区

部位：鼻根两侧至眉头内下方的区域。

面部好发问题及意义：形态饱满鼓胀者警惕乳腺增生、胸部疾患。

⑤ 肝区

部位：鼻梁的中间为肝区，对应肝脏，反映肝脏的健康。

面部好发问题及意义：鼻中部欠光泽为肝气虚，出现纵向细纹为肝肾两虚，加强腰椎保健，出现色泽晦暗为肝郁气滞，警惕脂肪肝。

⑥ 右胆区、左胰腺区

部位：鼻梁中间左侧为胰腺区，右侧为胆区，分别反映胰腺、胆囊的健康。

面部好发问题及意义：鼻中部和右侧胆区欠光泽，甚至青暗，提示肝胆气虚，肝郁气滞。如鼻中部左侧明显欠光泽、晦暗或有色斑，提示胰腺功能减退。

⑦ 脾区⑧胃区

部位：鼻头及两侧鼻翼，分别反映脾、胃的健康。

面部好发问题及意义：鼻头欠光泽为脾气虚；鼻头毛孔粗大，欠光泽为脾气虚日久；鼻头青暗为腹中冷痛；鼻头油光、发红，甚至酒渣鼻为脾胃湿热；鼻翼及鼻沟发红，或有痤疮为胃热，暗红为胃郁热日久兼有血瘀；鼻翼苍白、欠光泽为胃气虚、胃寒。

⑨ 大肠区

部位：瞳孔及外眼角下方到鼻旁颧骨下侧为大肠区，反映大肠的健康。

面部好发问题及意义：此处欠光泽或毛孔粗大为大肠气虚；痤疮为大肠热盛；黄褐斑为大肠气滞血瘀日久。

⑩ 小肠区

部位：内眼角及瞳孔下，颧骨内上方为小肠区，反映小肠的健康。

面部好发问题及意义：此处欠光泽或毛孔粗大为小肠气虚；痤疮为小肠热盛；黄褐斑为小肠气滞血瘀日久；红血丝为心气虚血瘀。

⑪ 肾区 ⑫ 生殖器官膀胱区

部位：上唇上方两侧同时对应膀胱区，上唇正中人中沟，女性对应子宫区，男性对应前列腺区，上唇两侧女性对应卵巢，反映生殖器官的健康。下唇下方承浆穴区对应肾脏，同时也反映女性子宫的健康。肾区的另一个对应部位为耳朵前的侧面颊区。

面部好发问题及意义：上唇色红，或有痤疮，若尿黄，提示膀胱有热；上下唇周围皮肤青暗为肾阳不足，下焦虚寒；下唇下方及下颌痤疮不断，提示下焦湿热，女性提示内分泌失调，警惕卵巢疾患；下颌处有横向皱纹提示肾虚腰痛；耳前侧面颊区欠光泽，色泽晦暗，黄褐斑提示肾虚。

⑬ 肩颈上肢区

部位：外眼角下方，颧骨上方。

面部好发问题及意义：外眼角下方欠光泽，或过早松弛下垂，甚至出现纵向皱纹，为颈肩部气血不足，颈肩部肌肉力量减弱，甚至颈肩酸痛；上肢区出现黄褐斑为颈肩部气滞血瘀，颈肩痛。

⑭ 下肢区

部位：口唇外侧，颧骨下方。

面部好发问题及意义：下肢区欠光泽，或过早松弛下垂，甚至出现纵向皱纹，为下肢气血不足，肌肉力量减弱，甚至膝关节酸痛；下肢区出现黄褐斑为下肢虚寒，气滞血瘀，膝关节疼痛。

第三节

一刮就美的关键：寻找皮肤下的异常变化

一刮就美的关键，在于先要用刮痧板找到不美的原因，以及影响美容的症结所在。刮痧板在皮肤上轻度舒缓的一刮，就能读懂身体的语言，通过寻找皮肤下的异常变化即寻找阳性反应，和身体对话，从而发现经络脏腑最早期发出的求救信号，然后用刮痧板去解救，一一打开这些症结。

发现阳性反应

以上我们已经讲明美容与脏腑、经脉、穴位、玄府以及全息穴区的关系，玄府不畅通，是出现面部问题的原因，刮痧之所以能迅速地产生美容效果，与刮痧疏通经络，打通玄府密切相关。刮痧的一大特点，也是优势就是能迅速找到“花、茎、根”上影响美容的关键点，即经脉、穴位处玄府不畅通发出的早期信号。刮痧板就像探测器，沿着经脉穴位一路查找过去，使经脉穴位玄府的瘀滞点，即各种阳性反应一一暴露在刮痧板之下。

用刮痧板施以一定的按压力刮拭皮肤，正常情况下，刮拭顺畅，皮肤无疼痛感。如皮肤有涩感，皮下有沙砾样、结节样组织，肌肉紧张、僵硬、松弛、萎软，温度异常和有疼痛反应均称为阳性反应。这些阳性反应正是经脉、穴位、玄府不畅通的表现，它们会存在于面部或身体各个部位，阻碍气血的运行，影响脏腑功能，导致亚健康和面部损美性疾患。找到这些阳性反应，就找到了影响人体健康、美容的关键点，再逐一用刮痧板将这些节点逐渐打开。了解各种阳性反应表现与健康美容的关系，摸清其中的规律，就找到了不美的原因和一刮就美的诀窍。

阳性反应的诊断规律

触 觉	具体表现	提 示
温度变化	温暖舒适	经脉或组织器官气血通畅
	寒凉	经脉或组织器官感受寒邪
皮肤触感	滋润，有弹性	经脉或组织器官气血通畅，营养充足
	干燥，有涩感	经脉或组织器官缺血缺氧且多为阴虚，津液不足
	甲错感	经脉或组织器官气血瘀滞日久而缺营养的瘀血证
	油腻感	经脉或组织器官气血多有因痰湿或湿热阻络而生的痰湿证、湿热证
疼痛	酸痛	经脉或组织器官有气血不足
	胀痛	经脉或组织器官有气滞、气机运行障碍
	刺痛	经脉或组织器官有血脉瘀滞
皮下有沙砾样组织	只有沙砾样组织	经脉或组织器官因气滞血瘀正在形成病变或者是以前的病变而目前已经没有症状反应
	沙砾样组织与疼痛并存	经脉或组织器官有轻微炎症改变，或因经脉气血失调有症状表现
皮下有结节样组织	只有结节样组织	局部曾经有炎症反应，而症状目前已经消失
	结节样组织与疼痛并存	经脉或组织器官有较长时间的气血瘀滞或局部有炎症改变，目前有症状表现
肌肉张力	紧张、僵硬	经脉或组织器官缺血缺氧且多为实证
	松弛、萎软	经脉或组织器官缺血缺氧且多为虚证

刮痧美容的关键就是找到这些阳性反应点，针对这些不同的阳性反应状态，通过刮痧技巧来逐渐减轻直至消除这些阳性反应，使得经脉气血畅通，脏腑功能正常，面部气血充足，美容的效果就自然而然显现出来了。

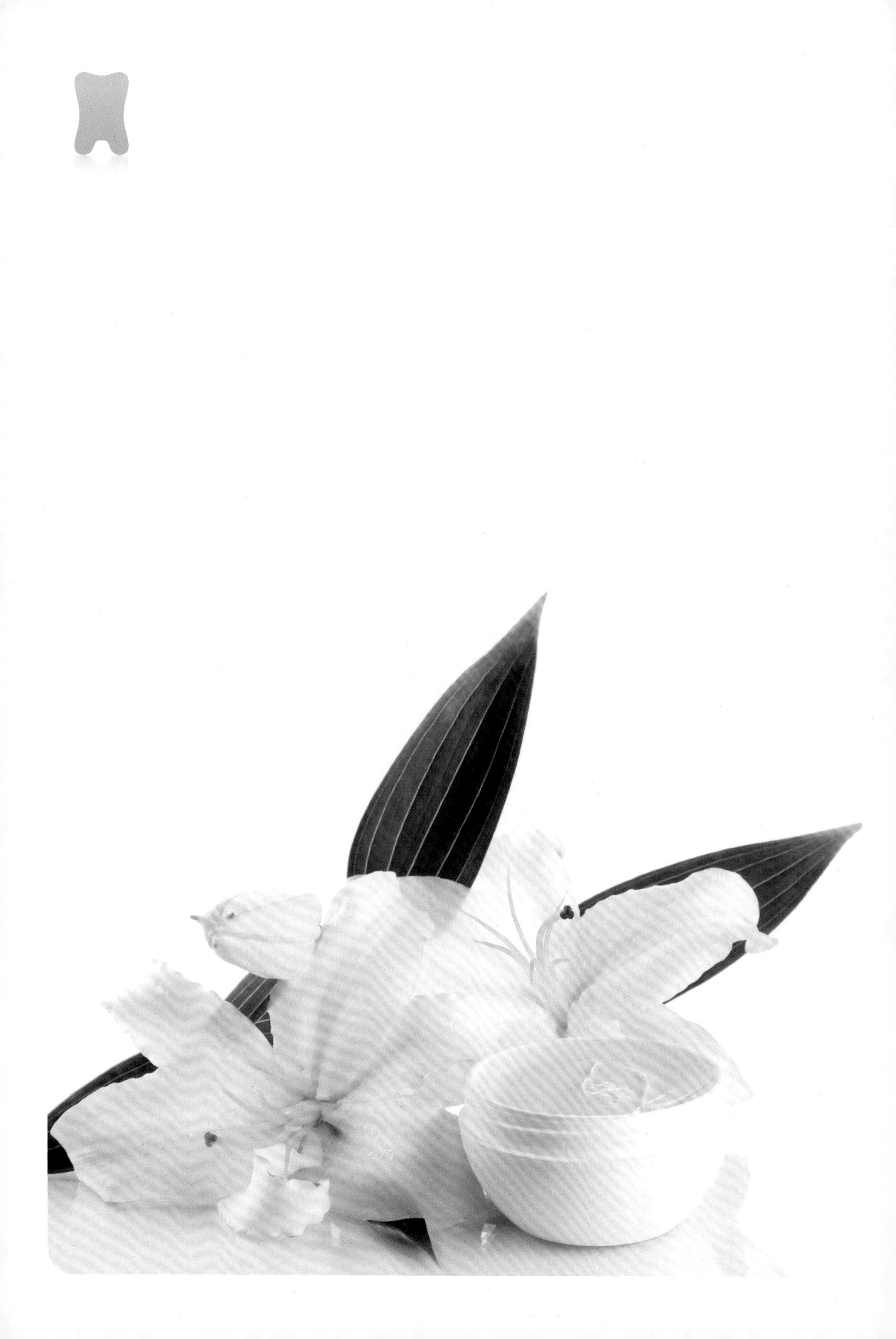

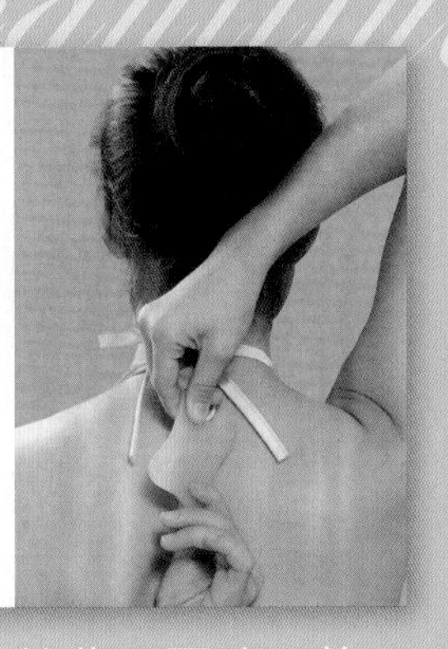

第二章 一刮就美应知事项

刮痧美容不用针药，不动刀剪，它能为我们解决哪些美容问题？面部刮痧与身体刮痧又有什么区别？面部刮痧能疏通经络，调畅气血而又不出痧，关键在于要掌握刮痧手法的四要素：刮拭速度、力度、角度和时间。

第一节

面部刮痧能解决哪些问题

面部肤质、肤色、五官形态是由先天遗传因素决定的，刮痧美容所要实现的是恢复面部皮肤自然纯真之美，使之达到最佳状态，延缓皮肤及五官衰老的速度，解决面部皮肤常见的问题。刮痧到底能实现哪些美容效果呢？

一、养颜嫩肤，延缓衰老。首先经常做面部刮痧，可以调节皮脂腺、汗腺的分泌，增强毛孔的自洁功能，清洁皮肤，促进皮肤的新陈代谢，使皮肤洁净、毛孔细腻、皮肤滋润，延缓皮肤的衰老。

二、美白祛斑。面部刮痧可以促进面部肌肤的血液循环，开通玄府，清除血液中的代谢产物，改善皮肤色泽晦暗，淡化黄褐斑、雀斑，焕发皮肤原本清透洁净的本色，重现白里透红之美。

三、靓肤减皱。对面部重点穴位的刮拭，可以有效改善黑眼圈、红血丝，预防、减轻眼袋，舒缓或预防皱纹，淡化痘痕。

四、瘦脸、提升紧致肌肤。正确的面部刮痧手法是通过改善血液和淋巴液的循环，排掉多余的水分，对暄肿的面部有明显的瘦脸功效，还可以增强面部肌肉的弹性、筋膜的柔韧性，达到紧致、升提面部肌肤，预防和改善眼角、嘴角下垂。

五、祛痘健身。面部刮痧与身体刮痧相结合，可以巩固面部刮痧立竿见影的美容效果。身体刮痧还可以釜底抽薪，治疗面部痤疮。

刮痧美容不用针药、不动刀剪，实现面部肌肤美白洁净不留痕、细腻紧致肌肤，坚持做面部刮痧能够延缓衰老，保持青春。

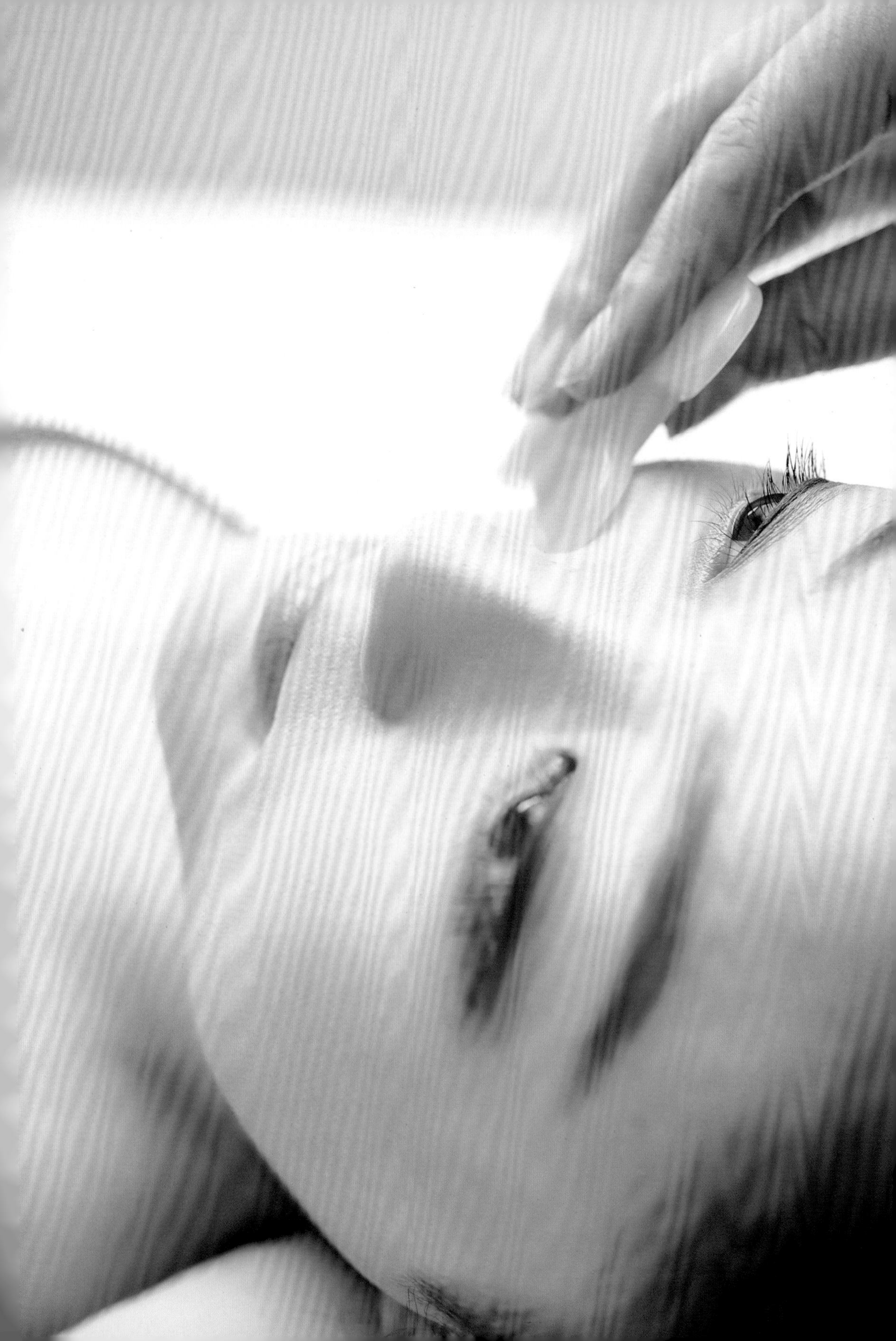

第二节

美白祛斑不留痧痕的刮痧四要素

想要面部美白祛斑，一刮就美又不出痧，必须掌握一定的刮拭技巧。正确的面部美容刮痧不仅能带来美的效果，也是一个舒适享受的过程。要做到这一点需要掌握刮痧的四要素，即刮痧的速度、力度、角度和时间。

速度

速度指刮拭的节奏快慢。刮拭速度缓慢是面部刮痧的一大特点，面部皮肤最忌快速刮拭。缓慢的速度是避免出痧、美白祛斑，增加舒适感的关键。正确的刮拭速度应掌控在平静时一呼一吸刮拭 2 ～ 3 下为宜。

力度

力度指刮拭时向肌肤内的按压力。刮痧一定要有向肌肤深处的按压力，最忌讳在皮肤表面摩擦。表层的摩擦不但没有美容的效果，还会损伤皮肤导致表皮水肿。正确的操作是刮痧板虽然接触皮肤的表面，但是按压力应柔和地向下渗透至皮下组织或肌肉深部，而不是生硬地向下强力按压。根据刮痧的目的不同，按压力的大小也有区别：面部皮肤保养和舒缓细小皱纹时，按压力到达表皮之下，肌肉之上的皮下软组织层；刮痧诊断、寻找和消除阳性反应、提升瘦脸刮痧时，按压力应到达表皮之内，骨骼之上的肌肉深部。

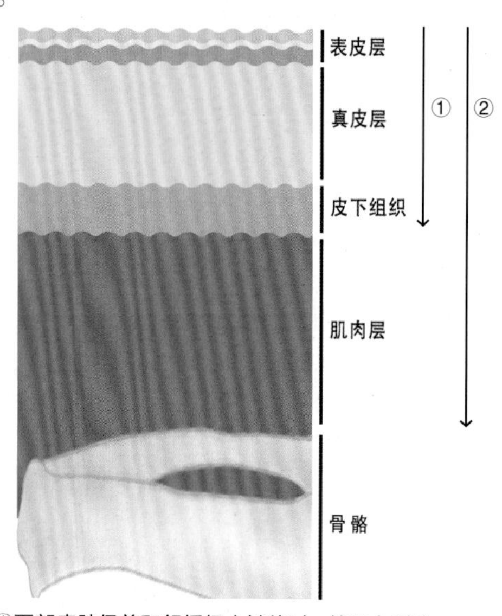

①面部皮肤保养和舒缓细小皱纹时，按压力到达皮下软组织层
②刮痧诊断、寻找和消除阳性反应、提升瘦脸刮痧时，按压力到达骨骼上的肌肉深部

角度

角度是指刮拭时刮痧板平面与皮肤之间形成的夹角。一般角度越小刮拭越舒服。面部刮痧用刮痧板边缘或刮痧板的平面接触皮肤，刮痧板的平面与皮肤的夹角要小于 15 度，当刮痧板平面接触皮肤时，夹角甚至为 0 度（只有眼部睛明穴除外）。

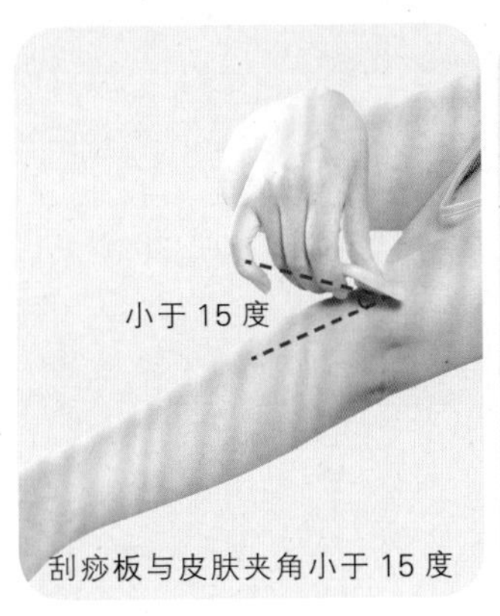

刮痧板与皮肤夹角小于 15 度

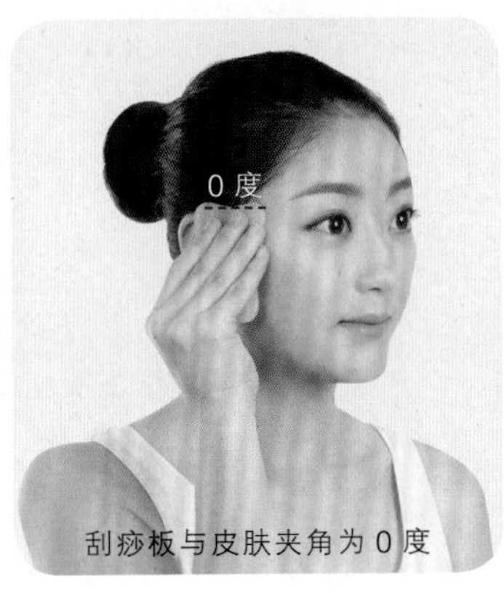

刮痧板与皮肤夹角为 0 度

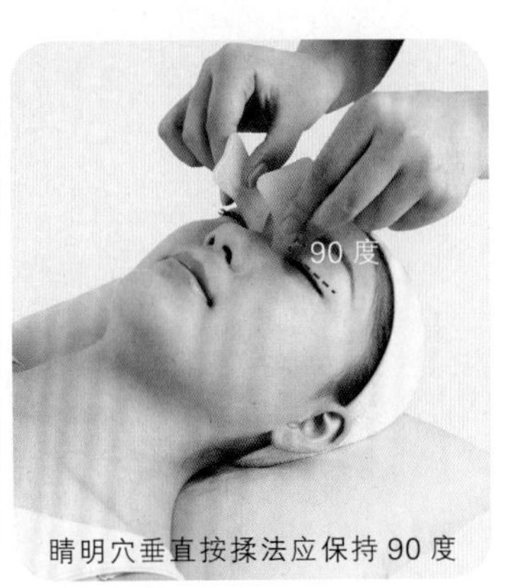

睛明穴垂直按揉法应保持 90 度

时间

时间指刮拭的时间长短。刮拭时间分局部每个部位刮拭的时间和总体刮拭时间。一般每个部位柔和地刮拭 15 ~ 20 下。敏感性皮肤适当减少。

面部刮痧分皮肤保养和诊断治疗 2 种刮痧方式。

● 面部皮肤保养或经常刮拭时，按从额头至下颌的顺序，每个部位每次刮拭 3 ~ 5 下，正常速度一呼一吸 2 ~ 3 下，一般刮拭 10 ~ 15 分钟。

● 面部诊断刮痧，需按顺序每个部位每次刮拭 5 ~ 10 下；提升瘦脸刮痧只做重点部位和专门的提升手法，正常速度一呼一吸 2 ~ 3 下，每次 10 ~ 20 分钟。

● 美白祛斑刮痧治疗或刮痧间隔期较长时，需按顺序每个部位每次刮拭 5 ~ 10 下，时间控制在 30 ~ 40 分钟。这样全面的刮拭每周做 1 次即可。

● 单独对某一个部位，如眼周、额头或口周进行祛斑、减皱等针对性治疗刮拭时，可以只刮拭特定的局部，每次刮拭 10 ~ 15 下，每天刮拭 1 次。

● 面色红润或皮肤较薄、油性皮肤、敏感性皮肤、肌肉松懈、弹性差、年老者，刮拭按压力需适当减小，每个部位每次刮拭 3 ~ 4 下，总体刮拭时间适当缩短。皮肤较厚、肌肤弹性好、年轻者，以及皮肤萎黄、晦暗者，刮拭按压力要适当加大，每个部位每次刮拭 5 下，总体刮拭时间适当延长，但不可超过 50 分钟。

第三节

面部刮痧应该注意什么

● 面部刮痧要遵守共同的刮痧注意事项，治疗刮痧时应避风，室温要求 18℃以上，避开冷风或空调直吹。

● 采取卧位刮痧时，根据室温对身体部位加盖棉毛织品，注意保暖。

● 刮痧前清洁面部皮肤时，严禁使用含有去角质层或软化角质层的洗面奶。面部刮痧一定要先涂美容刮痧乳，严禁在没涂润滑剂时直接刮拭皮肤。

● 按照肌肉纹理走向进行刮痧，但刮拭时要注意时刻保持向上提升的方向、力度。

● 面部痤疮、毛囊炎处不可刮拭。

● 做完去角质层治疗者应在 28 天后做面部刮痧。

● 妊娠期面部刮痧时，人中穴、承浆穴禁刮。

● 有红血丝处酌情轻刮或禁刮。

● 面部刮拭结束后，如需敷面膜，应用温水洗面，将面膜加温后敷用。如需外出，要在面部刮拭结束半小时后再开始室外活动。

● 刮痧治疗后饮热水 1 杯，补充水分，以促进代谢产物的排出。

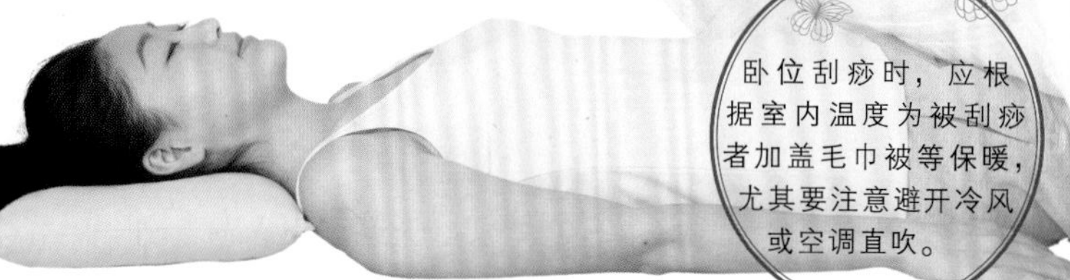

卧位刮痧时，应根据室内温度为被刮痧者加盖毛巾被等保暖，尤其要注意避开冷风或空调直吹。

第四节

哪些人不适合做刮痧美容

刮痧疗法无论是治病，还是美容，都要施以向肌肤深处的按压力，对血管有一定的挤压作用。刮拭出的痧要通过免疫细胞、肝肾作用代谢掉。因此并非所有的人都适合进行刮痧美容。

● 有严重心脑血管疾病、肝肾功能不良或其他严重疾病者，不适合做刮痧美容。

● 有出血倾向的疾病，如血小板减少症、白血病、过敏性紫癜症等不适合做刮痧美容。

● 妇女月经期最好不刮，避免加重出血；妊娠期下腹部、面部人中穴、承浆穴及其他动胎穴禁刮。

● 贫血者不宜进行刮痧美容。

● 有骨折或急性软组织损伤、肌腱韧带损伤部位禁刮。

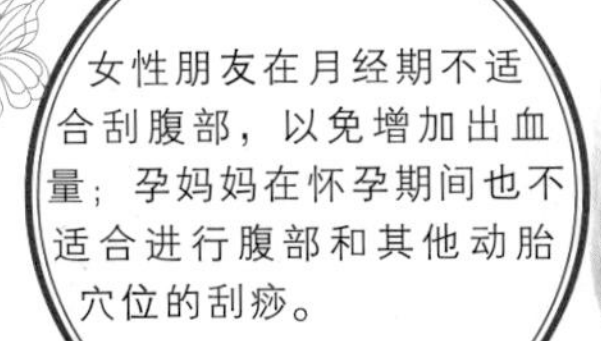

女性朋友在月经期不适合刮腹部，以免增加出血量；孕妈妈在怀孕期间也不适合进行腹部和其他动胎穴位的刮痧。

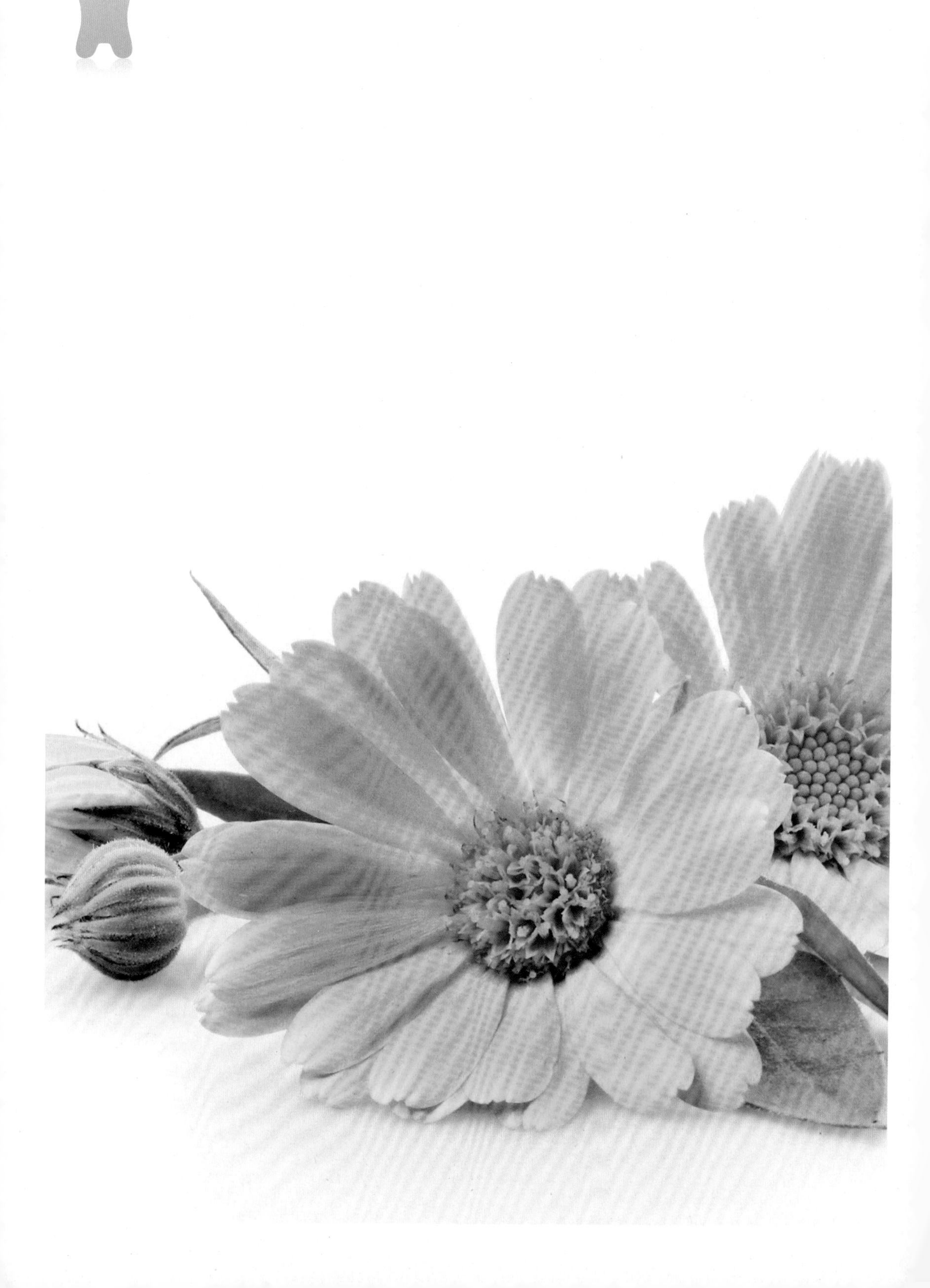

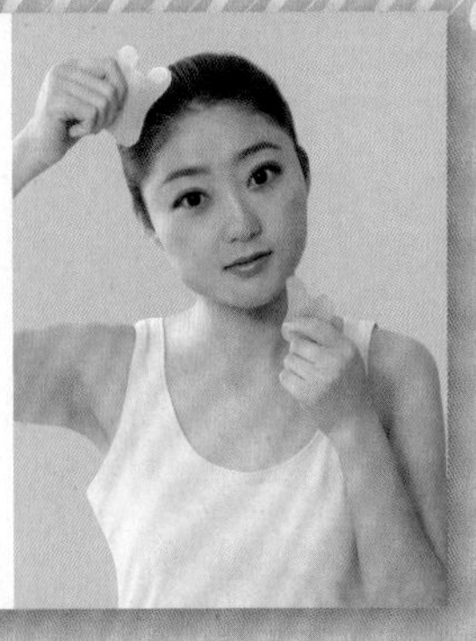

第三章 一刮就美的准备工作

刮痧美容的准备工作包括环境的选择、舒适的床、椅，专用的美容刮痧器具、洁面用品等。面部刮痧一般以居室内环境为好，坐位、卧位均可。为他人进行面部刮痧最好在温度适宜的环境中取卧位刮拭。身体刮痧的室内温度控制在18～26℃为宜，室温过高时应避免空调或风扇的冷气直吹；室温低时应盖上衣被、毛巾等保暖。

第一节

专用美容刮痧器具

刮痧美容所需刮拭器具有 5 种：美容刮痧玉板、眼部刮痧玉板、身体刮痧玉板、水牛角刮痧板梳、全息刮痧专用小板。还有保护皮肤、起润滑作用的刮痧介质美容刮痧乳和刮痧油。

面部和身体刮痧板多使用玉石材质，据《本草纲目》介绍，玉性味甘平，入肺经，润心肺，清肺热。玉具有清喑哑，止烦渴，定虚喘，安神明，滋养五脏六腑的作用，是具有清纯之气，可辟秽浊之病气的良药。玉石含有人体所需的多种微量元素，有滋阴清热、养神宁志、健身祛病的作用。玉石对皮肤有润养的作用，质地虽硬，经过加工却表面润滑，非常适合面部刮痧。

①美容刮痧玉板（专利号：ZL02 2 43809）

面部刮痧专用的美容刮痧玉板，平面及边缘光滑，其 4 个边形状均不相同，其边角的弯曲弧度是根据面部不同部位的曲线设计的。短弧边适合刮拭额头，长弧边适合刮拭面颊，两角部适合刮拭眼周穴位、下颌及鼻梁部位。在使用时，则根据面部不同部位的曲线弧度，选择刮痧板的不同部位。

②眼部刮痧板

眼部刮痧板为细长形，有两个对称的浅短弧边和对称的长弧边。浅短弧边的角部适合刮拭眼部睛明穴，短边的弧度部位适合平放在上下眼眶鱼腰穴、承泣穴处，刮拭两穴时，短弧边的宽度既可以有效刺激刮拭的穴位，又不会造成眼球的压迫，刮痧板的长度适合手指的抓握，便于操作。

③全息经络刮痧玉板（专利号：96201109.6）

全息经络刮痧玉板是刮拭身体的专用器具。玉石刮痧板为长方形，边缘光滑、四角钝圆。玉石刮痧板两长边可刮拭身体平坦部位的全息穴区和经络穴位，一侧短边为对称的两个半圆角，其两角部分除适用于人体凹陷部位的刮拭外，更适合做脊椎部位、手指及头部全息穴位的刮拭。

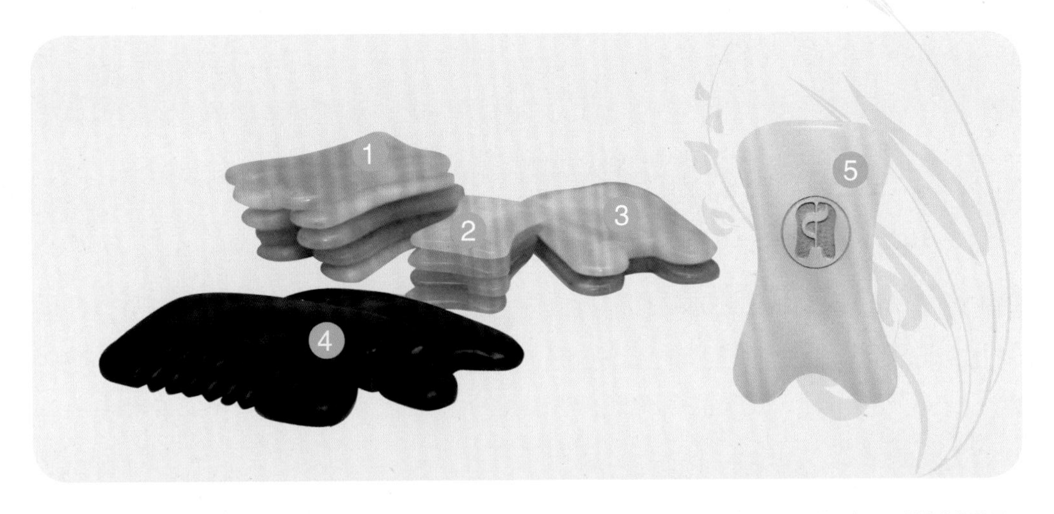

刮痧器具以选择专业的器具为佳，这样不仅可以保护皮肤，也能更好地达到对经穴的良性刺激，实现一刮就美的效果

④多功能全息经络刮痧牛角板梳（专利号：96201109.6）

水牛角味辛、咸、寒，辛可发散行气、活血润养，咸能软坚润下，寒能清热解毒，具有发散行气、清热解毒、活血化瘀的作用。

在原有全息经络刮痧玉板形状的基础上，将一个长边设计加工成具有粗厚、圆钝的梳齿状，便于疏理头部的经穴，既能使用一定的按压力，又不伤及头部皮肤。多功能全息经络刮痧板梳既有刮痧板的作用，又适合疏通头部的经脉。

⑤全息刮痧专用小板（专利号：ZL 2019 3 0733466.6）

精巧的玉石小板边角适合刮拭手部第 2、第 3 掌骨，可以通过刮拭掌骨缝之间，对脏腑脊椎三维精准定位诊断和调理。

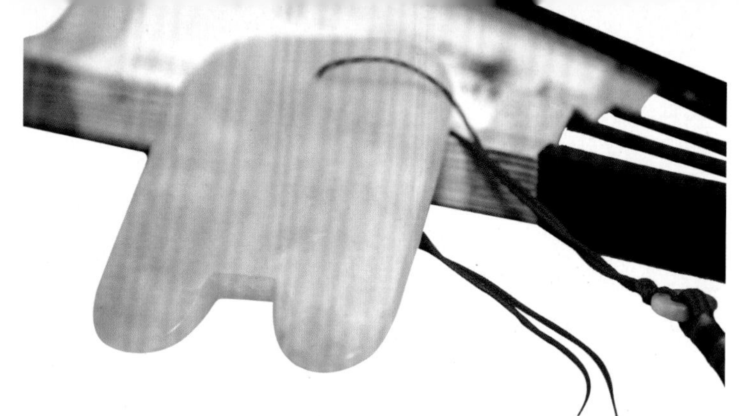

玉石质感温润，具有清纯之气，可以安神明，养五脏，辟秽浊之气，是制作刮痧工具的最佳选择

刮痧油

刮痧油用具有清热解毒、活血化瘀、消炎镇痛作用，而没有毒副作用的中药及渗透性强、润滑性好的植物油加工而成。中药的治疗作用有助于疏通经络，宣通气血，活血化瘀。植物油有滋润保护皮肤的作用。刮痧时涂以刮痧油不但减轻疼痛，加速病邪外排，还可保护皮肤，预防感染，使刮痧安全有效。

美容刮痧乳

面部刮痧要求有多量的润滑剂，因为液体刮痧油涂在面部会流进眼睛或顺面颊而下至脖颈，所以面部刮痧选用特制的美容刮痧乳。美容刮痧乳渗透性及润滑性好，又不会滴流，其中的中药成分有活血化瘀、改善面部微循环、滋养皮肤的功效。

刮痧油和美容刮痧乳所选用的中药药性平和，对皮肤无刺激性，没有任何副作用。

小贴士

刮拭器具的保养

水牛角和玉石制的刮痧板，刮拭完毕可用肥皂洗净擦干或以乙醇擦拭消毒。水牛角刮痧板长时间置于干燥的空气中，会发生裂纹，影响使用寿命，因此刮毕洗净后应立即擦干，最好放在塑料袋或皮套内保存。玉质刮痧板不怕水泡，也不忌干燥。但在保存时也要避免磕碰。应特别提出的是，刮痧板要专板专用，每人有自己的刮痧板，一方面随身携带，方便刮痧；另一方面可以避免交叉感染。

第二节

洁面用品

毛巾或者湿纸巾

刮痧前洁面最好使用以天然纤维素为材质的毛巾或者湿纸巾。

温水、洗面奶

面部刮痧前应先做好面部皮肤清洁，必须先卸掉妆容，然后用温水或洗面奶将皮肤清洗洁净。如用洗面奶清洁面部，必须选用不含有软化角质层的洗面奶。因为角质层对皮肤有保护作用，软化或去掉角质层后，不利于对皮肤的保护。

在寒冷的冬季，可以先用热水将美容刮痧玉板浸泡加温，使刮痧板的温度接近皮肤温度，增加刮拭的舒适感。

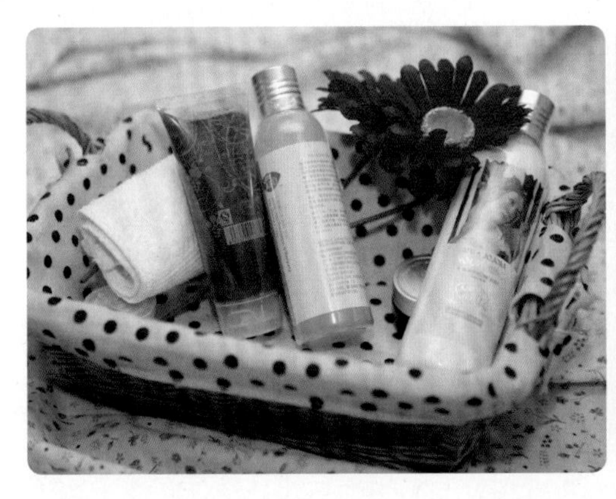

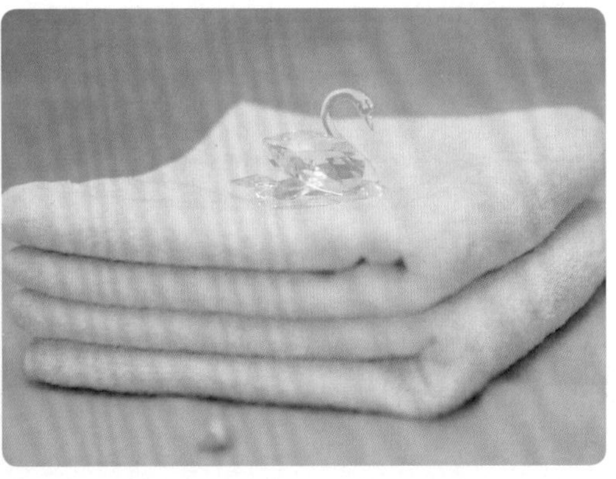

第三节

美容刮痧刮拭方法

面部美容刮痧方法

面部美容刮痧不同于身体刮痧，因为美容必须要通经络，需要有一定的按压力，又不能出痧影响美观，面部皮肤又对疼痛比较敏感，刮痧时不能使被刮者感觉到明显的疼痛。所以刮拭速度必须均匀、缓慢，按压力要保持平稳，刮拭角度非常小，这就是专用于面部诊断、治疗、美容的既通经络又不出痧的手法特点。

面部美容刮拭方法包括：平面按揉法、垂直按揉法、平刮法、揉刮法、推刮法、摩刮法、提拉法。

平面按揉法

用刮痧板角部的平面以小于15度角按压在穴位上，做柔和、缓慢的旋转运动，刮痧板角部平面始终不离开所接触的皮肤，刮痧板角部的着力点与刮痧板上面的手指腹、板下按揉的穴位，三点在一条线上，按揉压力应渗透至皮下组织或肌肉。

平面按揉法用于面部重点穴位和全息穴区的治疗与保健。

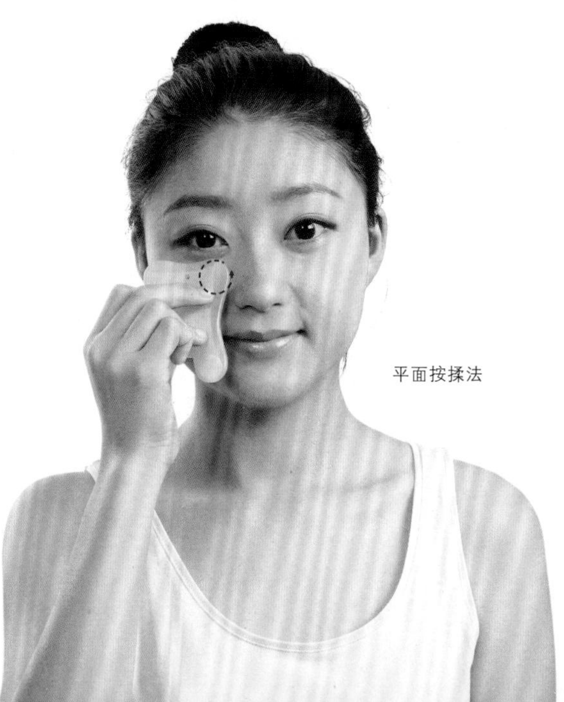
平面按揉法

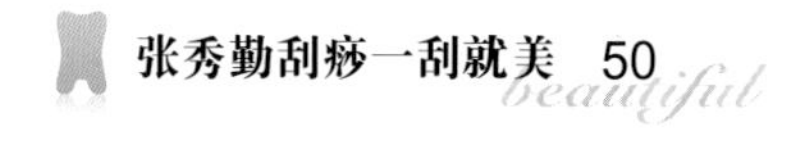

垂直按揉法

垂直按揉法将刮痧板的角部以90度角按压在穴区上，刮痧板始终不离开所接触的皮肤，做柔和的左右、上下慢速皮内移动按揉。

垂直按揉法在面部只用于睛明穴的刮拭。

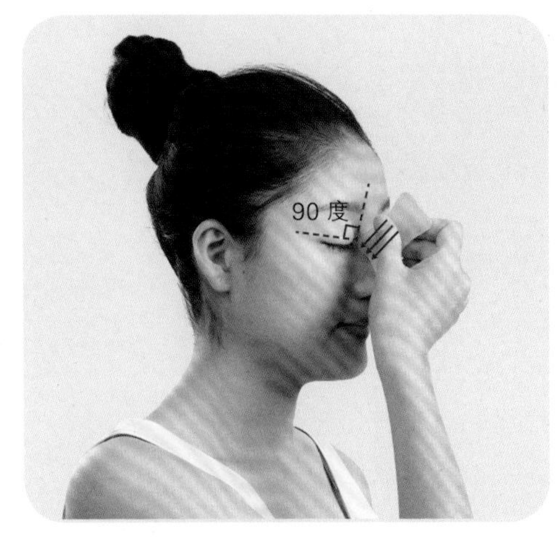

垂直按揉法

平刮法

手持刮痧板，以刮痧板边缘接触皮肤，刮痧板向刮拭的方向倾斜，角度小于15度，均匀地向同一方向缓慢地直线刮拭，根据刮拭部位需要，每次刮拭长度3～5厘米，或5～10厘米。每次刮拭的速度控制在平静状态下一呼一吸2～3下。按压力大小要根据刮拭的目的、要求，分别渗透至皮肤之下、肌肉之上或骨骼之上、肌肉之内。

平刮法用于面部皮肤保养，多在面部美容刮痧开始时和日常保健时应用。

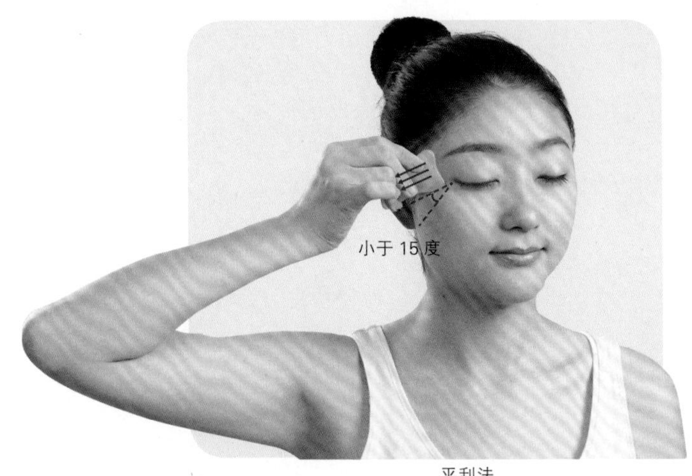

平刮法

揉刮法

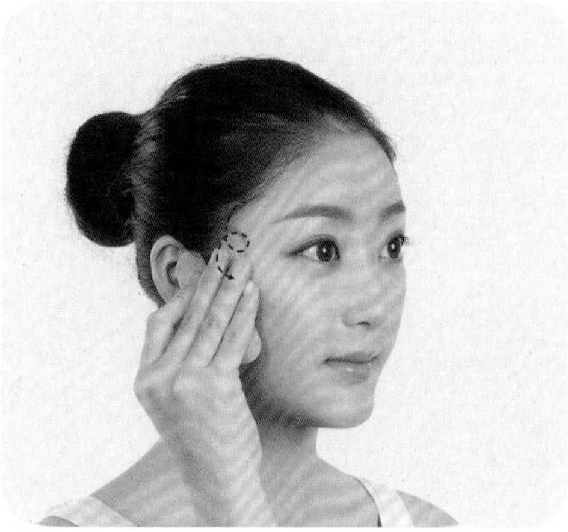

揉刮法

手持刮痧板，根据刮拭范围的大小，以刮痧板一侧边缘及整体平面或1/2平面接触皮肤，刮痧板向刮拭的方向倾斜，从内向外均匀地连续地做缓慢、柔和的旋转弧线刮拭，即用刮痧板一侧边缘和刮痧板的平面缓慢旋转、弧线移动，边揉边刮。

揉刮法用于疏通经脉，打通瘀结点，舒缓、松懈面部肌肉僵硬、痉挛。

推刮法

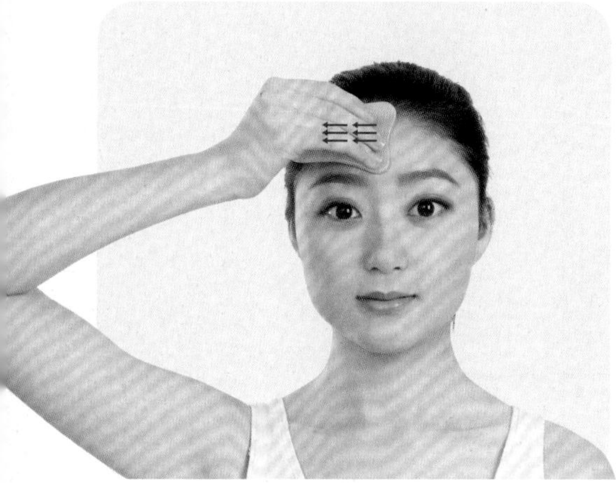

推刮法

手持刮痧板，以刮痧板整个短边接触皮肤，刮痧板向刮拭的方向倾斜角度小于15度，均匀地向同一方向直线刮拭，每次刮拭长度约1厘米、每次刮拭的速度控制在平静状态下一呼一吸2～3下，因每次刮拭距离比平刮法短，虽然都是2～3下，但是刮拭速度比平刮法要慢。按压力渗透至肌肉之内，骨骼之上。

推刮法可以寻找和消除阳性反应，用于面部诊断刮痧和美白淡斑的治疗刮痧。

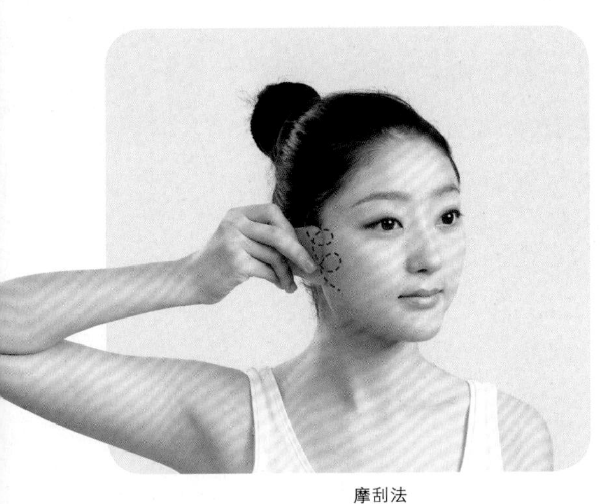
摩刮法

摩刮法

手持刮痧板，将刮痧板平面置于手掌心或四指部位，手指不接触皮肤，刮痧板紧贴面部皮肤，以掌心或四指力量按压刮痧板的平面，将按压力渗透至面部肌肉深部，刮痧板在面部自下而上或从外而内均匀地连续做缓慢、柔和的弧线旋转移动，即边按压、边缓慢沿弧线旋转移动。

摩刮法通常在面部诊断治疗刮痧后应用，目的是疏通肌肉深部的血液循环，改善整个面部从内到外的气血供应。

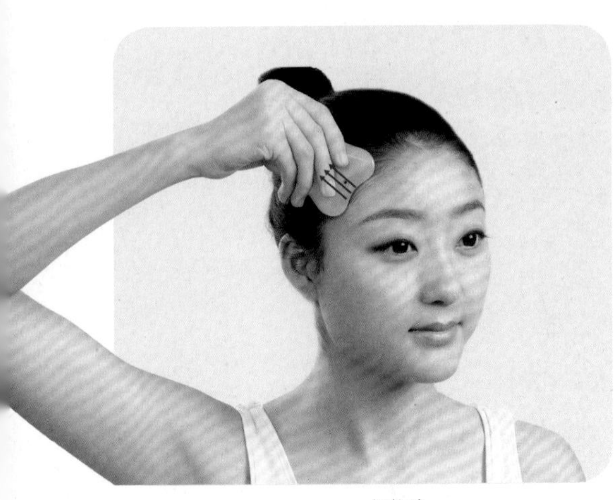
提拉法

提拉法

手持刮痧板，用刮痧板整个长边（自己刮痧单手操作也可以用短边）接触皮肤，刮痧板向刮拭的方向倾斜，倾斜的角度 15 ~ 20 度，刮痧板从下向上刮拭。刮拭的按压力渗透到肌肉的深部，向上边提升，边刮拭，边以肌肉运动带动皮肤向上提升。

提拉法多用在刮痧治疗结束之后，做面部整体提升或用于提升瘦脸刮拭。

身体其他部位刮拭方法

美容刮痧不只要刮好面部，同时要刮拭身体其他部位，才能标本兼治，巩固面部刮痧美容的效果。以上介绍的平刮法、推刮法、揉刮法和平面按揉法、垂直按揉法也适用于身体其他部位的刮拭，另外身体其他部位还常用以下几种刮拭方法。

面刮法

面刮法是刮痧最常用、最基本的刮拭方法。手持刮痧板，根据部位的需要，将刮痧板的1/2长边或整个长边接触皮肤，刮痧板向刮拭的方向倾斜，自上而下或从内到外均匀地向同一方向刮拭，不要来回刮。每次要有一定的刮拭长度。刮痧板倾斜的角度大小以既能减少患者的疼痛，又能使刮拭者便于操作为原则。一般倾斜30 ~ 60度，以45度角应用最为广泛。这种刮拭方法适用于身体比较平坦部位的经络和穴位，如躯干、四肢、头部平坦部位。

角刮法（单角刮法、双角刮法）

单角刮法：用刮痧板的一个角部在穴位处自上而下刮拭，刮痧板向刮拭方向倾斜45度。这种刮拭方法多用于肩部肩贞穴，胸部膻中穴、中府穴、云门穴，颈部风池穴。

双角刮法：用刮痧板凹槽处的两角部刮拭，以凹槽部位对准脊椎棘突，凹槽两侧的双角放在脊椎棘突和两侧横突之间的部位，刮痧板向下倾斜45度，自上而下地刮拭。这种刮拭方法常用于脊椎部位的诊断、保健和治疗。

点按法

点按法：将刮痧板角部与穴位成90度角垂直，向下按压，由轻到重，逐渐加力，片刻后迅速抬起，使肌肉复原，多次重复，手法连贯。这种刮拭方法适用于无骨骼的软组织处和骨骼缝隙、凹陷部位，如人中穴、膝眼穴。

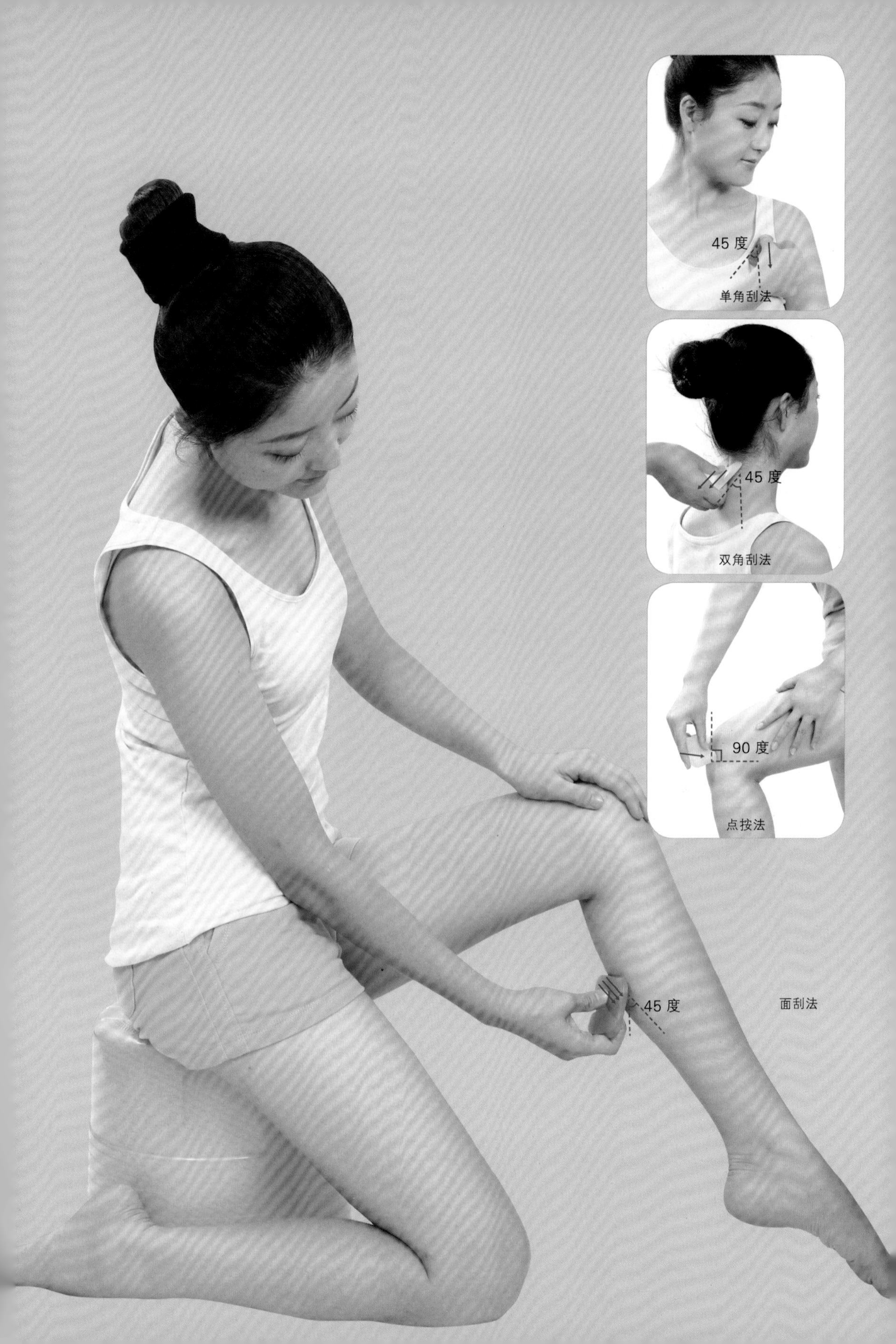
45 度
单角刮法
45 度
双角刮法
90 度
点按法
45 度
面刮法

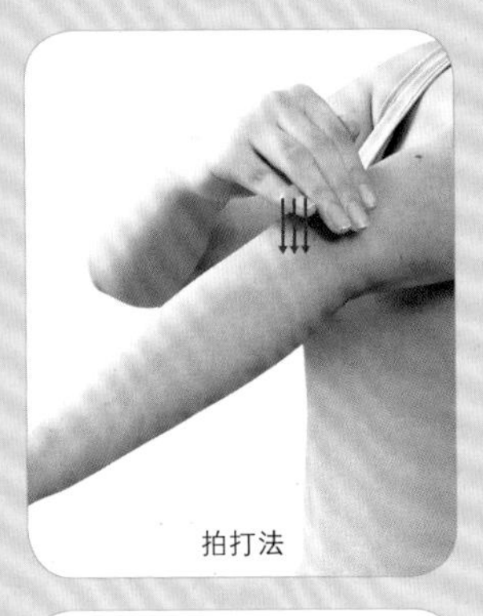
拍打法

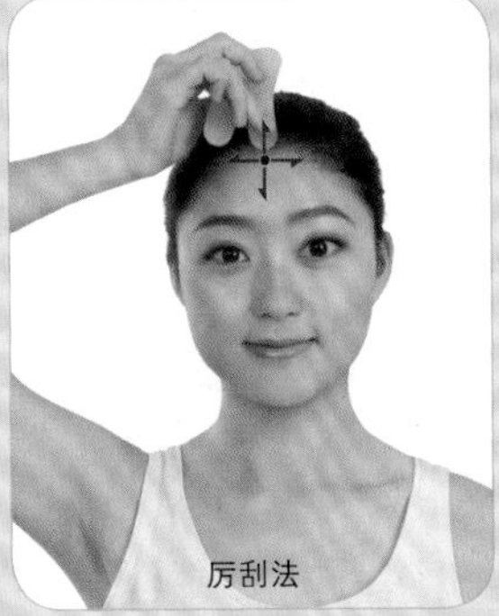
厉刮法

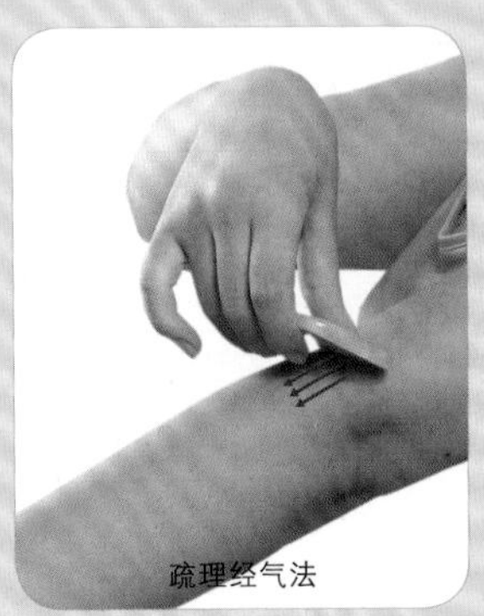
疏理经气法

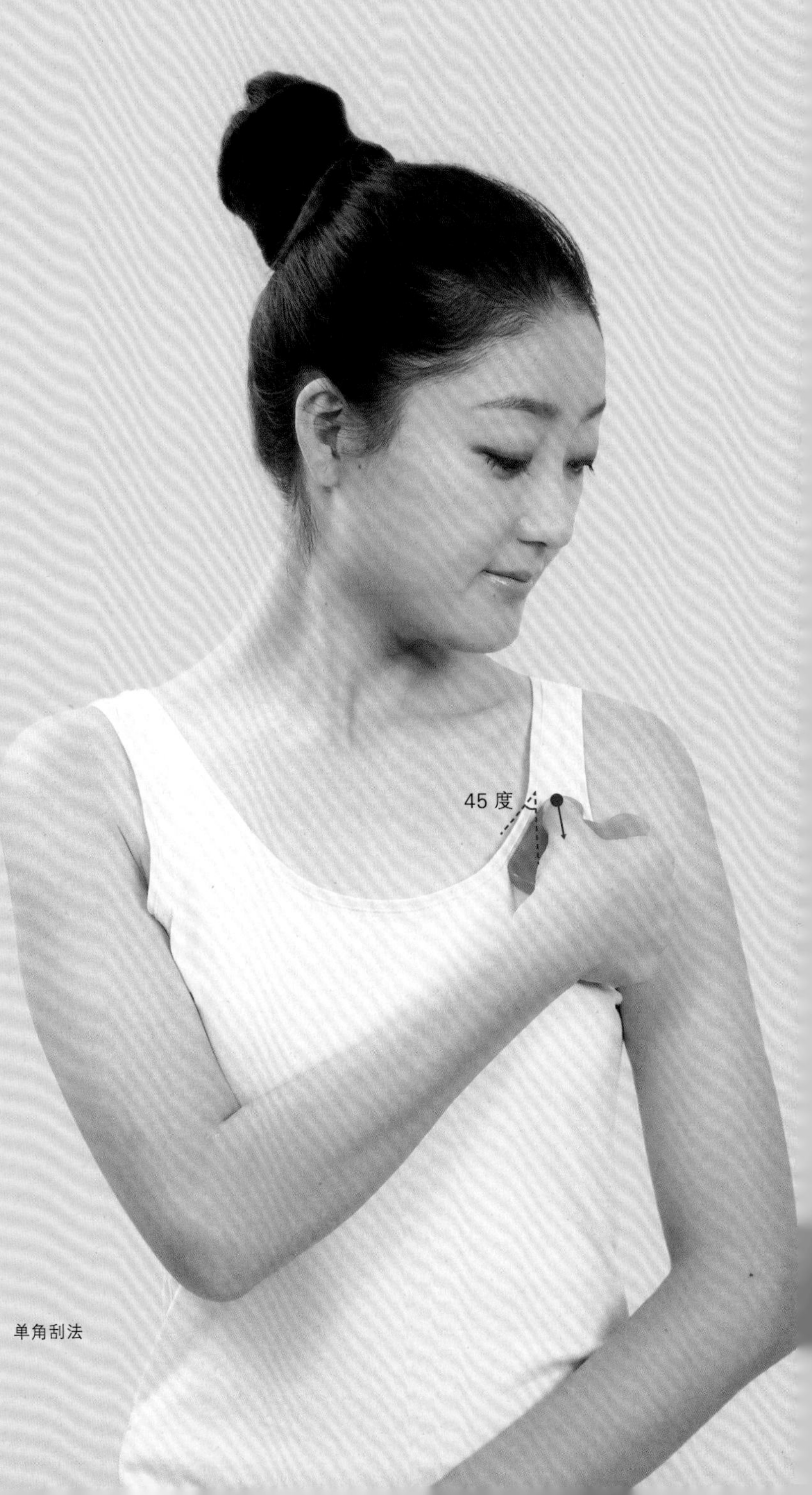

单角刮法

拍打法

将五指和手掌弯曲成弧状拍打，拍打法多用于四肢特别是肘窝和膝窝的经穴。

弯曲的指掌与肘窝和膝窝皮肤完全接触，称为实拍；指掌弯曲弧度增大，指掌两端接触肘窝和膝窝内外侧，手掌中间不接触皮肤，称为空拍。空拍与实拍作用相同，区别在于空拍可以减轻疼痛。

拍打法与面刮法作用相同，只是拍打法出痧快，只在适宜的人群应用。拍打时一定要在拍打部位先涂刮痧油。拍打法仅限于四肢肘窝和膝窝，其他部位禁用拍打法。拍打肘窝可治疗和预防上肢疼痛、麻木，心肺疾病，拍打膝窝可治疗和预防下肢疼痛、麻木，腰背、颈项疼痛。

厉刮法

将刮痧板角部与穴区成 90 度角垂直，刮痧板始终不离皮肤，并施以一定的压力做短距离（约 1 ~ 2 厘米长）前后或左右摩擦刮拭。这种刮拭方法适用于头部全息穴区。头部全息穴区面积较小，要求刮拭按压力大，刮痧板可以在穴区内前后或左右移动。

疏理经气法

沿经脉的循行部位，用刮痧板长边自下而上或自上而下循经刮拭，用力轻柔均匀，平稳和缓，连续不断。一次刮拭面宜长，一般从肘、膝关节部位刮至指、趾尖。这种刮拭方法常用于治疗刮痧分段刮拭结束后，以及保健刮痧时对经络进行整体疏理，放松肌肉，消除疲劳。

配合刮痧美容的艾灸方法

对于因体内环境虚寒而影响美容者，在刮痧美容的基础上最好配合温灸疗法调理脏腑，运用艾条在体表的穴位上温熨，借灸火的热力以及药物的作用，通过经络的传导，起到温通气血、扶正祛邪，让美容效果持久永驻的作用。这里简单介绍一下艾灸的方法和原理。

艾条施灸的方法

艾，是一种中药，艾叶能宣理气血，温中逐冷，除湿开郁，生肌安胎，利阴气，暖子宫，能通十二经气血。用于内服治宫寒不孕，行经腹痛，崩漏带下。外用能强壮元阳，温通经脉，祛风散寒，舒筋活络，最适合虚寒体质引起的面部疾患。

艾灸的方法很多，有艾柱的直接灸、间接灸、艾条灸，温针灸和温灸器灸。下面介绍最简便常用的艾条灸方法。艾条灸按手法又分温和灸、回旋灸和雀啄灸。

温和灸

施灸时将艾条的一端点燃，对准应灸的腧穴部位或患处，约距皮肤 2 ~ 3 厘米，进行熏烤。熏烤致患者局部有温热感而无灼痛为宜，一般每处灸 5 ~ 7 分钟，至皮肤红晕为度。对于糖尿病等局部知觉迟钝的人，可将中、食二指分开，置于施灸部位的两侧，这样可以通过医者手指的感觉来测知患者局部的受热程度，以便随时调节施灸的距离和防止烫伤。

回旋灸

施灸时使艾条点燃的一端与穴位皮肤保持一定的距离，但艾条的位置不固定，而是反复旋转地移动着施灸。多用于面积较大的部位。

雀啄灸

施灸时，艾条点燃的一端与施灸部位的皮肤并不固定在一定距离，而是像鸟雀啄食一样，一上一下活动地施灸。另外也可均匀地上、下或向左右方向移动或反复地旋转施灸 5 ~ 10 分钟。

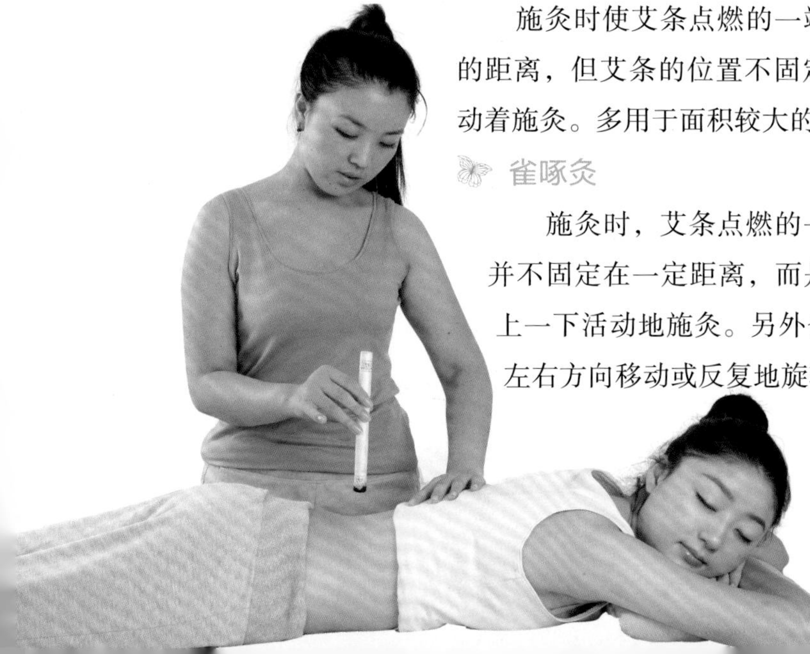

配合刮痧美容的拔罐方法

拔罐是美容刮痧经常要用到的一种辅助方法，虽然拔罐以后也像刮痧一样会出痧，但是它们的作用机理有些许区别。刮痧是通过刮痧板向皮肤肌肉内部施以正向的压力，而拔罐则是通过负压原理作用于肌肤，特别适用于寒湿、血瘀或湿热体质的人，通过负压作用更有利于将体内的寒湿、血瘀或湿热之邪排出体外。

拔罐使用的罐具种类比较多，出于安全和操作便捷的考虑，这里只介绍塑料的多功能抽气罐的使用方法。首先，提起抽气罐顶端的活栓阀门，用负压抽气枪口对准，并插入罐顶活栓阀门，将罐口垂直对准所拔穴位，提起把手进行抽气，观察皮肤凸起0.5 ~ 1.5 厘米即可拿开负压抽气枪，向内压紧活栓阀门就可以了。放气时，一定要先将活栓阀门提起放气，手指按压住罐口的皮肤，观察皮肤平复后，即可取下抽气管。

常用的拔罐治疗法

闪罐法

轻轻抽气，使抽气罐轻微吸附在皮肤上便立即拔起，反复进行吸拔的动作，直至皮肤潮红出痧为止。闪罐法多用于穴位或者疼痛部位的局部，通过连续的短时间的吸紧和牵拉，继而松弛的刺激作用，可以缓解紧张痉挛，多用于祛风或者功能减退的虚证。

留罐法

拔罐后，留置 5 ~ 15 分钟再起罐。留罐法使浅层肌肤被吸入罐内，尤其擅长通经活络，祛风、散寒、清热、除湿，特别适用于因湿寒体质、血瘀体质或湿热体质导致面部痤疮或黄褐斑的人。

走罐法

又称推罐法。一般用于面积较大、肌肉丰厚的部位，如腰背和大腿等部位。用口径较大且罐口平滑的罐具，在罐口涂抹刮痧油，将罐吸上后，以手握住罐体，稍微倾斜，半边用力，半边提起，慢慢直行向前推动或者上提、旋转着向前推动，这样在皮肤表面上下或左右来回推动数次，直至皮肤潮红为止。走罐法以活血通络为主，负压小时可消除疲劳、放松肌肉；负压大时多用于急性发热或者深部组织的气血瘀滞疼痛。

附：配合刮痧美容还可以使用按摩的方法，多用于无血脉瘀滞的虚证。

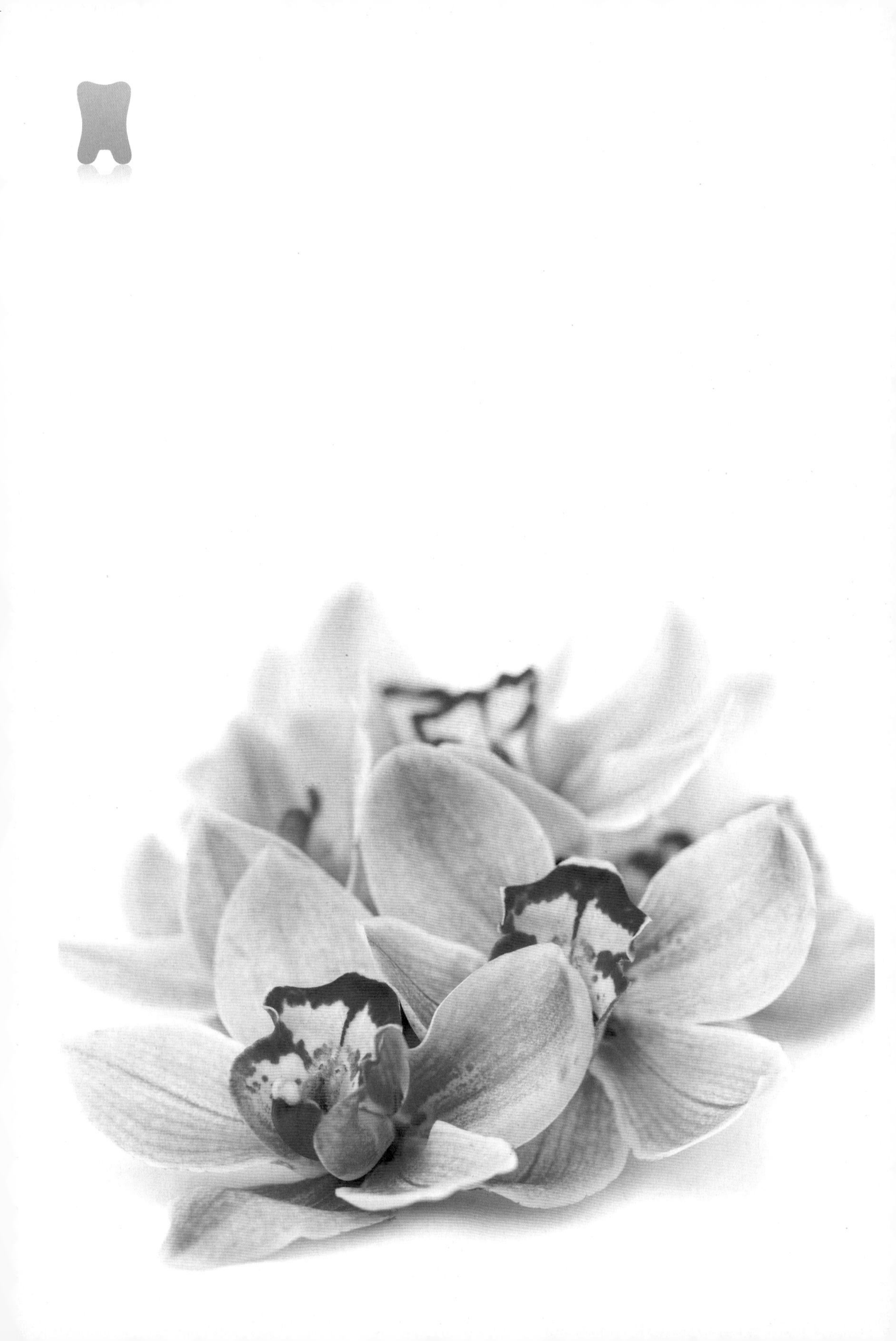

beautiful

第四章

一刮就美的分区刮拭法及皮肤问题分析

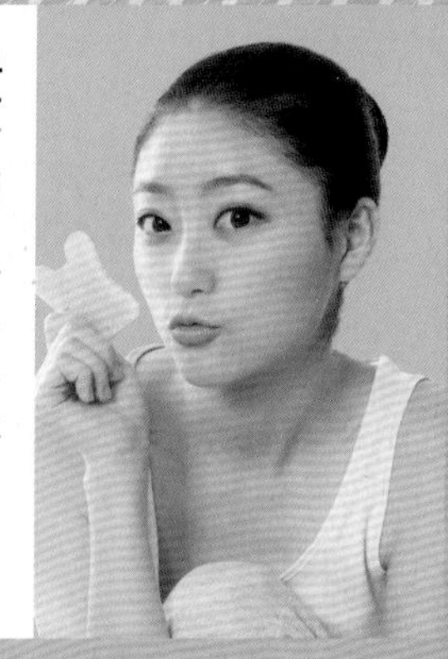

面部五官和骨骼形态决定了面部刮痧的难度。为实现一刮就美必须掌握面部分区的基础刮拭方法。面部共分为六区：额头区、眼周区、面颊区、口周区、鼻区、下颌区。分区刮拭局部美才会带来整体美。面部五官、皮肤状态不但是一个人的特征标志，更反映了这个人的身体状况。因此面部皮肤问题复杂多样，要想解决“面子”问题，巩固一刮就美的效果，还要了解不同区域皮肤问题与体内健康状况的对应关系，除做好面部刮痧外，必须同时调理身体对应部位，才能从根本上解决问题。

第一节

局部美带来整体美：分区刮拭，局部皮肤问题分析

面部五官、皮肤状态不但是一个人的特征标志，更反映了这个人身体的健康状况。因此面部各种皮肤问题不但复杂多样，而且同样的皮肤问题出现在不同的区域，意义完全不同。面部五官、骨骼曲线特征决定了面部刮痧的难度。为实现一刮就美必须掌握面部分区刮拭方法，分区刮拭法是刮痧美容必须掌握的基础手法，因为局部美会带来整体美，因此还要了解不同区域皮肤问题与体内健康状况的关系，解决“面子”上的问题，除做好面部刮痧外，必须同时调理身体那些对应部位，才能巩固面部刮痧变美的效果。

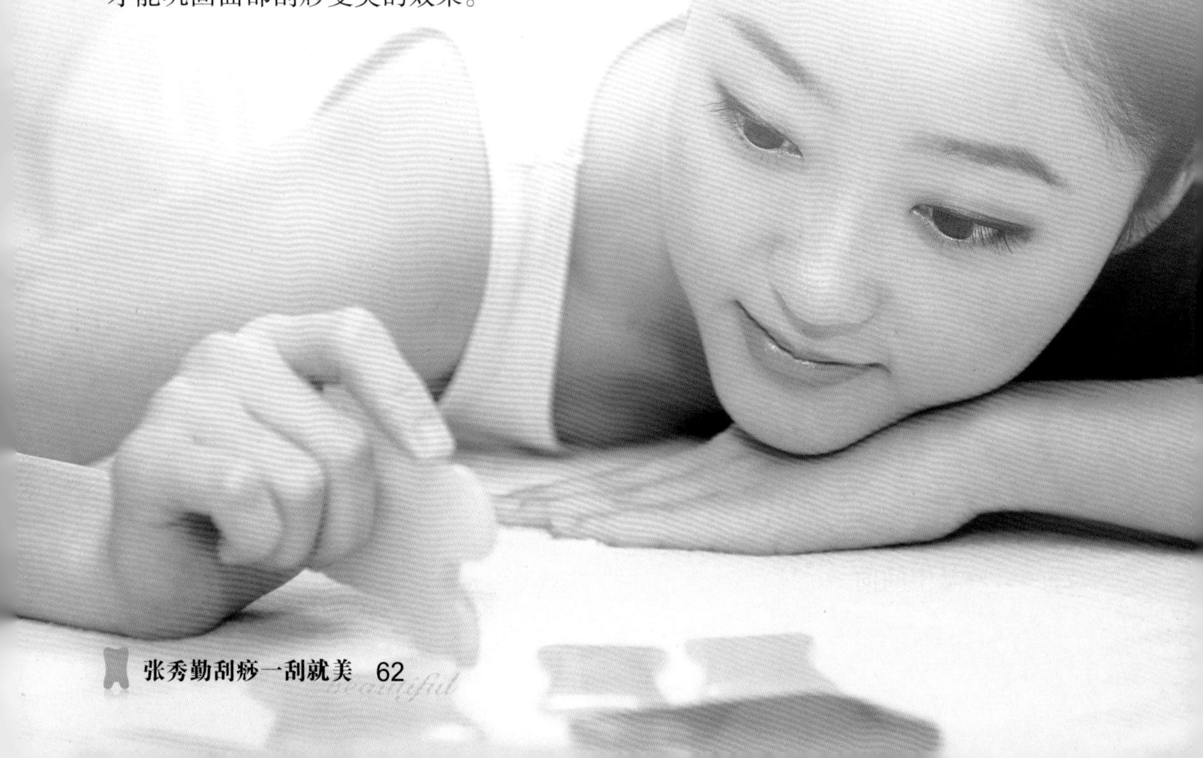

面部各区的范围界定和常见皮肤问题

从面部上方额头开始依次向下至下颌，共分为六区：额头区、眼周区、鼻区、面颊区、口周区、下颌区。

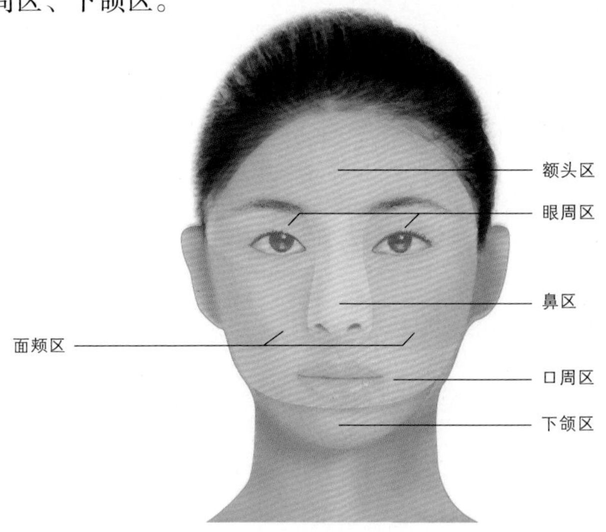

面部分区图

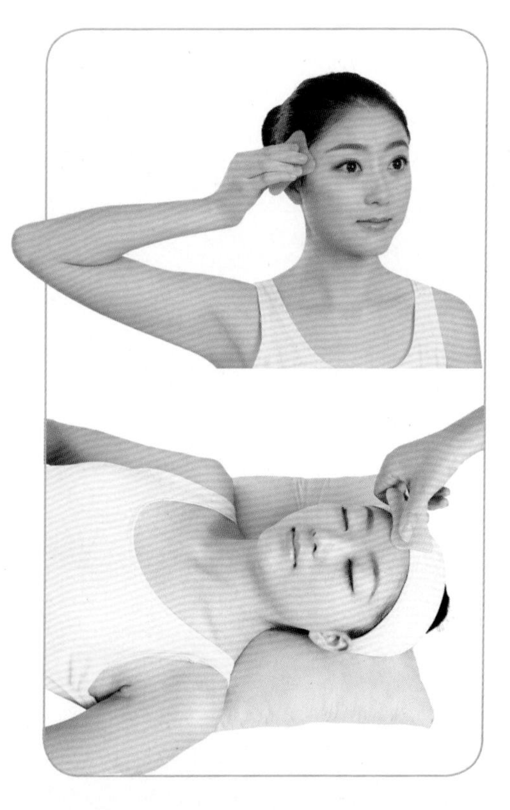

自我分区刮痧的方法

按照刮拭区域划分，根据操作要求按顺序、部位、方法，单手持刮痧板依次刮拭，先刮拭一侧，再刮拭另一侧，坐位、卧位均可。

为他人分区刮痧的方法

1. 采取卧位，刮拭分区、刮拭部位、方法、顺序与自我刮痧完全相同。

2. 先单手持刮痧板按操作步骤顺序刮拭面部中间每区起点的穴区。

3. 然后双手各持一块刮痧板，同时分别从中间向两侧刮拭。

额头区：
前额至双眉之上，左右至两侧发际

额头区皮肤问题提示

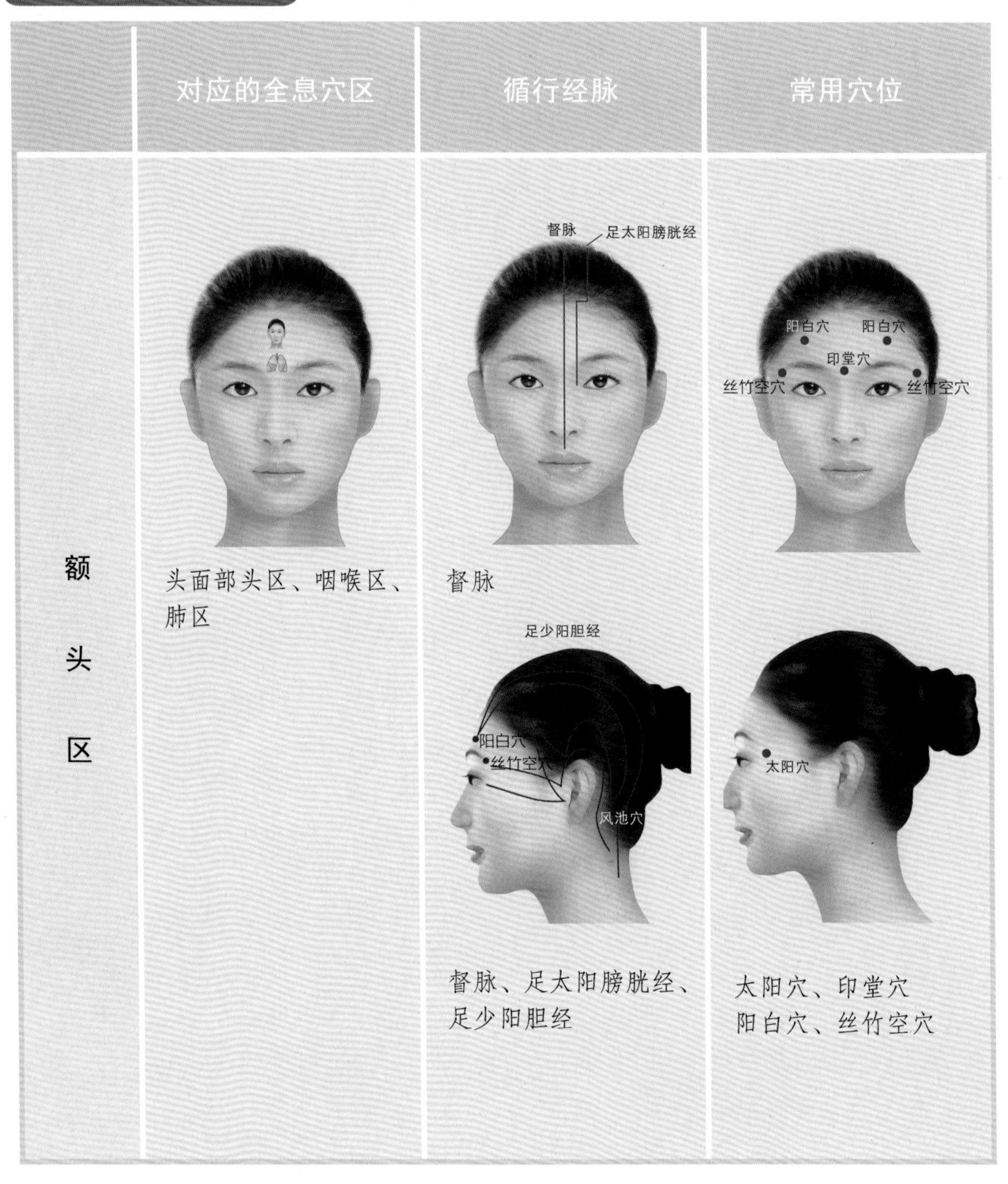

	对应的全息穴区	循行经脉	常用穴位
额头区	头面部头区、咽喉区、肺区	督脉 督脉、足太阳膀胱经、足少阳胆经	太阳穴、印堂穴 阳白穴、丝竹空穴

好发皮肤问题	身体健康提示
上、下额头欠光泽，晦暗，皱纹	为阳气不足，大脑缺氧、脑疲劳、神经衰弱；上额头中部与肾气不足有关；上、下额头两侧与肝胆经气血不足、颈肌劳损有关
下额头中部至双眉之间欠光泽，青暗甚至凹陷	肺气虚则欠光泽，血脉瘀滞则青暗，气虚日久则凹陷
咽喉区、肺区皱纹	肺气血不足
额头毛囊炎	出现在额头中部为肺经有热、咽喉炎；出现在额头两侧为肝胆郁热

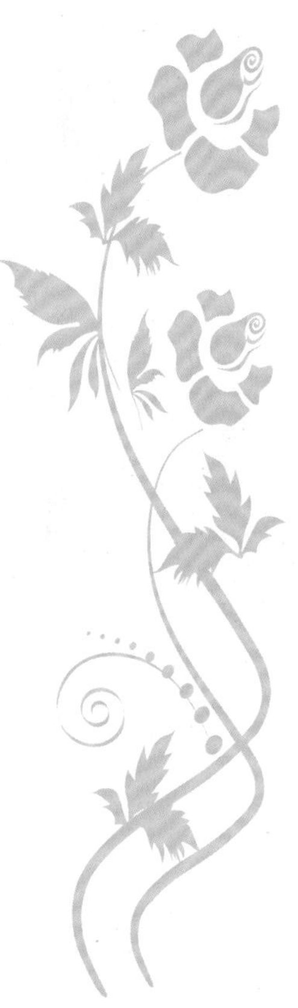

额头区刮痧方法：
额头区分额头上、下两区，分别从中间向两侧刮拭

❶先刮拭额头上区，用美容刮痧板角部以平面按揉法按揉前额中部头区。

❷用美容刮痧板短弧边以平刮法分别从额头中间向两侧刮拭至太阳穴。

❸用美容刮痧板角部以平面按揉法按揉太阳穴。

❹先平面按揉额头下区中部咽喉区，从额头咽喉区向外经攒竹穴、阳白穴、丝竹空穴刮至两侧太阳穴。

为他人刮痧的方法

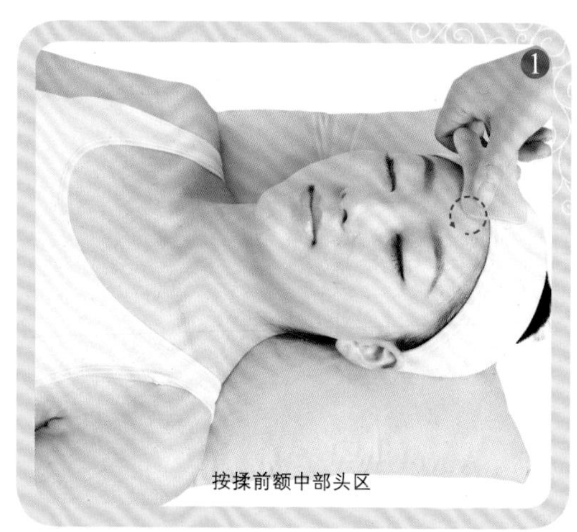
按揉前额中部头区

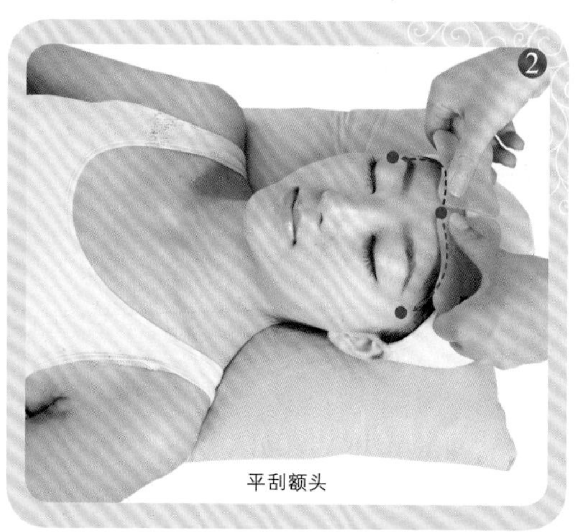
平刮额头

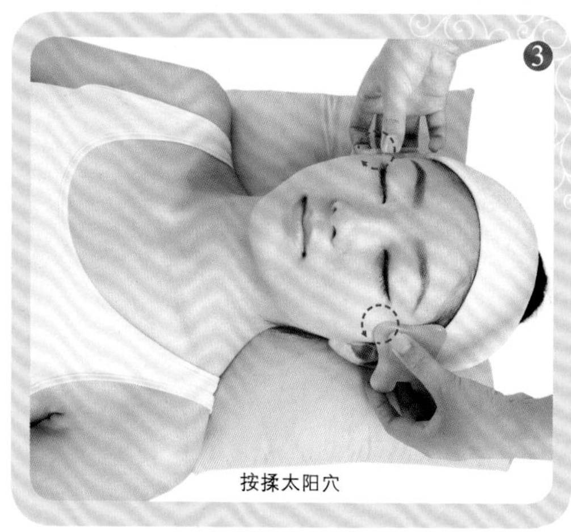
按揉太阳穴

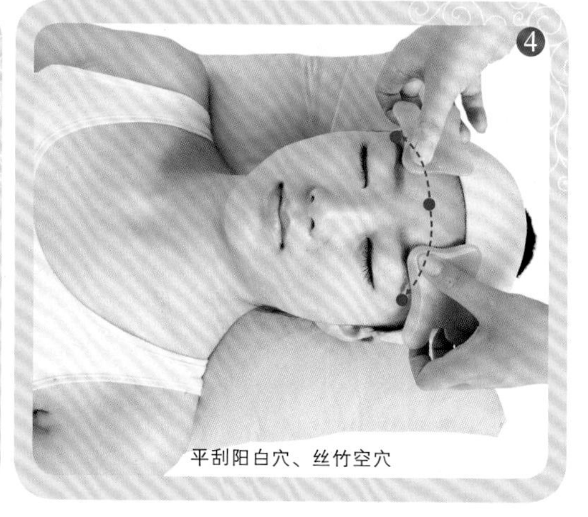
平刮阳白穴、丝竹空穴

自我刮痧的方法

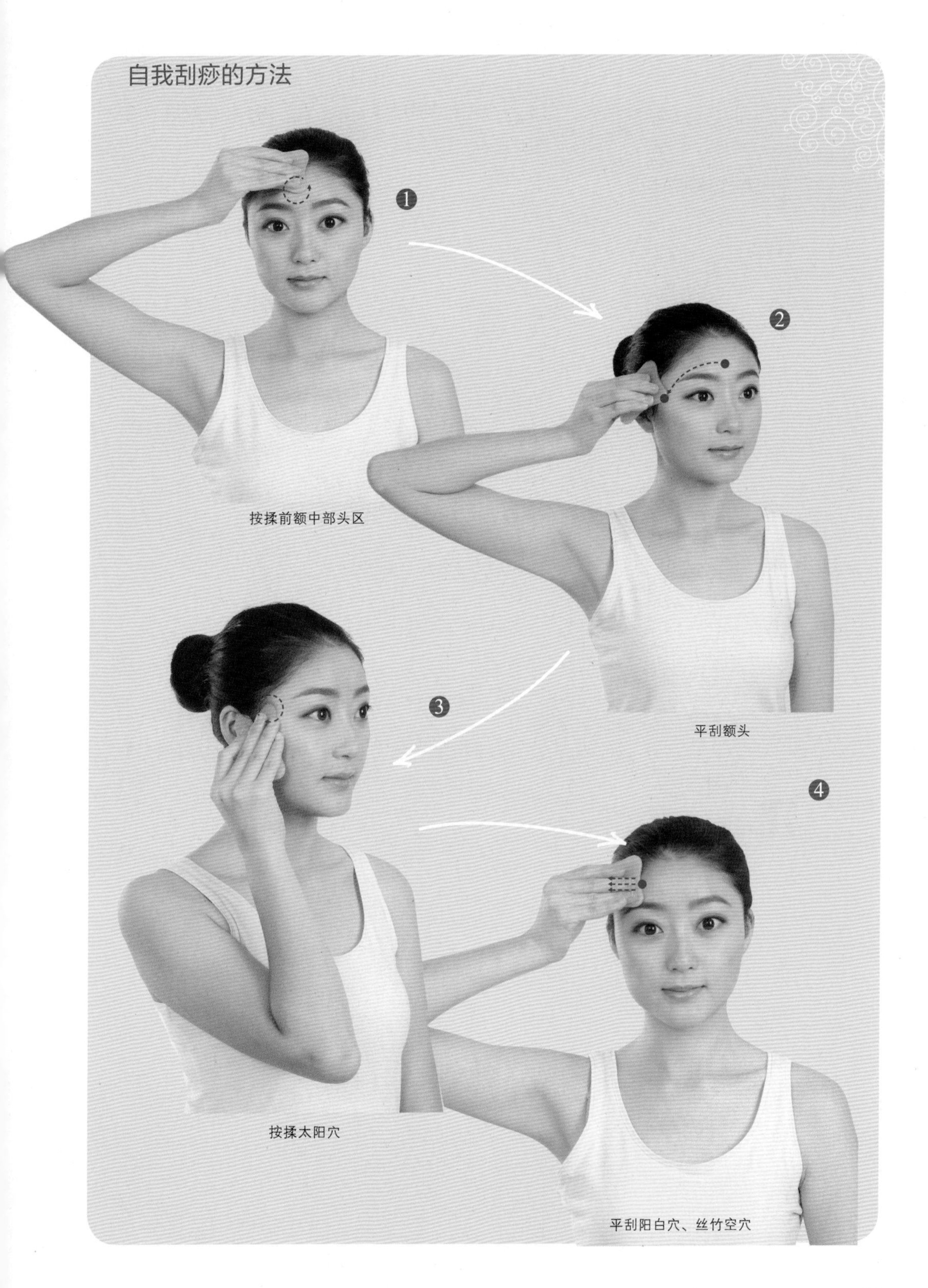

按揉前额中部头区

平刮额头

按揉太阳穴

平刮阳白穴、丝竹空穴

眼周区：从内眼角分别经上下眼眶至外眼角

眼周区皮肤问题提示

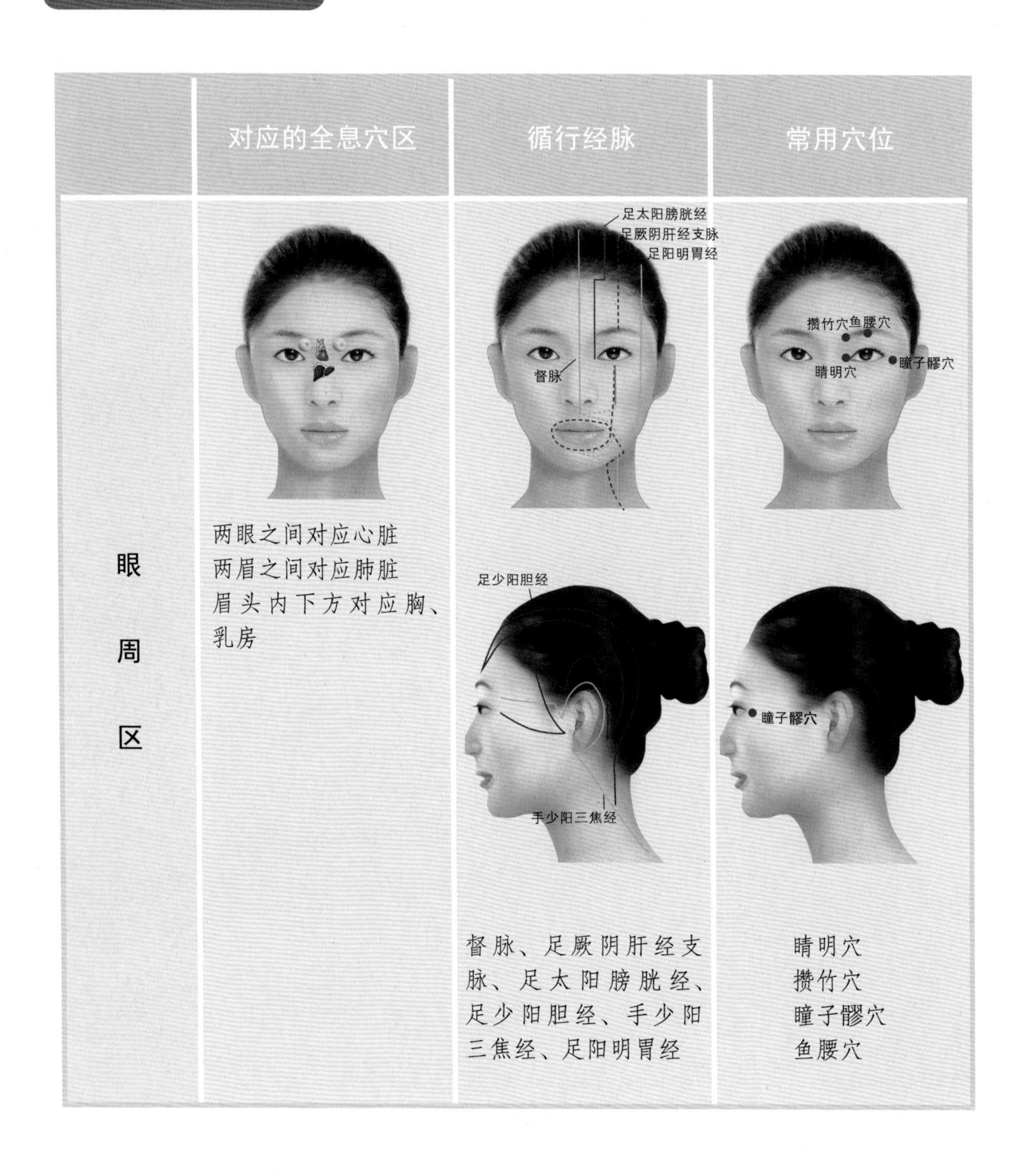

	对应的全息穴区	循行经脉	常用穴位
眼周区	两眼之间对应心脏 两眉之间对应肺脏 眉头内下方对应胸、乳房	督脉、足厥阴肝经支脉、足太阳膀胱经、足少阳胆经、手少阳三焦经、足阳明胃经	睛明穴 攒竹穴 瞳子髎穴 鱼腰穴

好发皮肤问题	身体健康提示
双眼、双眉之间毛囊炎	心肺有热
鱼尾纹	胆经气血不足
眼袋	脾气虚，体倦乏力，水液停滞，脂肪代谢紊乱
内眼角及下眼睑黑眼圈	肾虚血瘀，失眠多梦，月经不调，脾胃虚寒
太阳穴附近老年斑	肾虚，脂肪代谢紊乱
内眼角上方脂黄瘤	血脂高

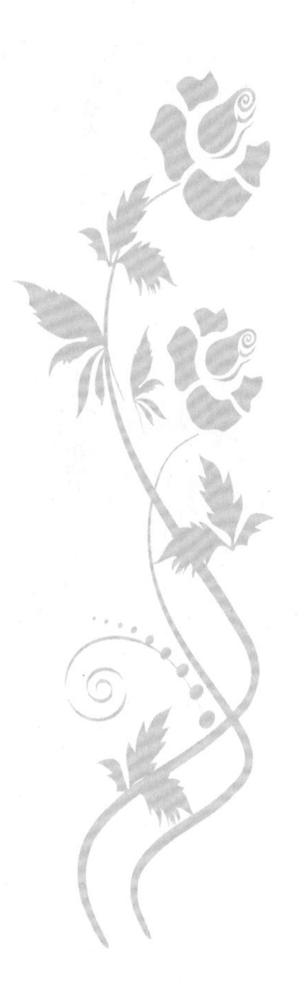

眼周区刮痧方法：眼周区分上、下眼周区，分别从内眼角经上下眼眶向外眼角瞳子髎穴刮拭

❶垂直按揉法按揉睛明穴。

❷从睛明穴沿上眼眶骨缘向外经肝经处刮至外眼角瞳子髎穴。

❸用美容刮痧板或眼部刮痧板角部以平面按揉法按揉瞳子髎穴。

为他人刮痧的方法

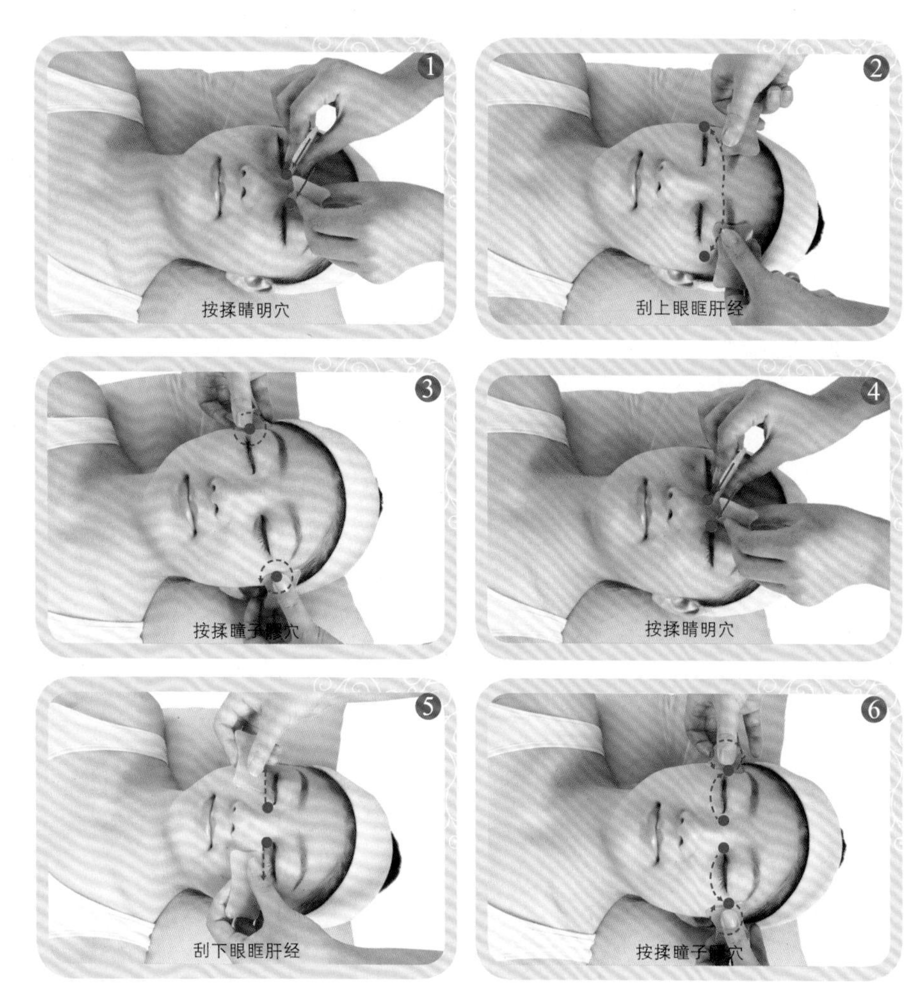

❹再刮拭下眼眶区，先用美容刮痧板或眼部刮痧板角部以垂直按揉法按揉睛明穴。
❺用刮痧板长弧边以平刮法从睛明穴沿下眼眶骨缘向外经肝经处刮至外眼角瞳子髎穴。
❻用美容刮痧板或眼部刮痧板角部以平面按揉法按揉瞳子髎穴。

自我刮痧的方法

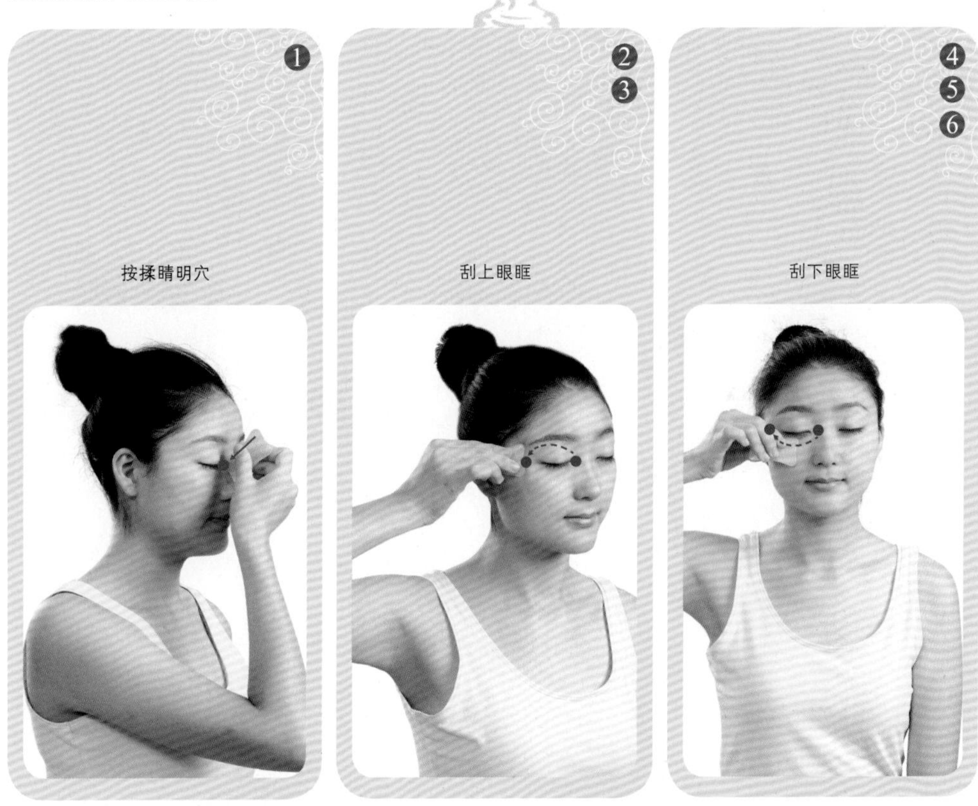

眼周皮肤非常娇嫩，可先用刮痧板角部轻按眼皮和眼袋区域，增加皮肤的适应性，然后再开始刮痧。为了眼部操作的精巧，最好能配合使用眼部美容刮痧板，它纤细的造型能带来更好的感觉和效果

面颊区：
面颊中部从下眼睑至颧骨下方，从鼻旁向外，上至太阳穴，下至耳前方

面颊区皮肤问题提示

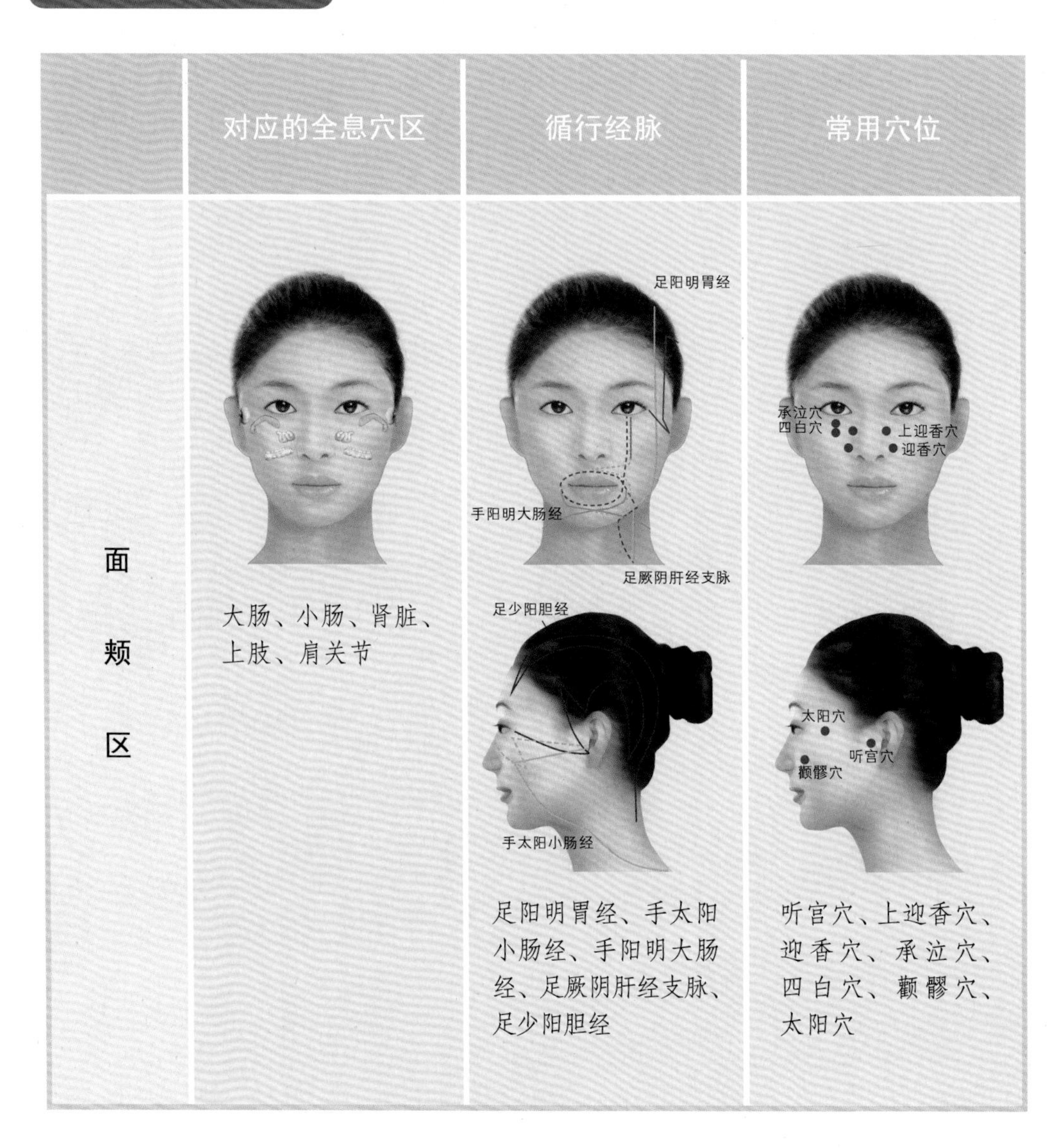

	对应的全息穴区	循行经脉	常用穴位
面颊区	大肠、小肠、肾脏、上肢、肩关节	足阳明胃经、手太阳小肠经、手阳明大肠经、足厥阴肝经支脉、足少阳胆经	听宫穴、上迎香穴、迎香穴、承泣穴、四白穴、颧髎穴、太阳穴

好发皮肤问题	身体健康提示
痤疮、黄褐斑、红血丝、毛孔粗大、皱纹	脾胃和心肺功能失调，以及上肢肩关节功能减退
两颧部至鼻旁黄褐斑，痤疮，毛细血管扩张，毛孔粗大，迎香穴区毛孔粗大为肺气虚	黄褐斑为心脾两虚，气血瘀滞；痤疮为心与小肠热盛；毛细血管扩张为心气虚、血瘀
两颧外侧的色斑、皱纹	肾虚、气滞血瘀、月经不调、内分泌紊乱
外眼角下方，颧骨外上方的黄褐斑、皱纹	黄褐斑为颈肩酸痛、肩周炎；皱纹为脾胃气虚、上肢肩关节无力

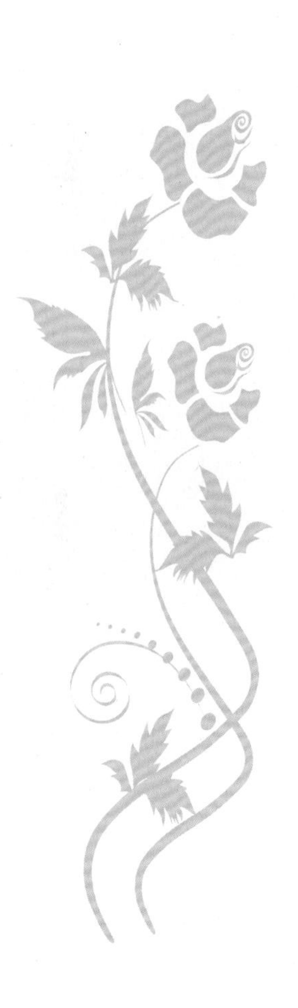

面颊区刮痧方法：面颊区分上、下两区，分别从鼻旁上、下向外上方刮拭

❶先刮拭上面颊区，用美容刮痧板角部以平面按揉法按揉上迎香穴。

❷从上迎香穴经承泣穴、四白穴、上肢区向外上方刮至太阳穴。

❸用美容刮痧板角部以平面按揉法按揉太阳穴。

❹再刮拭下面颊区，用美容刮痧板角部以平面按揉法按揉迎香穴。

❺用美容刮痧板的长弧边以平刮法从迎香穴沿颧骨内下方经颧髎穴向上刮拭。

❻用美容刮痧板角部以平面按揉法按揉听宫穴。

为他人刮痧的方法

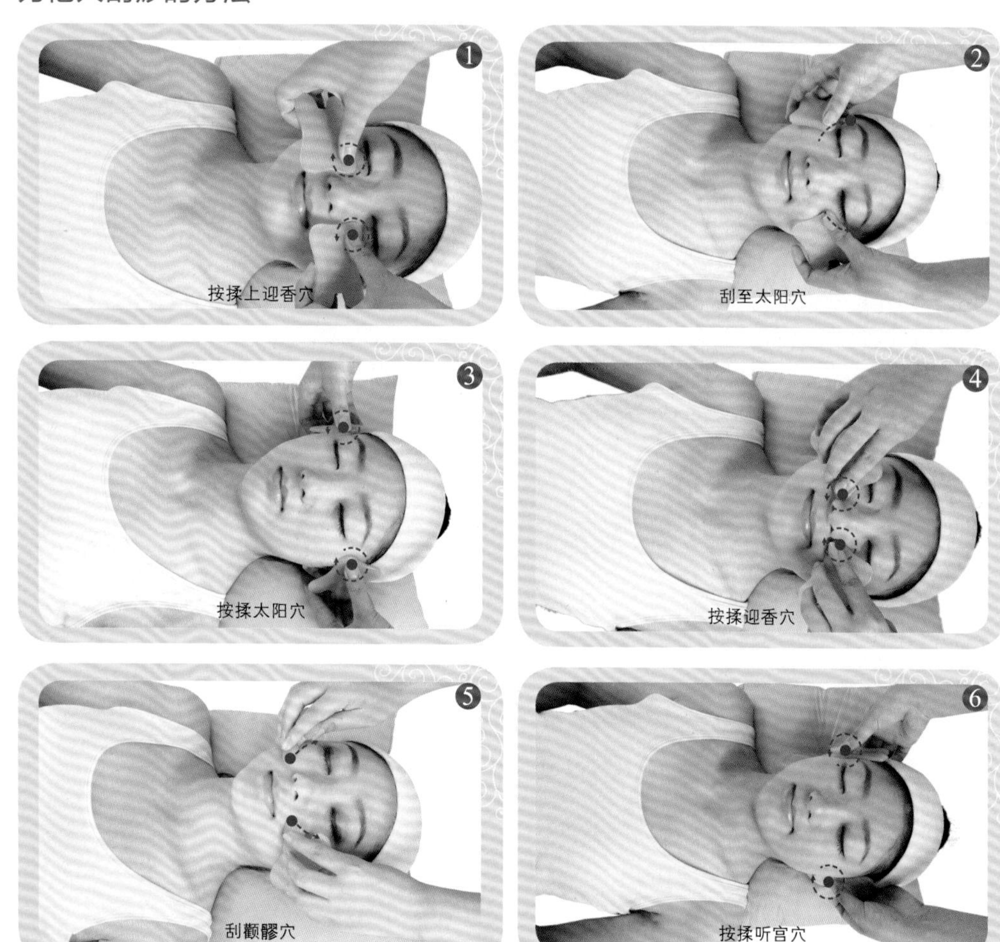

自我刮痧的方法

1
按揉上迎香穴
2
刮至太阳穴
3
按揉太阳穴
4
按揉迎香穴
5
刮颧髎穴
6
按揉听宫穴

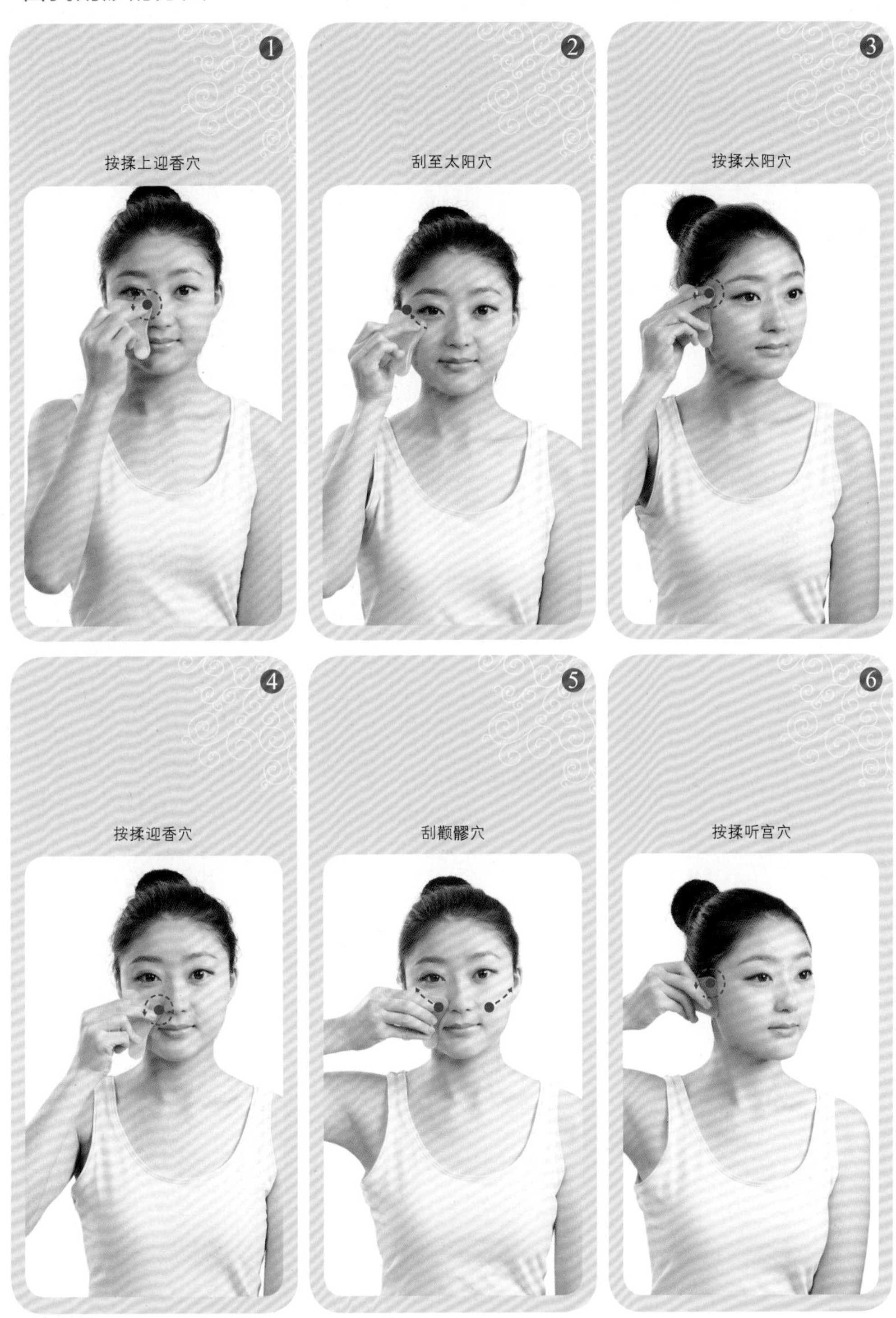

口周区：口周上下，口角外侧至耳根下

口周区皮肤问题提示

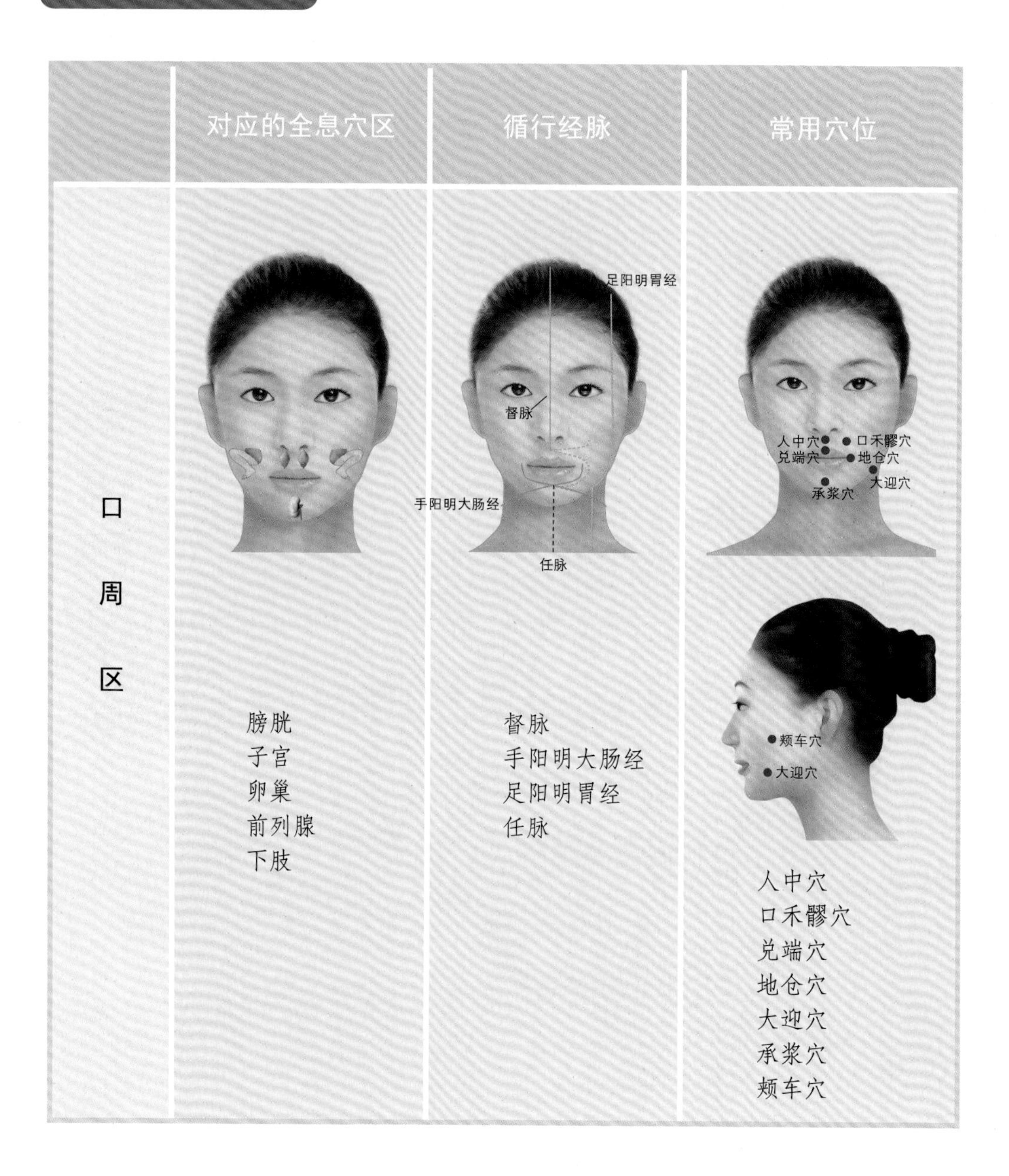

	对应的全息穴区	循行经脉	常用穴位
口周区	膀胱 子宫 卵巢 前列腺 下肢	督脉 手阳明大肠经 足阳明胃经 任脉	人中穴 口禾髎穴 兑端穴 地仓穴 大迎穴 承浆穴 颊车穴

好发皮肤问题	身体健康提示
色青暗，黄褐斑，痤疮，皱纹或肌肉松懈，口唇色异常，干裂	肾虚，便秘，气血不足，阴虚内热，脾胃气虚及下焦湿热，内分泌失调
鼻唇沟以及两侧色青暗，黄褐斑，痤疮，皱纹	色青暗为肾虚寒； 黄褐斑为肾虚血瘀； 痤疮为下焦湿热、便秘、内分泌失调； 皱纹为老年肾虚、气血不足
口唇下及口角两侧色青暗，黄褐斑，痤疮，皱纹或肌肉松懈	色青暗为脾肾虚寒、下肢无力或膝关节疼痛； 黄褐斑为肾虚血瘀； 痤疮为脾胃湿热、内分泌失调； 皱纹或肌肉松懈为脾胃气虚或肾虚，腰酸膝软
口唇干裂	为津液不足
口唇色淡	为气血两虚

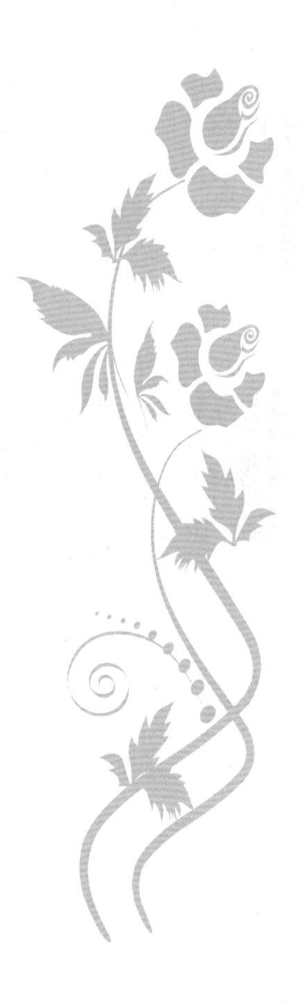

口周区刮痧方法：
口周区分上、下口周区，分别从人中穴、承浆穴向口角刮拭

❶先刮拭口唇上部，用美容刮痧板角部以平面按揉法按揉人中穴。

❷用平刮法从鼻唇沟人中穴、兑端穴沿上唇皮肤经口禾髎穴向两侧分别刮至嘴角地仓穴。

❸用美容刮痧板角部以平面按揉法按揉地仓穴。

❹再刮拭口唇下部，用美容刮痧板角部以平面按揉法按揉承浆穴。

❺用平刮法沿胃经从承浆穴经地仓穴、大迎穴、下肢区向外上方刮至颊车穴。

❻用平面按揉法按揉颊车穴。

为他人刮痧的方法

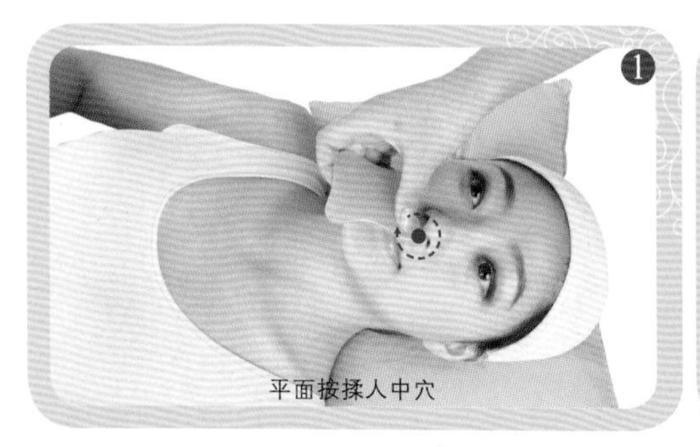
平面按揉人中穴

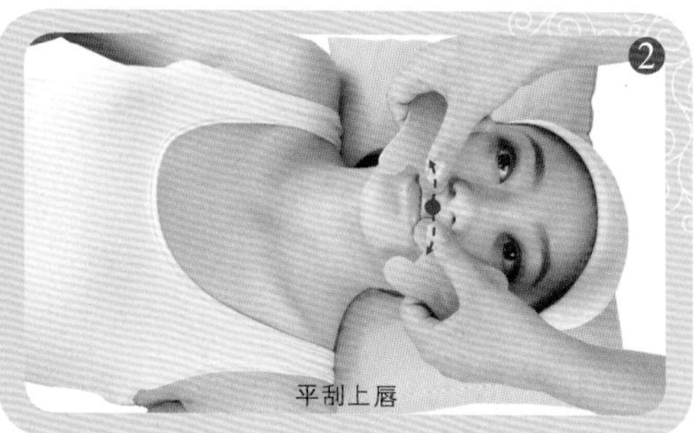
平刮上唇

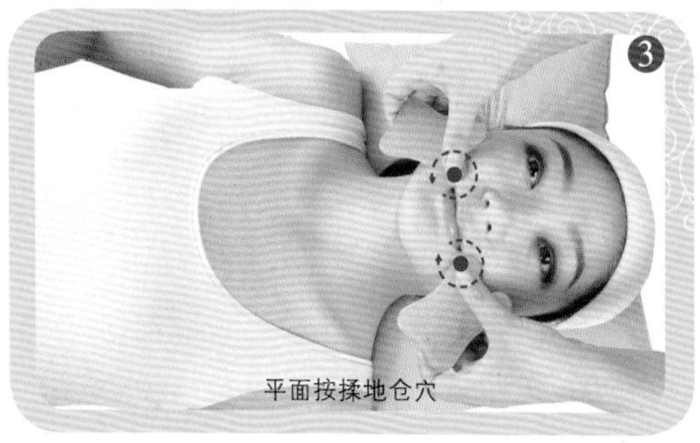
平面按揉地仓穴

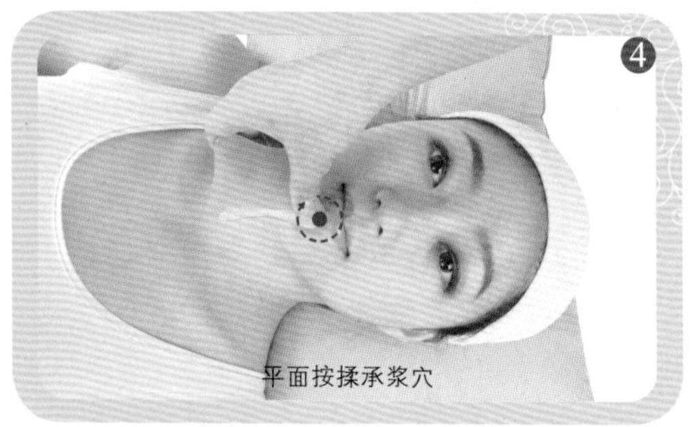
平面按揉承浆穴

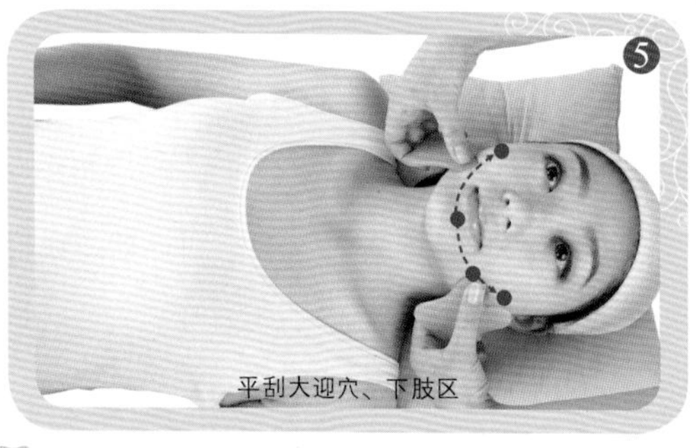
平刮大迎穴、下肢区

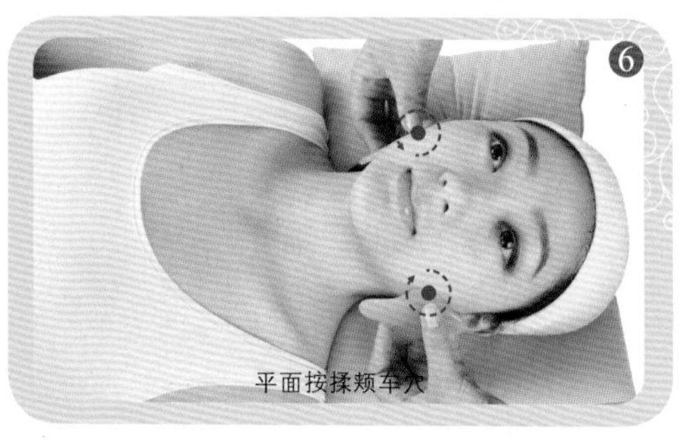
平面按揉颊车穴

自我刮痧的方法

1
平面按揉人中穴
2
平刮上唇
3
平面按揉地仓穴
4
平面按揉承浆穴
5
平刮大迎穴、下肢区
6
平面按揉颊车穴

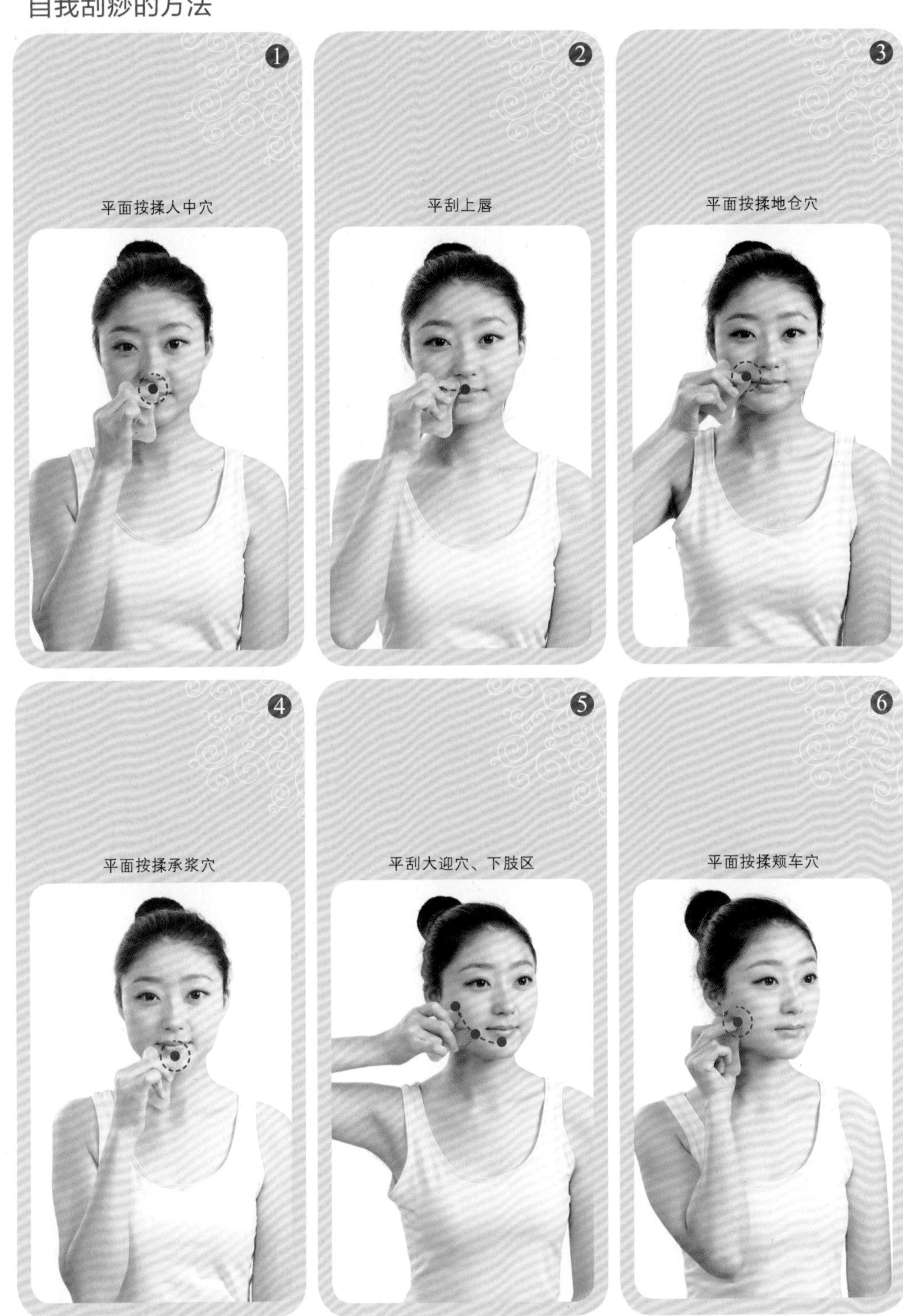

鼻区：
从鼻根部至鼻尖部，鼻根两侧至鼻翼、鼻沟

鼻区皮肤问题提示

	对应的全息穴区	循行经脉	常用穴位
鼻区	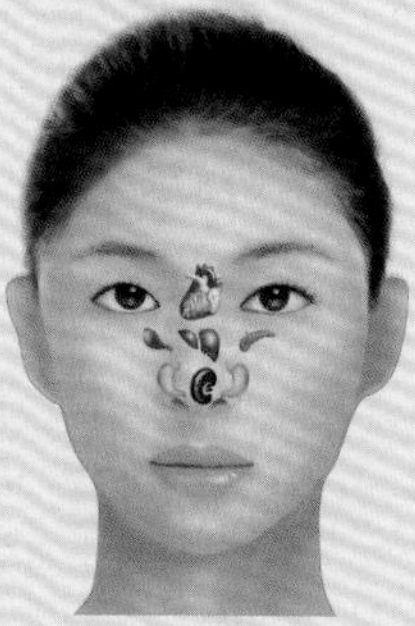 心脏 肝胆 胰腺 脾胃	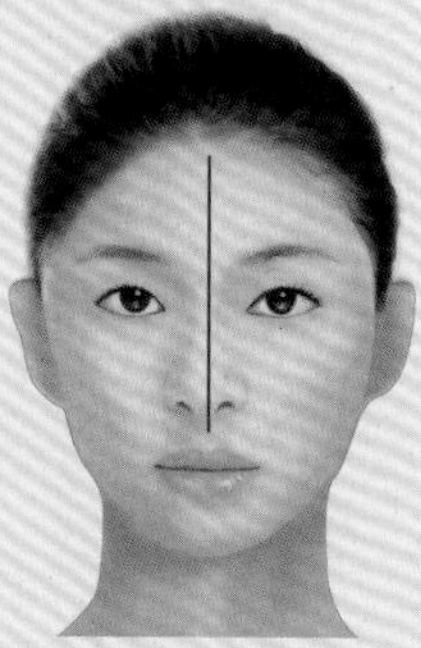 督脉	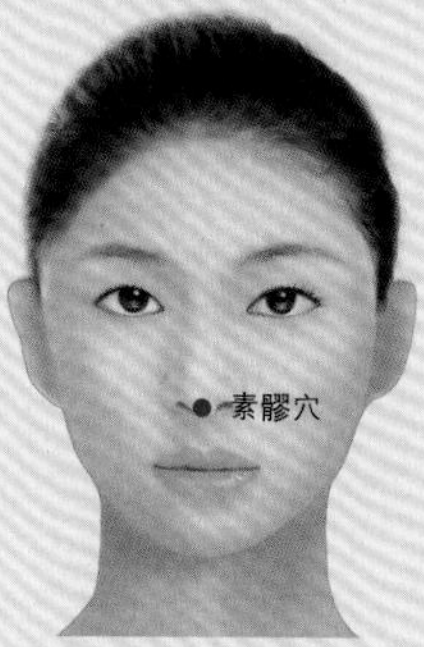 素髎穴

好发皮肤问题	身体健康提示
欠光泽，青暗，毛囊炎，皱纹，黄褐斑，毛孔粗大，黑头，酒渣鼻，痤疮	阳气虚或湿热内蕴，心脏气血失调、脾胃及肝胆功能失调
鼻根部欠光泽，青暗，青筋，毛囊炎，皱纹	欠光泽为心气虚； 青暗为心血瘀滞； 小儿有青筋为消化功能弱，心脾两虚； 毛囊炎为心有热； 皱纹为心气虚
鼻中部及两侧欠光泽，青暗，黄褐斑	欠光泽为肝气虚； 青暗为肝胆功能失调、肝郁气滞； 黄褐斑为肝胆气滞血瘀
鼻头、鼻翼毛孔粗大，欠光泽，黑头，青暗，鼻及鼻沟色暗红，油脂分泌旺盛，酒渣鼻，痤疮	毛孔粗大、欠光泽、黑头为脾胃气虚； 色青暗为脾胃虚寒、腹中冷痛； 油脂分泌旺盛、痤疮、酒渣鼻为脾胃湿热、内分泌失调

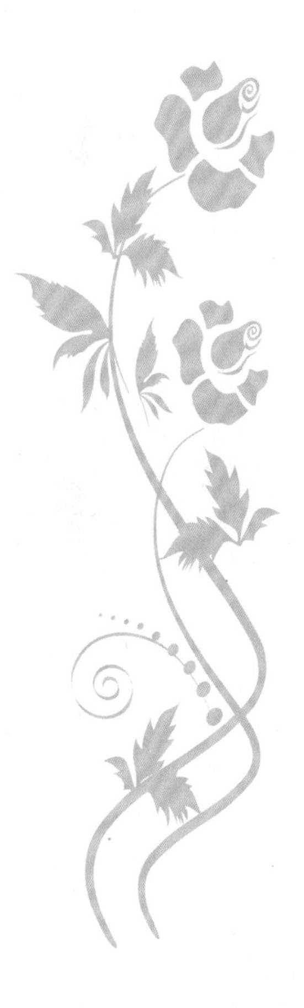

鼻区刮痧方法：
鼻区分鼻中、鼻侧两区，分别从上向下刮拭

❶先刮拭鼻中部，用美容刮痧板长弧边以平刮法从鼻根部两眼间心区、鼻梁正中肝区刮至鼻尖脾区。

❷再刮拭鼻两侧，用美容刮痧板两角部骑跨在鼻梁上，用平刮法从鼻根经胆区、胰腺区向鼻翼胃区刮拭。

❸也可以用刮痧板角部以平刮法分别刮拭胆区、胰腺区、胃区。

❹用刮痧板角部从上向内下方刮拭鼻沟处。

为他人刮痧的方法

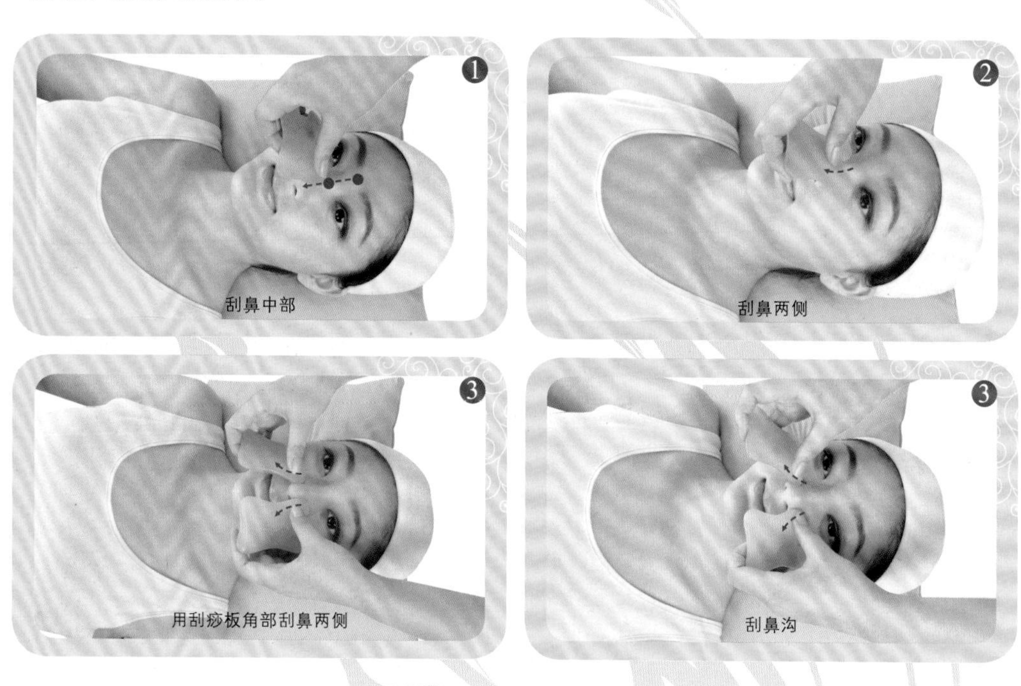

自我刮痧的方法

1
刮鼻中部
2
刮鼻两侧
3
用刮痧板角部刮鼻两侧
4
刮鼻沟

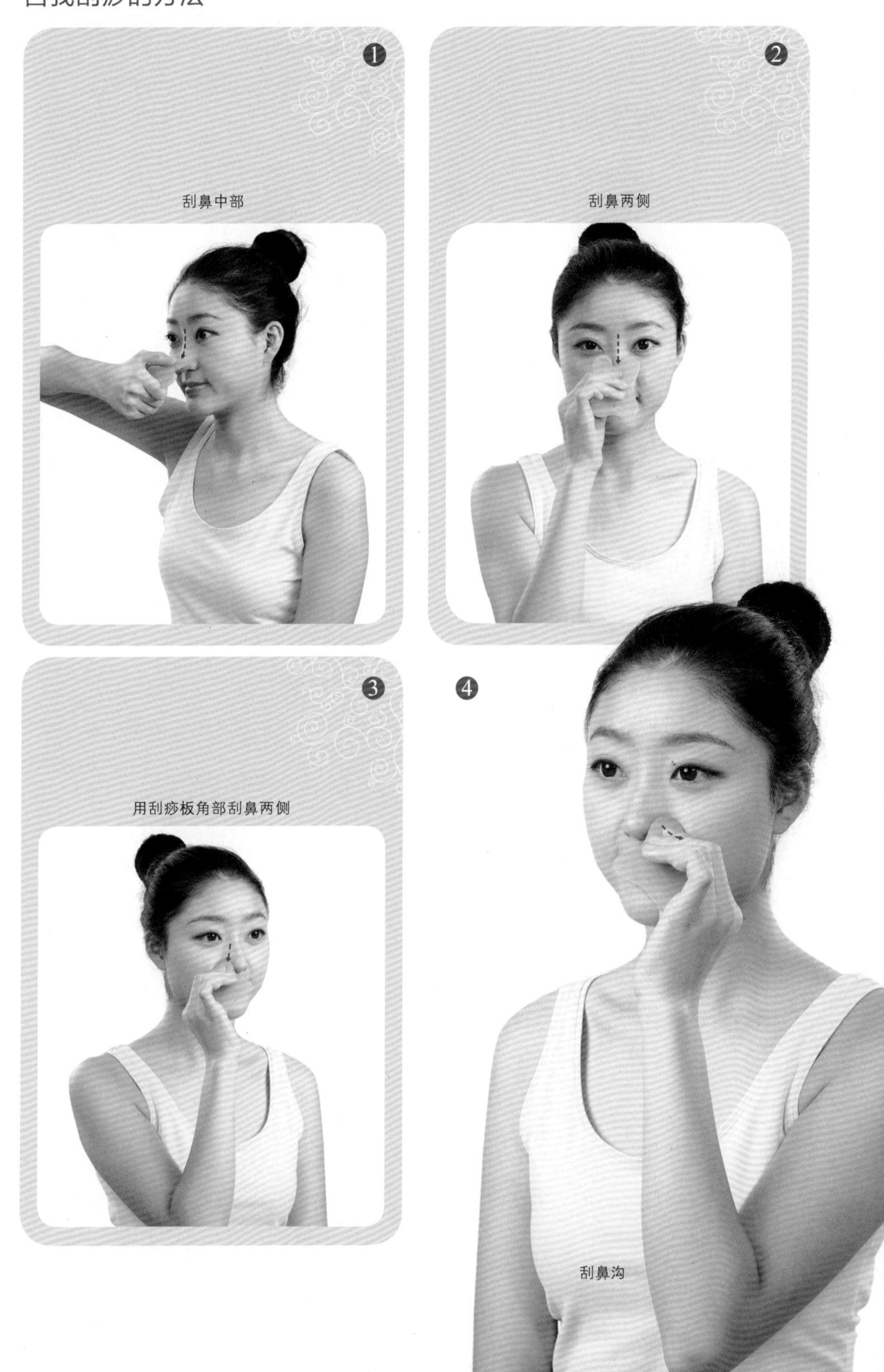

下颌区：
下颌中间上至承浆穴，下至廉泉穴，外至下颌角

下颌皮肤问题提示

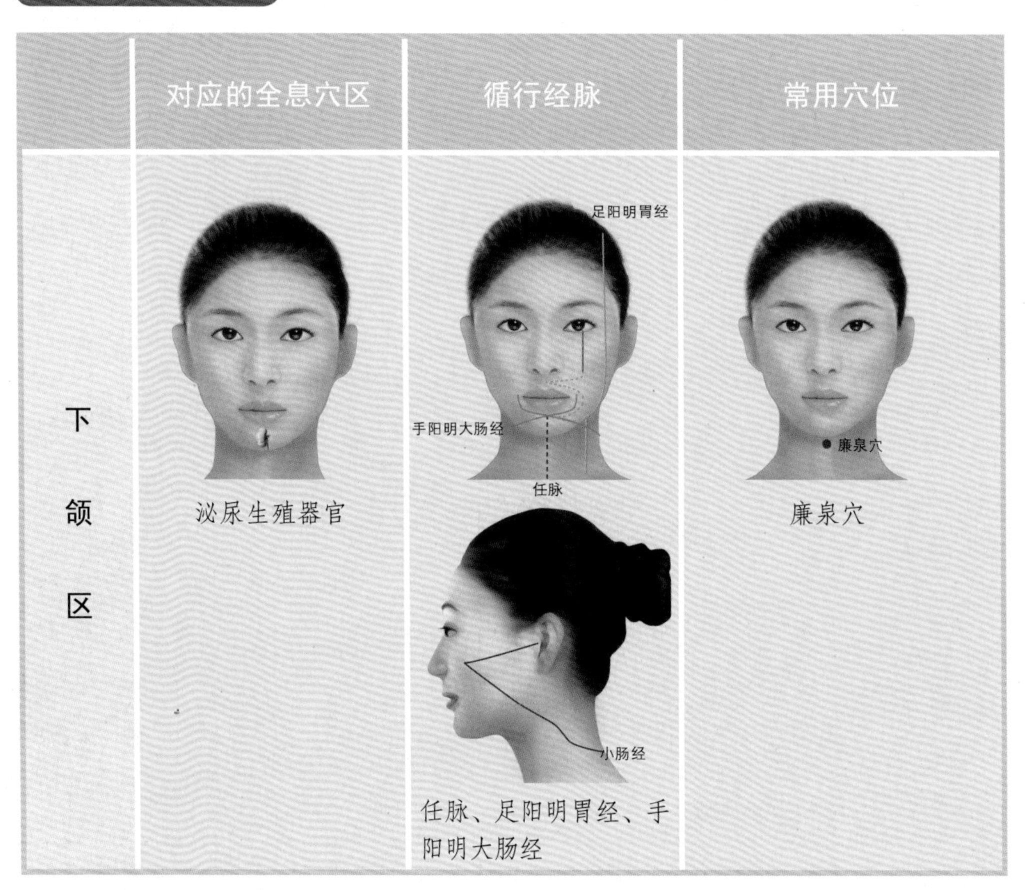

	对应的全息穴区	循行经脉	常用穴位
下颌区	泌尿生殖器官	任脉、足阳明胃经、手阳明大肠经	廉泉穴

好发皮肤问题	身体健康提示
下颌中间及两侧（两腮部）欠光泽，青暗，黄褐斑，油脂分泌旺盛，痤疮，须疮	欠光泽为肾虚； 青暗为肾虚寒； 黄褐斑为血脉瘀滞；油脂分泌旺盛、痤疮、须疮为下焦湿热、内分泌失调、月经不调

下颌区刮痧方法：
下颌分下颌中间，下颌两侧两区，分别从内向外上方刮拭

❶先刮拭下颌中间，用美容刮痧板两角部中间的凹槽骑跨在下颌骨中间，用平刮法刮拭任脉部位。

❷再用美容刮痧板角部凹槽处以平刮法从中间分别向两侧刮拭至下颌角处。

为他人刮痧的方法

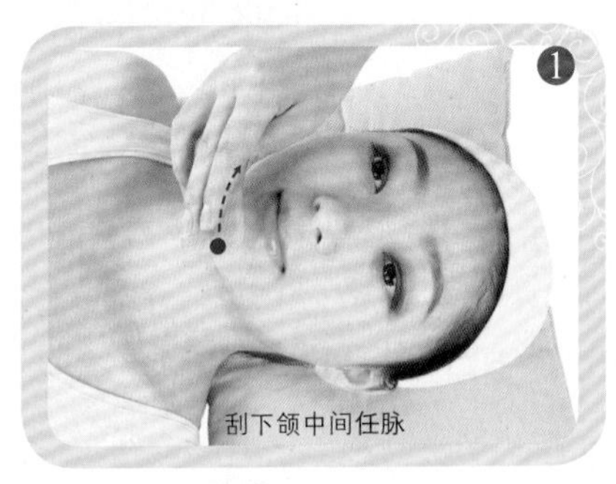

刮下颌中间任脉

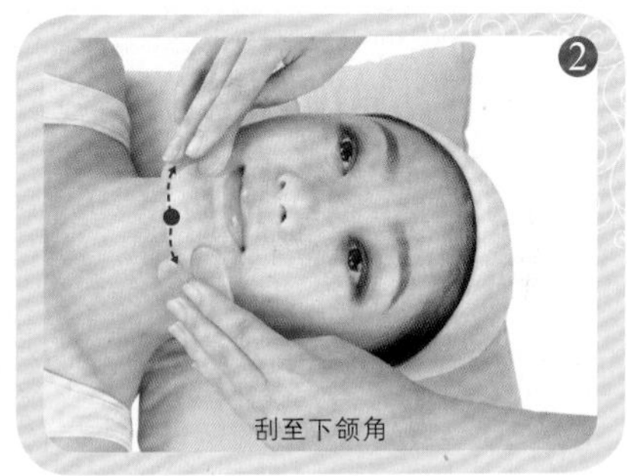

刮至下颌角

自我刮痧的方法

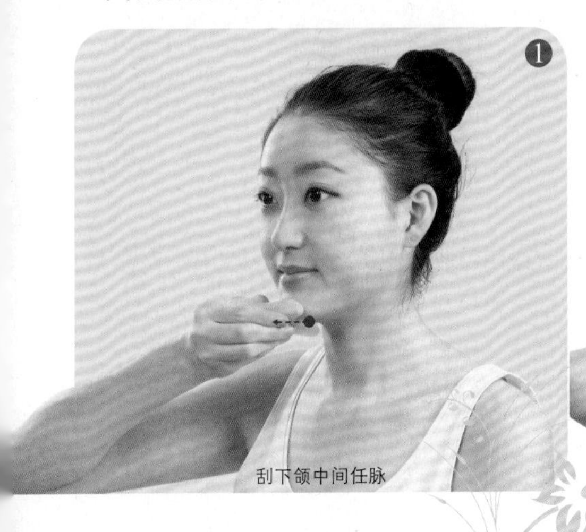

刮下颌中间任脉

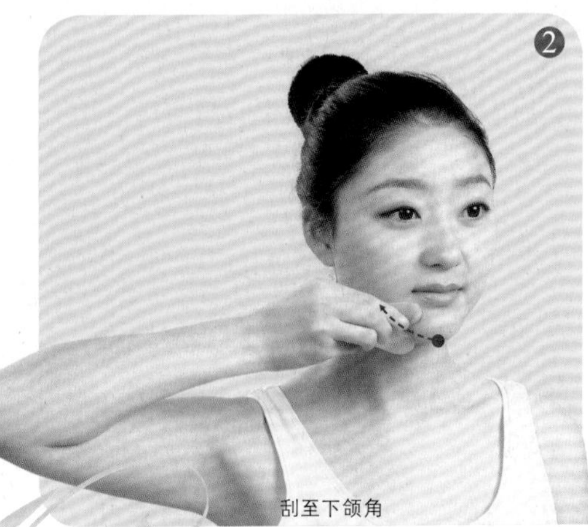

刮至下颌角

第二节

养颜美容面部刮痧的作用和技巧

全息经络面部刮痧美容不但有美白淡斑、提升紧肤、瘦脸的美容作用，还有保健、诊测健康的作用，可以检查出身体亚健康的经脉、脏腑、器官，并能宏观判断亚健康的程度、性质，查找影响美容的相关因素。

面部刮痧实现美白、淡斑、嫩肤、除皱、瘦脸、紧肤的效果，需要不同的刮拭技巧。刮痧的目的不同，刮痧板按压力的大小、渗透至皮肤内的深度、刮拭的方法、刮拭的速度和作用力的方向都有明显的区别。在本节将逐一介绍各种美容作用的面部刮痧操作技巧，只要您细心领会，认真实践，一定能达到一刮就美的效果。

一个标准、完整的面部刮痧操作应分为养颜润肤去皱、诊测健康、美白祛斑、提升紧肤瘦脸4个步骤，相当于本节所述的养颜润肤刮痧、查找不美原因的诊测健康刮痧、美白祛斑刮痧、提升紧肤瘦脸刮痧4个步骤依次完成。个人居家美容刮痧可以按顺序完整刮拭，也可以根据自己的情况和需求，选择其中的1个步骤刮拭。

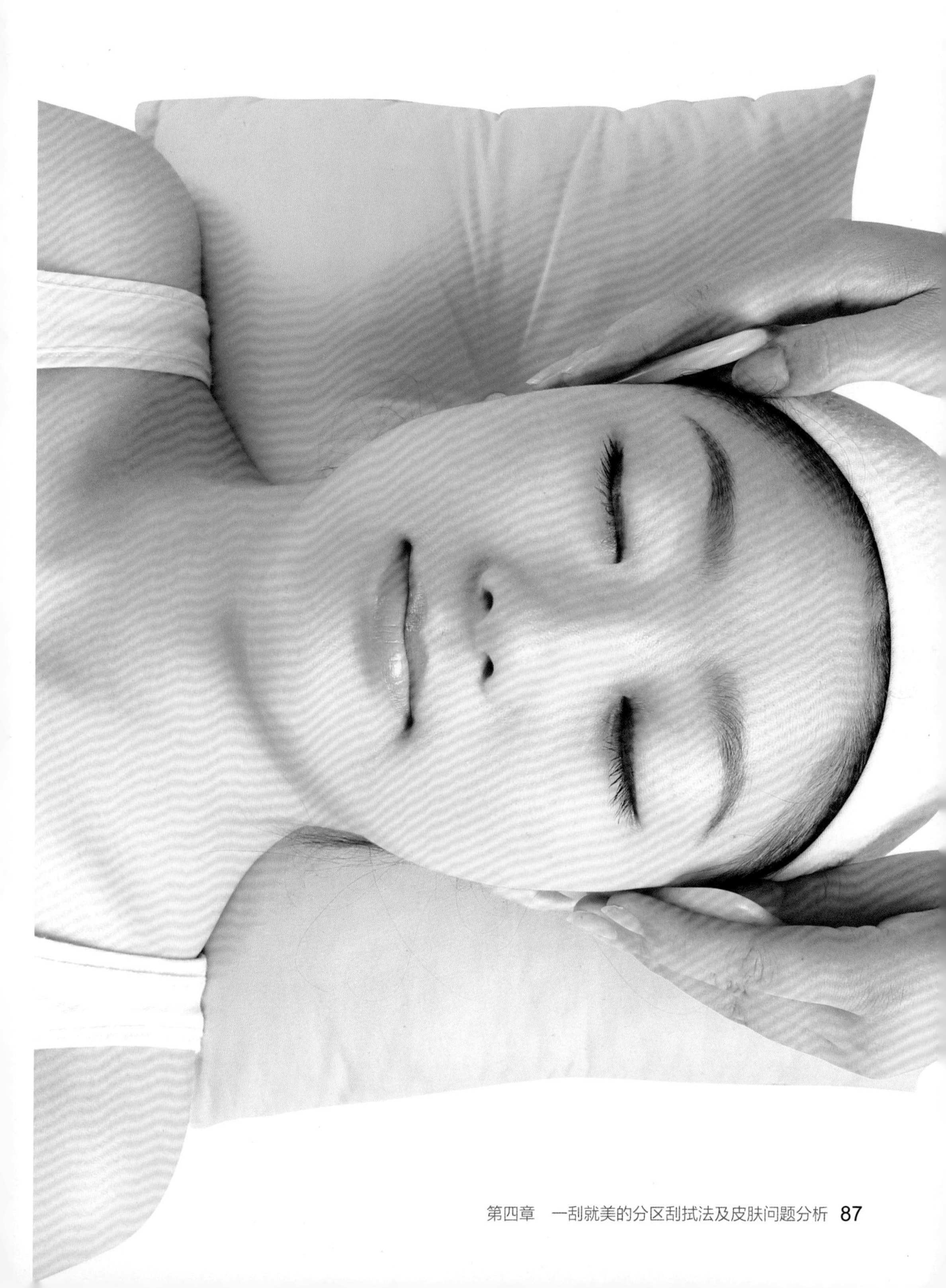

刮前准备，清洁面部，涂美容刮痧乳

刮痧前先用温水清洁面部，涂上美容刮痧乳后即可刮痧，有条件者可按照下面的方法操作，效果会更好。切记其中最重要的是要涂够足量的专用美容刮痧乳，以保证刮痧时有足够的润滑度。

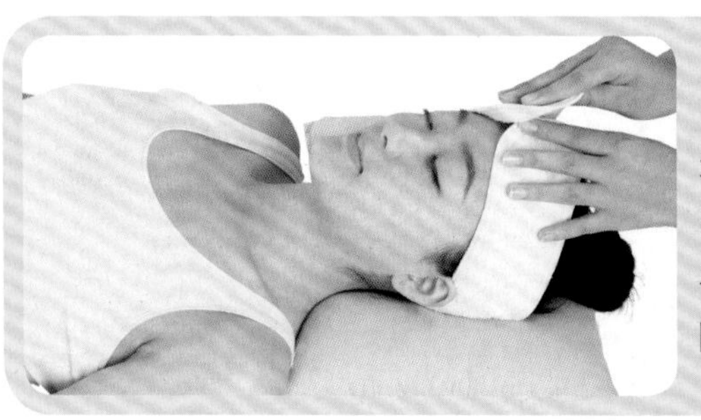

❶ 先用干净柔软的毛巾将头部毛发部位沿发际包裹好。

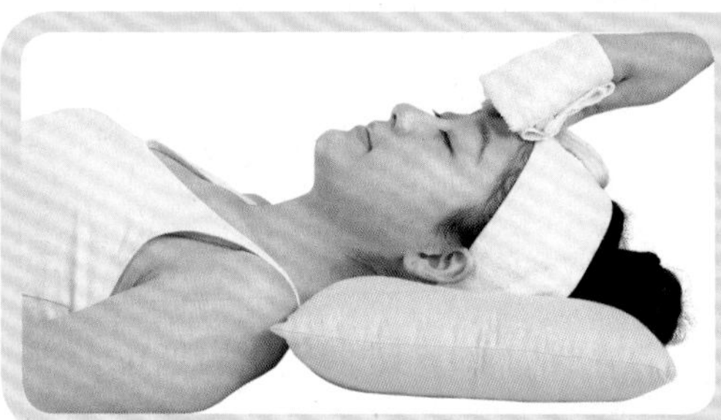

❷ 有条件者可用清洁的温热毛巾敷面部3分钟后再刮痧，这样会增加舒适感。

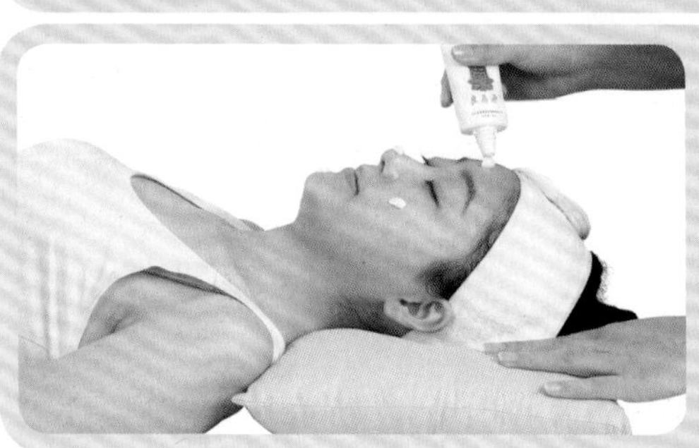

❸ 按顺序在额头、鼻尖、双面颊、下颌部位各挤出花生米大小的美容刮痧乳。

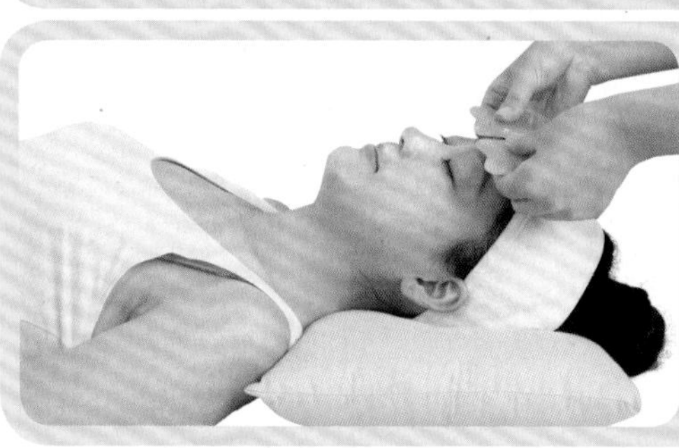

❹ 用手或美容刮痧板将美容刮痧乳涂抹开，均匀敷满整个面部，开始进行刮痧。

小贴士：

如在寒冷的冬季，可先将玉石美容刮痧板在50℃左右的温水中浸泡10分钟。

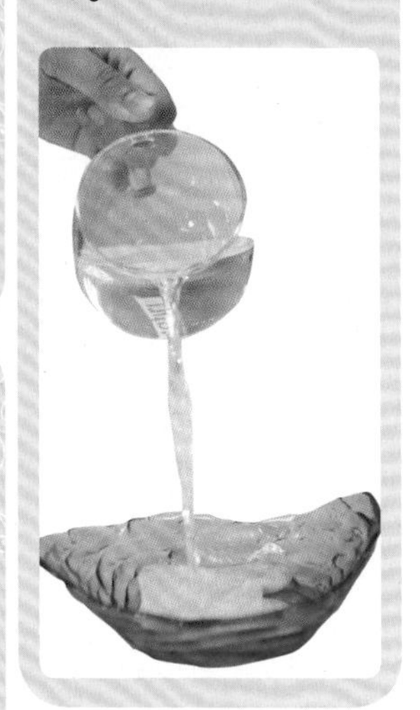

养颜润肤、去皱刮痧法

适用于：居家养颜润肤、减缓皱纹、收缩毛孔、延缓衰老

养颜润肤、去皱刮痧的方法也称面部保健刮痧法。第一次做面部美容刮痧者，可以先用养颜润肤、去皱刮痧的方法体验美容刮痧。

养颜润肤、去皱刮痧法刮拭的技巧是：按压力相对较小，只渗透至皮肤之下，肌肉之上的软组织，目的是疏通皮肤和皮下组织的经脉，开通玄府，改善真皮层的微循环，达到激发皮肤细胞活力，促进皮肤新陈代谢的效果，可改善皮肤的营养供应，活化细胞，舒缓皱纹，改善肤色萎黄欠光泽的状态，焕发容颜，收缩毛孔，细腻皮肤，延缓皮肤衰老。

养颜润肤、去皱刮痧手法特点

★刮痧手法轻柔、缓慢，按压力渗透至皮肤之下，肌肉之上的软组织，切忌没有按压力，只在皮肤表面刮拭，也不要按压力过大，渗透至肌肉深部及骨骼。

★刮痧的顺序从上至下，按分区刮拭法依次刮拭额头、眼周、面颊、口周、鼻部、下颌区。按分区刮拭法的操作要求、顺序依次由内向外、沿肌肉纹理、骨骼形态刮拭，重点刮拭易出现皱纹的部位。

★刮拭时每个区域均先单手持板以按揉面部中间穴区开始（鼻部除外），所有的起点穴区均用平面按揉法（睛明穴、鼻部除外），然后从穴区起点开始用平刮法直接刮拭至穴区止点，中间不停顿，每次刮拭的止点经穴用平面按揉法结束。

★刮拭速度掌握在平静时一呼一吸不超过3下。每穴或每个部位刮拭5 ~ 10下。

★为他人刮痧双手持板分别同时向左、右两侧刮拭。自己居家保健刮拭可单手持板，刮拭完一侧面部，再刮拭另一侧。

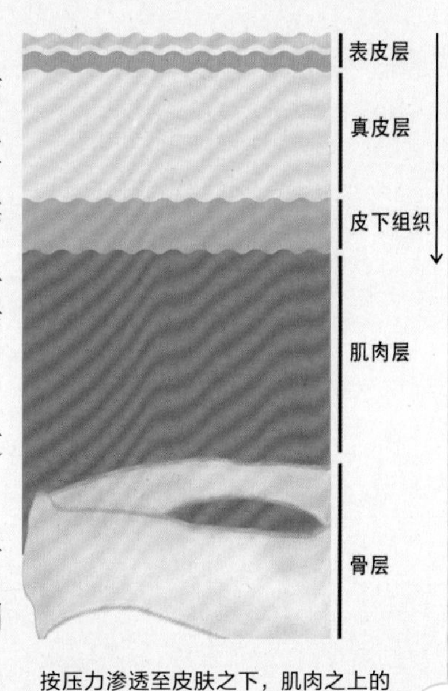

按压力渗透至皮肤之下，肌肉之上的软组织

养颜润肤、去皱刮痧法

❶保养额头区皮肤、减少皱纹。

先刮拭额头上区，用美容刮痧板角部以平面按揉法按揉前额中部头区。用美容刮痧板短弧边以平刮法分别从额头中间向两侧刮拭至太阳穴。用美容刮痧板角部以平面按揉法按揉太阳穴。再用同样方法刮拭额头下区以上每穴或每个部位，每次刮拭 5 ~ 10 下。

为他人刮痧的方法

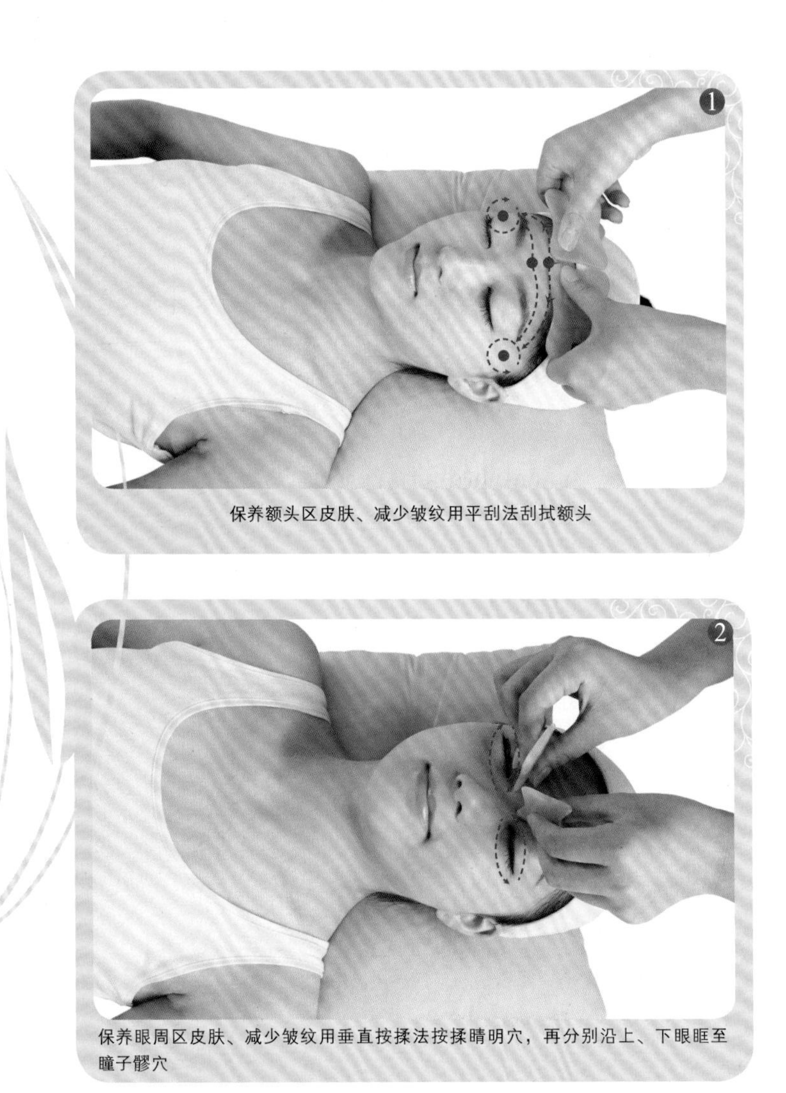

保养额头区皮肤、减少皱纹用平刮法刮拭额头

保养眼周区皮肤、减少皱纹用垂直按揉法按揉睛明穴，再分别沿上、下眼眶至瞳子髎穴

❷保养眼周区皮肤、减少皱纹。

先刮拭上眼眶区，用美容刮痧板或眼部刮痧板角部以垂直按揉法按揉睛明穴；用美容刮痧板长弧边上端或用眼部刮痧板短弧边以平刮法从睛明穴沿上眼眶向外经肝经处刮至外眼角瞳子髎穴。用美容刮痧板或眼部刮痧板角部以平面按揉法按揉瞳子髎穴。再用同样方法刮拭下眼眶区。

自我刮痧的方法

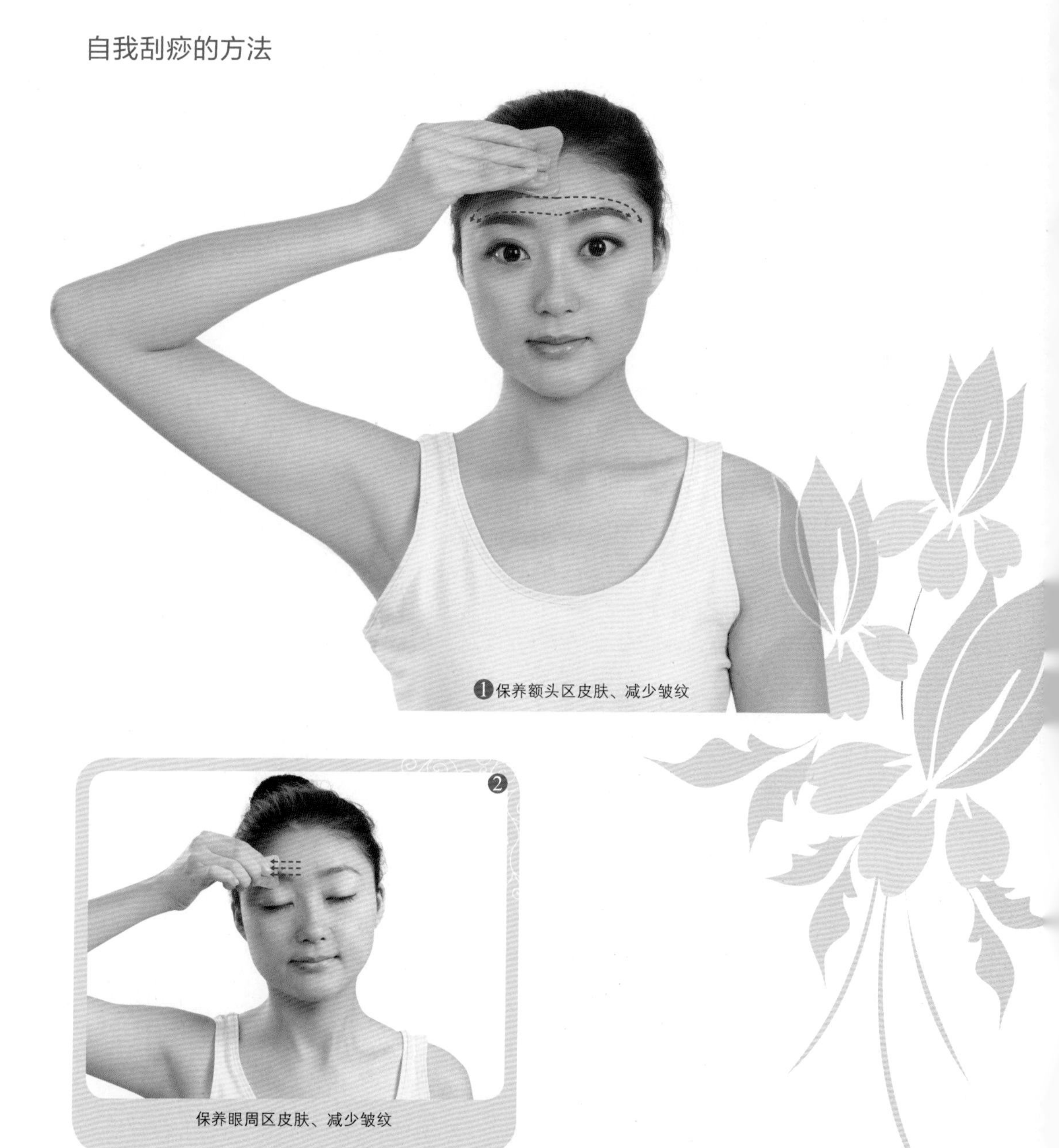

❶保养额头区皮肤、减少皱纹

❷保养眼周区皮肤、减少皱纹

❸保养面颊区皮肤、减少皱纹。

先刮拭上面颊区，用美容刮痧板角部以平面按揉法按揉上迎香穴。用美容刮痧板长弧边以平刮法从上迎香穴沿承泣穴、四白穴、上肢区刮至太阳穴。用美容刮痧板角部以平面按揉法按揉太阳穴。

再刮拭下面颊区，用美容刮痧板角部以平面按揉法按揉迎香穴。用美容刮痧板的长弧边以平刮法从迎香穴沿颧骨内下方经颧髎穴刮至听宫穴。用美容刮痧板角部以平面按揉法按揉听宫穴。

为他人刮痧的方法

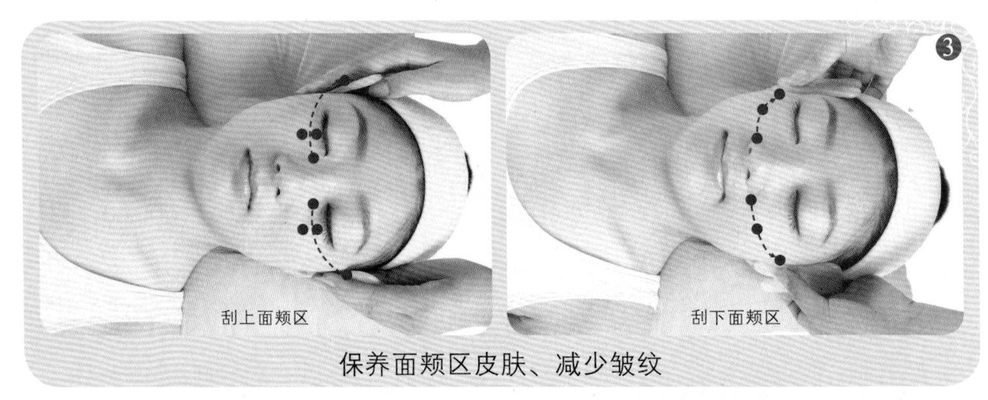

保养面颊区皮肤、减少皱纹

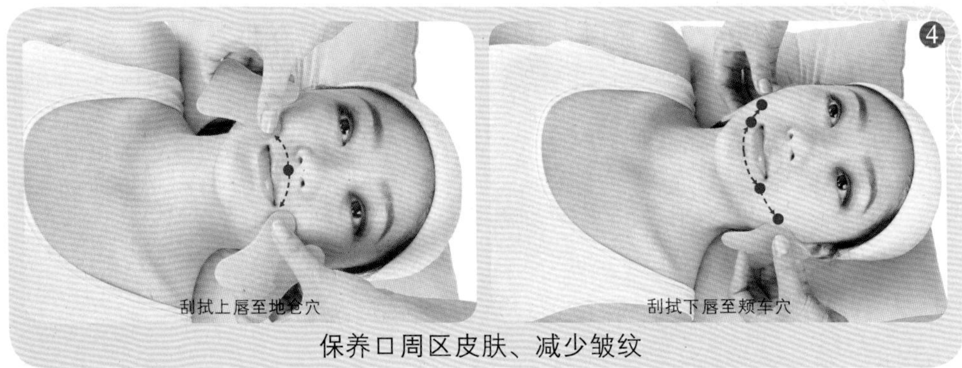

保养口周区皮肤、减少皱纹

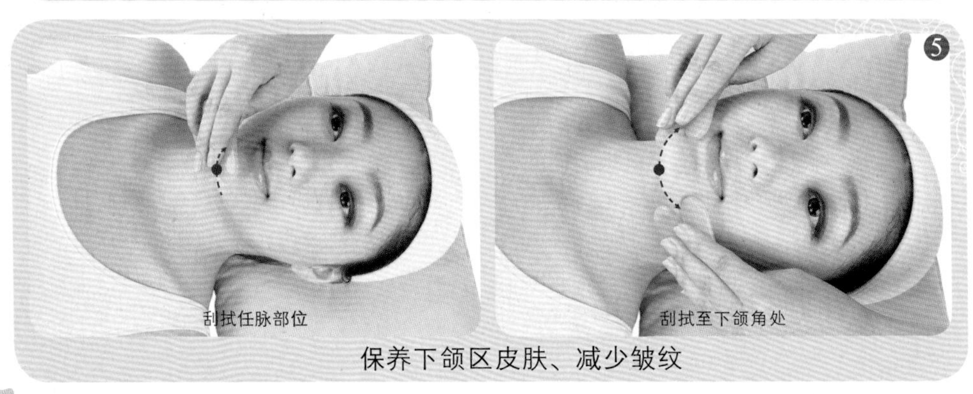

保养下颌区皮肤、减少皱纹

❹保养口周区皮肤、减少皱纹。

先刮拭口唇上部。用平面按揉法按揉人中穴，再用平刮法从鼻唇沟人中穴、兑端穴沿上唇皮肤经禾髎穴刮至嘴地仓穴。用美容刮痧板角部以平面按揉法按揉地仓穴。用平面按揉法按揉承浆穴，再刮拭口唇下部。用平刮法沿胃经从承浆穴经地仓穴、大迎穴至颊车穴。用平面按揉法按揉颊车穴。

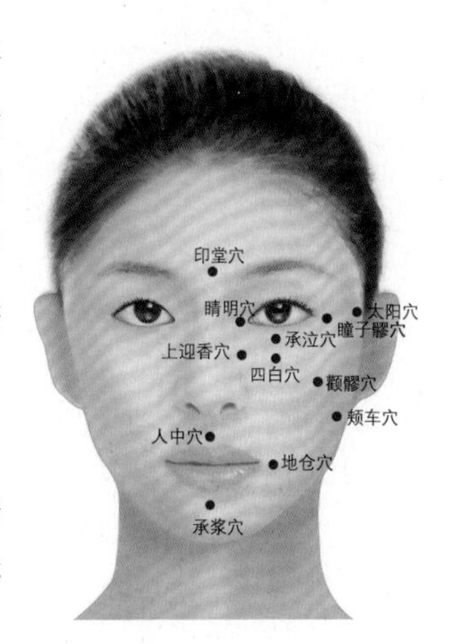

❺保养下颌区皮肤、减少皱纹。

先刮拭下颌中间，用美容刮痧板两角部中间的凹槽骑跨在下颌骨中间，用平刮法刮拭任脉部位。再用美容刮痧板角部凹槽处以平刮法从中间分别向两侧刮拭至下颌角处。

自我刮痧的方法

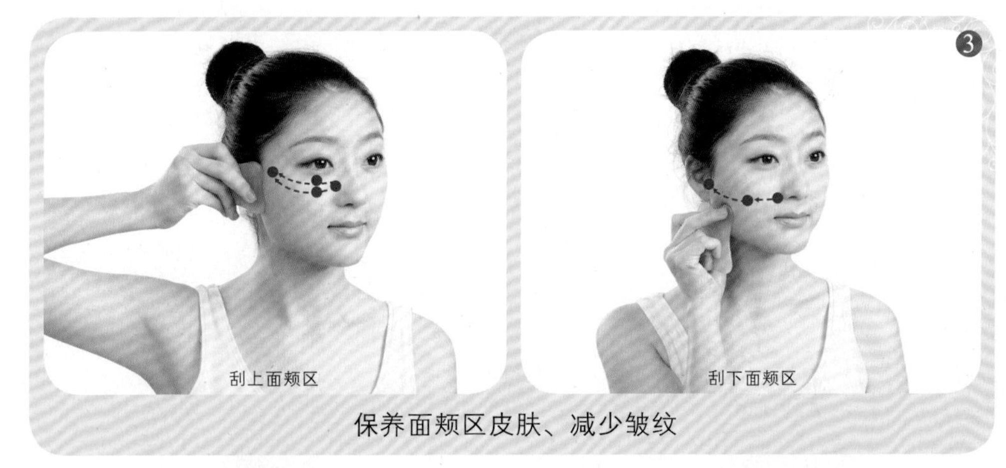

刮上面颊区　刮下面颊区

保养面颊区皮肤、减少皱纹

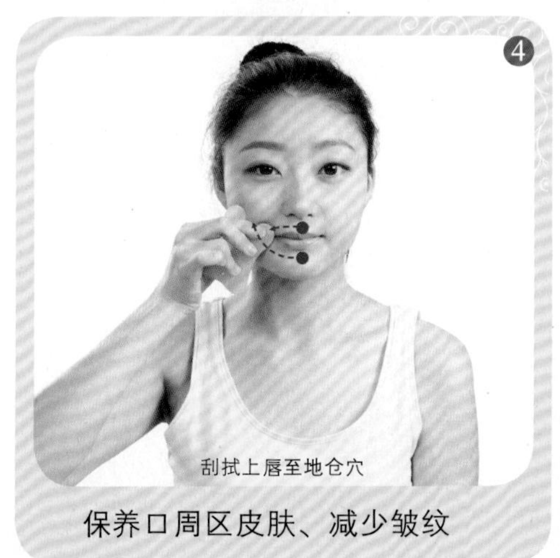

刮拭上唇至地仓穴

保养口周区皮肤、减少皱纹

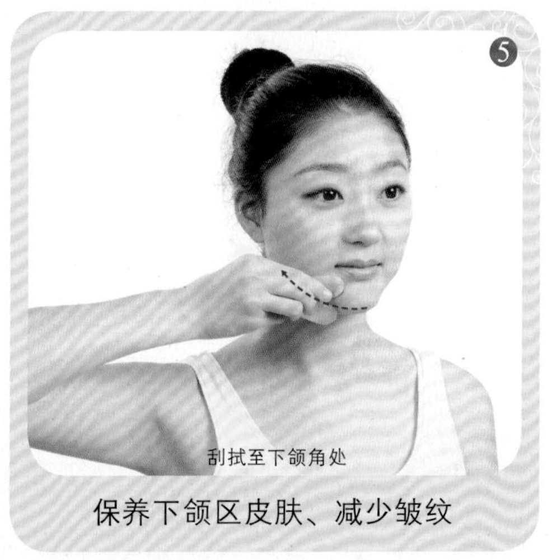

刮拭至下颌角处

保养下颌区皮肤、减少皱纹

查找不美原因的诊测健康刮痧法

适用于：从面部诊测亚健康部位，查找影响美容的原因和性质

查找不美原因的诊测健康刮痧法也称面部诊断刮痧法。在刮痧过程中重点查找阳性反应，即刮拭不顺畅的部位，根据出现阳性反应部位所属的经脉穴位和全息穴区可以判断亚健康的脏腑器官及不美的原因。因为体内的任何微小变化，无论有无躯体症状，都会在面部相连经脉和相对应的同名脏腑器官穴区有不同程度的阳性反应。肤色异常和黄褐斑部位下也会有不同程度的阳性反应，如皮肤的涩感、皮下的沙砾、结节、疼痛感、肌肉紧张、僵硬、条索等。这些阳性反应所在的部位、深浅、性质、形态特点可以提示肤色异常的原因和性质。细心体会黄褐斑、肤色异常的症结部位，判断局部经脉瘀滞点是在真皮、脂肪层，还是肌肉层。找到阳性反应就找到了黄褐斑和肤色异常的症结，也就能找到美白祛斑的关键点。同时也提示引起问题皮肤的气血失调的经脉、脏腑器官。参照前面讲到的阳性反应的诊断规律（第 35 页）可以迅速了解肌体亚健康的部位和程度。

诊测健康的刮痧方法同时具有疏通经脉，开通玄府，改善微循环的作用，所以在查找不美原因的同时，也有不同程度的激发皮肤细胞活力，促进新陈代谢，改善肤色异常的效果。

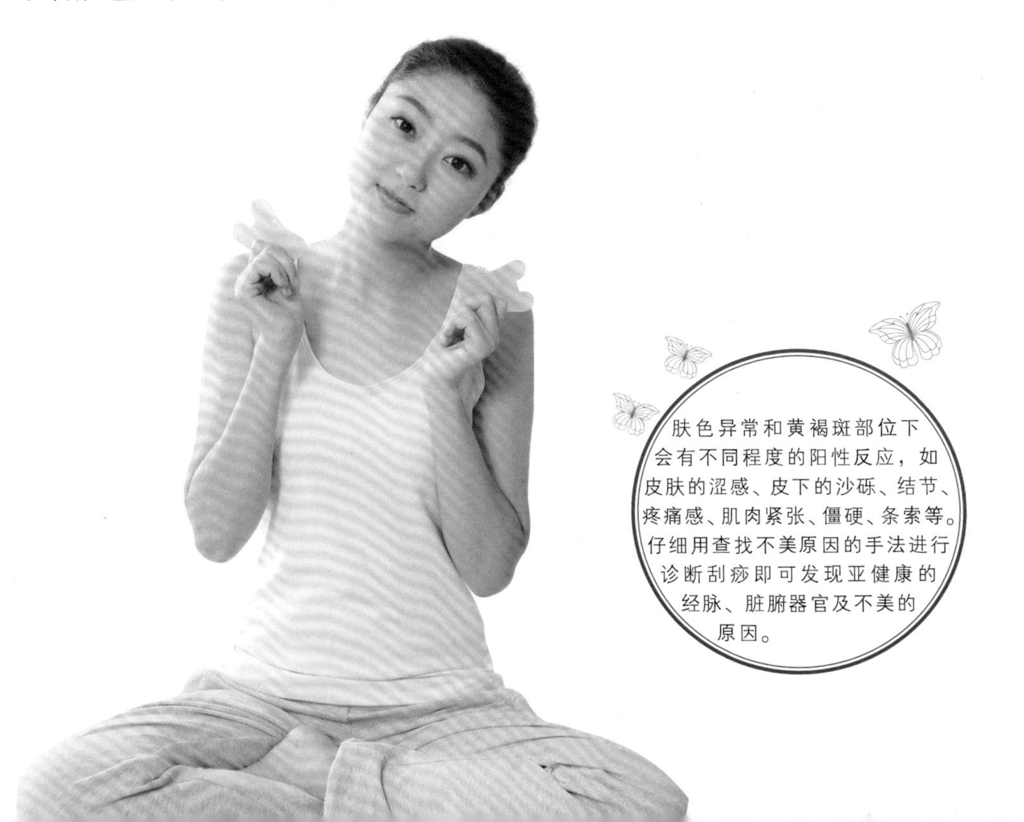

肤色异常和黄褐斑部位下会有不同程度的阳性反应，如皮肤的涩感、皮下的沙砾、结节、疼痛感、肌肉紧张、僵硬、条索等。仔细用查找不美原因的手法进行诊断刮痧即可发现亚健康的经脉、脏腑器官及不美的原因。

查找不美原因的诊测健康刮痧的手法特点

★刮拭按压力要大，压力应渗透至皮肤之下、肌肉之中、骨骼之上的各层组织，分别寻找各层组织有无阳性反应。切忌不要按压力过大，渗透至骨骼，因为按压力过大反而不利于查找阳性反应。

★面部刮痧的全过程均用推刮法（睛明穴除外），刮拭距离要短，每次前进1厘米。有黑眼圈者，消除睛明穴至攒竹穴之间膀胱经上的阳性反应甚至要1毫米、1毫米地推进刮拭。刮痧手法缓慢，平静呼吸时，一呼一吸控制在刮拭1 ~ 2下。因每个穴区或穴位范围较小，阳性反应如沙砾细小，皮肤的涩感轻微，必须要1厘米、1厘米地仔细查找，边刮拭边细心体会刮痧板下的异常变化。查找刮痧板下不平顺的阳性反应，辨别有无皮肤的涩感、皮下的沙砾、结节、疼痛反应及其疼痛的性质、有无肌肉的紧张僵硬、松懈萎软和刮痧板下的鼓胀或空虚感觉，每个部位需刮拭5 ~ 10下。

★每个部位均先单手持板以推刮法从面部中间穴区开始刮拭，按分区刮拭法的操作要求顺序依次由内向外沿肌肉纹理、骨骼形态刮拭，重点刮拭经脉循行部位、穴位和全息穴区的部位。

★睛明穴用眼部刮痧板角部以垂直按揉法诊查，用刮痧板角部垂直按压在睛明穴上，压力逐渐渗透在骨骼之上，不离开皮肤，在皮内做缓慢的上、下和左、右拨动，查找皮下软组织内的阳性反应。

★有黄褐斑和形态色泽异常的部位，如黑眼圈、眼袋、颜色晦暗等区域要重点刮拭。

★发现有阳性反应的部位可以对照分区刮拭法中的“皮肤问题提示”分析阳性反应的意义。

★为他人刮痧双手持板分别同时向左右两侧刮拭。自己居家保健刮拭可单手持板，刮拭完一侧面部，再刮拭另一侧。

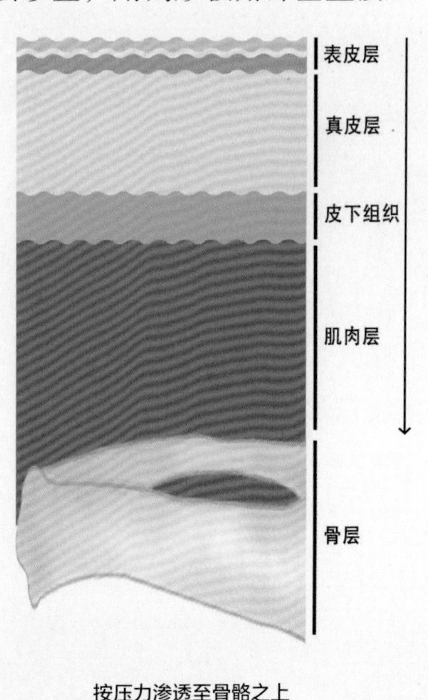

按压力渗透至骨骼之上

查找不美原因，诊测健康刮痧的方法

❶诊查额头区。

推刮头区，从内向外推刮中部督脉、膀胱经，推刮阳白穴，推刮咽喉区，推刮丝竹空穴，从内向外上方推刮太阳穴。

❷诊查眼周区。

垂直按揉睛明穴，从下向上推刮鼻根两侧膀胱经，推刮攒竹穴，推刮上眼眶肝经，推刮下眼眶肝经，从内向外上方推刮瞳子髎穴。

❸诊查鼻区。

从上向下推刮肺区，推刮心区，推刮肝区，推刮胆区，推刮胰腺区，推刮脾区，推刮胃区，推刮鼻沟。

为他人刮痧的方法

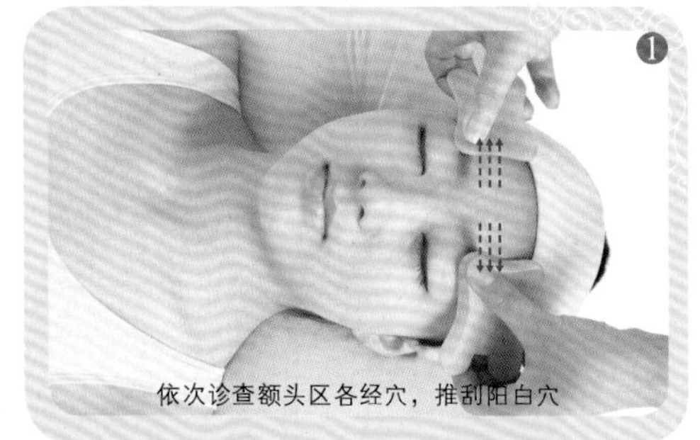
❶ 依次诊查额头区各经穴，推刮阳白穴

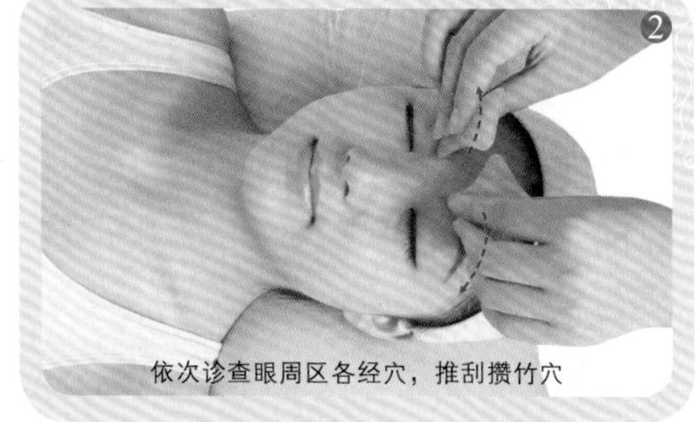
❷ 依次诊查眼周区各经穴，推刮攒竹穴

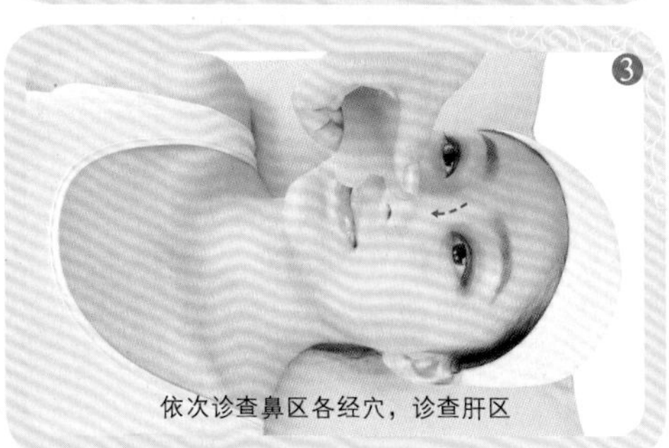
❸ 依次诊查鼻区各经穴，诊查肝区

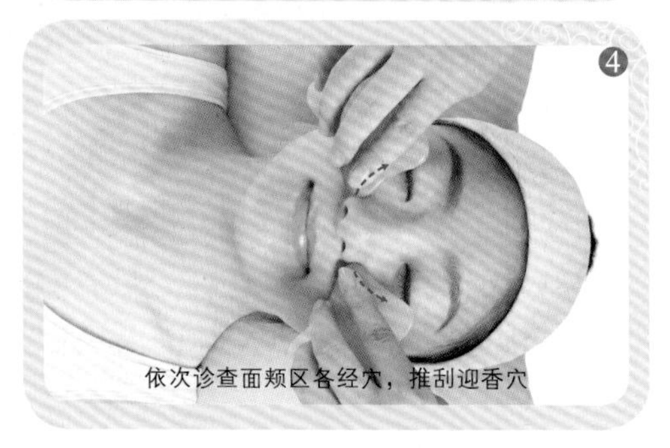
❹ 依次诊查面颊区各经穴，推刮迎香穴

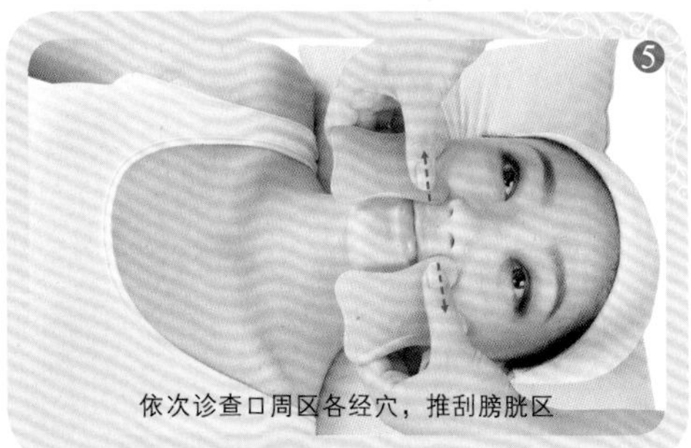
❺ 依次诊查口周区各经穴，推刮膀胱区

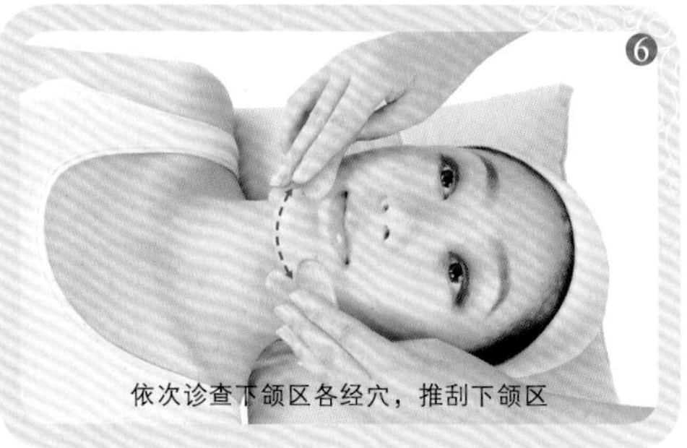
❻ 依次诊查下颌区各经穴，推刮下颌区

❹诊查面颊区。

从内向外上方推刮上迎香，推刮承泣穴、四白穴，推刮上肢区，推刮迎香穴，从下向上推刮颧髎穴，从内向外推刮听宫穴。

❺诊查口周区。

推刮人中穴，从内向外推刮上唇膀胱区，从下向上推刮地仓穴，推刮承浆穴，从内向外上方推刮胃经，推刮下肢区，推刮颊车穴。

❻诊查下颌区。

推刮任脉，从内向外推刮下颌区，推刮胃经、大肠经，推刮小肠经。

自我刮痧的方法

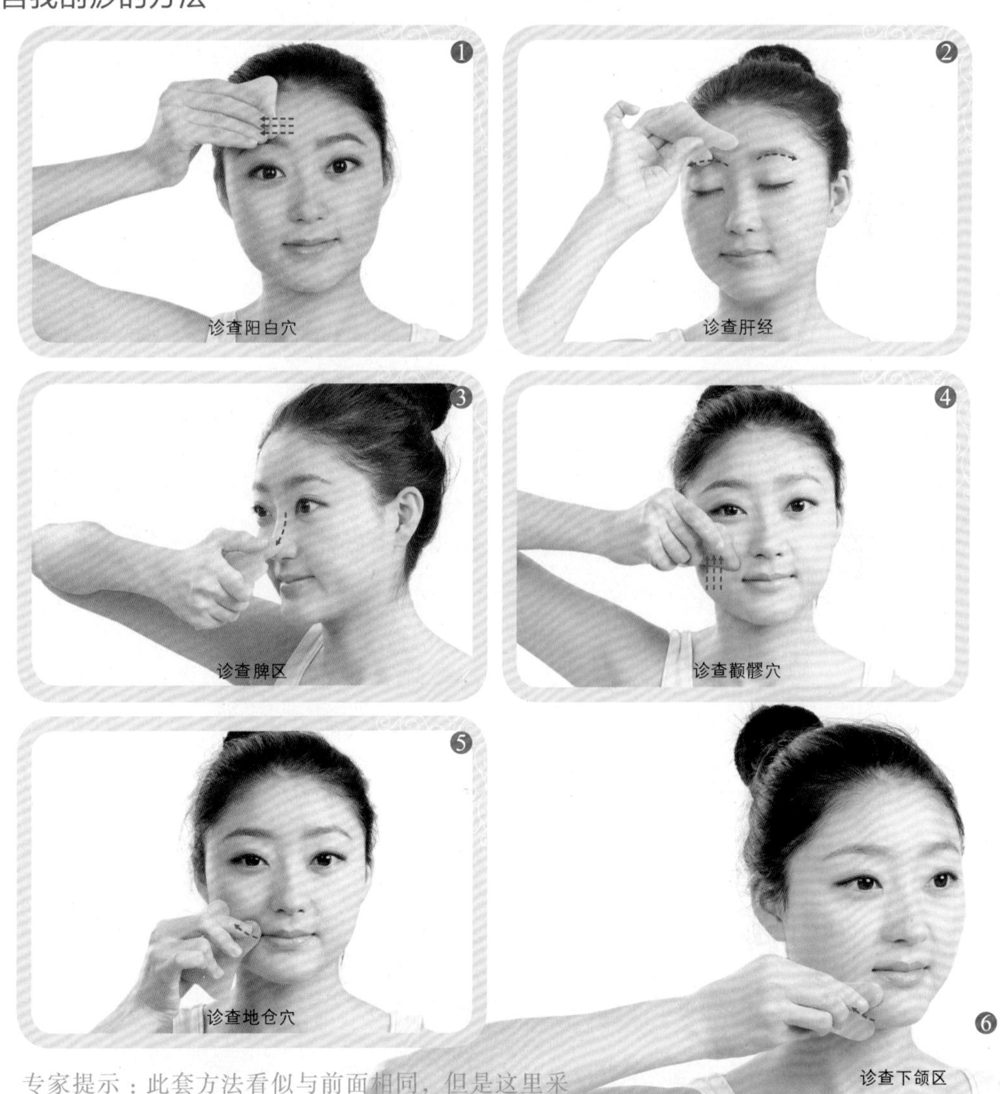

专家提示：此套方法看似与前面相同，但是这里采用了推刮的技巧，一定要注意分辨其细微的差别。

美白祛斑刮痧法

适用于：美白祛斑，治疗面色晦暗、黑眼圈

美白祛斑刮痧法也称面部治疗刮痧法，有助于淡化、消除色斑，改善黑眼圈和肤色萎黄、晦暗，使肤色均匀、靓丽。此法的关键是找到阳性反应，并通过刮痧技巧改善真皮、皮下脂肪、肌肉组织的微循环，逐步消除色斑下肤色萎黄、晦暗及黑眼圈部位的阳性反应。皮肤的涩感、皮下的沙砾、结节、疼痛感、肌肉紧张、僵硬等阳性反应是不同组织经脉气血瘀滞的表现，这些阳性反应既是气血瘀滞的产物，又进一步阻碍了气血的运行，使局部代谢产物积聚，加重了面部皮肤问题。刮痧消除这些阳性反应就阻断了这种恶性循环，疏通了经脉，会使皮肤得到充足的气血供应，畅通的经脉会使代谢产物逐渐排除，促进黑色素的分解，恢复皮肤自然靓丽的本色。因此消除阳性反应的过程就是美白淡斑的过程。

美白祛斑刮痧手法特点

★对于第一次做美容刮痧者，美白祛斑刮痧法最好在做完查找不美原因的诊测健康刮痧法操作之后进行，因为只有做完了这一步刮痧操作才能知道阳性反应的所在部位、程度和性质。对于经常做美容刮痧者，对阳性反应部位已经了如指掌，可以直接做美白祛斑刮痧。

★美白祛斑刮痧法根据阳性反应的特点分别选用推刮法、揉刮法和平面按揉法。阳性反应的面积较大，如皮肤有涩感处，肌肉紧张僵硬处，或沙砾结节较多的部位，以及疼痛较重的敏感点、敏感区域，适用于揉刮法，即边向下平面揉、边缓慢弧线旋转刮拭；单个、孤立的沙砾结节，用推刮法或平面按揉法刮拭。

★各种刮拭方法均应根据阳性反应所在部位的深浅决定按压力的大小。按压力应分别渗透至阳性反应所在的皮肤之下，肌肉之中，骨骼之上的各层组织。虽然消除阳性反应是美白祛斑的关键，但需要一个过程，不可急于求成。切忌不要按压力过大，渗透至骨骼，因为压力过大反而不利于消除阳性反应。

美白刮痧是在诊断刮痧的基础上进行的，根据不同的阳性反应，分别应用推刮法、揉刮法和平面按揉法等不同的刮痧技法，有针对性地解决皮肤问题。

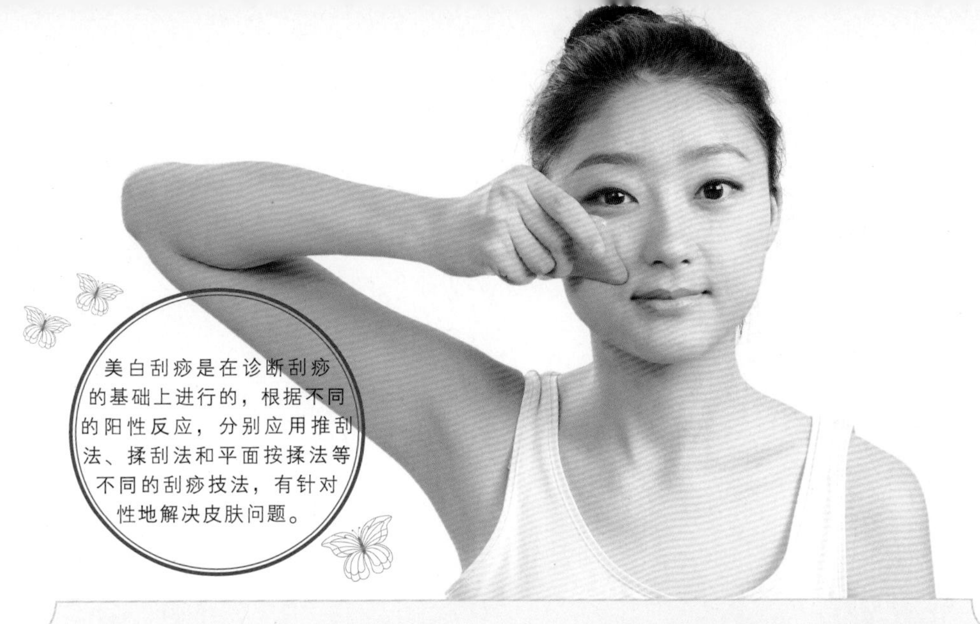

★下眼睑眼袋或黑眼圈处的阳性反应用平面按揉法刮拭，因眼睑皮肤最薄嫩，忌刮拭拉松皮肤。睛明穴处较敏感，垂直按揉法按压力要逐渐渗透在骨骼之上，刮痧板不离开皮肤，在皮内做缓慢的上、下和左、右拨动，消除皮下软组织内的阳性反应。

★推刮法消除阳性反应刮拭要点：刮拭距离要短，每次前进 1 厘米。有黑眼圈者，消除睛明穴至攒竹穴之间膀胱经上的阳性反应甚至要 1 毫米、1 毫米地推进刮拭。无论是推刮法、垂直按揉法和揉刮法，刮痧手法均要缓慢，平静呼吸时，一呼一吸控制在刮拭 1 ~ 2 下。肌肉松懈萎软和刮痧板下有空虚感觉的部位，按压力适当减小。每个部位需刮拭 5 ~ 15 下。

★每个部位均先单手持板从面部中间穴位开始刮拭，按分区刮拭顺序从上至下，依照额头、眼周、面颊、口周、鼻部、下颌的顺序，由内向外（鼻部除外）、沿肌肉纹理、骨骼形态刮拭。没有阳性反应的部位可以忽略不刮。有黄褐斑和形态、色泽异常的部位，如黑眼圈、眼袋、颜色晦暗等区域要重点刮拭。

★为他人刮痧双手持板分别同时向左右两侧刮拭。自己居家保健刮拭可单手持板，刮拭完一侧面部，再刮拭另一侧。每个部位视阳性反应的轻重刮拭 10 ~ 15 下。

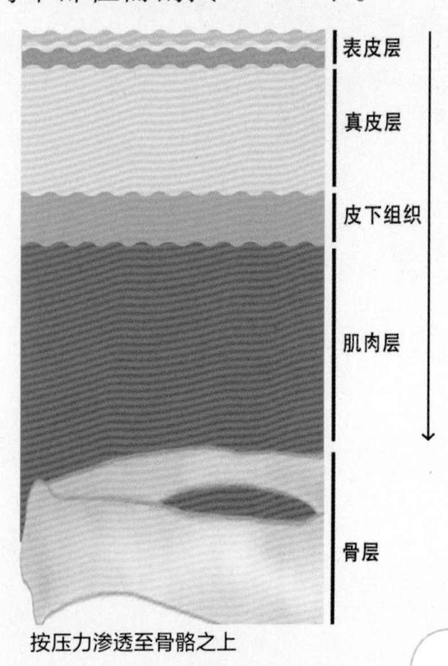

按压力渗透至骨骼之上

美白祛斑刮痧方法

❶额头美白祛斑。

推刮印堂穴，揉刮额头胆经，从内向外推刮阳白穴，揉刮太阳穴，推刮或揉刮色斑、晦暗处的皮肤。

❷眼周美白、改善黑眼圈。

垂直按揉睛明穴，从下向上推刮鼻旁膀胱经，推刮攒竹穴，推刮上、下眼眶肝经，推刮瞳子髎穴。

❸面颊美白祛斑。

从内向外上方推刮上迎香穴，平面按揉承泣穴、四白穴，揉刮上肢区，推刮迎香穴，推刮或揉刮颧髎穴，揉刮下肢区，推刮或揉刮色斑、晦暗处的皮肤。

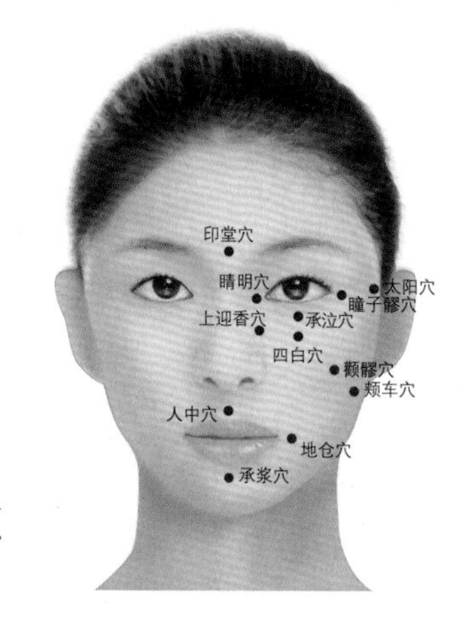

为他人刮痧的方法

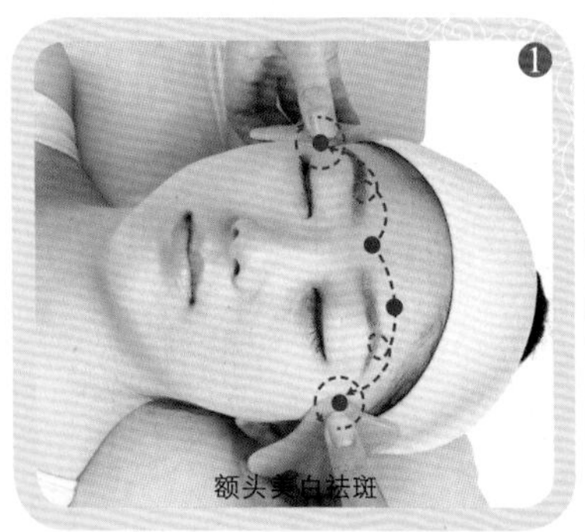

额头美白祛斑

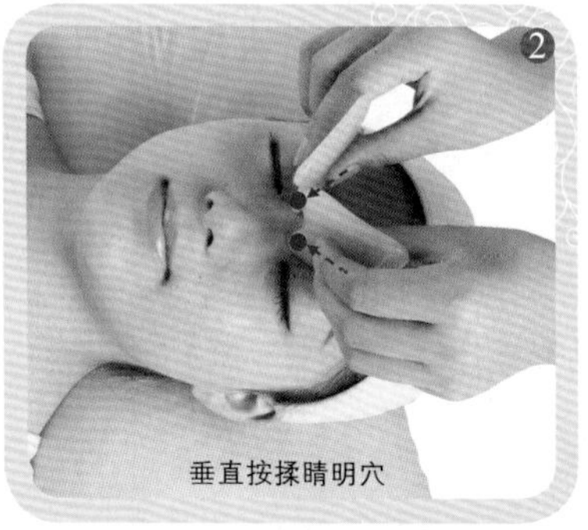

垂直按揉睛明穴

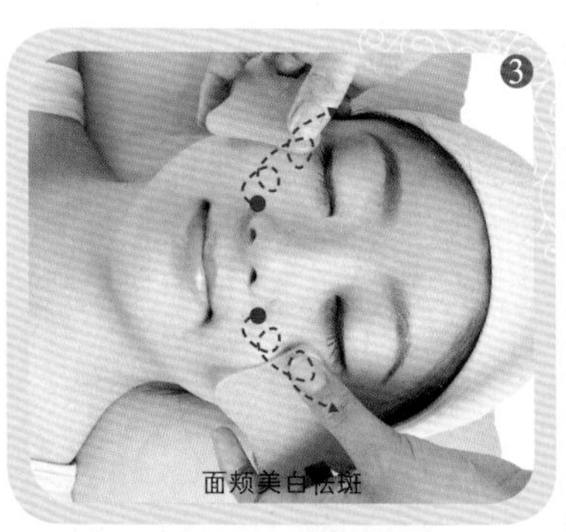

面颊美白祛斑

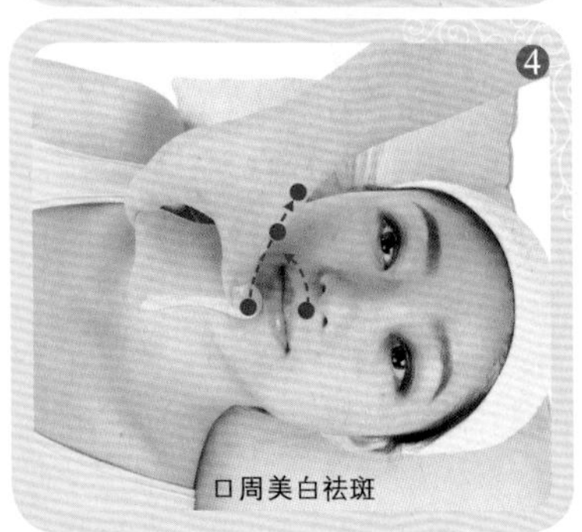

口周美白祛斑

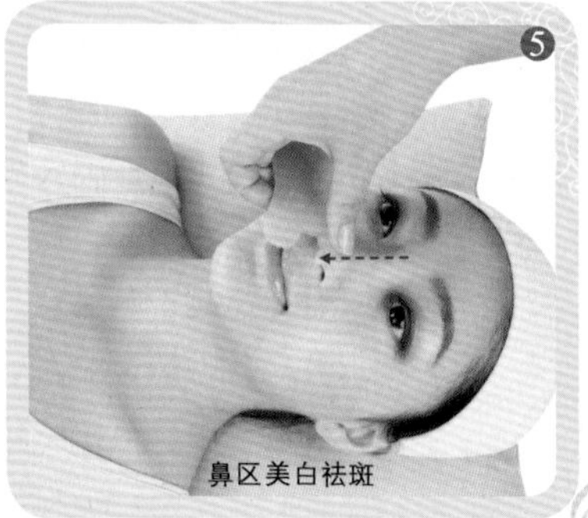

鼻区美白祛斑

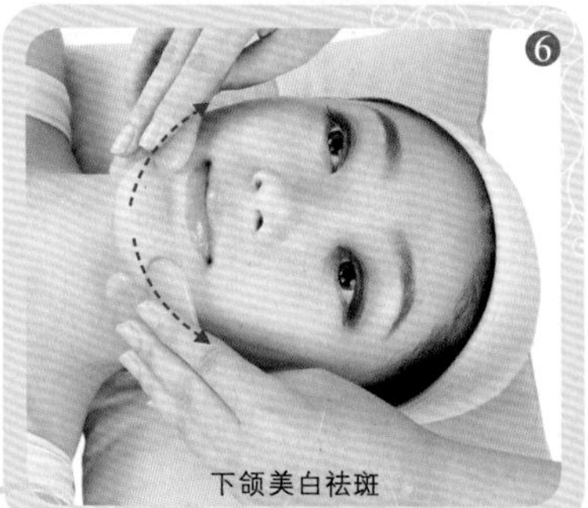

下颌美白祛斑

❹口周美白祛斑。

推刮人中穴，推刮上唇膀胱区，从下向外上方推刮地仓穴，推刮承浆穴，从内向外上方推刮胃经，揉刮颊车穴，推刮或揉刮色斑、晦暗处的皮肤。

❺鼻区美白祛斑。

从上向下推刮心区，推刮肝区，推刮胆区，推刮胰腺区，推刮脾区，推刮胃区。

❻下颌美白祛斑。

推刮任脉，从内向外推刮下颌胃经、大肠经、小肠经。

自我刮痧的方法

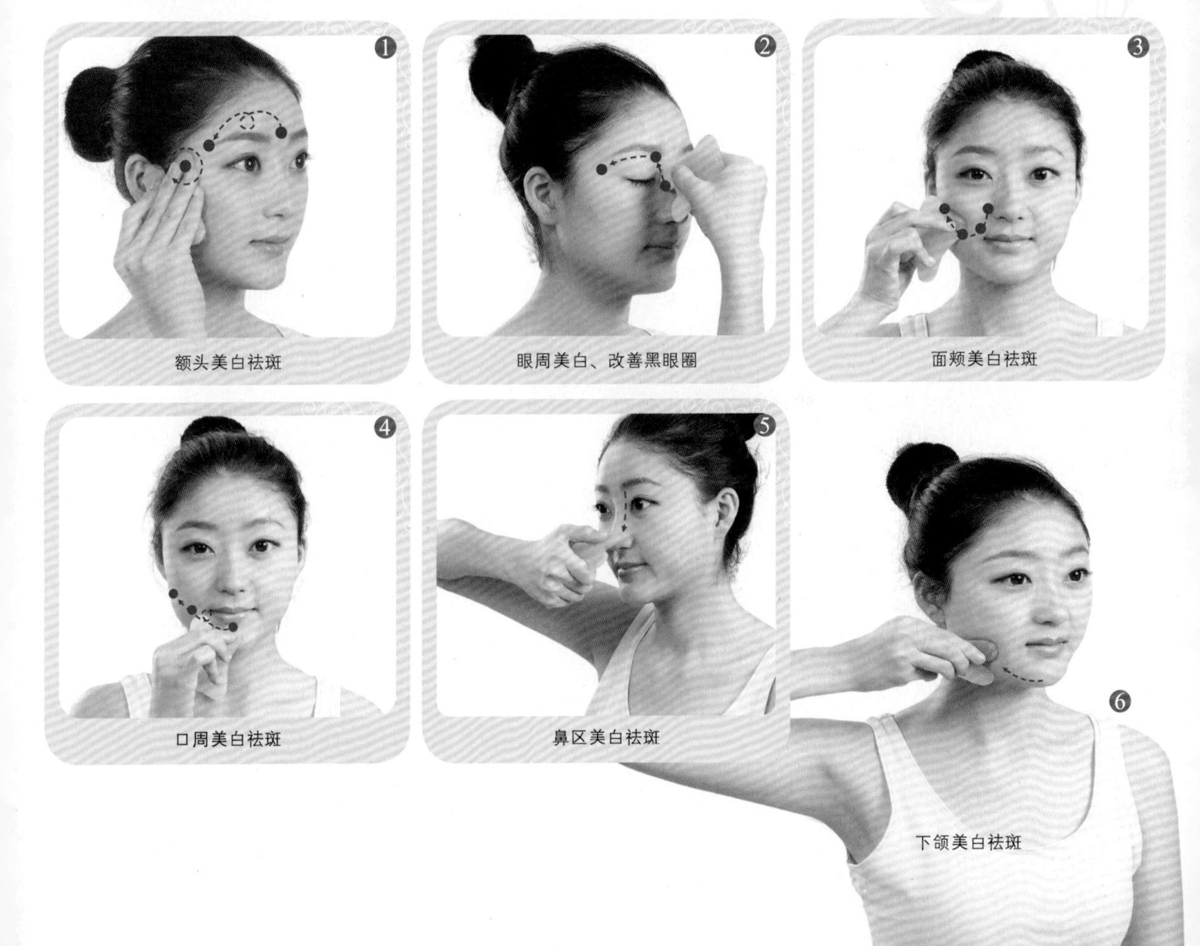

提升、紧肤、瘦脸刮痧法

适用于：面部肌肤松弛下垂，实现紧肤、瘦脸

提升、紧肤、瘦脸刮痧法有助于改善肌肤松弛下垂，提升眼角、口角，恢复肌肉弹性，紧致肌肤的作用。此法的关键是用摩刮法、提拉法刮拭重点穴位（多是肌肉的附着点），通过对这些重点穴位的刮拭和按揉，促进淋巴循环和血液循环，畅通局部经络及经络系统中经筋的气血运行，可以增强肌肉纤维的弹性，增加筋膜弹性纤维的柔韧性。通过这些细微的调整，使面部肌肉伸展、收缩自如，增强肌肉、筋膜牵拉的弹性，改变肌肤松弛的状态，达到提升、紧肤、瘦脸的功效，从而恢复容貌的年轻态。提升、紧肤、瘦脸刮痧法是从穴位局部到大面积的刮痧，按压力要均匀渗透至肌肉深部，经筋或肌肉附着点的部位，可以疏通从皮肤到肌肉深部所有组织的微循环，因此还有改善面色，使肤色均匀、红润的效果。

提升、紧肤、瘦脸刮痧法的手法特点

★提升、紧肤、瘦脸刮痧最好在诊测健康刮痧和治疗刮痧之后进行，因为做完了这两个步骤的刮痧，已经找到或不同程度地消除了阳性反应，皮肤和皮下组织的微循环已经得到改善。在这个基础上做重点穴位的刮拭，能更快速地实现提升肌肤、紧肤、瘦脸的效果。如直接做这一步刮痧，相当于没有做热身准备，即开始做剧烈运动，肌肉在没有预热、做好充分准备的状态下，即开始收缩、拉伸，不利于增强肌肉的柔韧性和弹性。

★提升、紧肤、瘦脸刮痧法应用摩刮法和提拉法刮拭。这两种刮痧方法的要点均是刮痧板的平面紧贴皮肤，将按压力渗透至面部肌肉深部。摩刮法是自下而上或从外而内均匀地连续做缓慢、柔和的弧线旋转移动，即边按压、边缓慢沿弧线旋转移动。提拉法是从面中部向外上方做边提升，边刮拭的动作，以肌肉运动带动皮肤向上提升。两种刮法都可疏通肌肉深部的经脉、经筋的气血循环，恢复肌肉的弹性、筋膜的柔韧性。

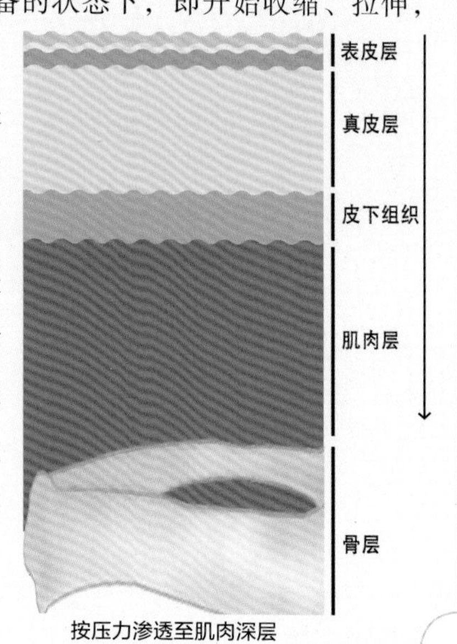

按压力渗透至肌肉深层

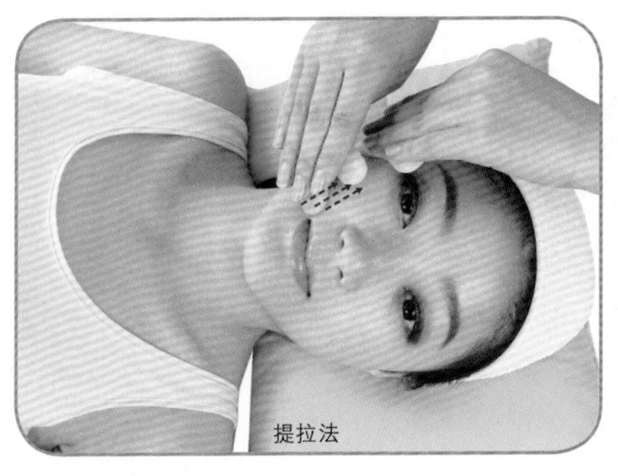
提拉法

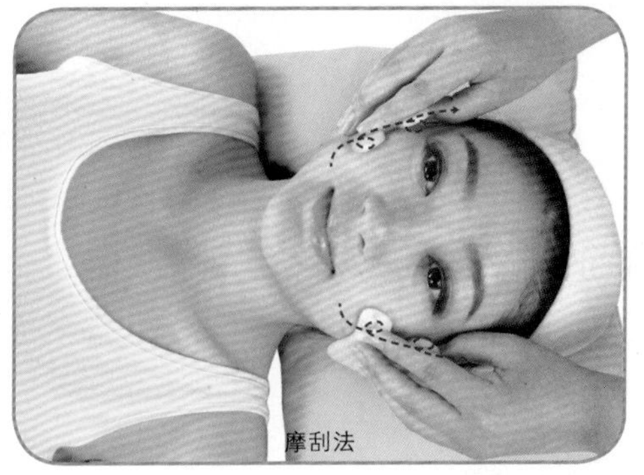
摩刮法

★提拉法和摩刮法重点是找准每个步骤的起止穴位，多是筋膜肌肉的起止点。提升、紧肤的刮痧技巧是注意刮拭的方向永远是向上方提升移动，按压力一定渗透到肌肉深部，刮痧板紧贴皮肤，接触皮肤的面积尽量最大化，是以刮痧板在肌肉深部的移动带动皮肤的移动。最忌以皮肤移动拉动肌肉移动。

★提升、紧肤法分放松和提升两个步骤。均由下颌向上至额头部位进行刮拭。先用摩刮法疏通经脉，增加血流量，增加肌肉的营养，从下颌区、口周区、面颊区、下眼睑区、太阳穴区、额头区，分别用摩刮法弧线、旋转着向上刮至额头，做5遍。再用提拉法刮拭。左、右面部均以面中部穴位为起点：依次以颈部廉泉穴、下颌承浆穴、口角地仓穴、上唇人中穴、鼻旁迎香穴、上迎香穴、眼角瞳子髎穴、太阳穴、眉梢丝竹空穴、眉中鱼腰穴、眉间印堂穴为起点向上做提升刮拭，每穴向上方区域刮拭5遍。

★如果没有做诊测健康刮痧和治疗刮痧这两个步骤，直接做提升、紧肤、瘦脸刮痧时，以上提到的每个操作，均应先做起点穴位的平面按揉5下，按揉力渗透至肌肉深部，然后再以此穴为起点向上分别依次做摩刮法和提拉法。

★为他人刮痧时，采用摩刮法需双手持板分别同时向左右两侧刮拭。提拉法则两手各持一块刮痧板，放在面部同一侧，用刮痧板整个长边接触皮肤，刮痧板向刮拭的方向倾斜，倾斜的角度为20 ~ 30度，两块刮痧板交替从下向上刮拭。自己居家保健刮拭可单手持板，刮拭完一侧面部，再刮拭另一侧。

改善肌肤松弛下垂，实现紧肤、瘦脸的刮痧方法

第一步先用摩刮法刮拭各区。

用摩刮法从下向上依次刮拭下颌区、口角区、面颊内侧区、面颊外侧区、外眼角区、额头区，每区刮拭 5 ~ 10 下。

为他人刮痧的方法

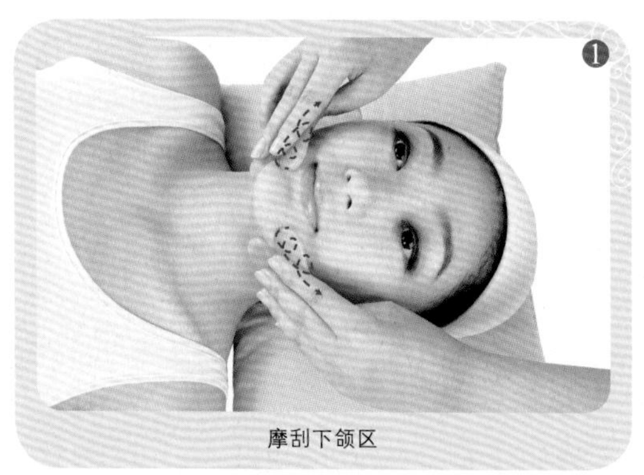
摩刮下颌区

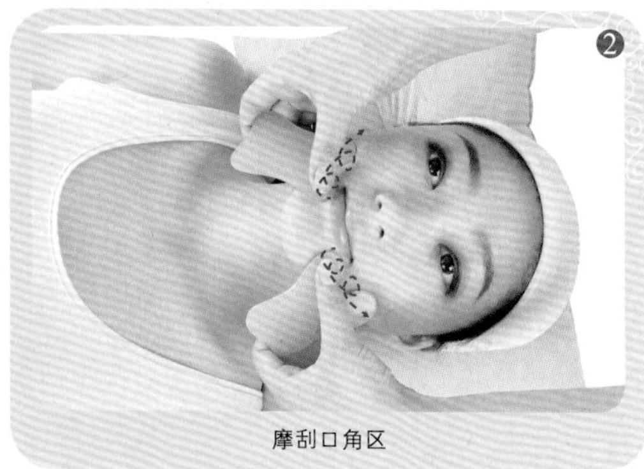
摩刮口角区

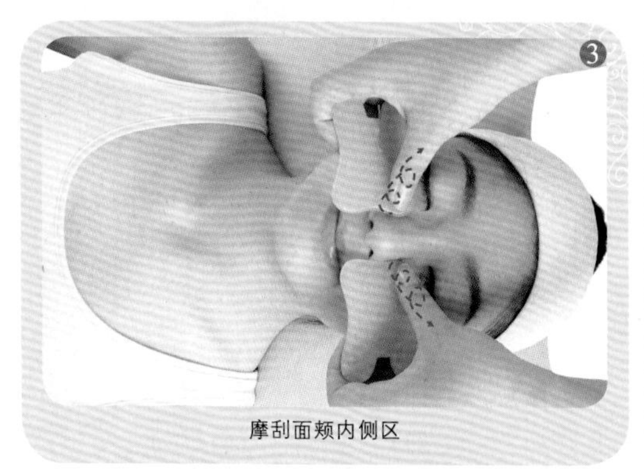
摩刮面颊内侧区

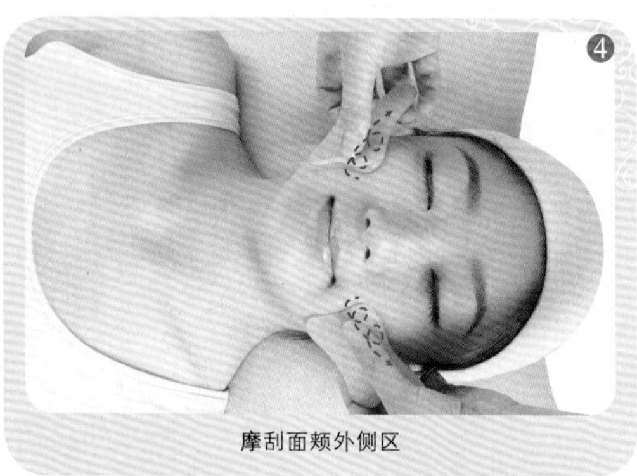
摩刮面颊外侧区

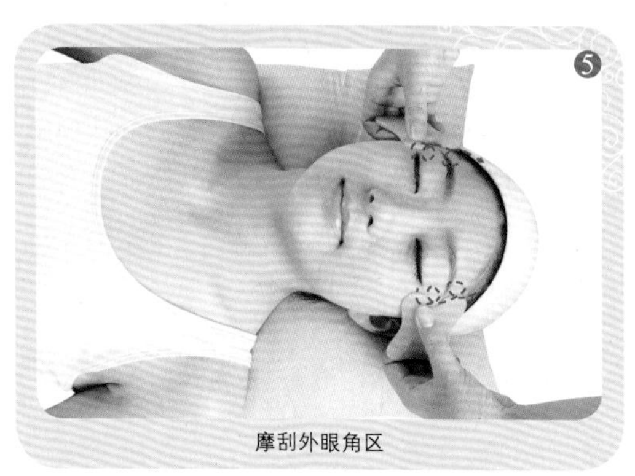
摩刮外眼角区

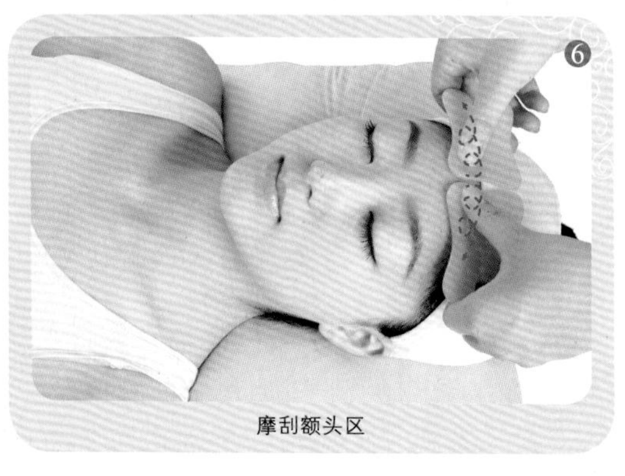
摩刮额头区

自我刮痧的方法

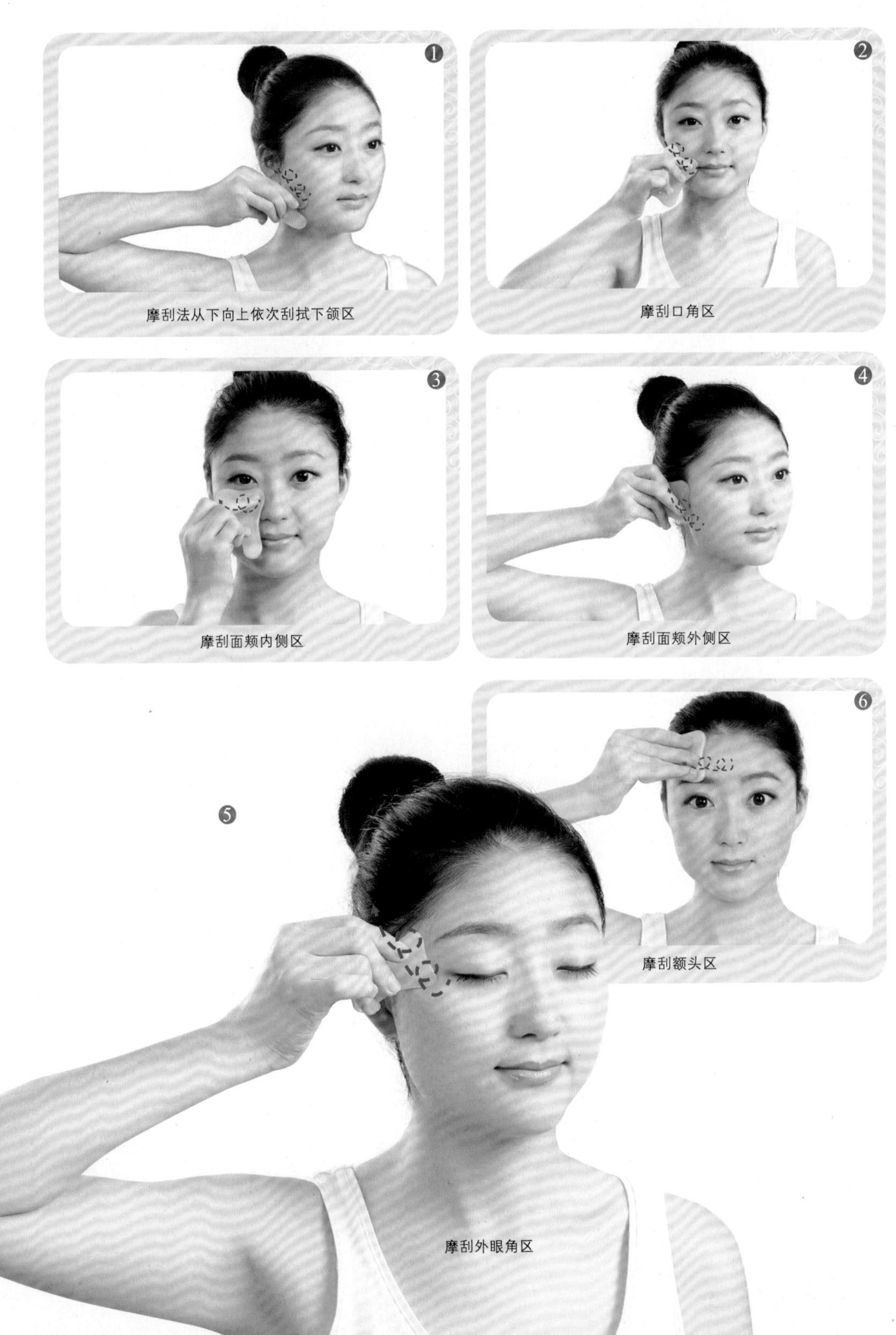

摩刮法从下向上依次刮拭下颌区

摩刮口角区

摩刮面颊内侧区

摩刮面颊外侧区

摩刮额头区

摩刮外眼角区

第二步再用提拉法刮拭各区。

每穴先做平面按揉后，再以此穴为起点向上用提拉法刮拭。

❶提升、收紧下颌。

依次平面按揉廉泉穴、承浆穴，每穴按揉 5 下，再从廉泉穴，承浆穴分别用提拉法刮拭至耳前方。一定要将刮痧板边缘平贴在廉泉穴至下颌之间的皮肤处，从中间向外刮至下颌角处，再向上提升至耳前方。每个部位用提拉法刮拭 5 ~ 10 下。

❷提升口角。

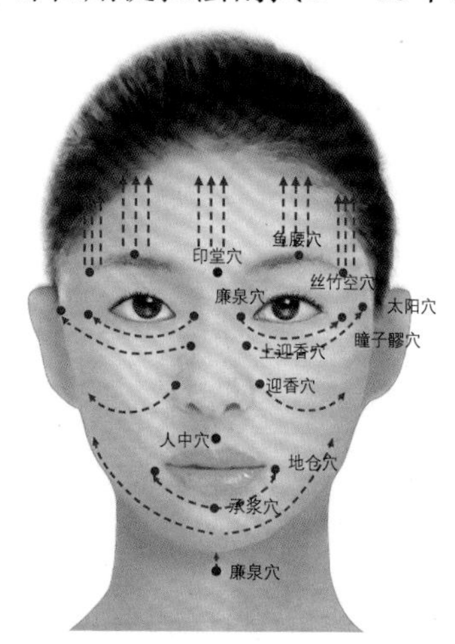

依次平面按揉人中穴、承浆穴、地仓穴各 5 下，分别在按揉该穴后，即用提拉法向外上方提升刮拭至耳上方，每个部位用提拉法刮拭 5 ~ 10 下。

❸瘦脸、提升面颊。

依次平面按揉迎香穴、颧髎穴、上迎香穴、上肢区、太阳穴，每穴按揉 5 下，分别在按揉该穴后，即用提拉法向外上方提升刮拭至前额发际边，每个部位用提拉法刮拭 5 ~ 10 下。

为他人刮痧的方法

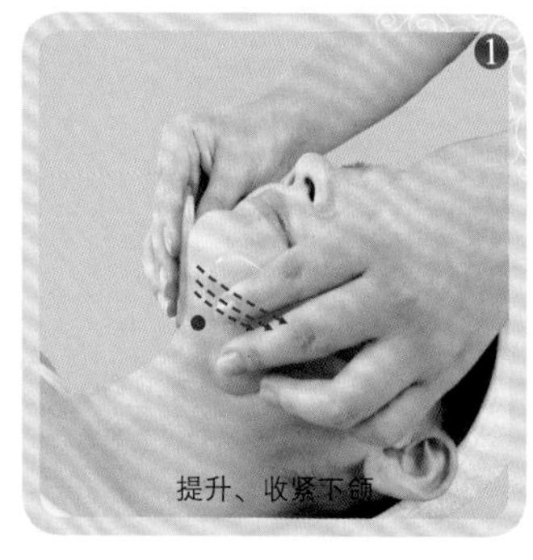

提升、收紧下颌

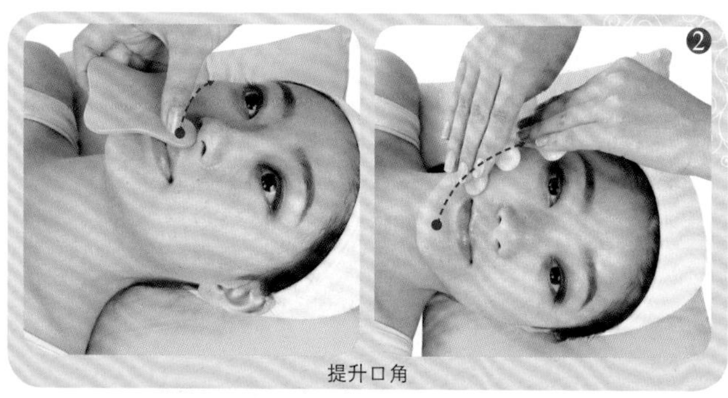

提升口角

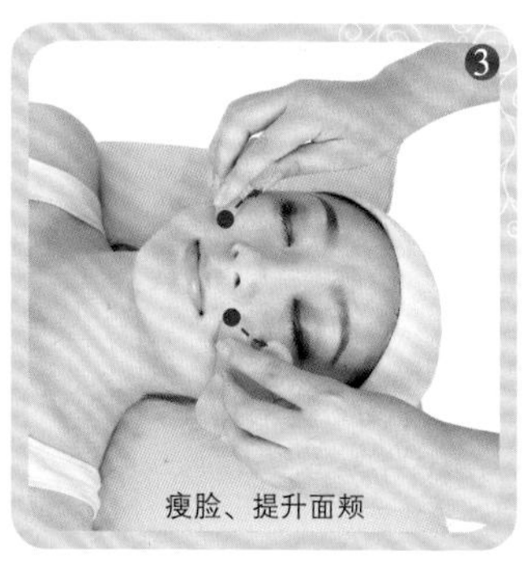

瘦脸、提升面颊

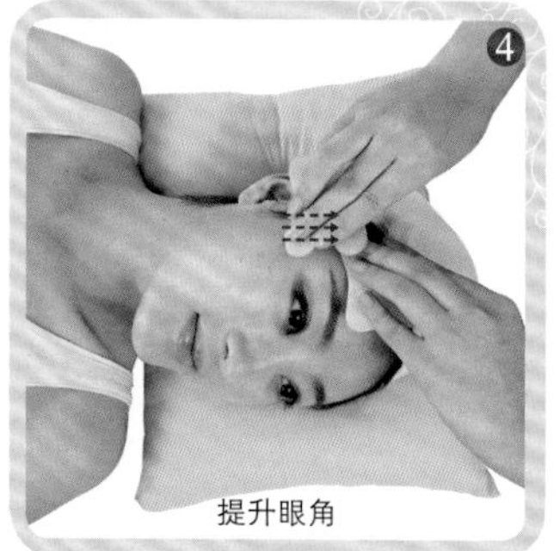

提升眼角

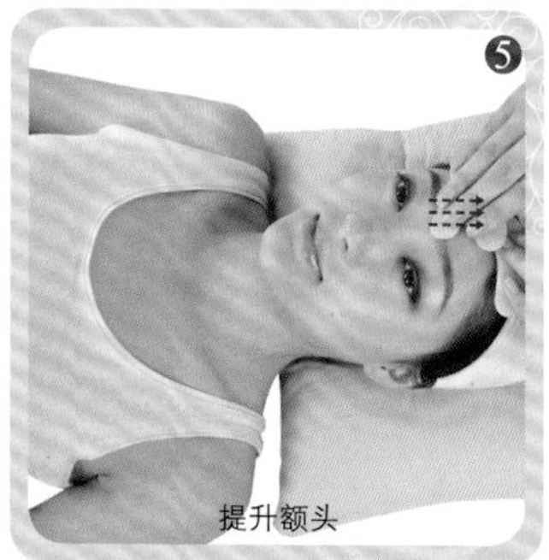

提升额头

❹提升眼角。

依次平面按揉瞳子髎穴、太阳穴、丝竹空穴，每穴按摩 5 下，分别在按揉该穴后，即用提拉法向上提升刮至前额发际，每个部位用提拉法刮拭 5 ～ 10 下。

❺提升额头。

依次平面按揉鱼腰穴、印堂穴，每穴按揉 5 下，分别在按揉该穴后，即用提拉法向上提升刮拭至前发际处，每个部位用提拉法刮拭 5 ～ 10 下。

自我刮痧的方法

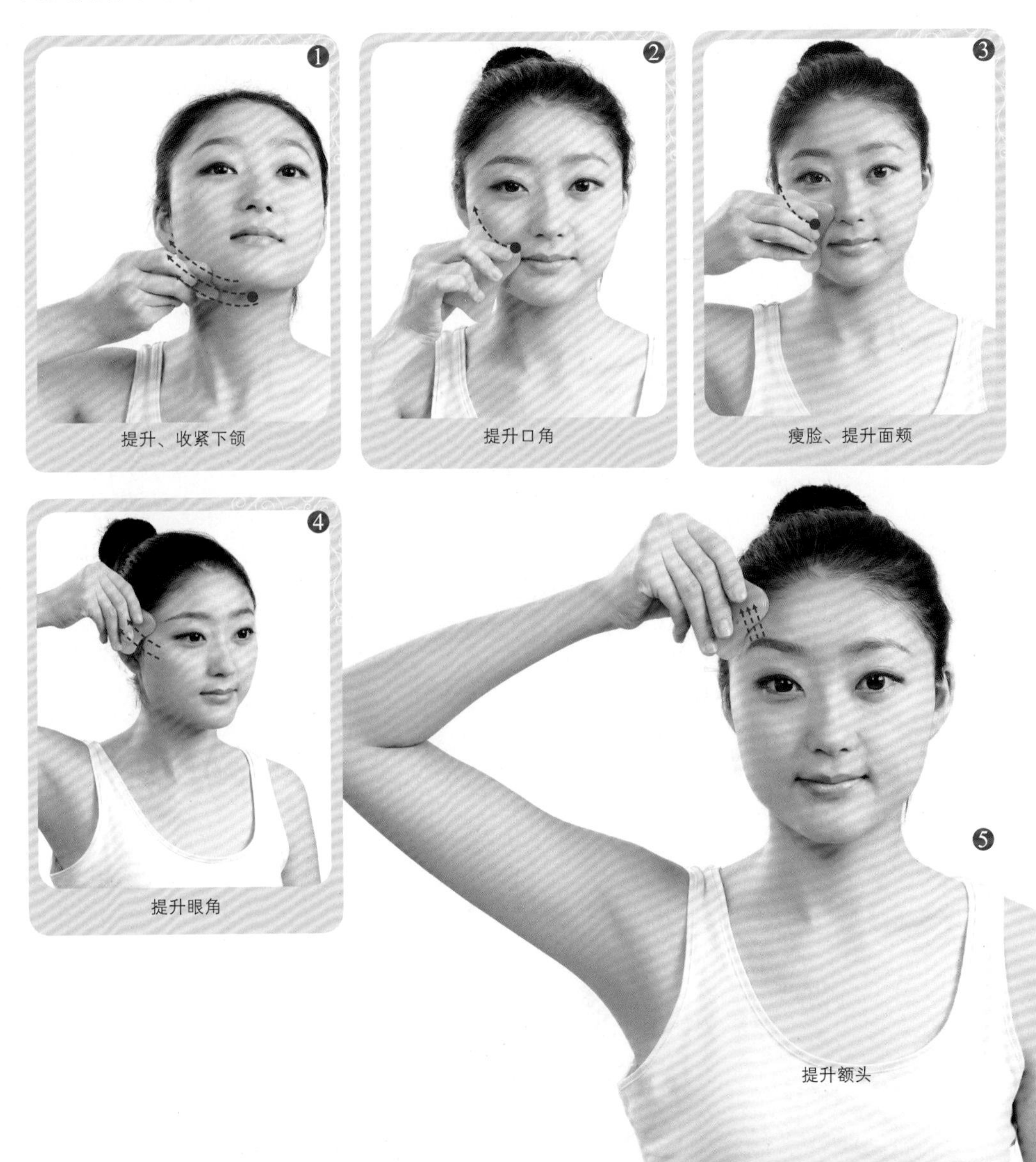

❶提升、收紧下颌

❷提升口角

❸瘦脸、提升面颊

❹提升眼角

❺提升额头

辅助耳部、头部刮痧

刮拭耳部

每个部位刮拭 5 遍。

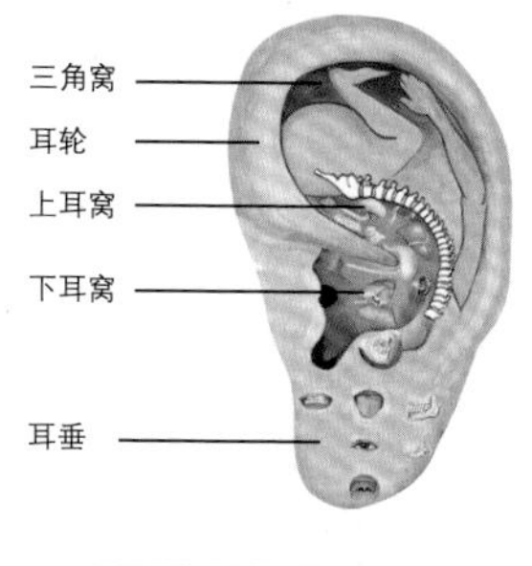

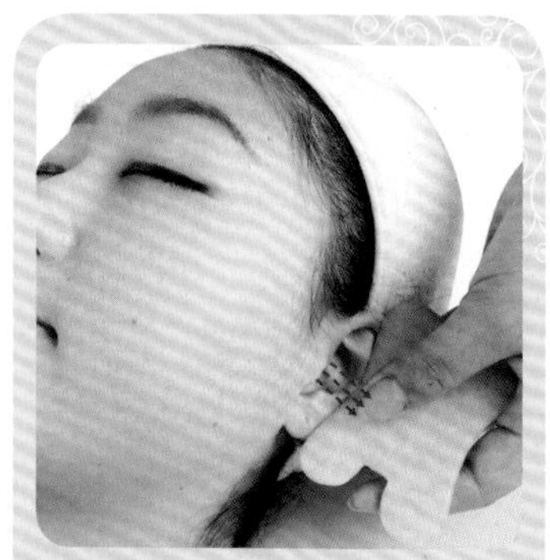

刮拭耳轮

将刮痧板平放在耳上，以四指放在耳背处，拇指放在刮痧板平面上，用平刮法从耳根处向耳轮处刮拭。

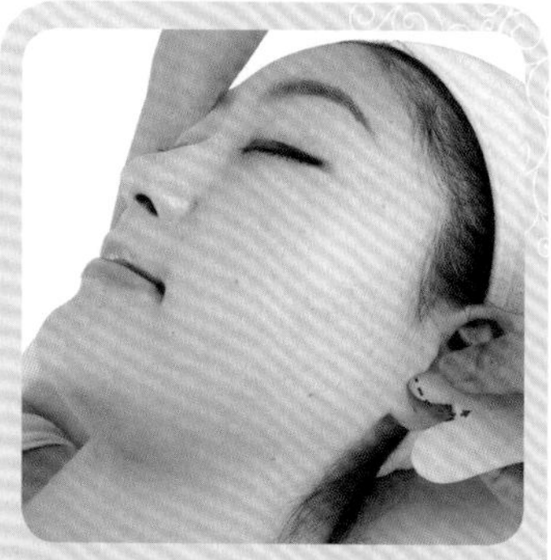

刮拭下耳窝

将刮痧板平放在耳上，以四指放在耳背处，拇指放在刮痧板平面上，用单角从里向外刮拭耳下部的下耳窝。

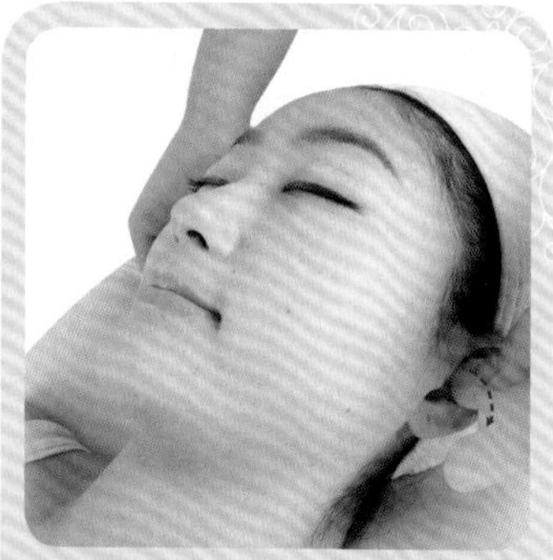

刮拭上耳窝

将刮痧板平放在耳上，以四指放在耳背处，拇指放在刮痧板平面上，用单角从里向外刮拭耳中部的上耳窝。

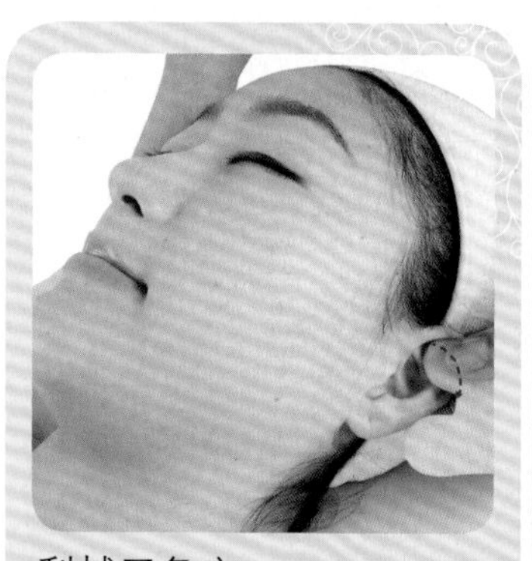

刮拭三角窝

将刮痧板平放在耳上，以四指放在耳背处，拇指放在刮痧板平面上，用单角从里向外刮拭耳上部的三角窝。

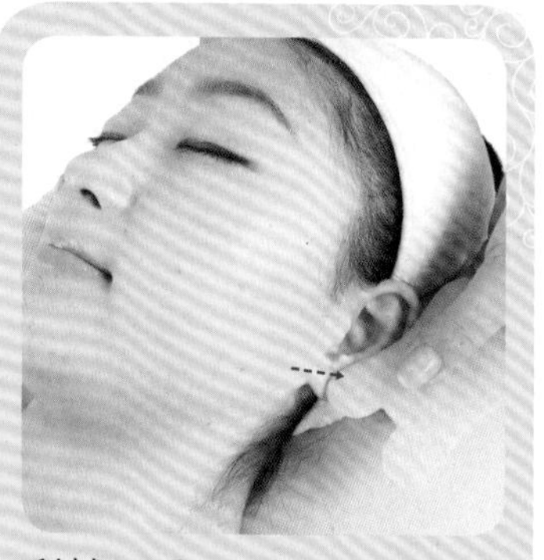

刮拭耳垂

将刮痧板角部平放在耳垂处，以四指放在耳背后，拇指放在刮痧板平面上，用单角从里向外刮拭耳垂。

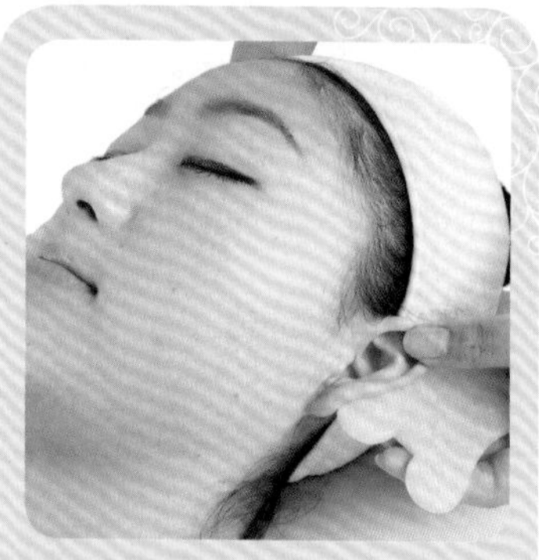

刮拭耳背

将刮痧板平放在耳背，以四指放在刮痧板下，拇指放在耳上刮痧板平面上，用平刮法从耳背根部向耳轮处刮拭。

刮拭头部

◆ 刮拭头部全息穴区

用厉刮法刮拭头部前额部位的各全息穴区，每个部位刮拭 5 遍。

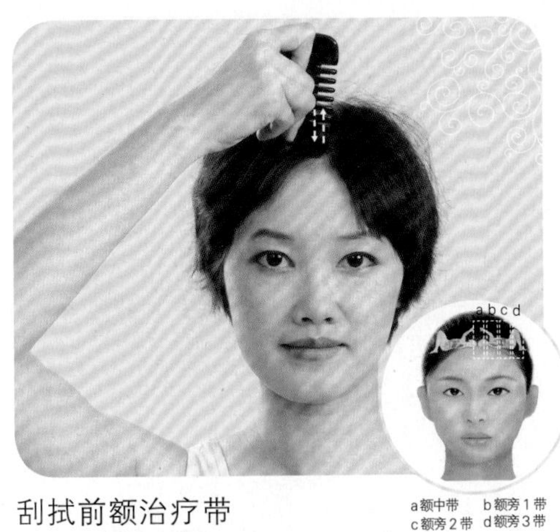
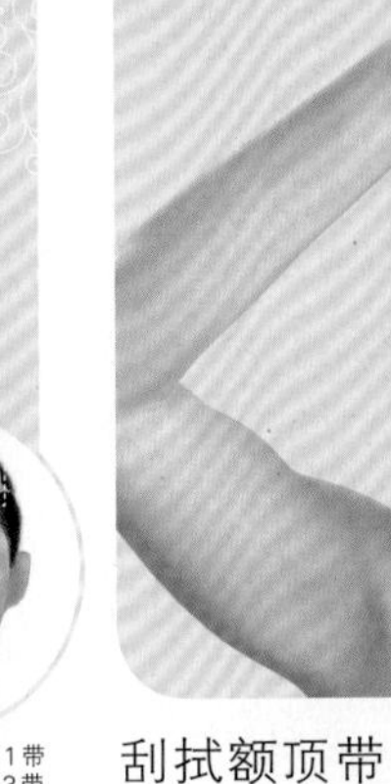

刮拭前额治疗带

a额中带　b额旁1带
c额旁2带　d额旁3带

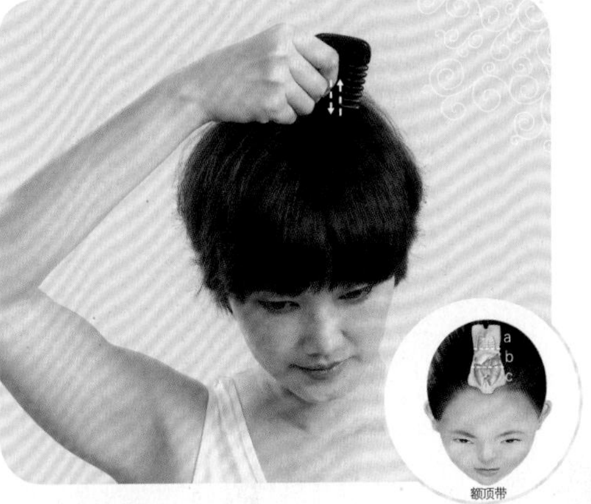

刮拭额顶带

a额顶带上1/3　b额顶带中1/3
c额顶带下1/3

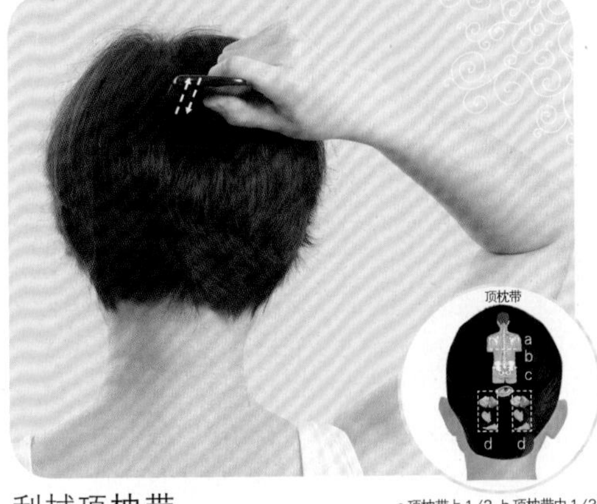

刮拭顶枕带

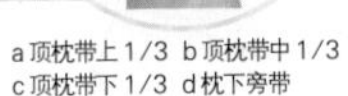

a顶枕带上1/3　b顶枕带中1/3
c顶枕带下1/3　d枕下旁带

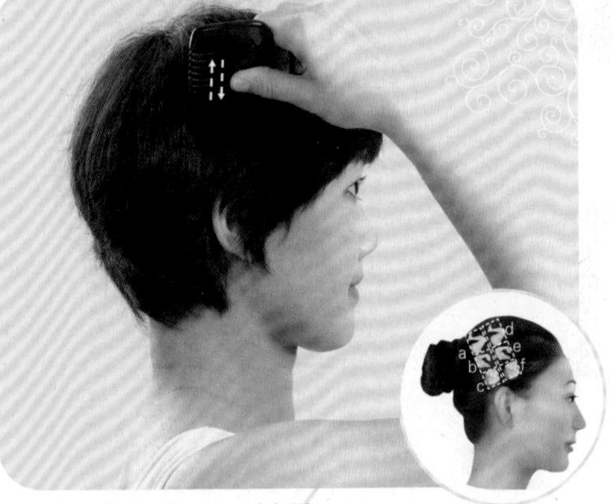

刮拭顶颞前、后斜带

a顶颞后斜带上1/3　b顶颞后斜带中1/3
c顶颞后斜带下1/3　d顶颞前斜带上1/3
e顶颞前斜带中1/3　f顶颞前斜带下1/3

◆ 刮拭头部经脉

用水牛角刮痧梳子从前额发际处向头顶、后头部疏理头部正中督脉、膀胱经，每个部位刮拭 10 遍。

用水牛角刮痧梳子从侧头部耳上发际处向后疏理胆经、三焦经至后发际处，每个部位刮拭 10 遍。

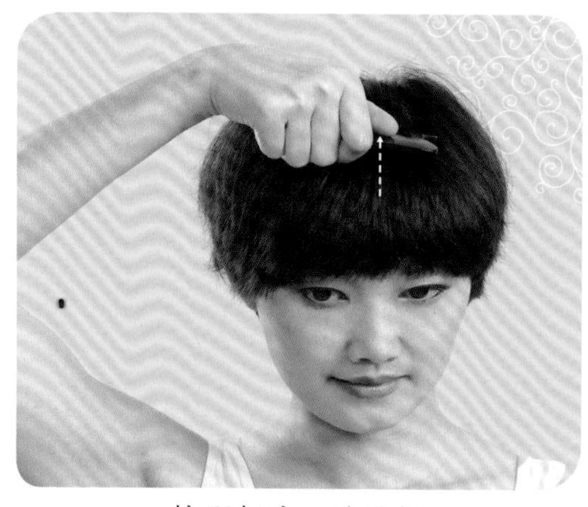

梳理督脉、膀胱经

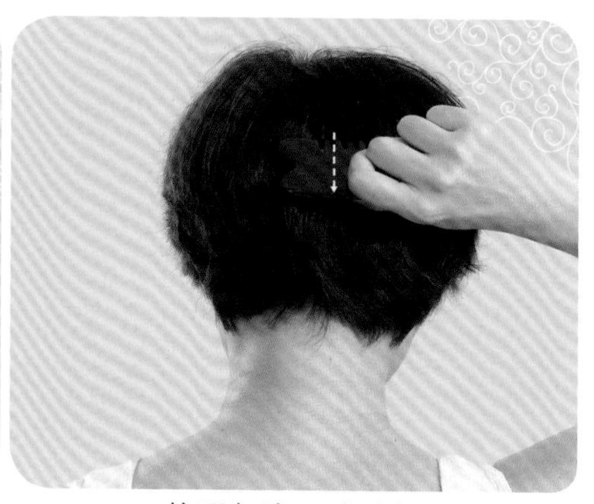

梳理督脉、膀胱经

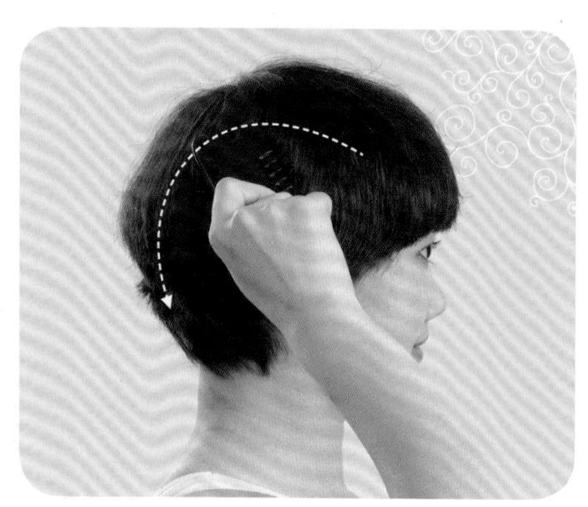

梳理胆经、三焦经

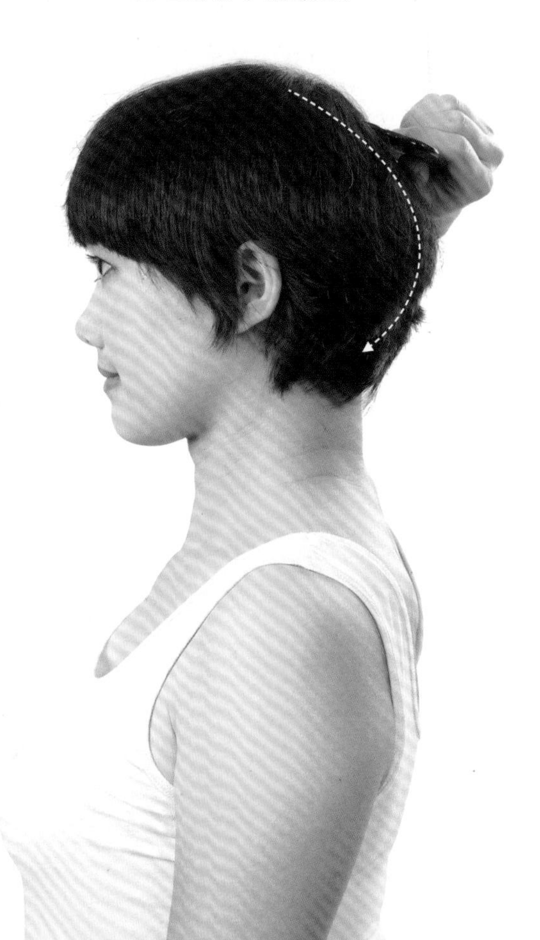

梳理至后发际处

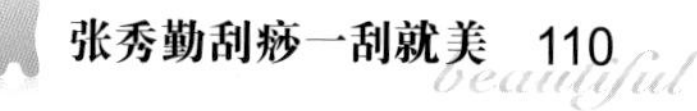

刮后皮肤保养及注意事项

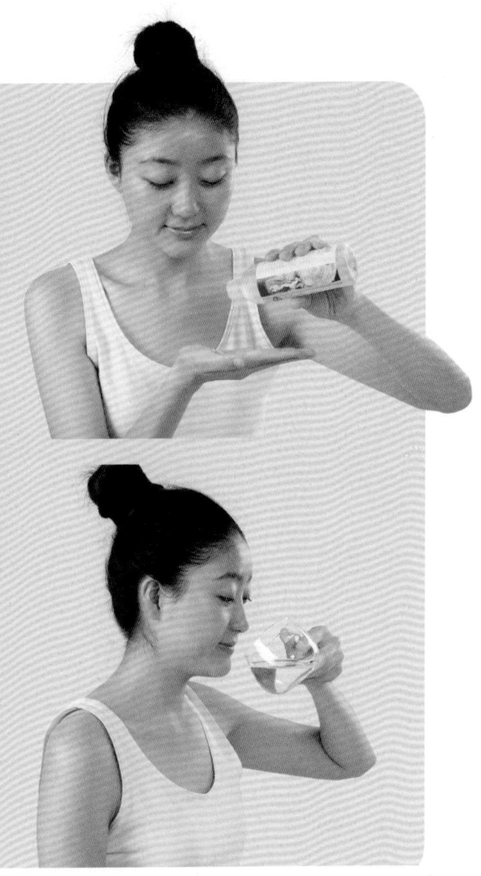

❶用浸湿温水的软毛巾或湿纸巾按下颌、口周、面颊、鼻部、眼周、额头的顺序清洁面部。

❷轻拍润肤水。有条件者，可用调理露浸湿小块面巾纸，用小块面巾纸按下颌、口周、面颊、鼻部、眼周、额头的顺序拍敷。

❸有条件者刮痧后可敷加温的营养面膜，并保留 15 分钟，此时皮肤毛孔微张，皮下血液循环旺盛，利于营养成分的吸收。但是切记只需敷营养面膜，不要敷有美白祛斑功效的面膜，以防伪劣产品的有毒成分被吸收。

❹揭去面膜，涂敷清润保湿露或滋养霜。

❺美容刮痧后，饮温热水一杯，要注意保暖，在寒冷的冬季刮痧后 30 分钟方可去室外活动。

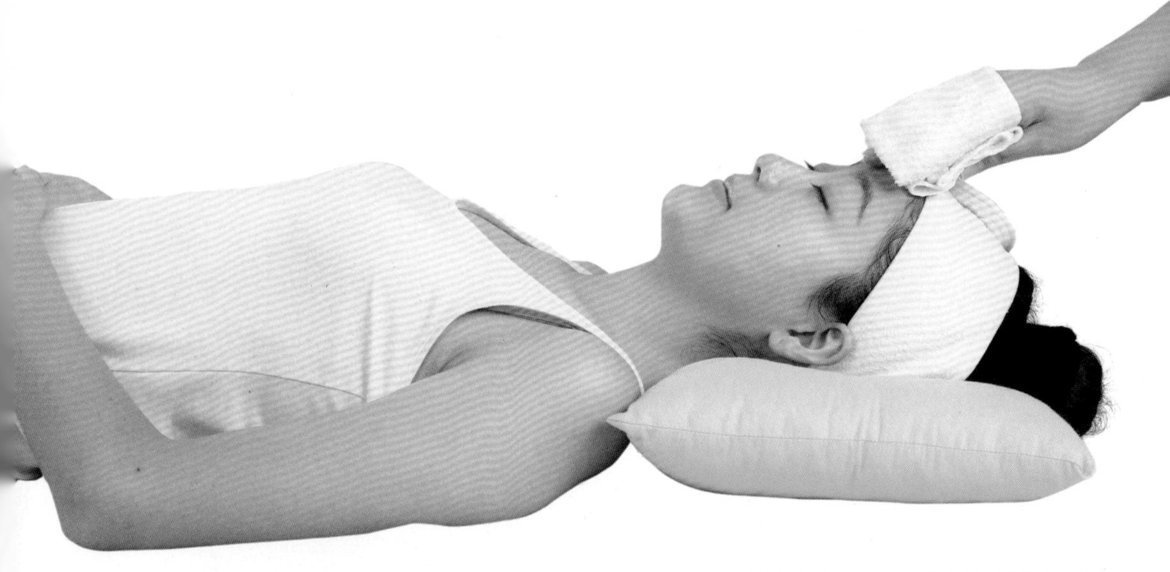

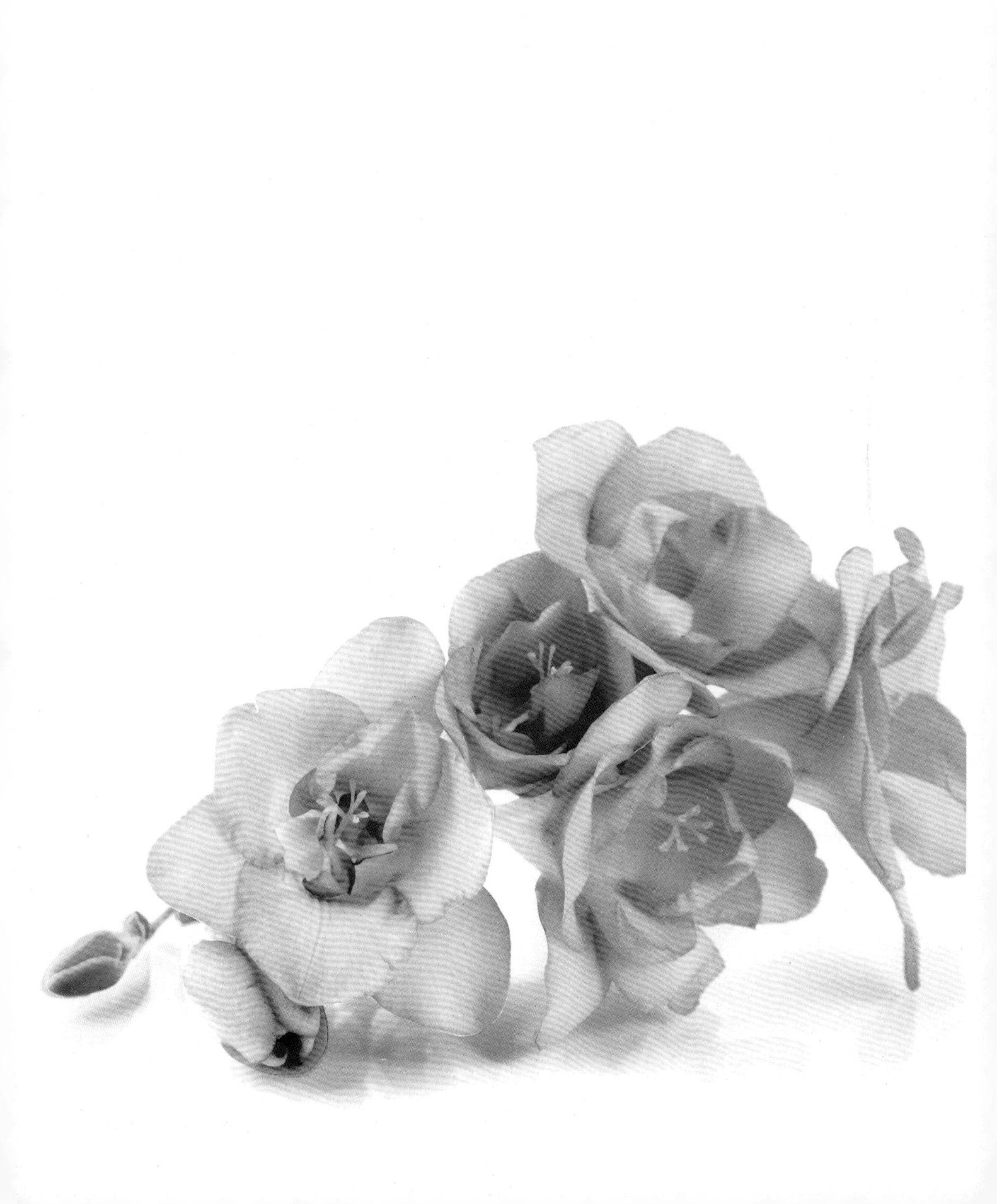

beautiful

第五章
皮肤问题一刮就美

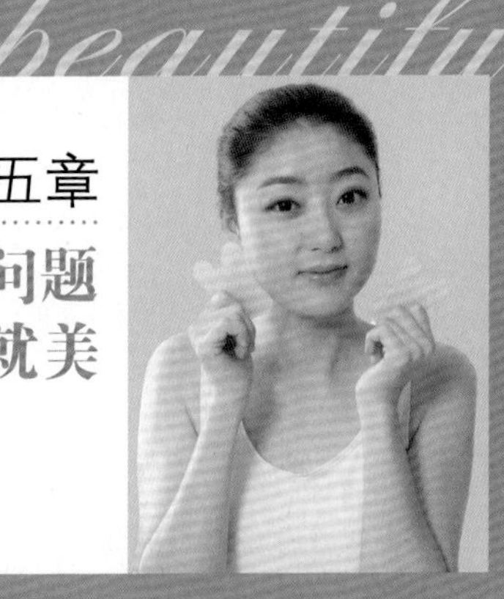

面色晦暗、皱纹、痘痘、黑眼圈、色斑、眼袋、肌肤松弛等各种各样的皮肤问题困扰着爱美的女性，刮痧美容从面部皮肤到脏腑气血全面调理，由表及里，层层深入，巩固美容的功效，让容颜焕发出持久的魅力。

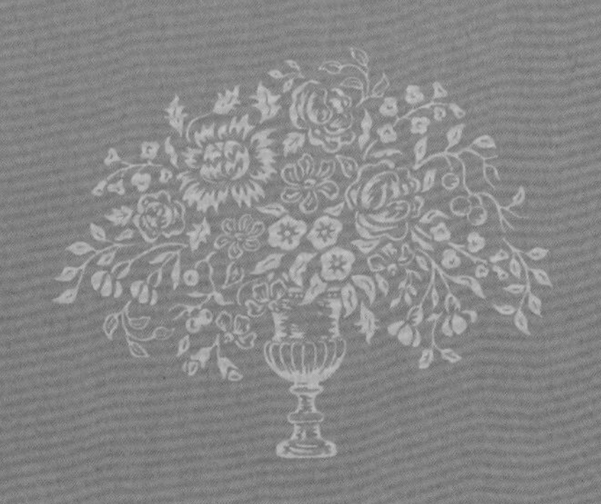

第一节

刮走晦暗无光，刮出均匀净白、靓丽肤色

皮肤内部各处都藏着阻碍肌肤净白的因素

皮肤表皮最下面的是基底层（基底层中除角质细胞外，还有黑色素细胞，合成和分泌黑色素颗粒），其次是棘细胞层、透明层、角质层，皮肤表皮层如果出了问题，会影响肌肤的颜色和透明感；真皮内有胶原纤维、弹力纤维、网状纤维与基质，此外还有血管、淋巴管、神经及皮肤附属器（毛发、皮脂腺、大小汗腺及肌肉等），真皮层出了问题，皮肤会起皱纹，松弛或出现红血丝。

角质层堆积：皮肤粗糙

角质层是位于真皮层以上的表皮细胞，老旧的角质堆积起来，会让皮肤的纹理发生紊乱，肌肤变得不再光滑而失去透明感。

真皮层代谢异常：皮肤泛黄、松弛、皱纹

表皮层很薄，表皮厚度仅有0.1～0.3毫米，能够透出真皮层的颜色。本应纯白的真皮，会因为糖化和羟基化而变黄。因胶原纤维、弹力纤维、网状纤维异常而出现皮肤松弛、皱纹。

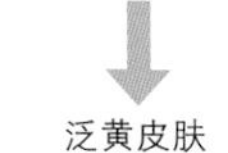

泛黄皮肤

皮脂腺分泌增多：皮肤细腻

皮脂腺分泌过于旺盛，出现油腻感，毛孔粗大。

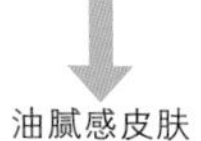

油腻感皮肤

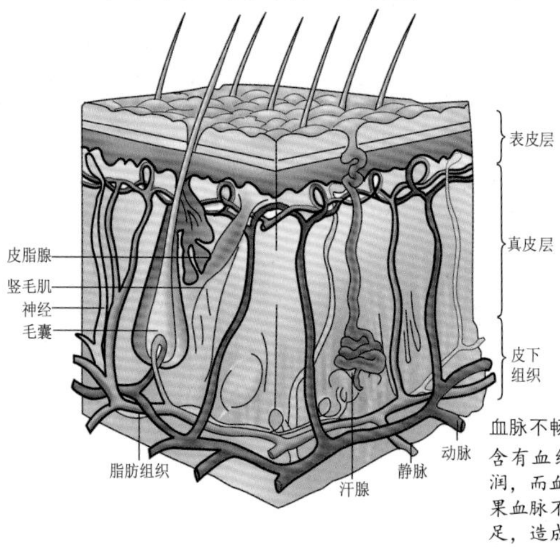

皮肤解剖图

基底层细胞代谢紊乱：形成色斑

造成色斑的黑色素细胞存在于基底层中，黑色素在正常情况下，对皮肤的作用就像一个过滤器，保护皮肤和身体免受紫外线辐射的损伤。如果黑色素细胞代谢紊乱，在表皮堆积，就会造成色素分布不均，从而形成色斑。

血脉不畅：皮肤晦暗

含有血红蛋白的动脉呈现健康的红润，而血氧较少的静脉呈现青色，如果血脉不畅，脏腑功能减退，正气不足，造成血液的流动性差，会让静脉色显得更加明显，而出现暗沉，晦暗的脸色，同时也会出现黑眼圈。

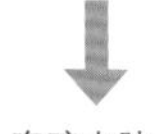

晦暗皮肤

美容刮痧将暗沉一扫而光，轻易获得净白透明肤色

用美容刮痧玉板在面部皮肤上进行刮痧，直接作用于皮肤及皮下组织所有层面，改善皮肤细胞的微循环，促进皮肤的新陈代谢，解决面部的局部问题，同时根据全息经络理论，还可诊查出引起皮肤问题的对应经脉、脏腑，进行有针对性的调理，从内而外调理肤色，才能获得净白透明的肤色。

对于面部色泽暗沉者，可以先照镜子观察面部，分析、确定色泽暗沉的部位，再对照下面提供的相应部位的刮痧方法刮拭，即可将暗沉一扫而光，恢复均匀靓丽的肤色。

净白刮拭手法要点

★ 改善晦暗、缺乏光泽刮痧法一定要先在刮拭部位涂美容刮痧乳。

★ 因为阻碍皮肤净白的因素可能存在于皮肤及皮下的各层组织中，因此无论是平面按揉法还是推刮法按压力应渗透至皮肤之下，肌肉之中，骨骼之上的各层组织，并且刮拭速度缓慢，频率控制在平静呼吸时一呼一吸 2 ~ 3 下，仔细寻找晦暗、缺乏光泽处的阳性反应。不可按压力过大，速度过快。

★ 准确寻找到晦暗处皮肤下面各组织中的不同阳性反应，并运用推刮法、揉刮法等刮拭方法逐渐消除阳性反应，畅通经脉气血，则能将晦暗一扫而光，但是还要刮拭身体相关经脉及全息对应部位才能巩固面部刮痧的效果。

★ 面色晦暗无光属于气血不足的虚证，有的甚至虚中夹有血脉瘀滞，甚至虚寒中夹有血脉瘀滞，因此必用刮痧活血化瘀，但要掌握不可宣泄过度，当刮痧板所刮之处有酸痛感时，多用补法刮拭。虚寒者要加用按摩、艾灸疗法。

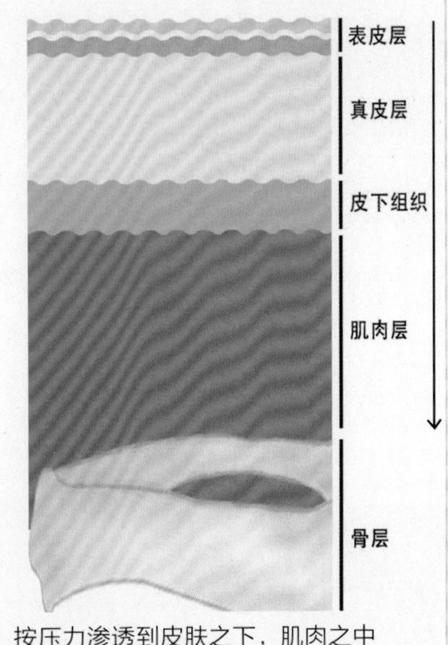

按压力渗透到皮肤之下，肌肉之中

额头晦暗、缺乏光泽

额头正中晦暗

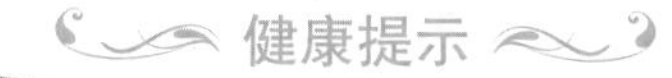

健康提示

额头正中是督脉、膀胱经循行的部位，也是头面、颈部咽喉的全息穴区。

额头晦暗多是肾气不足、阳气虚、用脑过度、大脑缺氧、脑疲劳或神经衰弱的征兆。

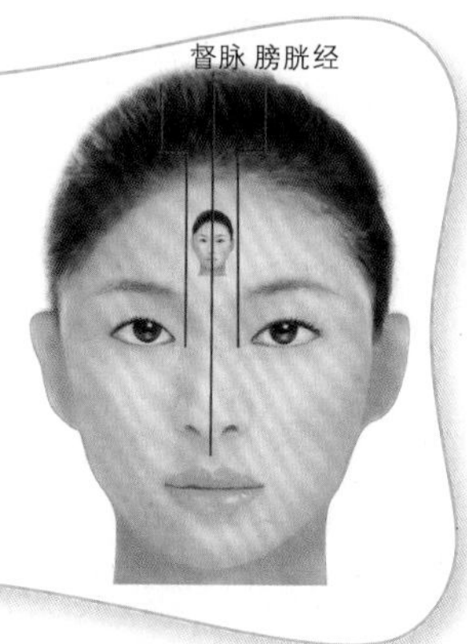

面部美容刮痧调理

1. 按面部净白刮痧手法的要求，涂敷美容刮痧乳，刮拭面部正中头区、咽喉区（包括头区范围内的督脉和膀胱经），直接改善局部气血循环。

2. 用推刮法刮拭额头中间头区、咽喉区、督脉及两侧膀胱经区域，重点是暗沉无光泽的部位，刮拭 5 遍寻找有无沙砾、结节、疼痛等阳性反应。

3. 用揉刮法刮拭颜色晦暗的区域，刮拭 5 遍。

为他人刮痧的方法

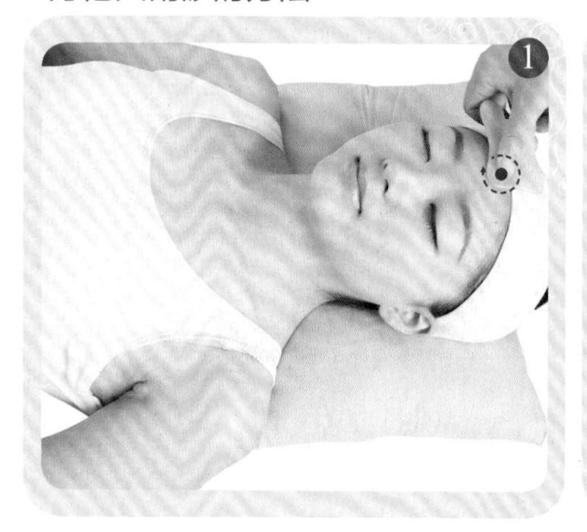

自我刮痧的方法

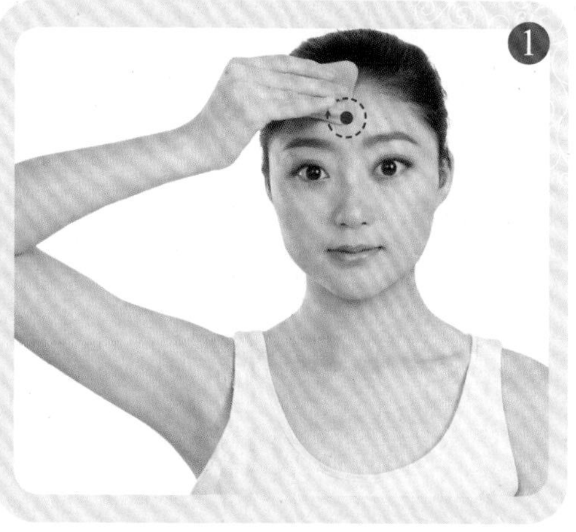

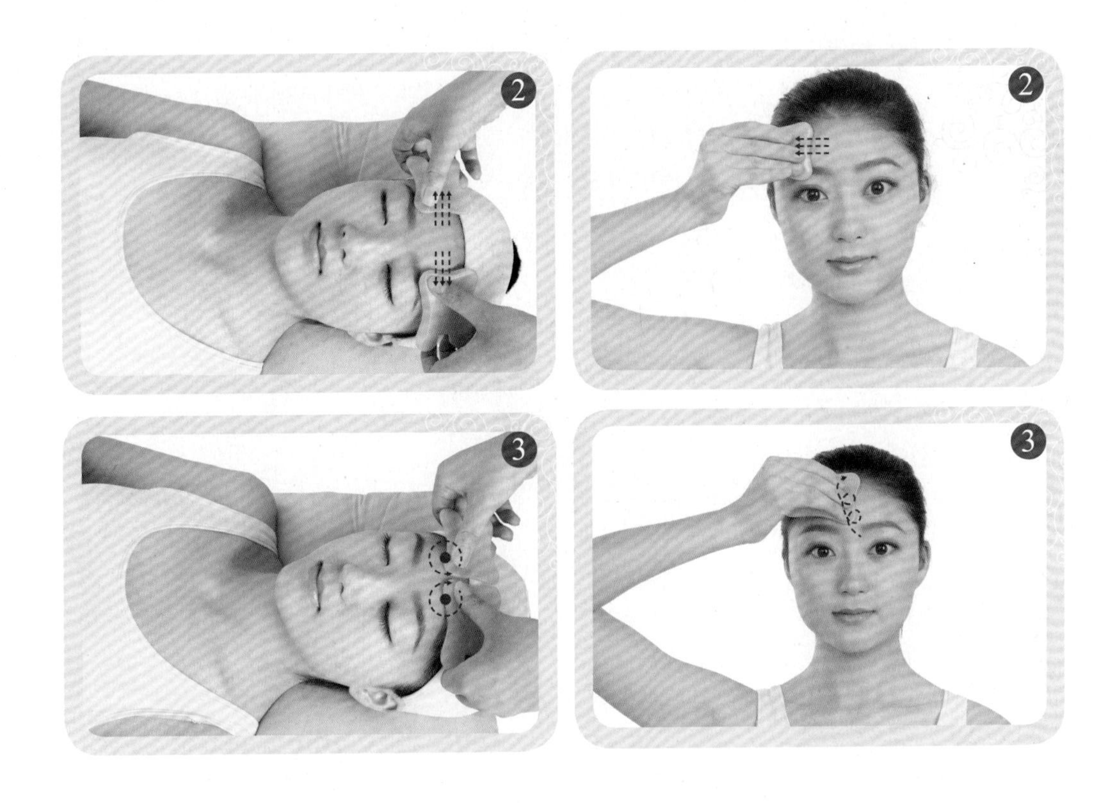

头颈部美容刮痧调理，巩固疗效

刮头部：激发督脉和膀胱经气血，让大脑气血通畅，获得丰富营养

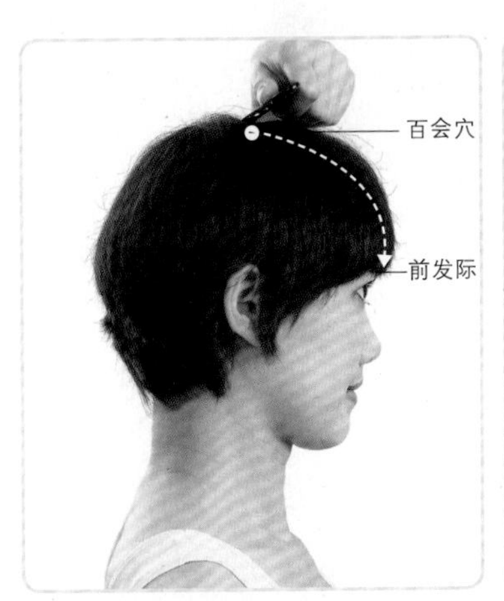

1. 用全息经络刮痧板梳以面刮法刮拭头顶部，从百会穴向前刮至前发际。

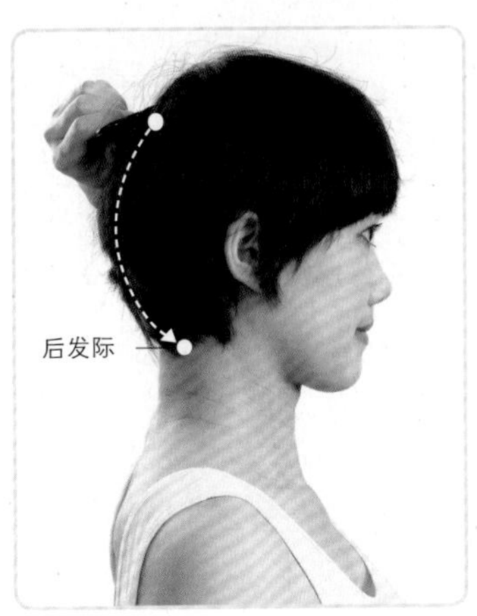

2. 再刮拭后头部，从百会穴向后刮至后发际。

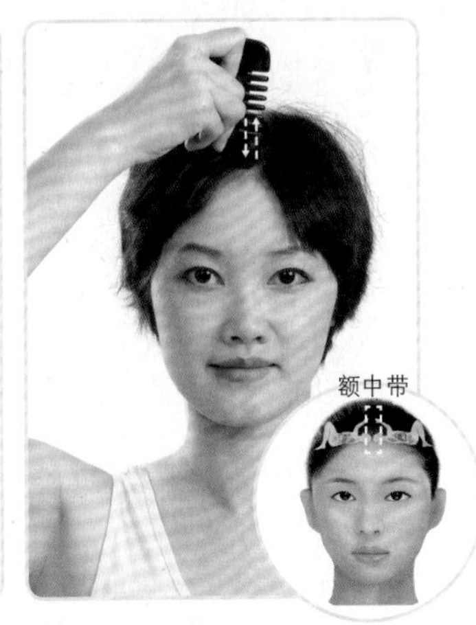

3. 刮拭头部额中带。

刮颈部：疏通颈部头面对应区，畅通气血，改善大脑疲劳

1 刮拭颈椎，用面刮法刮拭后颈部正中的督脉。

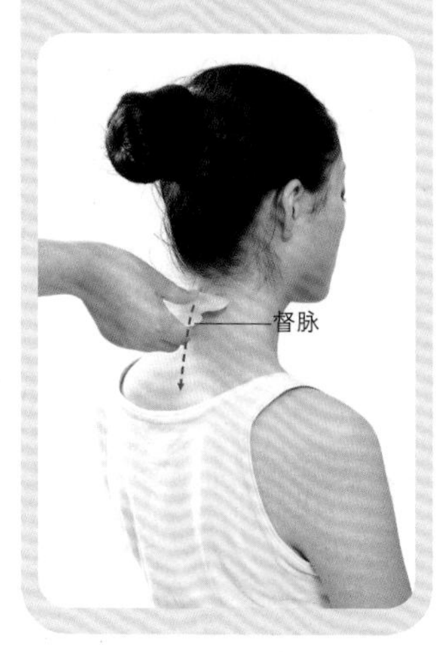

2 再用双角刮法刮拭颈部两侧膀胱经。

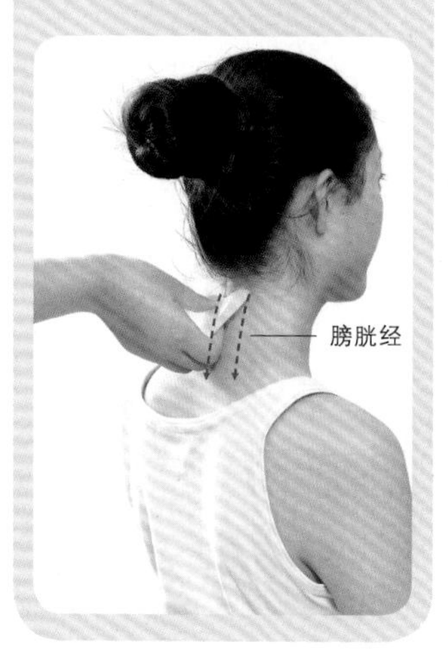

3 最后用单角刮法刮拭风池穴，再用面刮法从风池穴向下刮至颈根部。

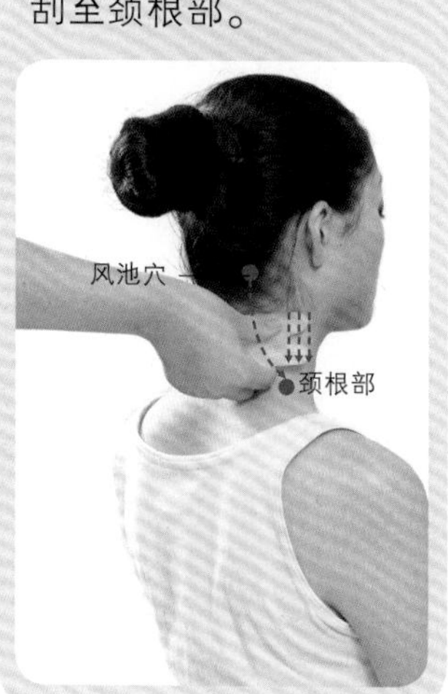

隔衣刮拭腰背部：补益肾脏，振奋全身阳气

1 隔衣从上向下刮拭背部督脉，重点刮拭大椎穴到至阳穴、命门穴。

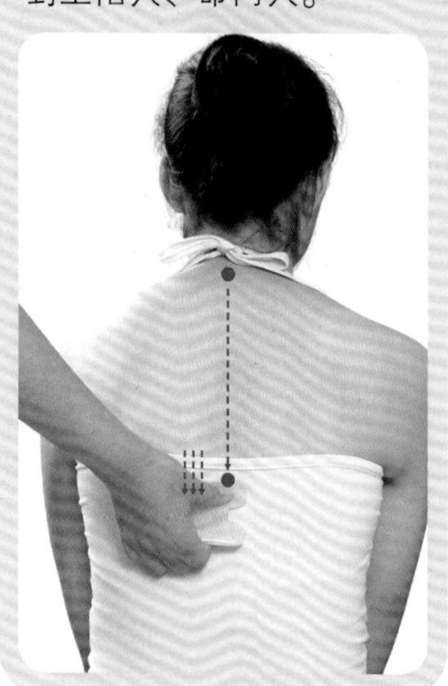

2 用面刮法从上向下刮拭背部肾脏脊椎对应区，增强肾脏的功能。

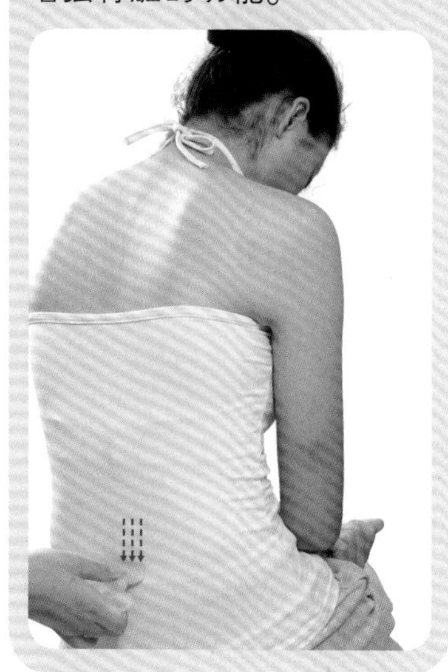

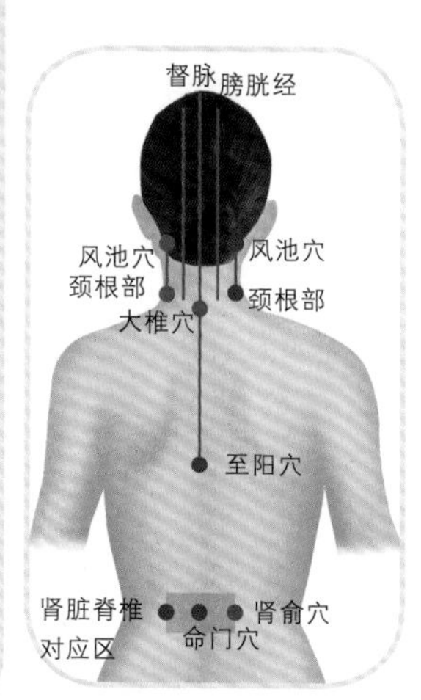

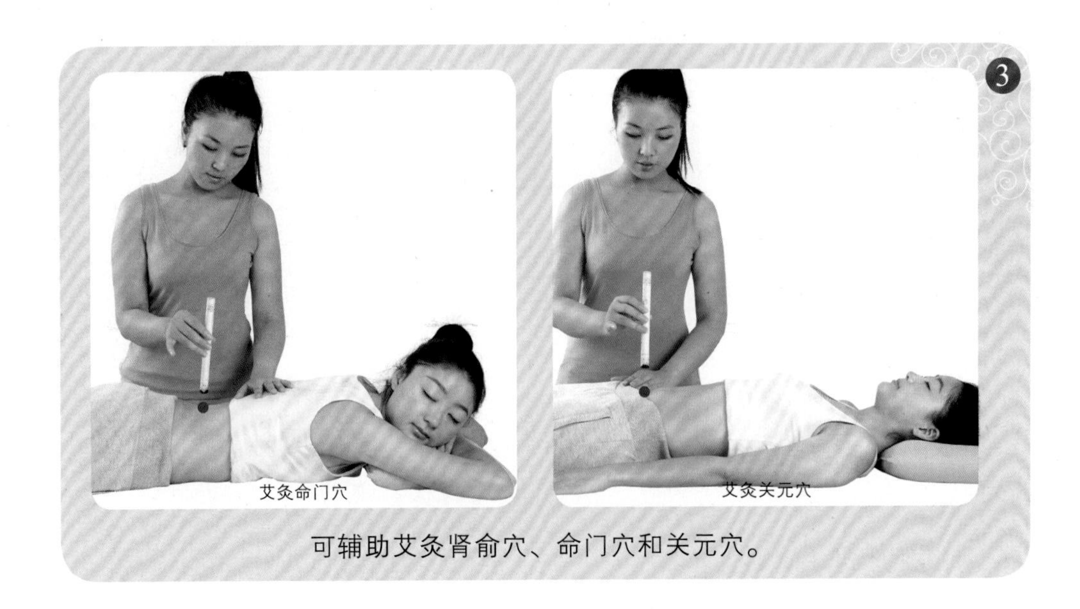

可辅助艾灸肾俞穴、命门穴和关元穴。

※ 专家提示：根据体质选择刮痧手法 ※

要想刮痧效果好，一定要了解自己身体的虚实状况，遇到气血不足的虚性体质，对出现疼痛等阳性反应的区域不能一味追求出痧，一次让痧出透会耗损阳气，反而欲速则不达。

额头晦暗是肾阳不足的表现，肾阳不足则体内环境虚寒，多见于阳虚体质。一定要用补法刮拭，选用压力较小的快速刮法，最好选择隔衣刮拭，刮到微微发热即止，这样可以每天在腰部肾区刮拭几分钟。如果是涂刮痧油直接在皮肤上刮拭，则应注意刮至皮肤发红，不出痧或者少量出痧即止。即使遇到经脉瘀阻而疼痛的点，也不要急于求成，适合采用重复多次的刮痧，以慢慢疏通经脉为最佳方法。一次不要刮拭太多部位，也不宜刮拭太长时间。通过刮痧达到补肾的效果，要防止毛孔开泄过大，向外宣泄阳气。

阳虚体质体内环境虚寒，可以艾灸温补肾阳，振奋体内阳气，配合刮痧更好。如有怕冷，腰膝酸痛及腹中冷痛，提示阳气不足的同时还存在血瘀的情况，这时可以增加刮拭膻中穴、膈俞穴和百会穴，辅助艾灸肾俞穴、命门穴和关元穴，温通血脉，温补肾阳。

额头两侧以及太阳穴附近晦暗

健康提示

额头两侧是胆经、胃经循行的部位。

这个部位出现晦暗多是肝胆功能失调，肝郁气滞、失眠多梦以及肝血不足或肝郁气滞引起月经不调的征兆。

额头晦暗、油光者，是肝郁脾虚内有湿气的表现。

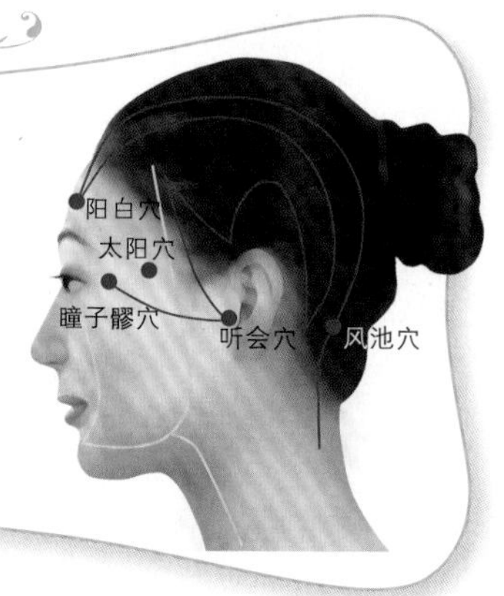

面部美容刮痧调理

1. 按面部净白刮痧手法的要求涂敷美容刮痧乳，刮拭额头两侧胆经，胃经区域，太阳穴处，重点是颜色晦暗的区域，直接改善局部气血循环。

2. 用推刮法重点刮拭额头两侧各经脉、阳白穴、太阳穴及颜色晦暗部位下的阳性反应处 5 遍。

3. 用揉刮法刮拭颜色晦暗的区域，刮拭 5 遍。

为他人刮痧的方法

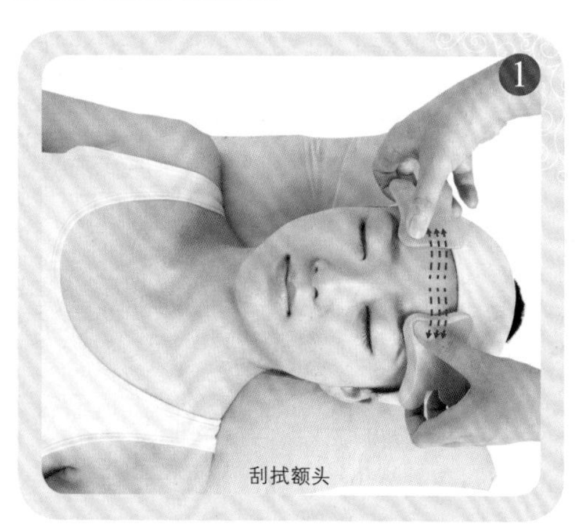

刮拭额头

自我刮痧的方法

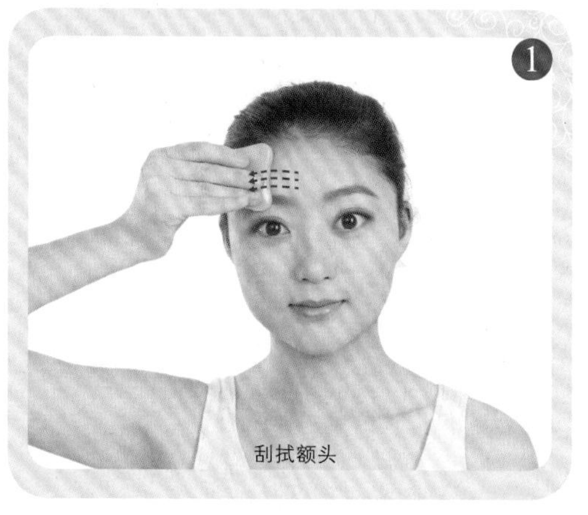

刮拭额头

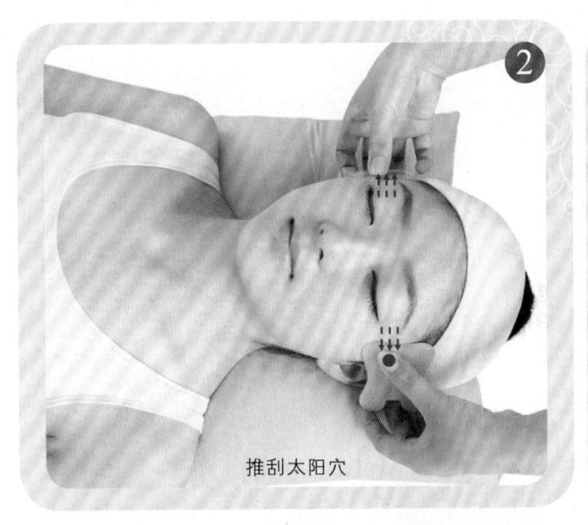

推刮太阳穴

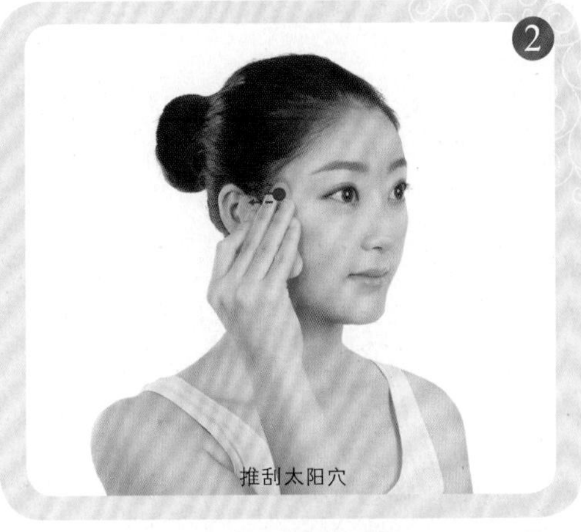

推刮太阳穴

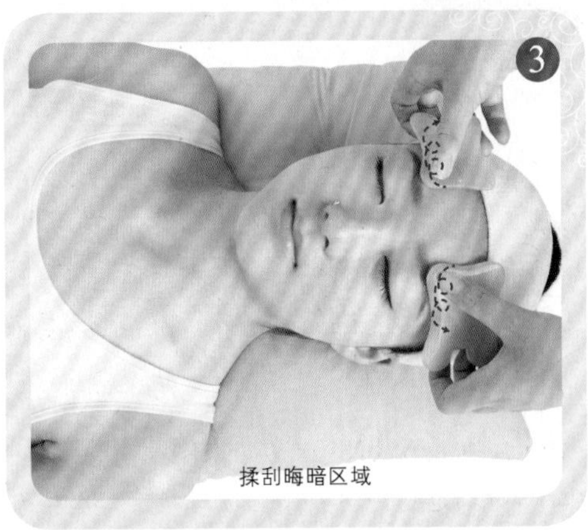

揉刮晦暗区域

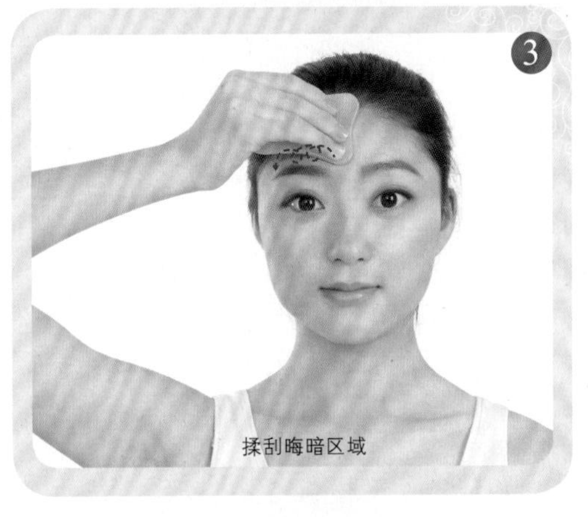

揉刮晦暗区域

头部、颈部、足部美容刮痧调理

刮拭侧头部：疏通胆经气血

用全息经络刮痧板梳刮拭侧头部胆经循行部位，从侧头部前发际，顺着耳后画问号，一直向下刮到后头部发际。寻找疼痛点和不顺畅的结节，对其进行重点刮拭。平时可每天刮拭，每次 2 ～ 3 分钟。

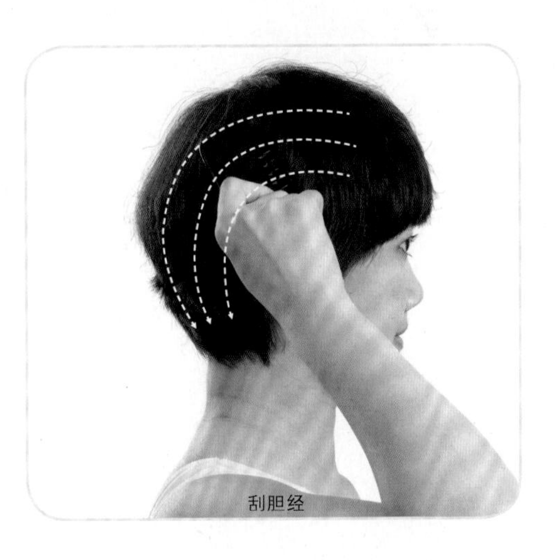

刮胆经

刮拭颈部：疏通气血，巩固疗效

在颈肩部涂上刮痧油，沿着颈部侧面刮至肩上部，重点用单角刮法刮拭风池穴、用面刮法刮拭颈根部和肩井穴。在有疼痛和结节等阳性反应点的地方，进行重点刮拭。

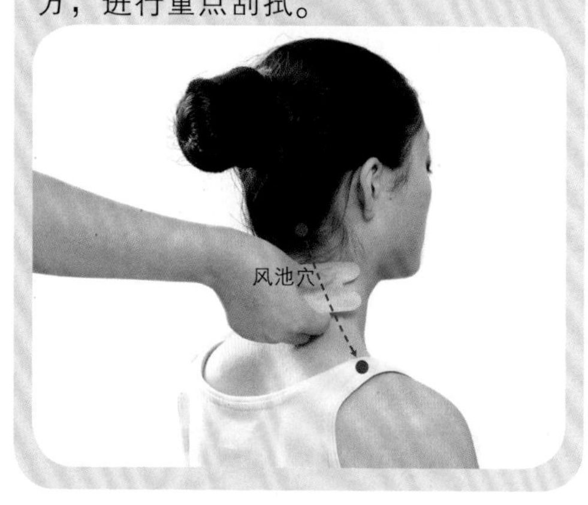

刮拭足部：疏肝行气

用垂直按揉法按揉足部太冲穴5~10下。

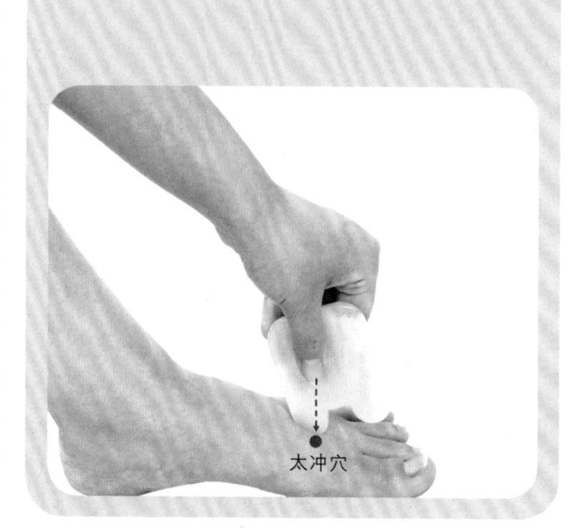

直击根本，让美丽永驻的刮痧调理

活血化瘀、疏理肝胆气机，首选刮痧

1. 用面刮法刮拭背部肝胆脊椎对应区，先用面刮法刮拭第 8 ~ 10 胸椎间督脉部位，再用双角刮法从上向下刮拭同水平段两侧的夹脊穴；然后用面刮法从上向下刮拭督脉两侧 3 寸宽的范围。

2. 用平刮法沿着肋骨走向，分别从腹部、背部正中向右刮拭右胸胁部、右背部的肝胆体表投影区。

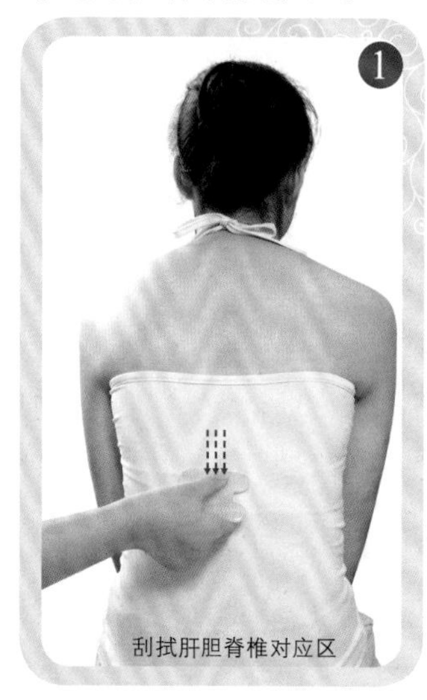

刮拭肝胆脊椎对应区

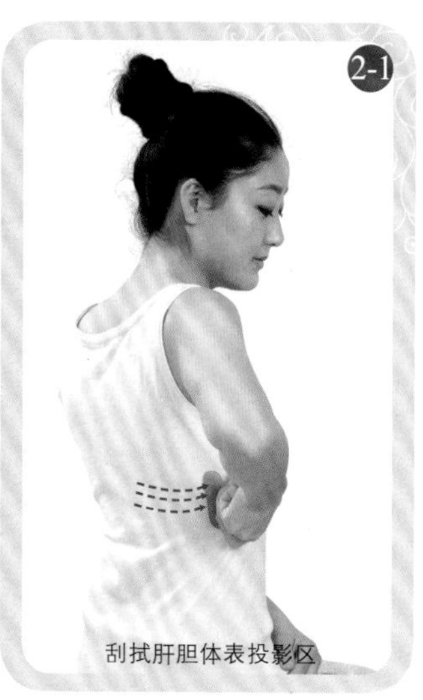

刮拭肝胆体表投影区

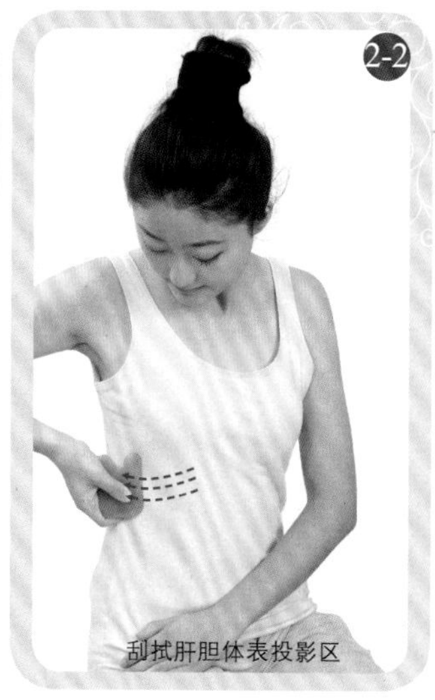

刮拭肝胆体表投影区

3. 用面刮法从上向下刮拭膀胱经肝俞穴、魂门穴、阳纲穴 15 ~ 20 下。

4. 用平刮法从肋骨正中向两侧刮拭期门穴和章门穴 15 ~ 20 下。

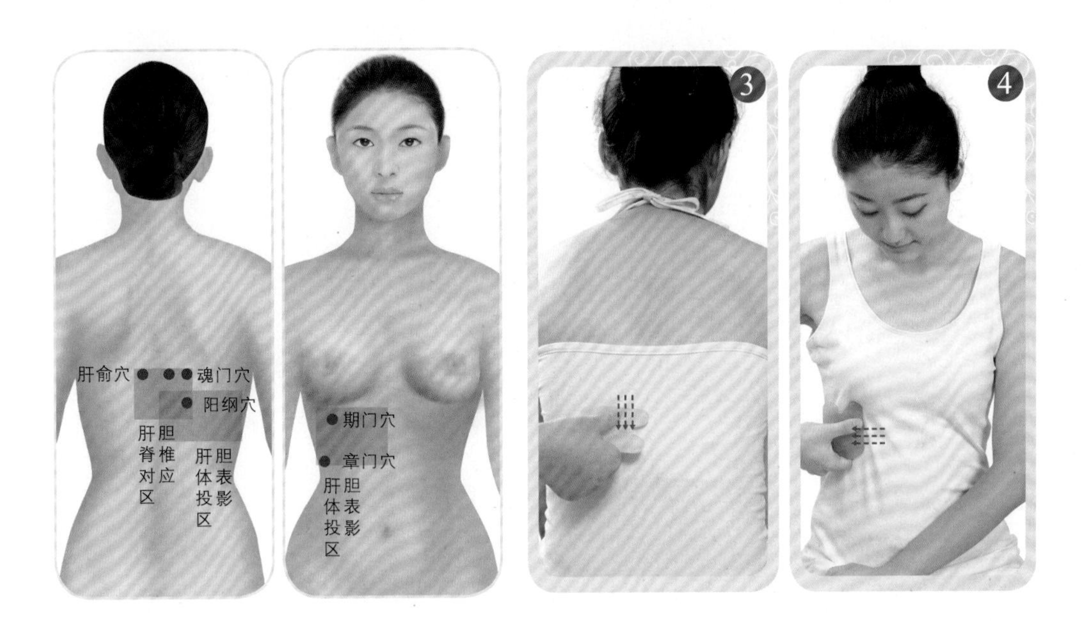

※ 专家提示：刮痧额头的技巧 ※

额头两侧皮肤晦暗、欠光泽，多属肝气郁结，肝气郁结在哪个部位就重点刮拭这个部位循行的肝胆经脉，在区域内仔细寻找疼痛敏感点，并重点刮拭这些疼痛敏感点。以上“直击根本”的 4 种刮痧部位，可以每次只刮拭 1 ~ 2 或 3 ~ 4 的部位。

如皮肤晦暗兼油脂分泌旺盛者，多有肝郁脾虚，内有湿气，要加刮背部脾俞穴、胃俞穴，腹部中脘穴及腹背部左侧脾脏体表投影区。

眼周皮肤晦暗、缺乏光泽

两眉中间晦暗

健康提示

两眉之间是肺的全息穴区，也是督脉和膀胱经循行的部位。

两眉之间出现晦暗、欠光泽是肺气不足、肺部气血失调的征兆，应补养肺气。

两眉之间出现暗红色提示肺热，是咽喉部慢性炎症或血压升高的征兆。

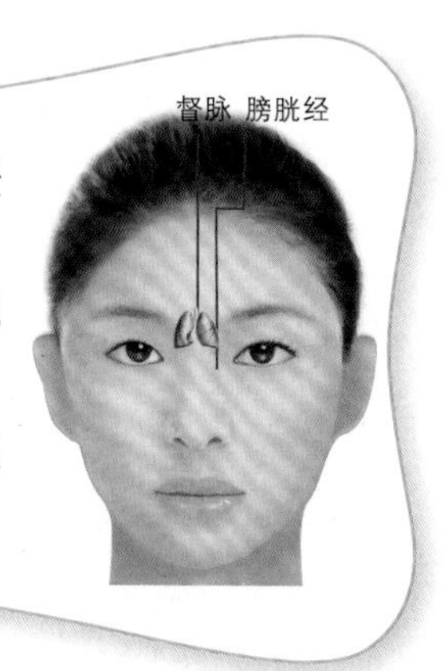

面部美容刮痧调理

按照面部净白刮痧手法的要求，涂敷美容刮痧乳，先用推刮法刮拭两眉中间心肺的区域，也就是前额督脉、膀胱经区域，重点刮拭暗沉无光泽的部位，刮拭 5 遍，寻找有无沙砾、结节、疼痛等阳性反应。用推刮法重点刮拭各经脉、穴区及颜色晦暗部位下的阳性反应处，刮拭 5 遍。用平面按揉法刮拭颜色晦暗的区域，按揉 5 遍，至皮肤微微发热即可。

为他人刮痧的方法

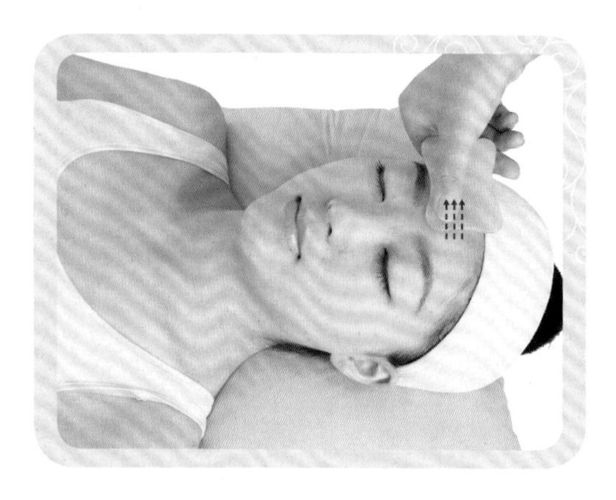

自我刮痧的方法

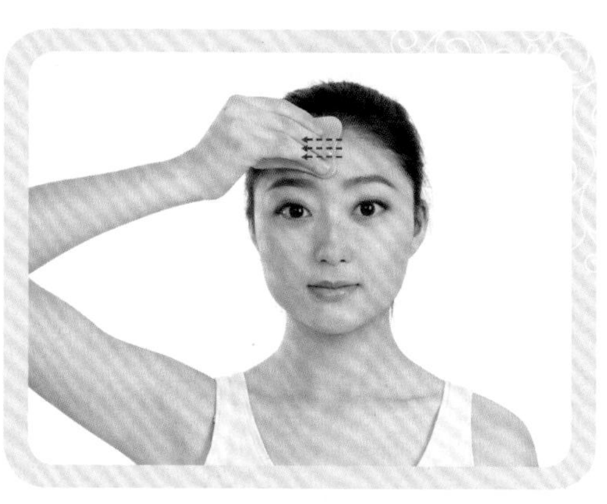

手足部位美容刮痧调理，巩固疗效

刮拭手足部肺全息穴区

用刮痧板以面刮法刮拭手掌小拇指下方的肺区，至该部位皮肤有温热感即可。

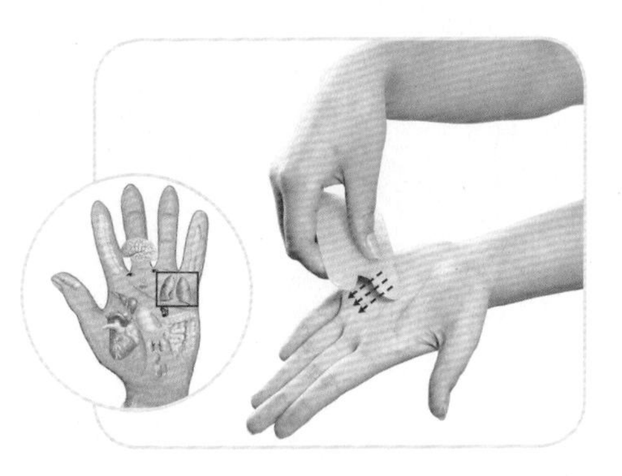

用刮痧板长边以平刮法从上向下刮拭双足部肺区，刮至皮肤有温热感即可。

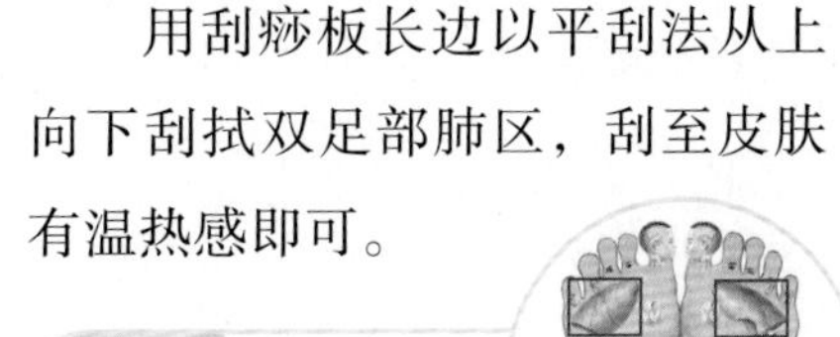

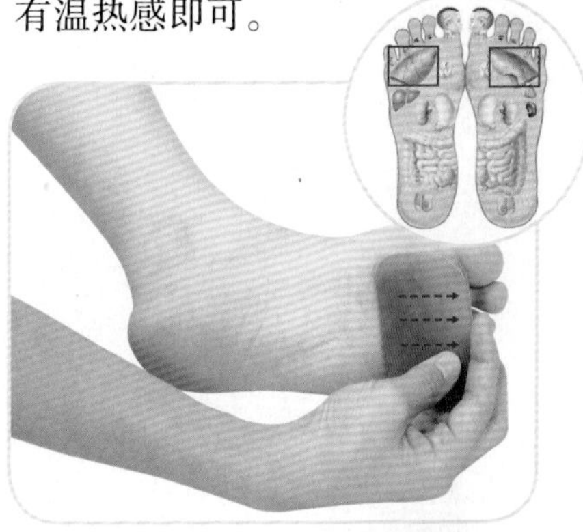

直击根本，让美丽永驻的刮痧调理

刮痧清利肺热，艾灸补益肺气

1. 用面刮法刮拭背部心肺脊椎对应区，先用面刮法重点刮拭第 1 ～ 9 胸椎间督脉部位，再用双角刮法从上向下刮拭同水平段两侧的夹脊穴，然后用面刮法从上向下刮拭督脉两侧 3 寸宽的范围。

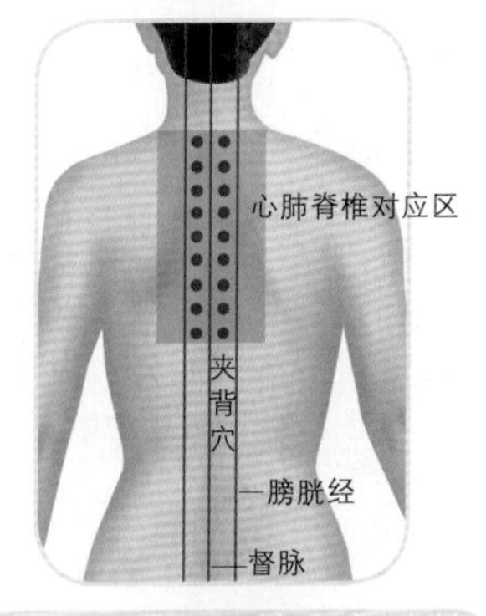

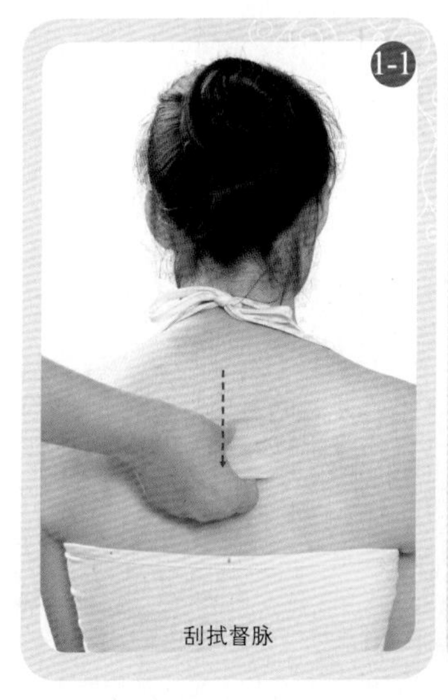

刮拭督脉

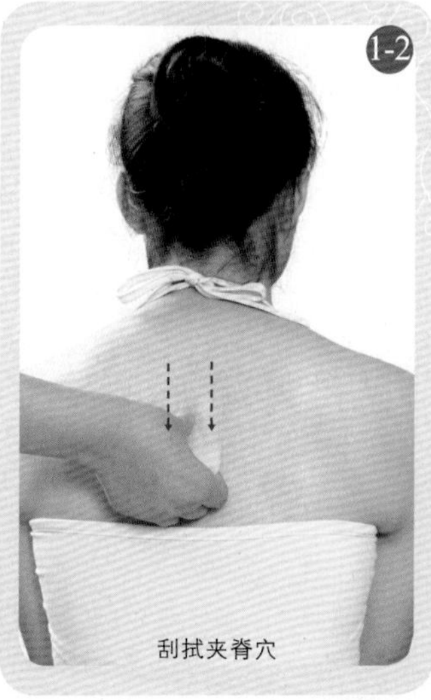

刮拭夹脊穴

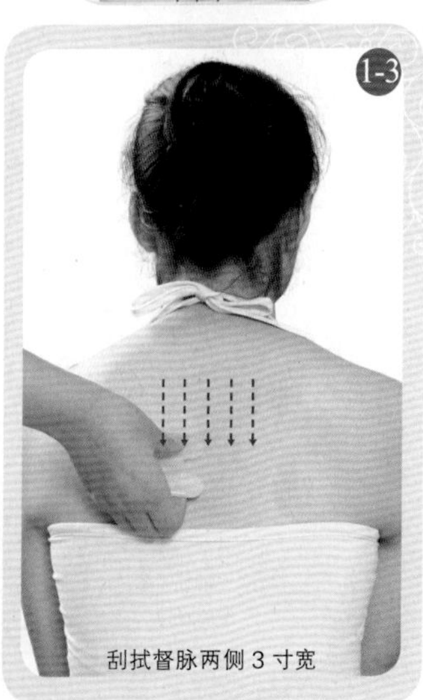

刮拭督脉两侧 3 寸宽

2. 用面刮法从上向下刮拭上肢太渊穴、列缺穴。

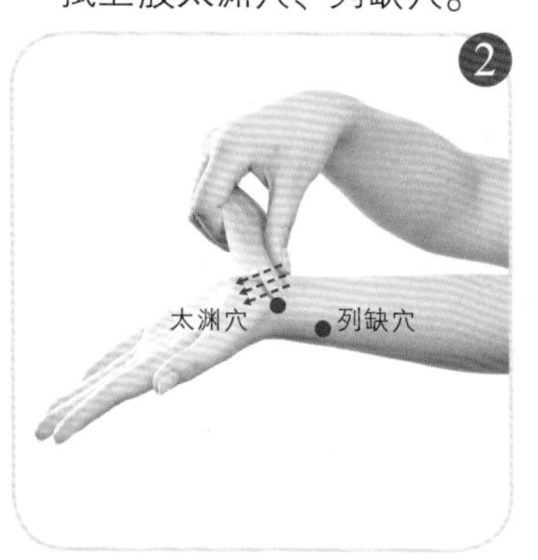

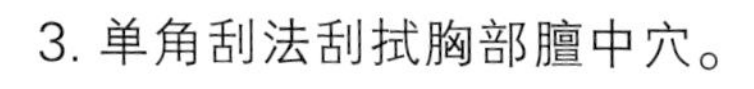
3. 单角刮法刮拭胸部膻中穴。

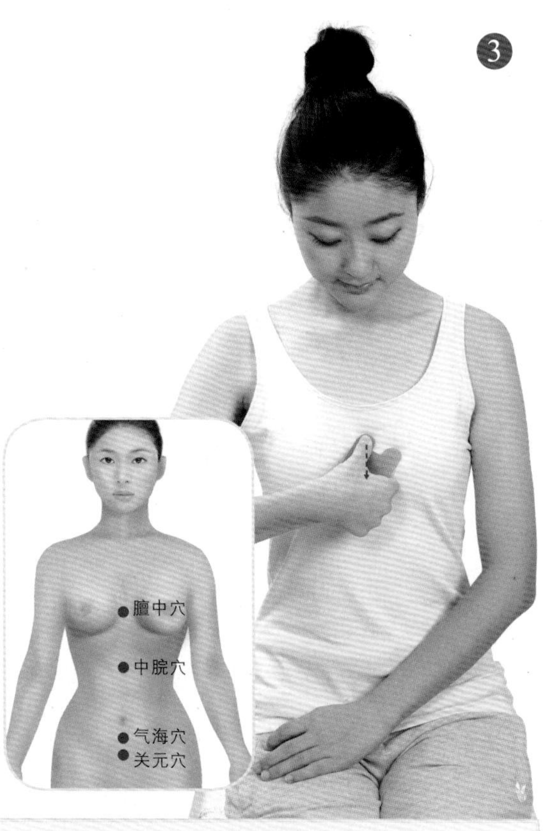

4. 艾灸温灸下肢三阴交穴。艾灸温灸腹部中脘穴、关元穴、气海穴。

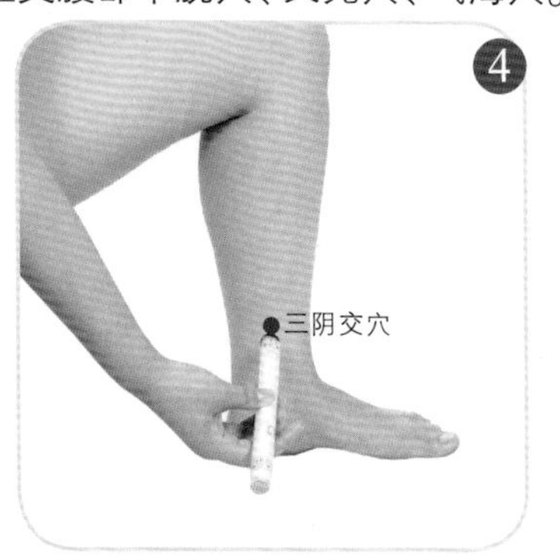

※ 专家提示：气虚之人巧刮痧 ※

刮痧、艾灸、拔罐、针刺、中药等中医疗法并非各自独立为政，而同是属于中医疗法，要建立在辨证论治的基础上灵活运用。面色晦暗既是气血不足的虚证，又有血脉瘀滞的证候，因此用刮痧快速活血化瘀，与艾灸、按摩补虚相结合会收到更好的效果。

肺朝百脉，肺气不足会导致全身正气虚弱，容易感冒。气虚者刮痧应选择温和的补法刮拭，用按压力小、速度慢的手法，每次刮拭的部位应少，面积要小，最适合进行单穴位的按揉，不要追求出痧，以免宣泄正气。

另外，气虚的人，在自我调理时最好与艾灸和按摩相结合，用艾灸的温热来补益正气，配合在背部进行小范围的刮痧，以快速疏通经脉，能够进一步导引正气上行，使补益效果更佳。

两眼睛中间晦暗

健康提示

两眼之间是心的全息穴区，也是督脉和膀胱经循行的部位。

两眼之间出现苍白少光泽是心气虚的征兆。

两眼之间出现微红是心火上炎的表现；中年以上两眉眼间色红要警惕血压增高。

出现暗红或者暗青是心气血不足，血脉瘀滞的征兆，应引起高度重视，注意休息，减轻压力，补养心气，进行身心调养。

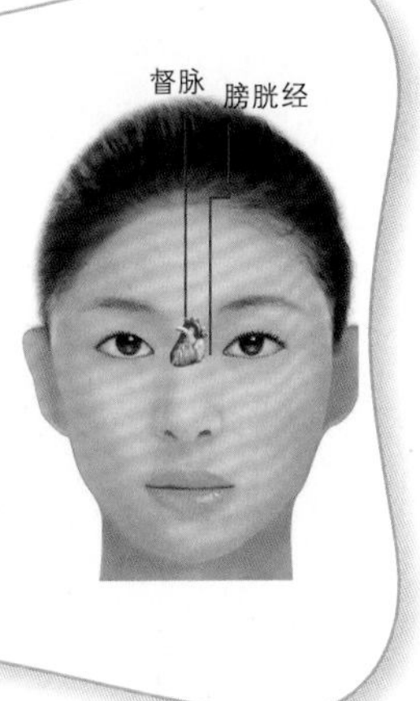

面部美容刮痧调理

刮拭局部，补益心肺

1. 按照面部净白刮痧手法的要求，涂敷美容刮痧乳，先用推刮法刮拭两眼中间心区，也就是督脉区域，重点刮拭暗沉无光泽的部位，刮拭 5 ~ 10 下，寻找有无沙砾、结节、疼痛等阳性反应。

2. 用平面按揉法刮拭颜色晦暗的区域，按揉 5 下，至皮肤微微发热潮红即可。

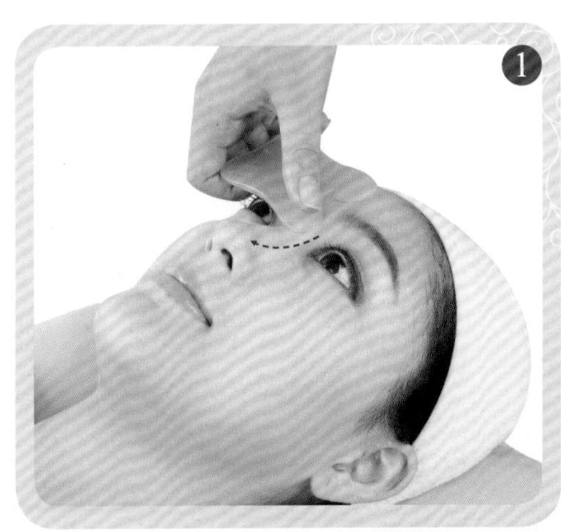

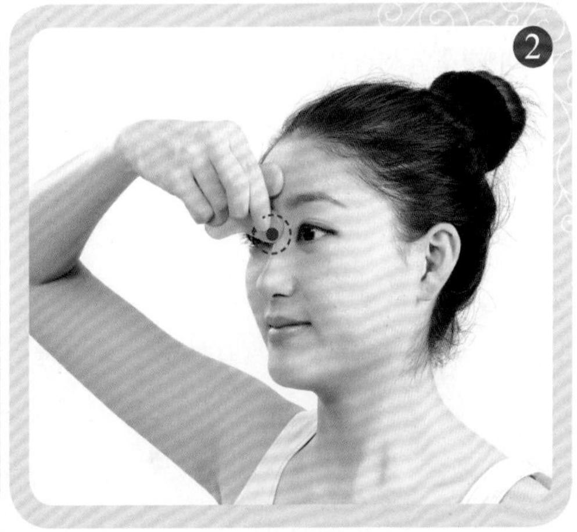

手足部美容刮痧调理，巩固疗效

刮拭手足部心脏全息穴区，调理心脏功能

用刮痧板以面刮法刮拭手掌大鱼际的心区，至该部位皮肤有温热感即可。

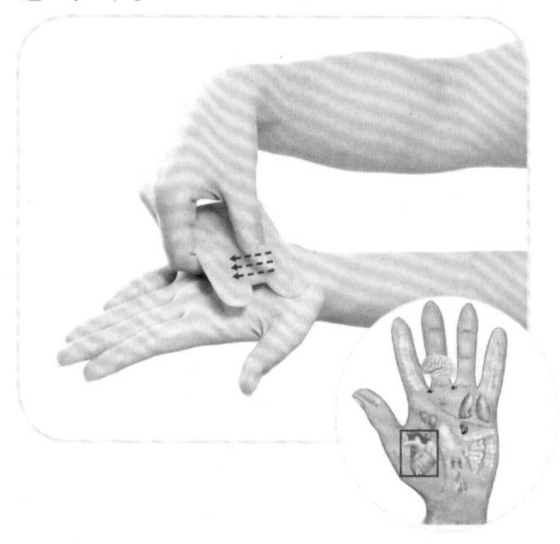

用刮痧板以推刮法从上向下刮拭左足底心区，刮至皮肤有温热感即可。

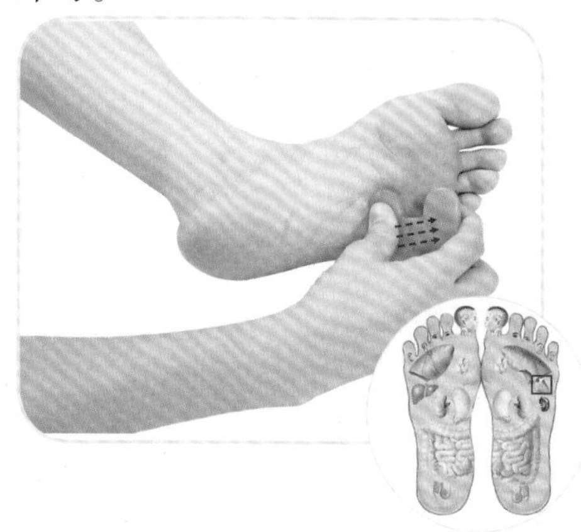

直击根本，让美丽永驻的刮痧调理

刮痧活血化瘀，艾灸补益心气

1. 用面刮法刮拭心脏、脾脏脊椎对应区：①先用面刮法重点刮拭第 4 ～ 8 胸椎和第 8 ～ 12 胸椎间督脉部位，②再用双角刮法从上向下刮拭同水平段两侧的夹脊穴，③然后用面刮法从上向下刮拭督脉两侧 3 寸宽的范围。

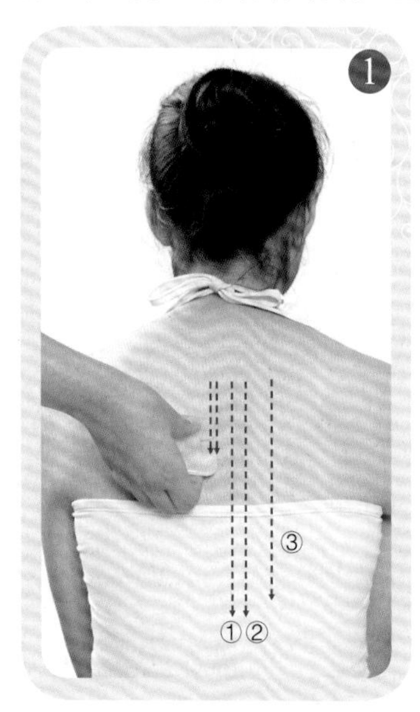

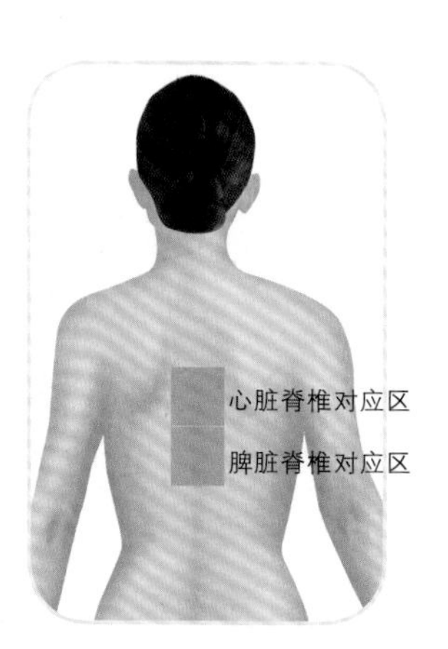

2. 用面刮法从上向下刮拭上肢内关穴。

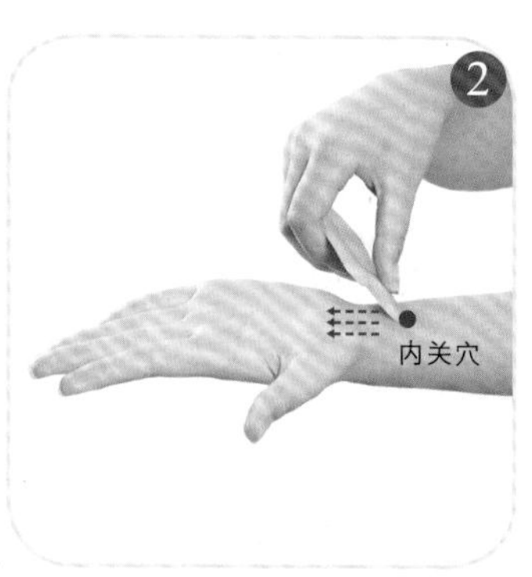

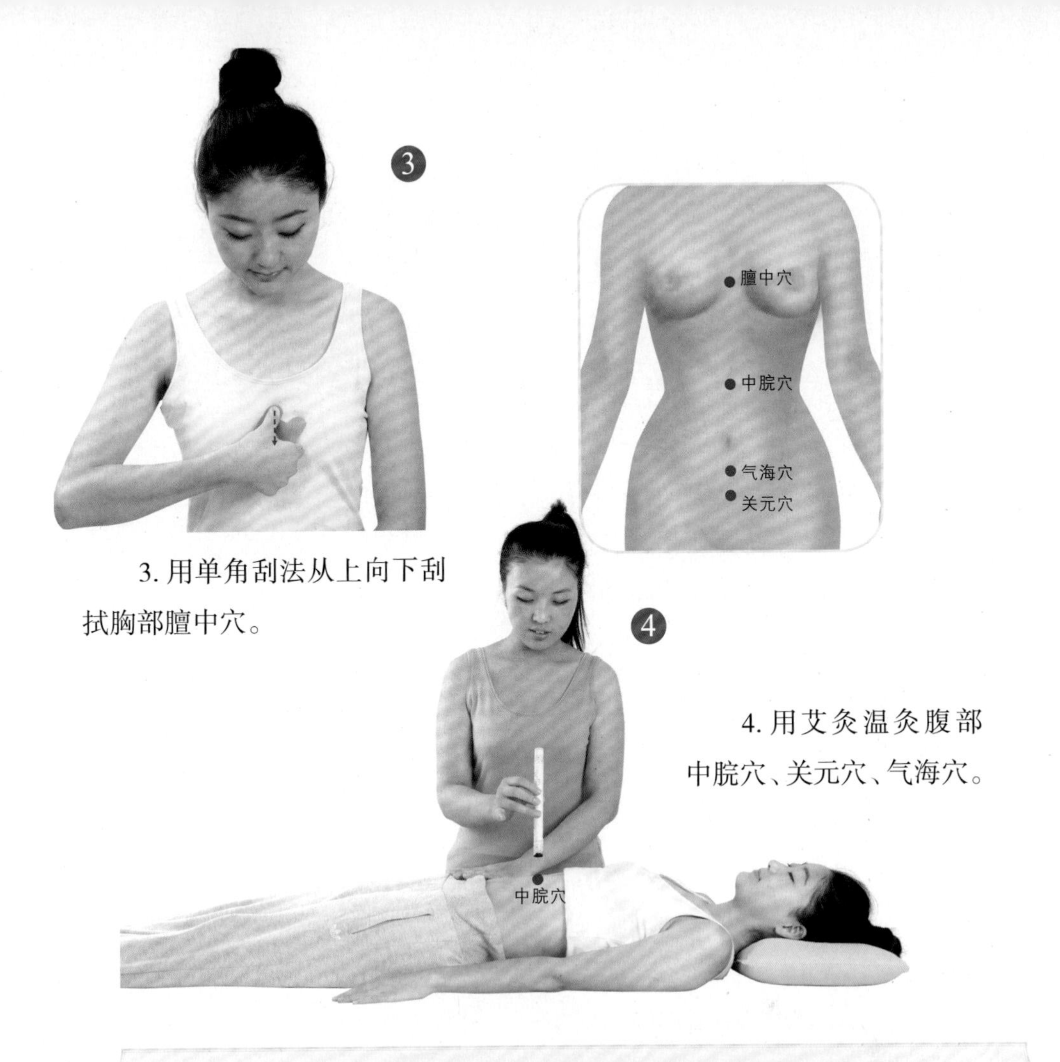

3. 用单角刮法从上向下刮拭胸部膻中穴。

4. 用艾灸温灸腹部中脘穴、关元穴、气海穴。

※ 专家提示：心肺气虚调养须知 ※

面部心区对应心脏，是气血汇集之地，极易出痧，因此刮拭力度适当减轻，如血脉瘀滞较重，刮出少许痧点，治疗效果更好，不必惊慌，24 小时内痧点会很快消退。

两眉、两眼之间属于心肺的全息穴区，颜色晦暗是心肺气血虚兼有血瘀的外相，应该引起足够的重视。因为心主血，藏神，心气虚往往伴随着心血虚，易神疲健忘，失眠多梦；心气虚，血液运行动力不足，容易形成血脉瘀滞，这就和河流流动得过于缓慢就容易产生淤泥是一个道理。在调养心气血虚时，应心脾两脏同调，因为脾为气血生化之源，如果不从源头补养，单纯调养心的气血，则气血无源，不容易收到良好的效果。心气血虚弱的人，注意保持心情愉快，张弛有节，不要劳累过度。

眼周皮肤晦暗

健康提示

眼周是膀胱经、胃经、肝经、胆经循行部位。眼周皮肤晦暗、缺乏光泽最容易出现在内眼角和下眼睑。也就是人们常说的黑眼圈、熊猫眼。

眼周皮肤暗沉、发黑提示肾气虚、胃肠功能失调、月经不调，或者是睡眠不足，疲劳过度。

长期顽固的黑眼圈提示过劳、熬夜或是患有妇科疾病、慢性胃肠道疾病、慢性肝病、肾病。

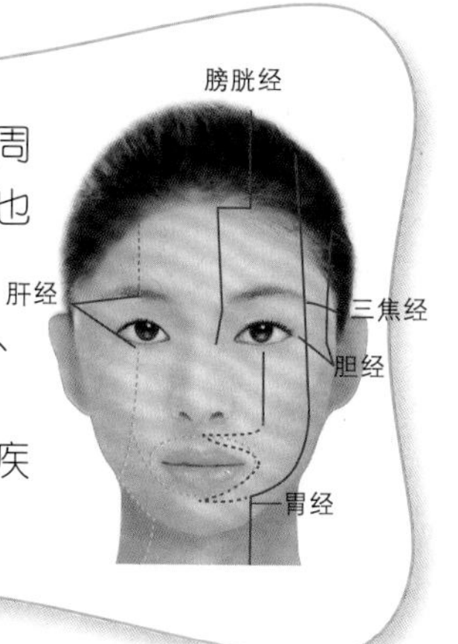

面部美容刮痧调理

刮拭局部，直接改善局部气血循环

1. 内眼角肤色晦暗者，按照面部净白刮痧手法的要求，涂敷美容刮痧乳，用美容刮痧板或眼部刮痧板角部以垂直按揉法按揉睛明穴，左右、上下皮内拨动，寻找睛明穴下的阳性反应，并按揉 5 ~ 10 下。

2. 用推刮法从睛明穴沿鼻旁膀胱经向上缓慢 1 毫米、1 毫米向上推进，推刮至攒竹穴，仔细寻找并重点刮拭膀胱经及攒竹穴阳性反应 5 ~ 10 下。

3. 下眼睑肤色青暗或晦暗者，先按以上方法刮拭睛明穴，再用刮痧板长弧边上部以推刮法从睛明穴沿下眼眶向外经肝经处刮至外眼角瞳子髎穴，重点刮拭下眼眶中部肝经循行部位，寻找并刮拭阳性反应点 5 ~ 10 下。

为他人刮痧的方法

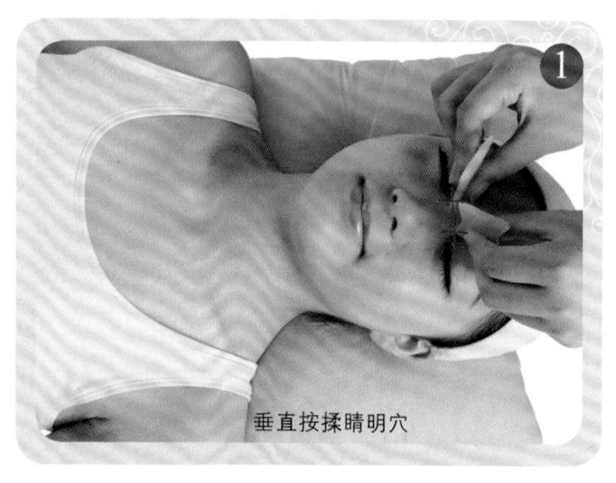

垂直按揉睛明穴

自我刮痧的方法

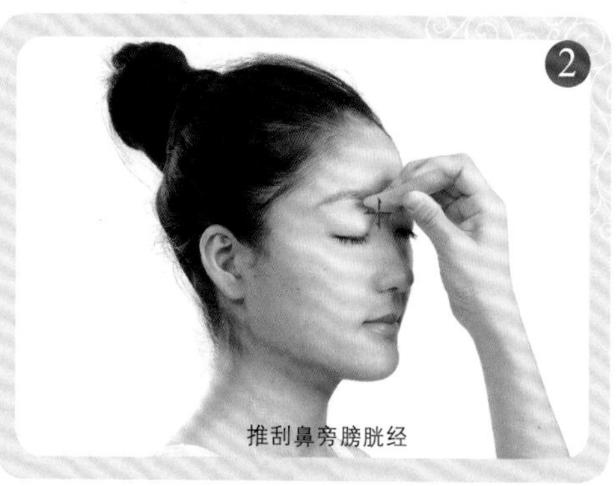

推刮鼻旁膀胱经

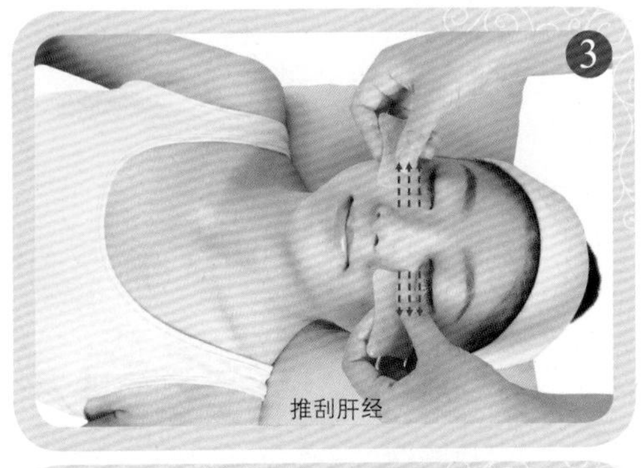
推刮肝经

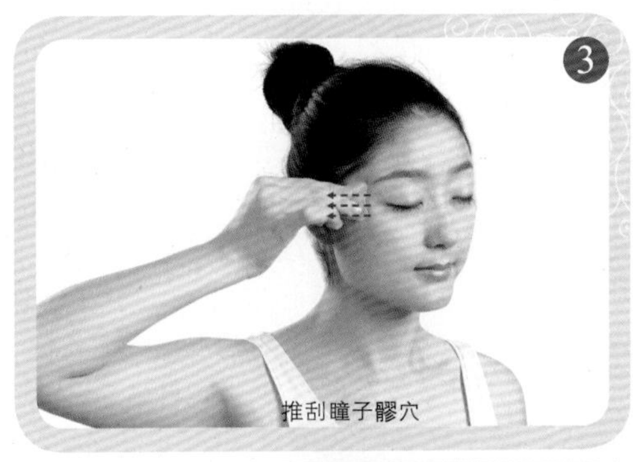
推刮瞳子髎穴

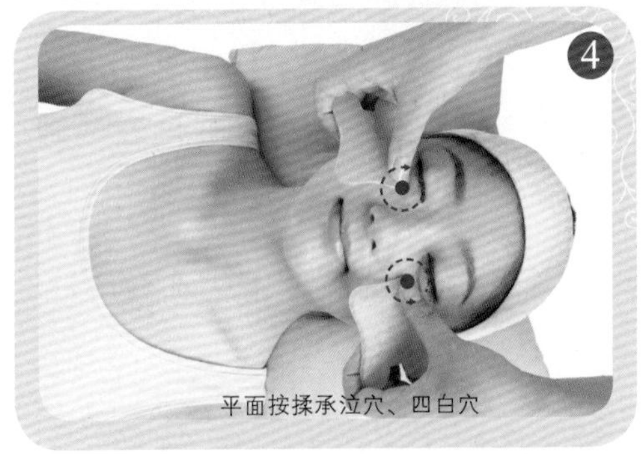
平面按揉承泣穴、四白穴

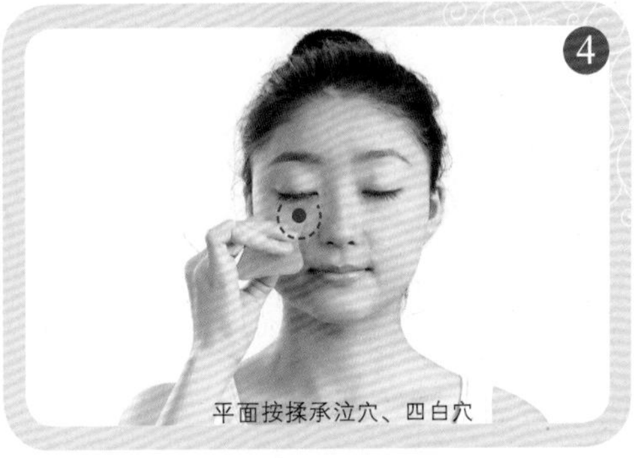
平面按揉承泣穴、四白穴

4. 用平面按揉法从轻到重缓缓按揉下眼睑承泣穴、四白穴区 5 下，寻找阳性反应，再按揉阳性反应部位 5 ～ 10 下。

颈部、下肢美容刮痧调理，巩固疗效

刮拭头部、颈部、足部经脉和穴区

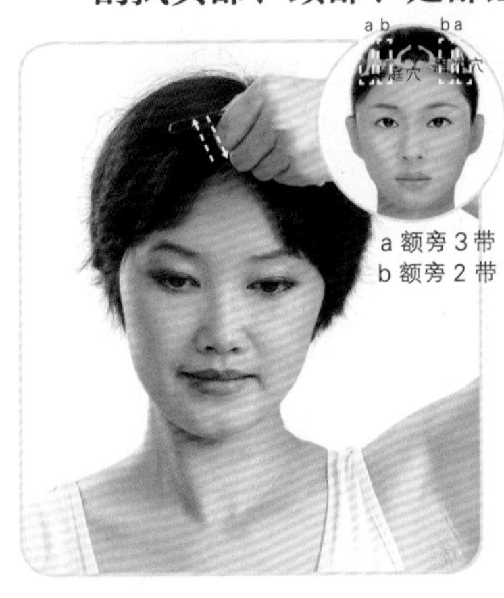

1. 用厉刮法刮拭头部双侧额旁 2 带、额旁 3 带，神庭穴、眉冲穴。

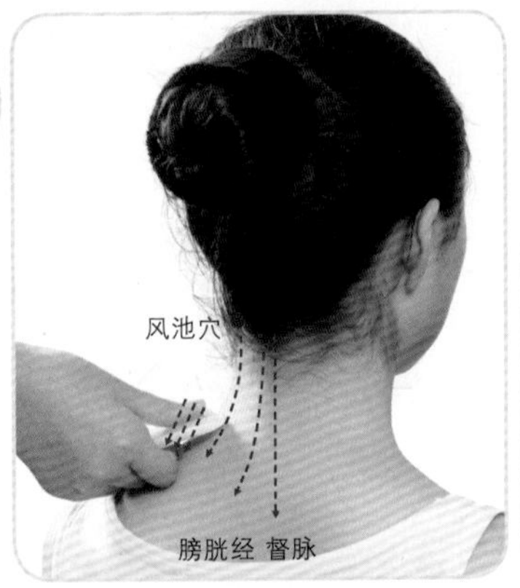

2. 用面刮法和双角刮法从上向下刮拭颈椎督脉和膀胱经。用单角刮法刮拭风池穴，再用面刮法从风池穴向下刮至颈根部位。

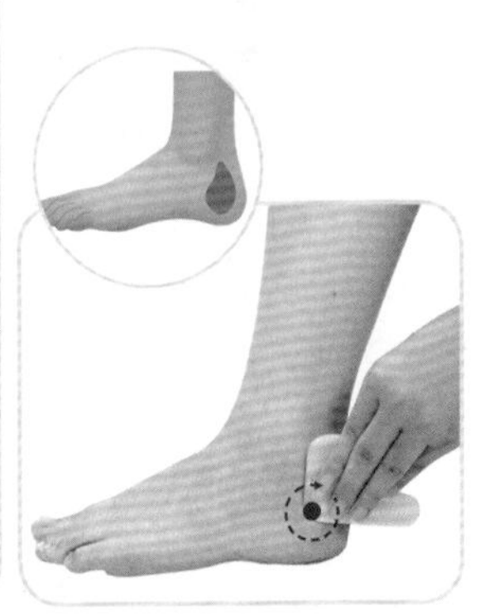

3. 刮拭足跟部肾脏全息穴区、足跟内外侧生殖腺全息穴区。

刮拭背部，健脾疏肝补肾，艾灸温补肾阳

1. 用面刮法从上向下刮拭背部膈俞穴，内眼角晦暗刮拭肝俞穴、胆俞穴、肾俞穴，下眼睑晦暗加刮脾俞穴、胃俞穴。

2. 用面刮法和双角刮法从上向下刮拭腰骶部子宫卵巢对应区，重点刮试八髎穴。

3. 艾灸腰部肾俞穴，腹部气海穴、关元穴。

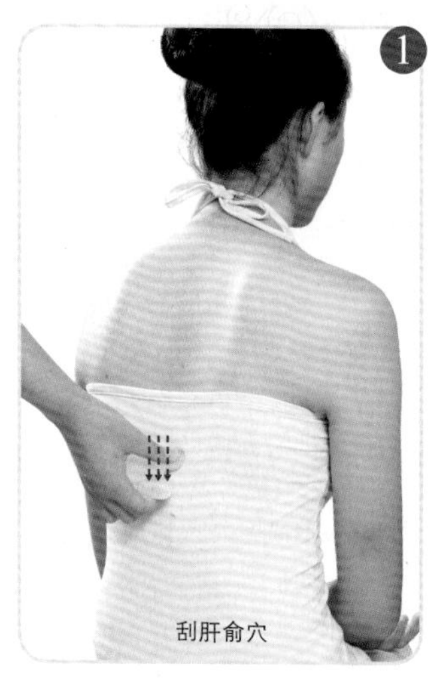
刮肝俞穴

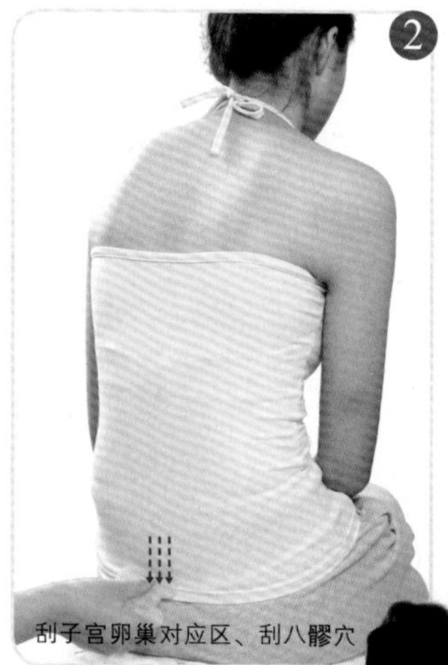
刮子宫卵巢对应区、刮八髎穴

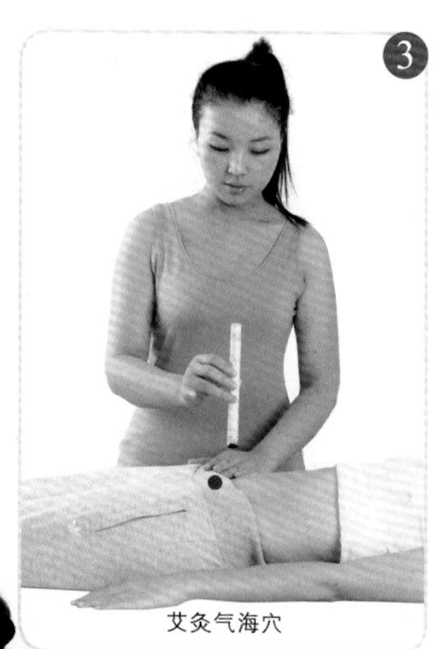
艾灸气海穴

刮拭下腹部，调经补气

1. 用面刮法从上向下刮拭下腹部子宫、卵巢体表投影区。

2. 用面刮法从上向下刮拭任脉气海穴至关元穴，胃经双侧归来穴。

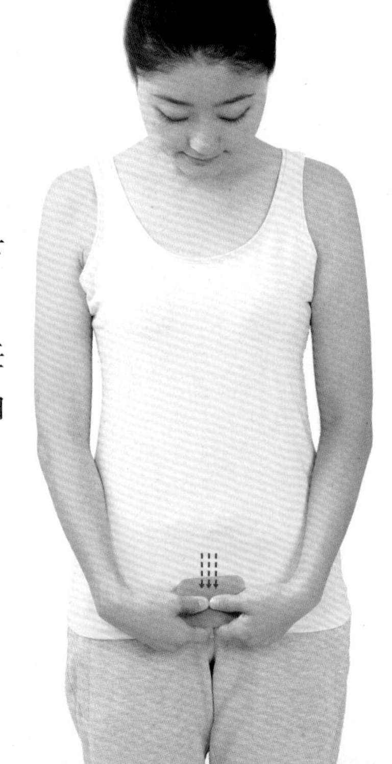

膈俞穴
肝俞穴
胆俞穴
脾俞穴
肾俞穴
子宫卵巢脊椎对应区
八髎穴

※ 专家提示 ※

肾精亏虚、精神压力与黑眼圈有关系

肝藏血，肾藏精，眼周晦暗者多精气神不足。精是生命的根本，是维持生殖活动与生命活动的基本物质，它作为生命的源泉，藏于肾中。肾精可以化生为骨髓和脑髓。骨髓有造血的功能，脑髓掌管着我们的呼吸、心跳等生理节奏；神是我们在生命之初从父母那里得到的生命力。《黄帝内经》中讲，得神者生，失神者死，它掌管我们的情绪和意识。可见精、神对于人体的重要性是多么大。补养精、神，首要是学会适当减压，避免过多地承受精神上的压力与刺激和体力的过度透支。

女性长时间眼周晦暗者多与肾精亏虚有关，常伴有月经不调，腰酸、神疲、乏力。在《红楼梦》里有这么一段描写，说秦可卿“经期有两个多月没来，叫大夫瞧了，又说不是喜。那两日，到了下半天就懒得动，话也懒得说，眼神也发眩”。张太医给秦可卿的分析是，“大奶奶是个心性高强，聪明过人的人，但聪明太过则不如意事常有，不如意事常有则思虑太过。此病是忧虑伤脾，肝木忒旺，经血所以不能按期而至”。女性和男性最大的区别就是有经、带、胎、产这四种生理过程，女性病离不开八个字：形寒饮冷忧思愤懑。女性天生就是情绪的追随者，既容易被好情绪感染，也容易被坏情绪袭击。40%以上的女性都或多或少有月经不调或者经前不适的问题。现代女性为什么妇科问题越来越多？这与女性在工作上不仅取得了平等和自由，还要处处争第一的好胜心有关，这就像《红楼梦》里的秦可卿一样，心性高强而思虑太过，对精神的不注意调养，难免会导致妇科疾病频发，甚至不孕症高发。除了刮痧外，这里也给大家介绍一个小食疗方法，可以用柏子仁10克，研末，和猪肝180克煮熟同吃，可补益肾气，对闭经、经血不足，有一定的好处。

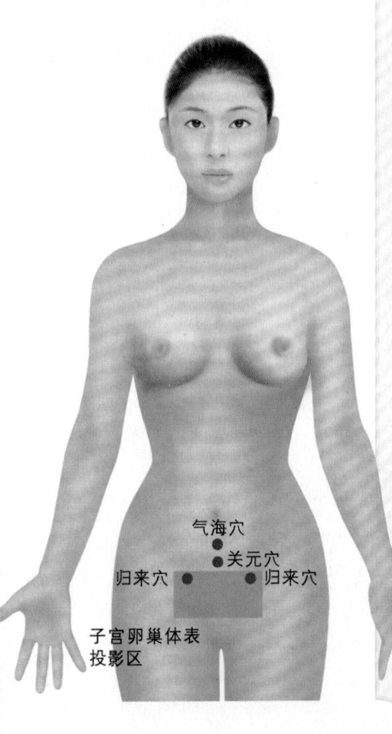

鼻部苍白或晦暗、缺乏光泽

健康提示

鼻部苍白、缺乏光泽是脾胃气虚，化生气血的后天之本——脾胃功能下降、肺脾两虚的外相；

鼻头有黑头，欠光泽也是脾胃气虚的征兆；

鼻梁中间色泽晦暗是肝失疏泄，肝郁气滞的外相；

鼻翼和鼻翼根部色暗红是胃气机失调，郁而化热的征兆；

鼻翼和鼻翼根部色暗缺少光泽提示胃气虚、胃虚寒；

鼻头青暗提示脾虚寒，腹中寒痛，手足不温。

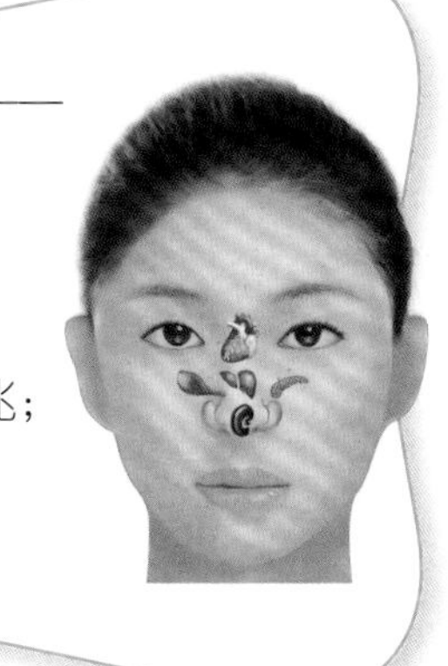

面部美容刮痧调理

1. 按照面部净白刮痧手法的要求，涂敷美容刮痧乳，用美容刮痧板长弧边推刮鼻梁正中从鼻根部至鼻尖，寻找并刮拭阳性反应点 5 ~ 10 下。

2. 用推刮法刮拭鼻侧胆区、胰腺区、胃区及鼻沟处，寻找并刮拭阳性反应点 5 ~ 10 下。

3. 用推刮法刮拭上迎香穴、迎香穴，寻找并按揉阳性反应点。

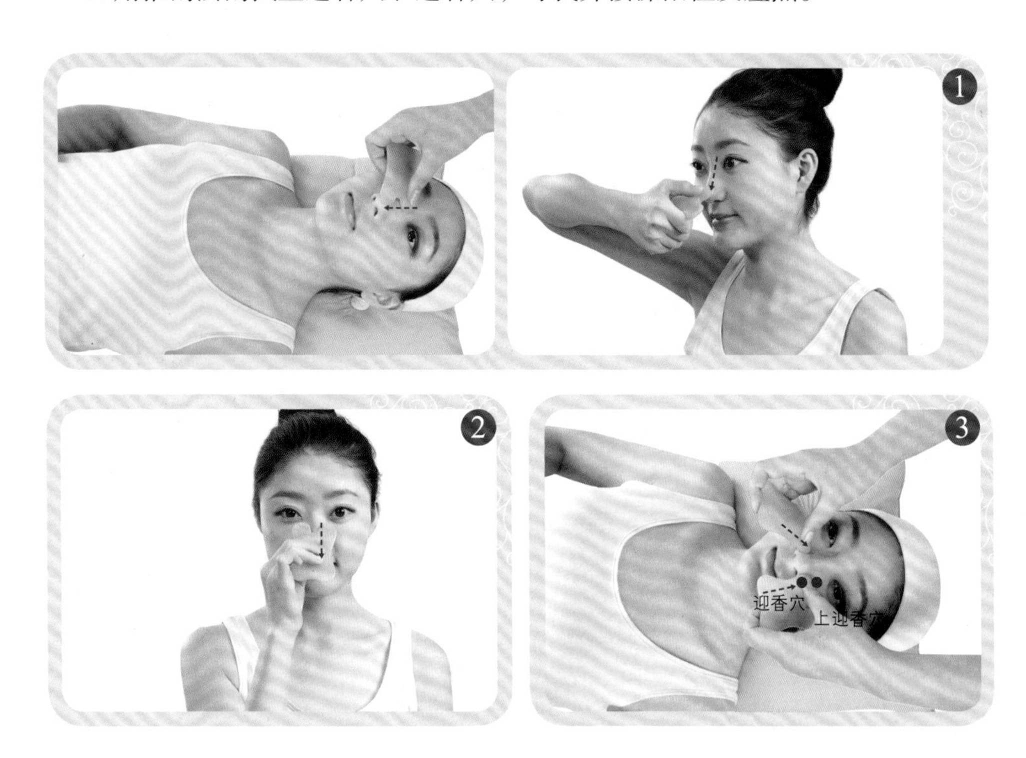

头、手足部美容刮痧调理，巩固疗效

1. 用厉刮法刮拭头部双侧额旁 2 带。

2. 用面刮法刮拭手掌大鱼际。

3. 用面刮法刮拭足中部胃区、右足肝胆区。

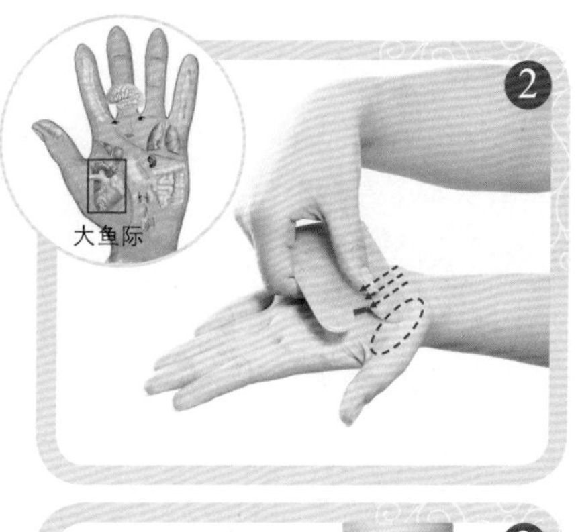

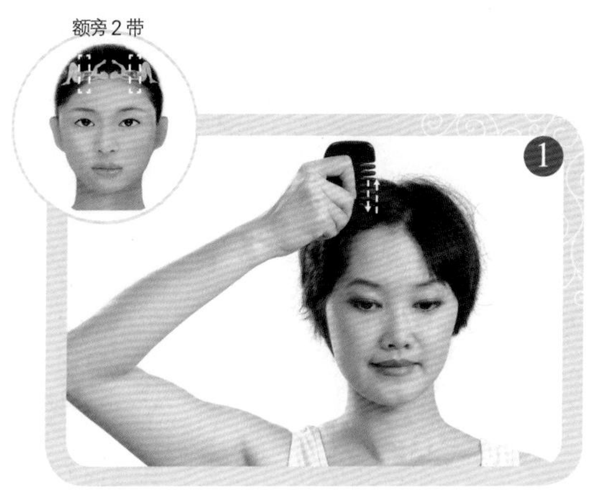

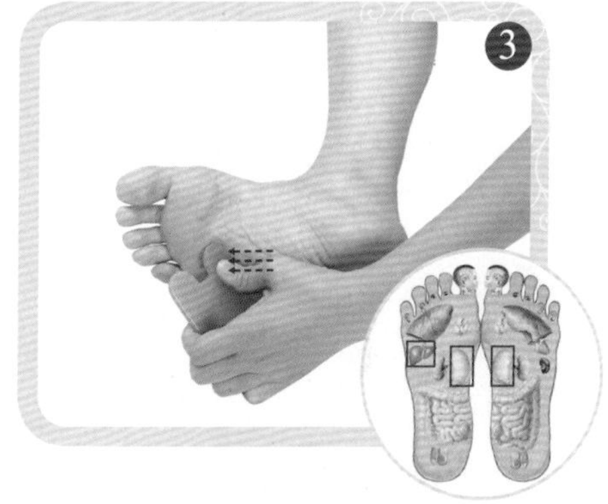

直击根本，让美丽永驻的刮痧调理

重在健脾和胃，辅以疏肝行气

1. 用面刮法刮拭肝、胆、脾脏、胰腺脊椎对应区，①先用面刮法重点刮拭第 8 ~ 12 胸椎间督脉部位，②再用双角刮法从上向下刮拭同水平段的夹脊穴，③然后用面刮法从上向下刮拭督脉两侧 3 寸宽的范围。重点刮拭背部胰俞穴、肝俞穴、胆俞穴、脾俞穴、胃俞穴。鼻部苍白少光泽者，只刮拭重点穴位即可。

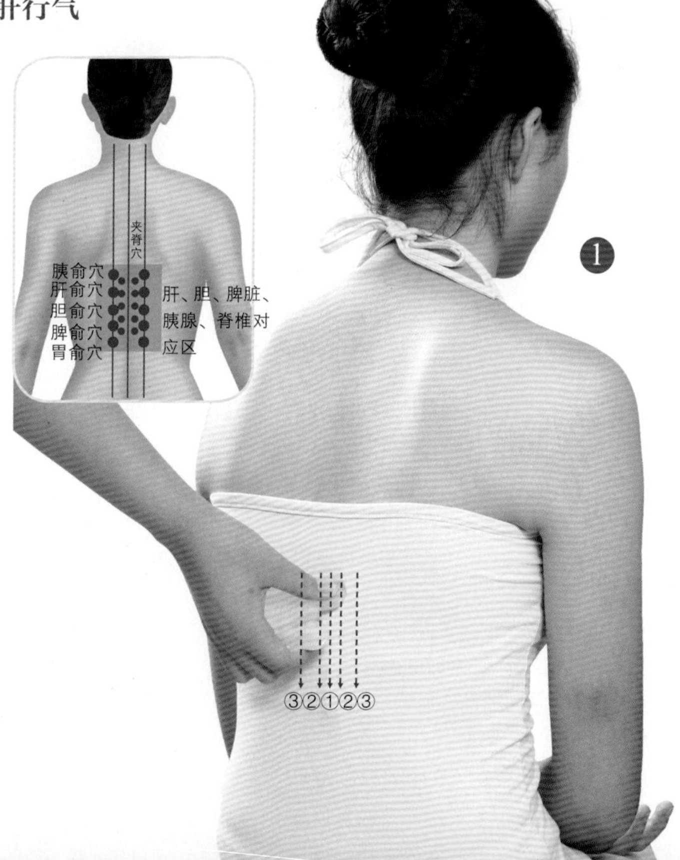

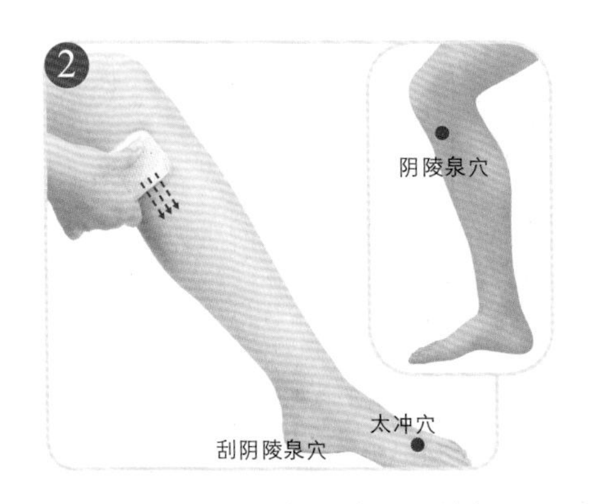

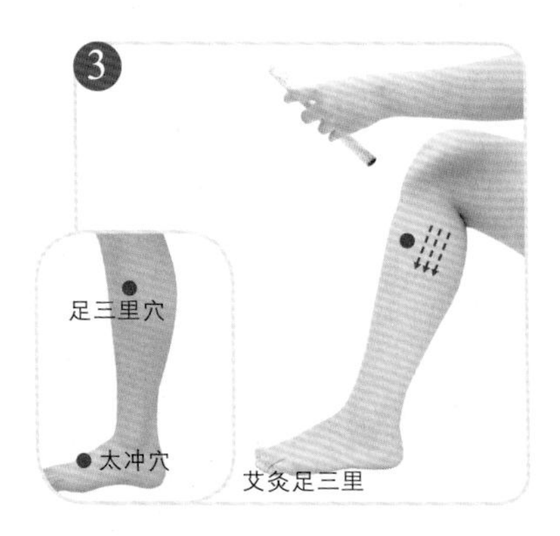

2. 用面刮法从上向下刮拭下肢足三里穴、阴陵泉穴，用垂直按揉刮拭足部太冲穴。

3. 鼻部色泽苍白或晦暗少光泽者属脾胃虚寒，应用补法刮痧，可配合艾灸疗法，温灸腹部中脘穴、下肢足三里穴。

※ 专家提示：先天之本与后天之本的作用 ※

肾为先天之本，脾胃为后天之本。本就是指生命的根本。中医讲先天就是与遗传相关的那部分归肾主管，而后天呢，就是与饮食相关的部分由脾胃主管。这里要先明确一个概念，西医讲心肝脾肺肾，就是指的实实在在的有形脏器，而中医所讲的心肝脾肺肾，是一个功能系统。比如脾，西医就指脾脏，而在中医里面，它的能耐就大了，它相当于人体的一个能源基地，它把食物中的精微物质输送给全身各处，为什么不说营养呢，因为精华是脾已经加工过了的食物营养，就相当于已经把蛋白质分解成氨基酸了，这就不再简简单单是一开始的营养了，那时候还没有氨基酸这种概念，但是中医已经意识到这种营养成分必须被分解才能最终被人体利用，因为它变得很小很小，小到肉眼看不见了，所以中医就把它叫作水谷精微。这个把大的食物变成很小很小精微物质的过程，就是脾的运化功能。古代医生在描述的时候是非常注重用词的，他们把食物分解的过程用“化”来总结，把精微物质被人体吸收的过程用“运”来总结，这就相当于我们现在所说的消化和吸收两个完整的过程了。很多人不理解，人体的体温是恒定的啊，为什么还有什么胃寒、胃热之说呢，这里我们不妨大胆推测一下，在人体的肠道内，寄生着成千上万的细菌，这些细菌帮助我们消化并且分解食物，当我们过量地食用冷饮或者辣椒，这种刺激引起的胃肠道内环境冷、热改变对于肠道消化腺体的分泌和微生物的影响，会使肠道消化腺体分泌多少有变化，会降低消化吸收功能。

颧部红暗或苍白、缺乏光泽

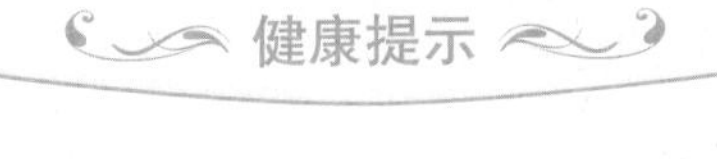

两颧部中央红暗提示小肠积热或者心经气血瘀滞，血液流动缓慢，心情郁闷或者烦躁。

两颧部苍白缺乏光泽，提示心气血两虚。

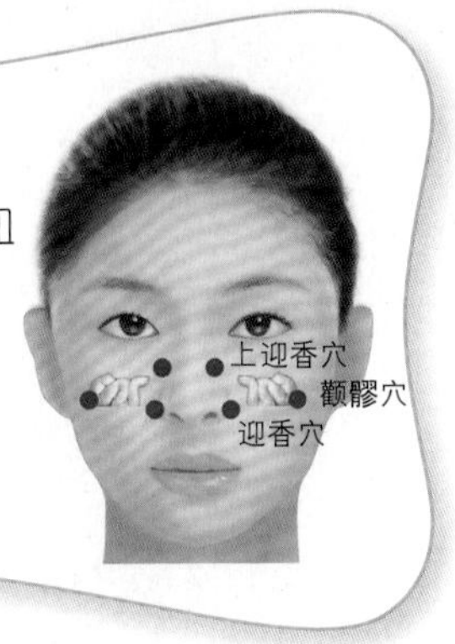

面部美容刮痧调理

1. 按照面部净白刮痧手法的要求，用推刮法刮拭面部小肠区、上迎香穴。
2. 用美容刮痧板长弧边从下向上推刮颧髎穴，寻找并刮拭阳性反应点 5 ~ 10 下。
3. 用平面按揉法按揉小肠区、迎香穴，用揉刮法刮拭颧髎穴及两颧部红暗部位。

为他人刮痧的方法

自我刮痧的方法

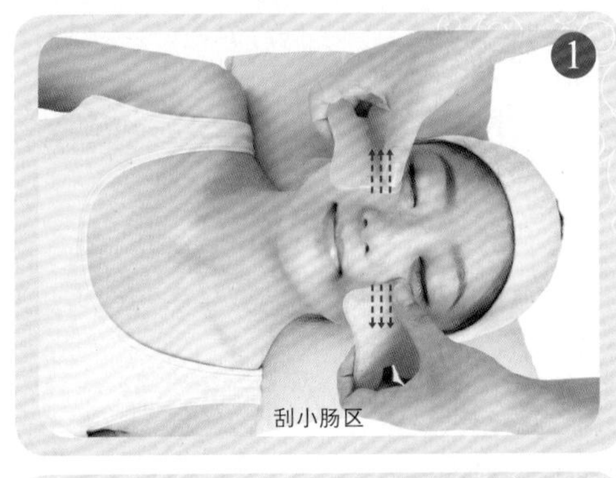

刮小肠区

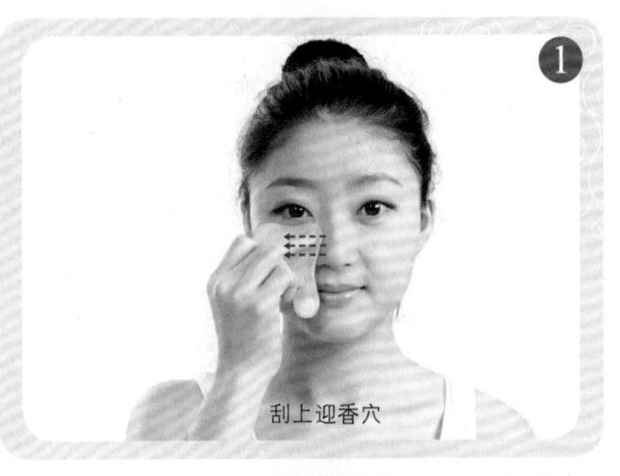

刮上迎香穴

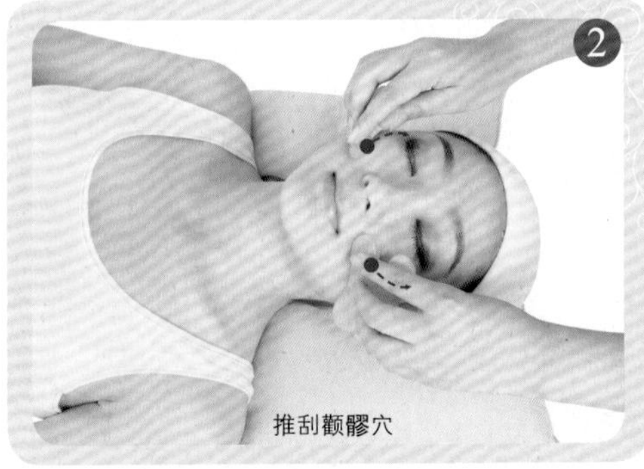

推刮颧髎穴

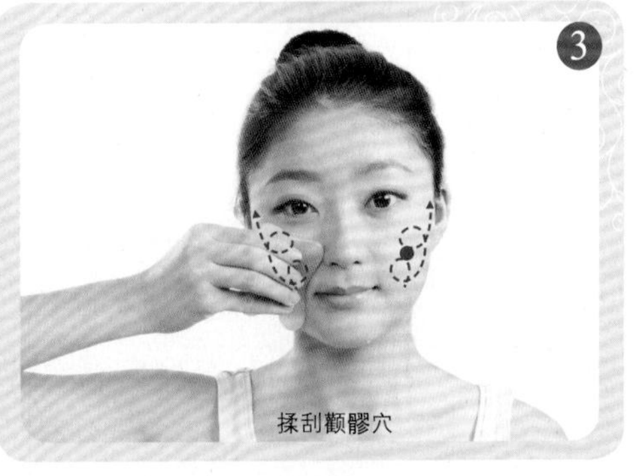

揉刮颧髎穴

头、手足部穴区美容刮痧调理，巩固疗效

1. 用厉刮法刮拭头部双侧额旁1带、2带。

2. 用面刮法刮拭手掌大鱼际和左足部心区、小肠区。

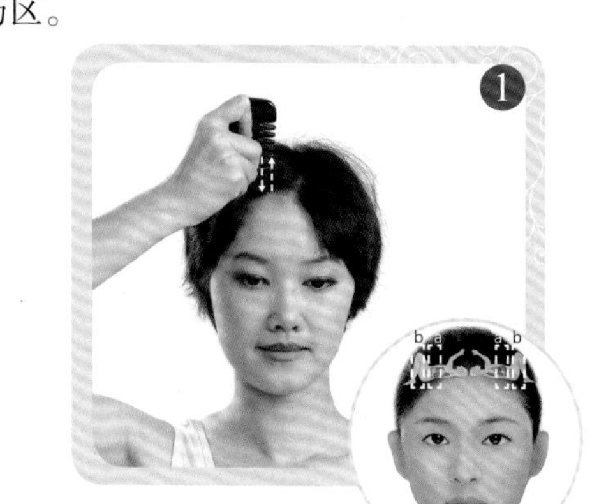

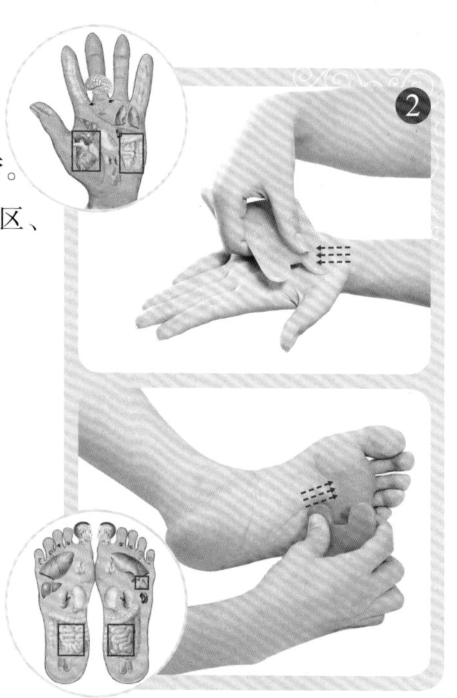

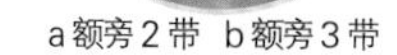

a额旁2带 b额旁3带

直击根本，让美丽永驻的刮痧调理

补益心气，活血化瘀

1. 用面刮法刮拭心脏脊椎对应区，先用面刮法重点刮拭第4 ～ 8胸椎间督脉部位，再用双角刮法从上向下刮拭同水平段两侧的夹脊穴，然后用面刮法从上向下刮拭督脉两侧3寸宽的范围。刮拭心俞穴、膈俞穴、小肠俞穴，小肠经天宗穴。两颧部苍白少光泽者，只刮拭重点穴位即可。

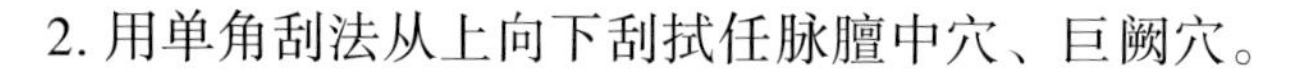

2. 用单角刮法从上向下刮拭任脉膻中穴、巨阙穴。

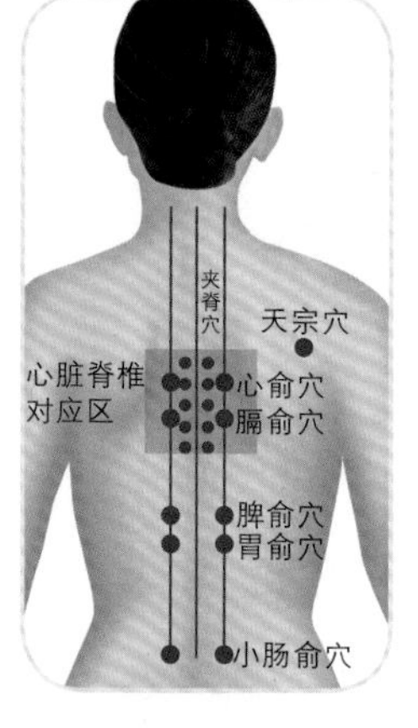

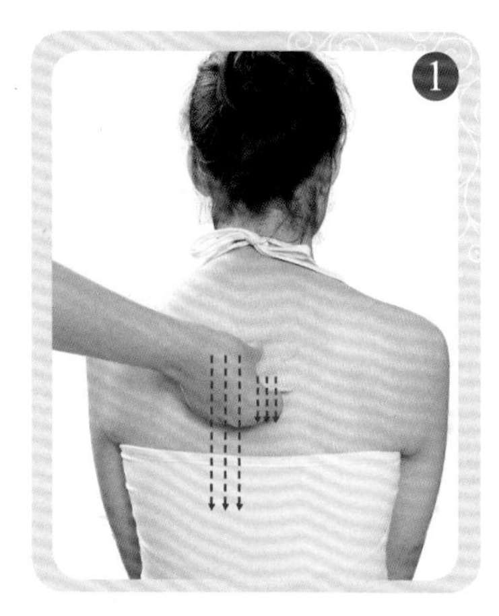

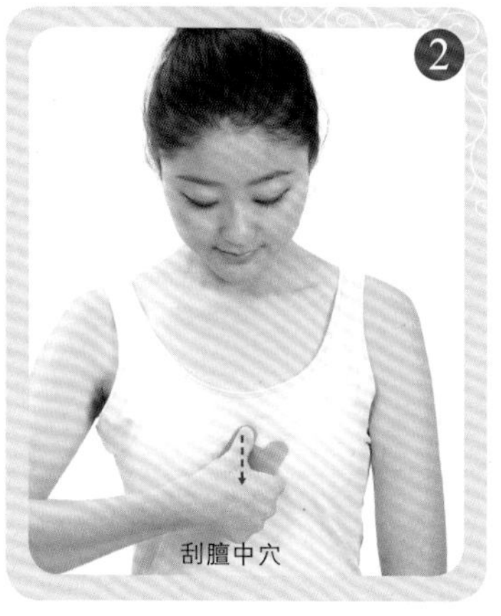

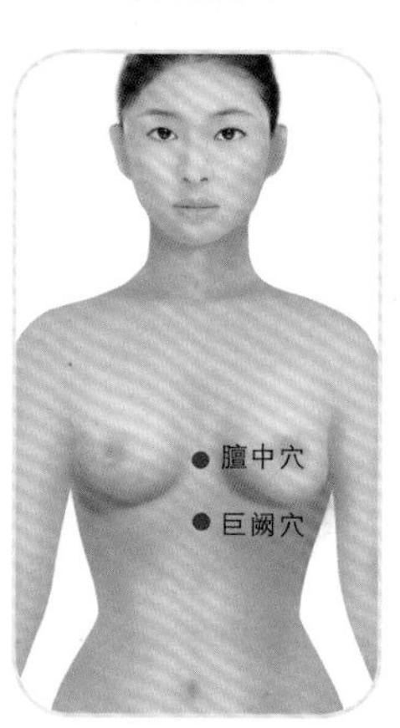

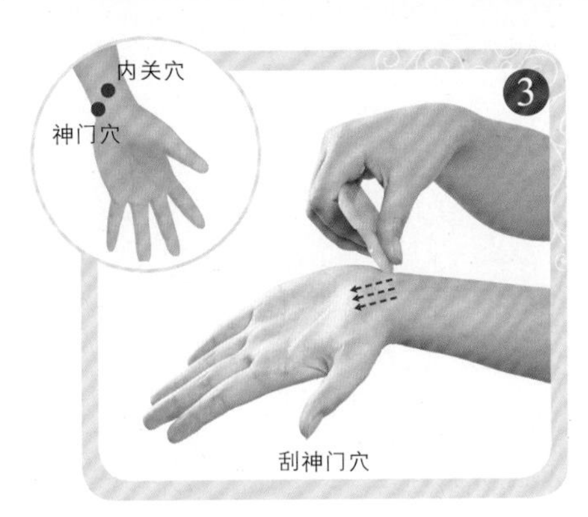

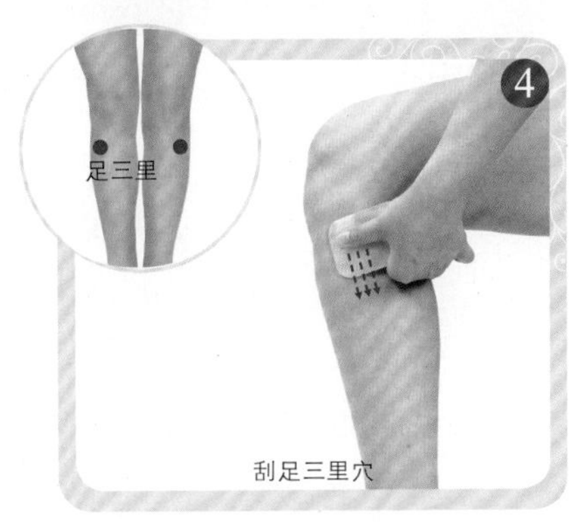

3. 用面刮法从上向下刮拭或平面按揉法按揉神门穴、内关穴。

4. 两颧部苍白缺乏光泽者，属于心气虚，要用补法刮痧。上穴减膈俞穴，增加脾俞穴、胃俞穴、足三里穴。

※ 专家提示：血脉瘀滞与刮痧活血化瘀 ※

面部两颧部红暗、没有光泽，或者是出现黄褐斑，以血瘀体质最为常见。形成血瘀体质的原因非常复杂，血液在血管里流淌，很像自然界的江河，奔流不息。只不过人体的这条江河是全封闭的，还需要一种动力将位于静脉的血压回动脉，更像是一个生态鱼缸里面的循环水，这种动力在我们人体中就是心气，气鼓动血液循环往复，周而复始。如果心气虚了，力量不足了，那流速就会变慢、水流就会减小；血管里的血液流动除了靠心气的推动，还要靠肝气来疏泄，肝气保证气血有序运行，所以情绪郁闷或精神压力过大，会影响肝的疏泄，也会影响到血脉的畅通，这就好比鱼缸里循环水的管道被卡住了一样。自然界气温太低，水会结冰，气温太高，水会蒸发为汽，如果是密闭的容器压力过高，也会影响水的流动甚至使容器爆裂。血管里的血液同样也会受到身体温度变化的影响，出现流速减慢而发生血脉瘀滞，同样是血脉瘀滞，中医治疗都要活血化瘀，但必须要分清寒热虚实，采取不同的治疗方法。有无血脉瘀滞、血脉瘀滞的程度都会反映在脸上。轻微的血脉瘀滞，皮肤的颜色不清透，当面部出现晦暗，甚至是黄褐斑时是体内气血瘀滞比较严重的外在表现。

刮痧可以说是最适合这种体质的一种方法，无论血脉瘀滞的性质是寒热还是虚实，刮痧板的作用可以活血化瘀，清理瘀滞，促进血脉运行，效果直接而迅速。需要注意的是刮痧活血化瘀要分清虚实，虚证用补法刮拭，每次刮拭时间易短，部位要少。

嘴唇上部皮肤晦暗、缺乏光泽

健康提示

鼻下嘴唇上面的皮肤晦暗，缺乏光泽，有多种原因：一是下焦大肠或膀胱虚寒的征兆，可有便秘或排尿无力；二是子宫卵巢功能失调，内分泌紊乱的征兆，可有小腹发凉或冷痛，月经不调。

若人中色泽枯滞，沟道发暗为阳气不足的表现，人中沟隆起者男性多见于前列腺肥大，女性可有妊娠或者子宫疾患。

若口周上下皮肤均发青、晦暗，提示脾胃及下焦虚寒，除有上述症状外，还可有胃寒、胃痛、喜热饮。

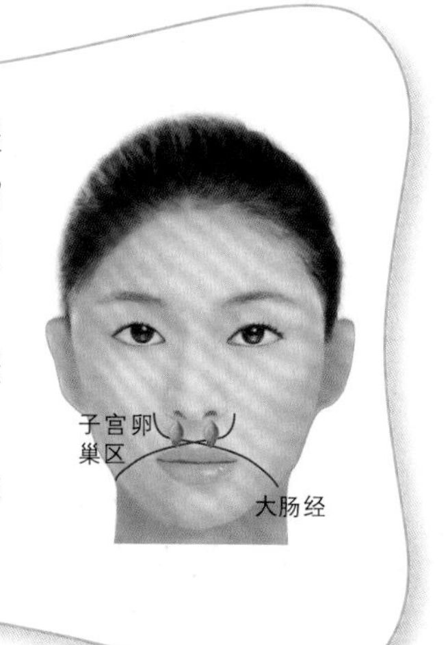

面部美容刮痧调理

为他人刮痧的方法

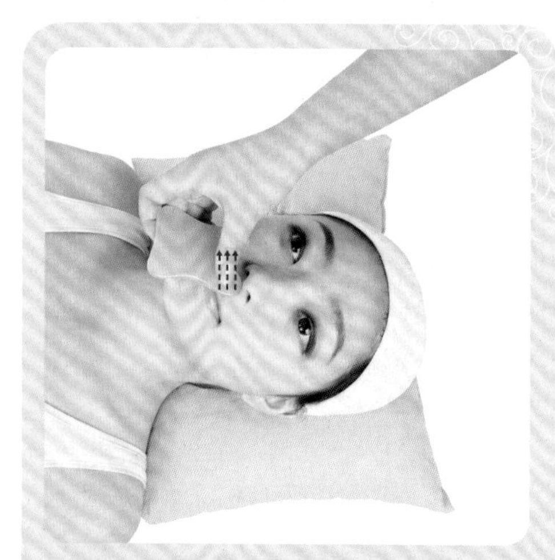

按照面部净白刮痧手法的要求，涂敷美容刮痧乳，用推刮法刮拭人中穴、子宫区、禾髎穴、卵巢、膀胱区，地仓穴、迎香穴，寻找并刮拭阳性反应区各5～10下。

自我刮痧的方法

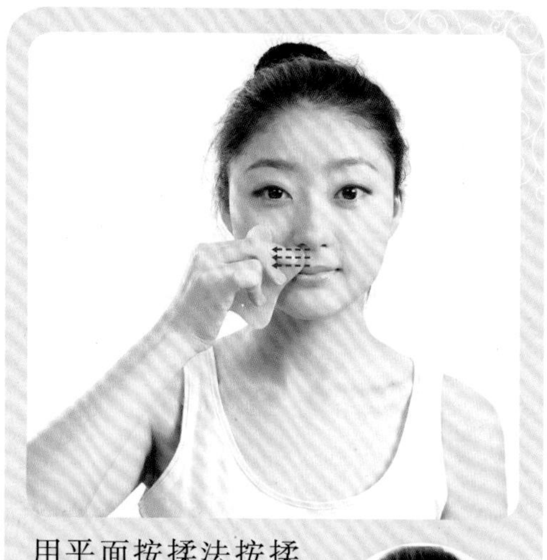

用平面按揉法按揉人中穴、子宫区、卵巢区、膀胱区、禾髎穴、地仓穴、迎香穴各5下。

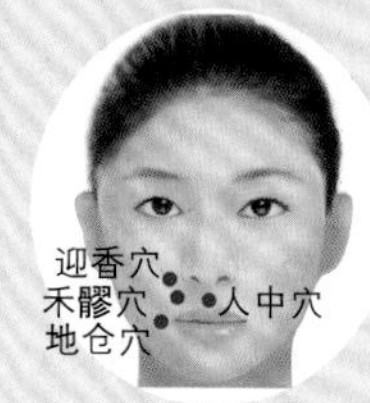

头、手足部穴区美容刮痧调理，巩固疗效

1. 用厉刮法刮拭头部额中带，双侧额旁3带。

2. 用面刮法刮拭手掌小鱼际和足部大肠区，用推刮法刮拭足底、足跟两侧生殖腺区。

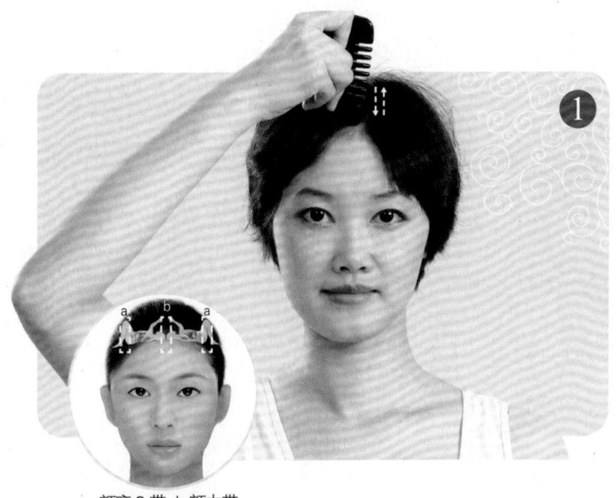

a额旁3带 b额中带

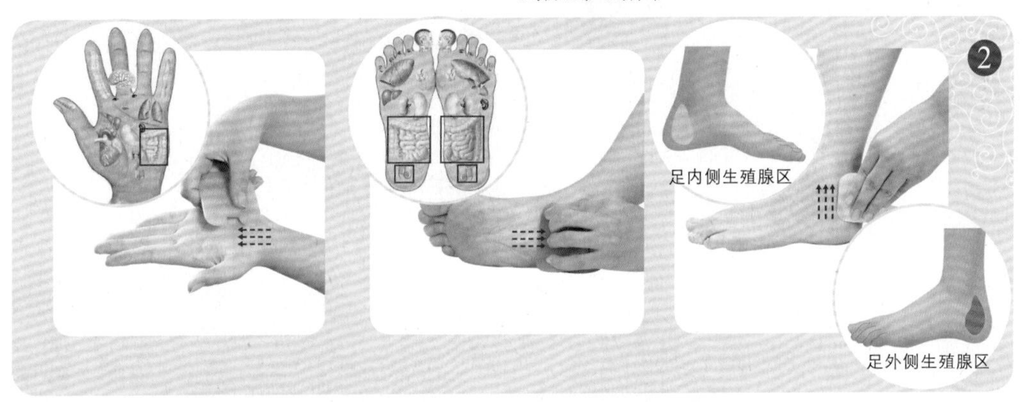

直击根本，让美丽永驻的刮痧调理

补脾益肾，温阳化瘀

1. 刮拭子宫卵巢脊椎对应区，先用面刮法刮拭第2～4骶椎正中督脉处，再用双角刮法同时刮拭两侧八髎穴，用面刮法刮拭骶椎两侧三寸宽的范围。重点刮拭双侧膀胱经脾俞穴、肾俞穴、大肠俞穴、八髎穴。

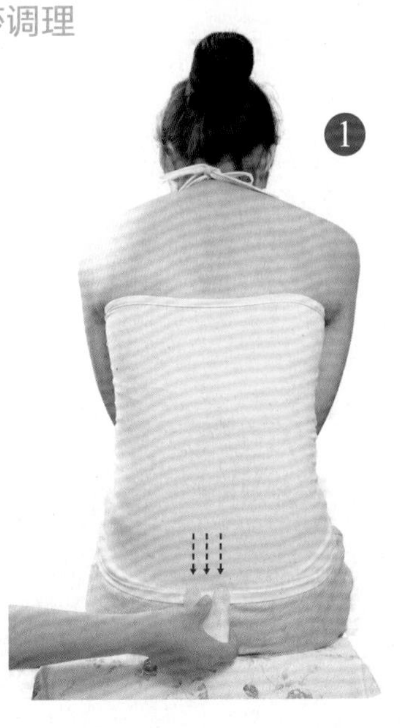

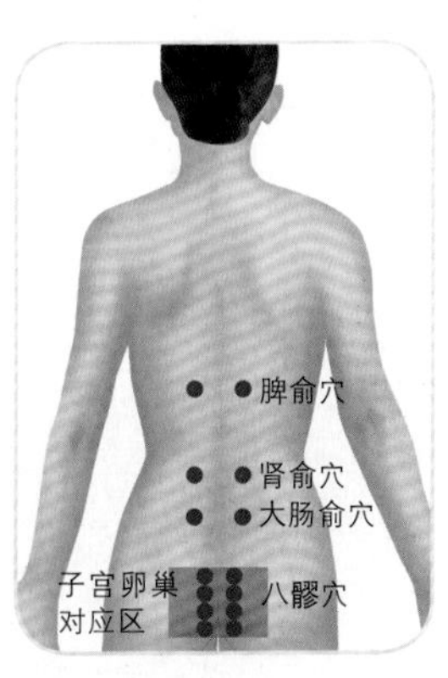

2. 面刮法从上向下刮拭任脉气海穴、关元穴 5 ~ 10 下后，艾灸神阙穴、关元穴。

3. 用面刮法从上向下刮拭上肢曲池穴，下肢足三里穴、三阴交穴。

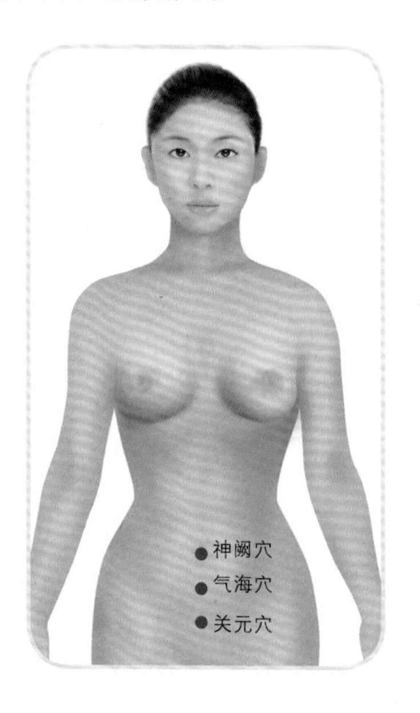

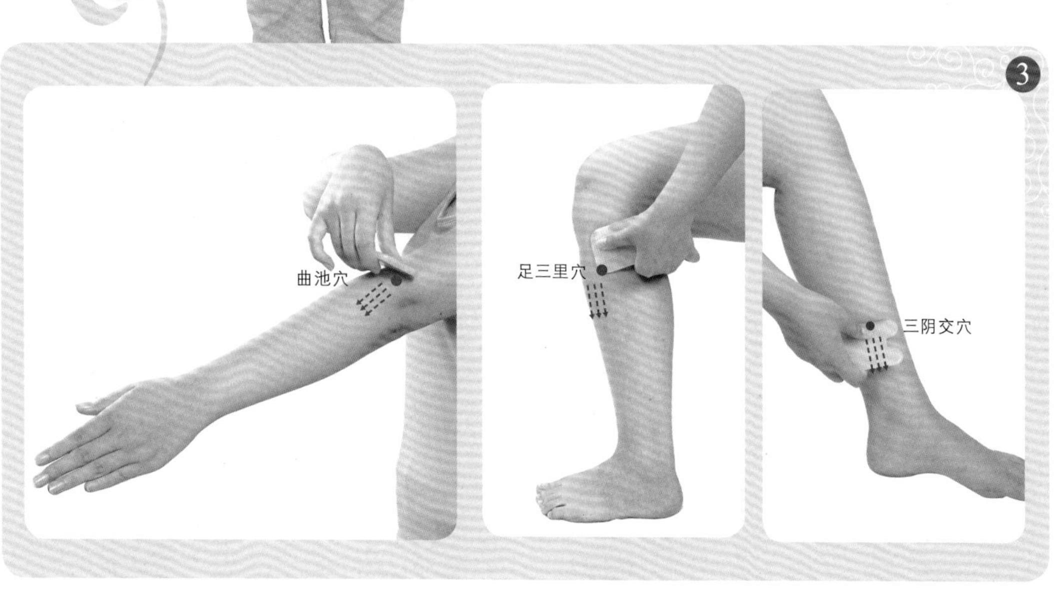

※ 专家提示：三焦与口唇 ※

口唇是观察脾脏功能强弱的窗口。嘴唇上部皮肤是大肠经循行的部位，也是生殖器官卵巢子宫、前列腺和泌尿器官膀胱的对应部位。这些器官同属于中医的下焦。中医将人体分为上中下三焦，横膈以上的心肺属于上焦，横膈下上腹部的肝、胆、脾、胃属于中焦，下腹部肾脏、膀胱生殖器官、大肠、小肠属于下焦。同时，因为生殖器官的功能在中医中归属于肾，也就位列下焦的管辖范围，所以下焦也与生殖系统息息相关了。

《灵枢·营卫生会》篇对下焦的功能有精辟的概括：即“下焦如渎”，所谓“如渎”，一是指肾与膀胱的功能而言，形容肾与膀胱排泄水液作用，犹如疏通沟渠，使浊水不断外流的状态，即是肾与膀胱的生成和排泄小便的作用。二是就大小肠的功能而言，水谷通过小肠的化物、泌别功能和大肠的传导、变化功能，将精微物质(包括水液)吸收，糟粕形成大便而排出体外。

只有脾胃健康、下焦器官功能正常的人，上唇皮肤才会润泽。

我们经常听到有下焦湿热、下焦虚寒这种说法，可以形象地理解为下焦脏器所在的环境像沼泽地或者是冰河，沼泽地必然有难闻的气味和分泌物，小便颜色也偏黄，大便黏滞不爽，在我们的上唇部位也会相应表现出长痘或油脂分泌旺盛；内环境像冰河的时候就会常常出现小腹冷痛不舒，喜温喜按，月经不调，上唇部位就表现有晦暗无光或长斑等变化。

下颌部晦暗、缺乏光泽

健康提示

下颌部晦暗，缺乏光泽是肾气虚、宫寒、内分泌失调，腰酸腰痛，月经不调的征兆。

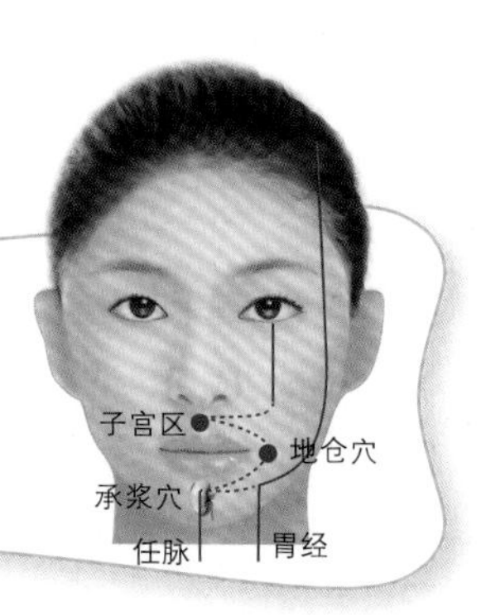

面部美容刮痧调理

1. 按照面部净白刮痧手法的要求，涂敷美容刮痧乳，先用推刮法刮拭承浆穴、子宫区，再从承浆穴推刮至地仓穴，寻找并重点刮拭阳性反应点 5 ~ 10 下。

2. 用平面按揉法按揉承浆穴、上唇子宫区、下颌肾区部位。

为他人刮痧的方法

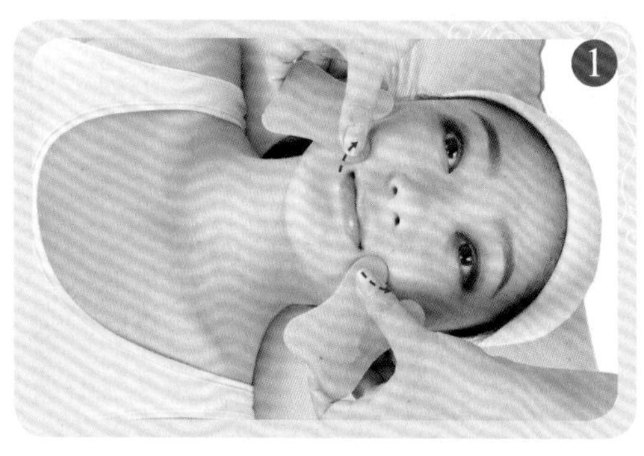

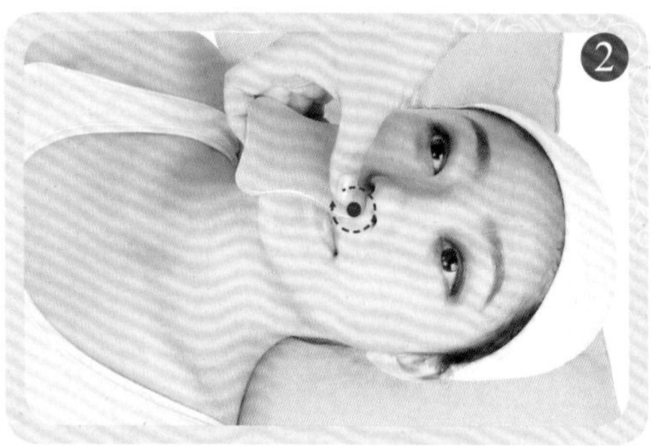

自我刮痧的方法

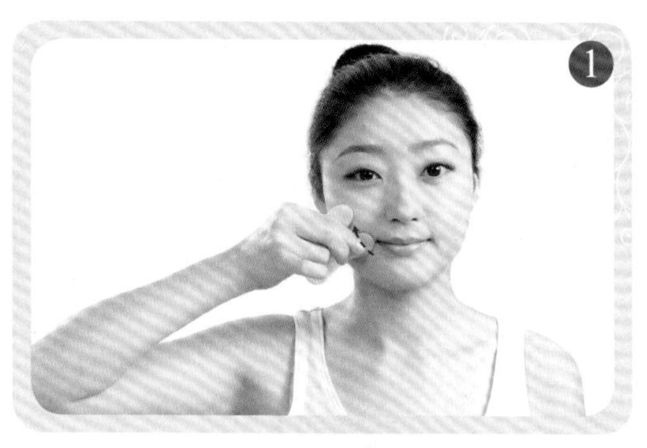

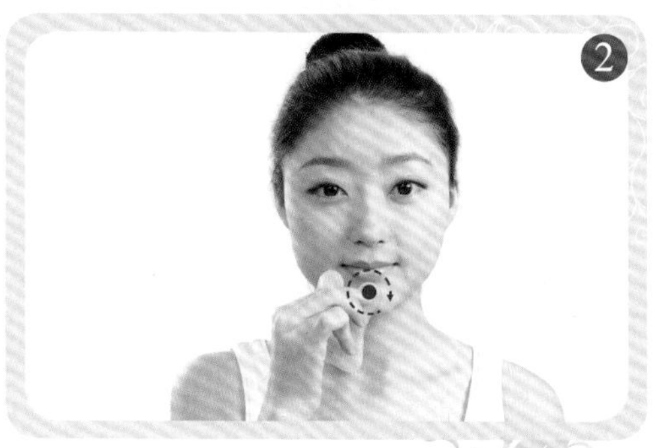

3. 以刮痧板角部的凹槽用推刮法刮拭下颌任脉、胃经区，寻找并重点刮拭阳性反应点 5 ~ 10 下。

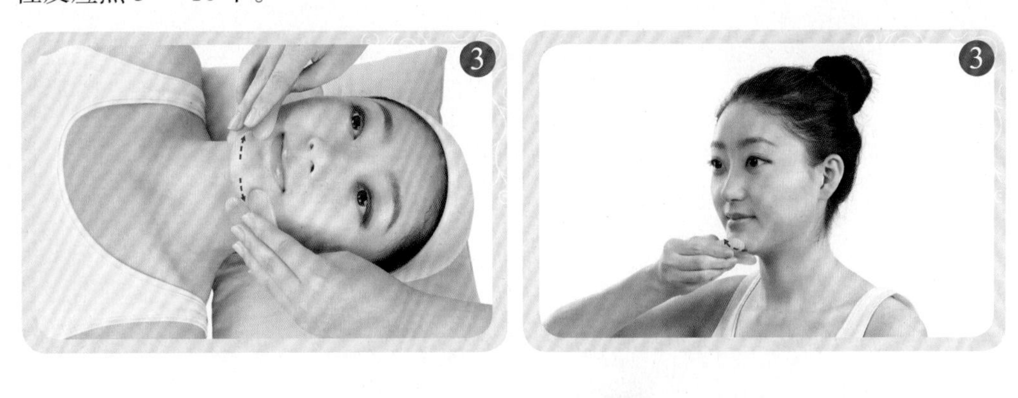

头、手足部穴区美容刮痧调理，巩固疗法

1. 用厉刮法刮拭头部双侧额旁 3 带。

2. 用面刮法刮拭手掌小鱼际，用推刮法刮拭足跟两侧生殖腺区。

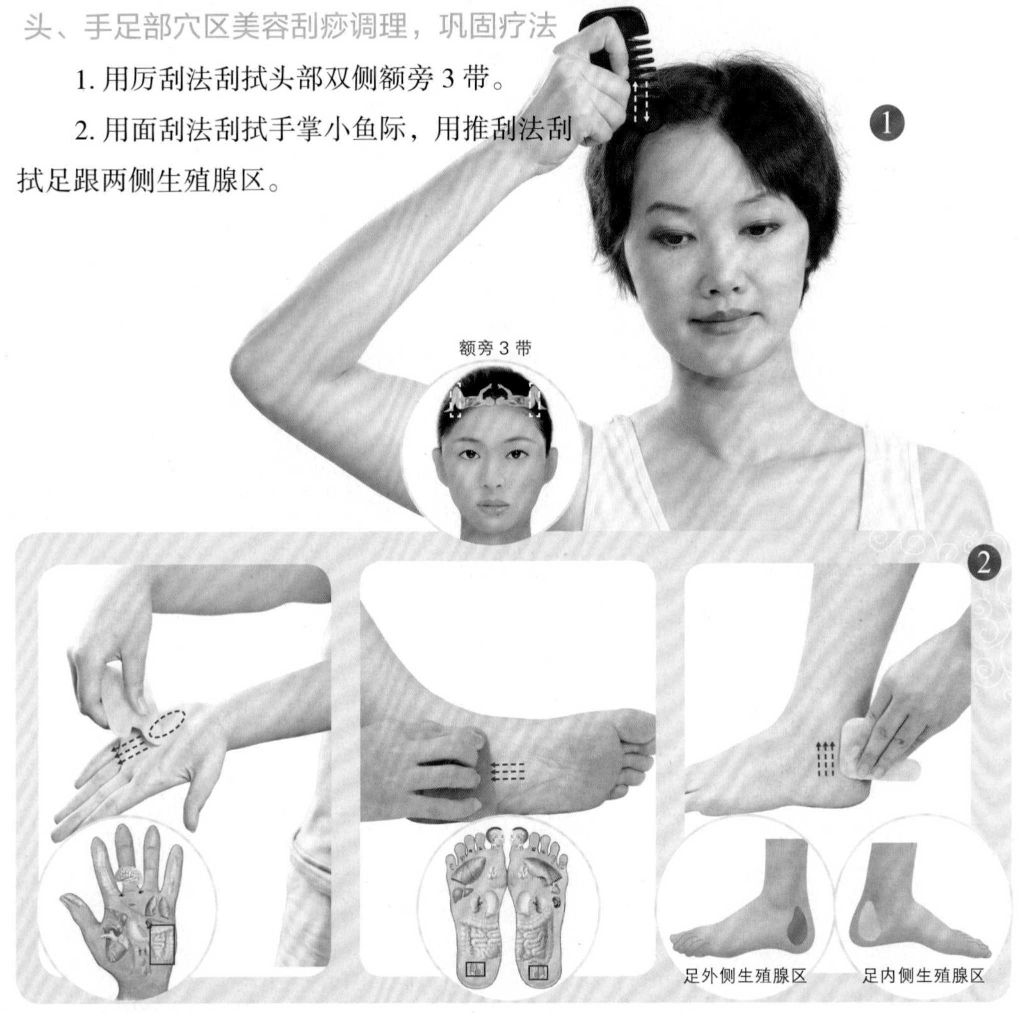

补肾调经，温通血脉

1. 用面刮法和双角刮法从上向下刮拭腰骶部子宫卵巢脊椎对应区，①先用面刮法重点刮拭第 2 ~ 4 骶椎间督脉部位，②再用双角刮法从上向下刮拭同水平段两侧的膀胱经，③然后用面刮法从上向下刮拭骶椎两侧 3 寸宽的范围。重点刮拭双侧膀胱经肾俞穴、八髎穴。

2. 用面刮法隔衣从上向下刮拭任脉气海穴、关元穴至局部有热感。

3. 艾灸腰部肾俞穴，腹部关元穴。

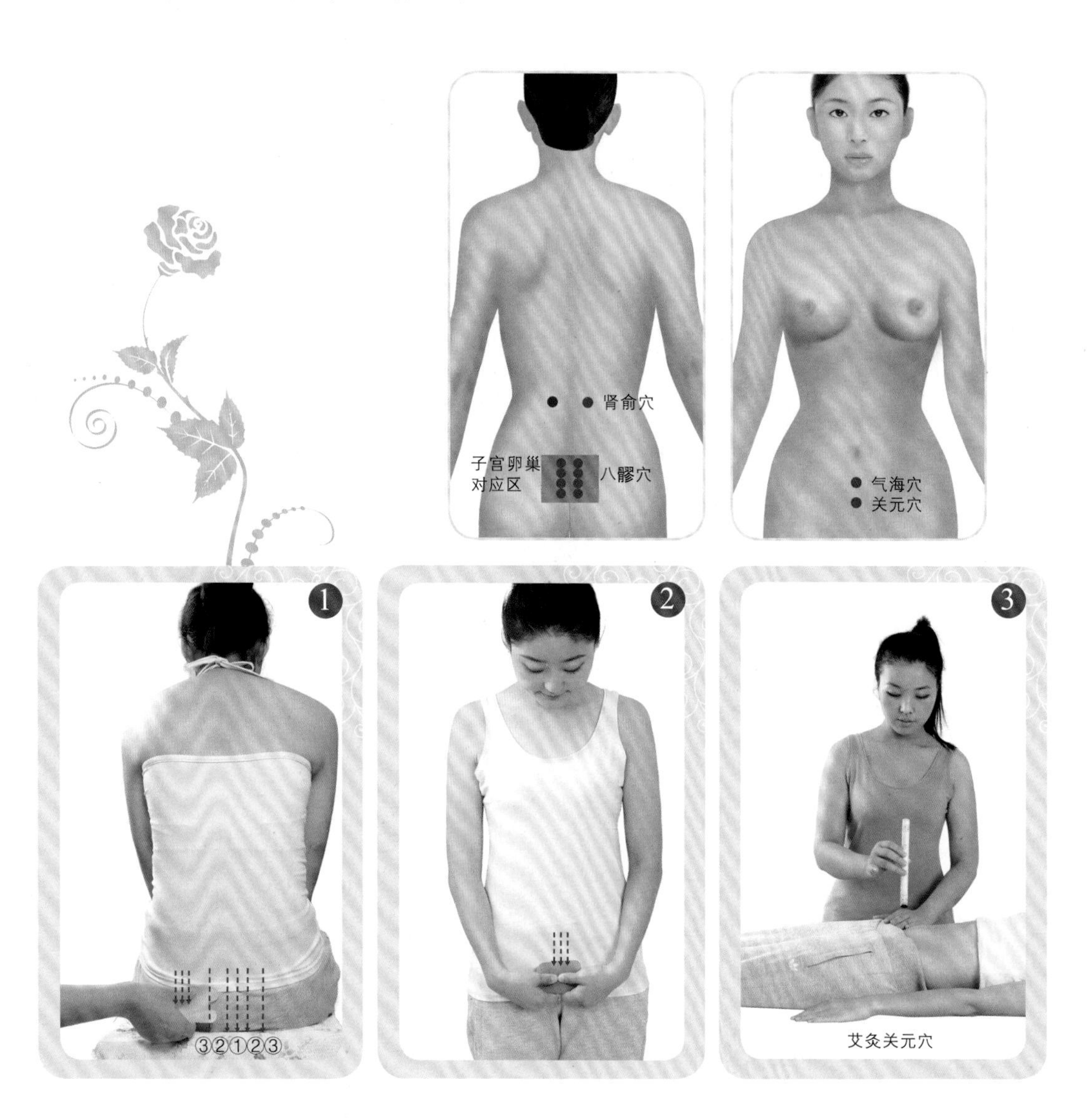

4. 用面刮法从上向下刮拭下肢三阴交穴、涌泉穴。

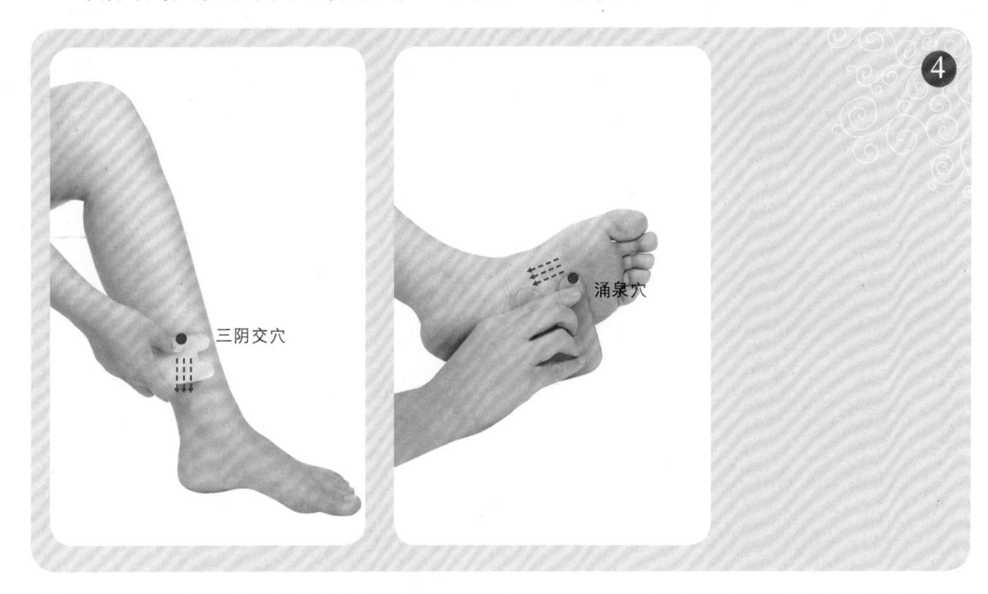

※ 专家提示：肾精足则口唇丰满润泽 ※

下唇皮肤是胃经的循行部位，下唇下方承浆穴区对应肾脏，同时也反映女性子宫的健康情况。上唇人中穴区也是子宫的对应区，而承浆穴也与子宫相对应，这是因为人中穴属于督脉，承浆穴属于任脉，二脉均起于胞宫，即女性的子宫，男性的前列腺。二穴一阳一阴，反映生殖器官阴阳之气的盛衰。如阴阳平衡气血调和，则下颌圆润，口唇色红润丰满，皮肤滋润。

女性在生理上有经、带、胎、产等与男性不同的生理过程，这些过程都与胞宫密切相关。在中医理论中，卵巢的功能归属于胞宫，这就不难理解为什么我们的容颜与胞宫的关系如此密切了。正是因为卵巢分泌的雌激素维系着女性婀娜多姿的体态，光洁如玉的肌肤，所以一旦卵巢萎缩、雌性激素减少，女性的肌肤就会失去润泽丰盈的美，变得枯槁萎黄，甚至阴沉晦暗。

当这里出现问题时，不仅仅要刮拭局部，还要进一步调理背部和腹部的子宫与卵巢的对应区，方能收到良好而持久的效果。

下颌外侧（两腮）晦暗

健康提示

下颌外侧（两腮）晦暗是下肢气血不足，血液循环不良，下肢酸痛、寒凉，胃阳气不足，胃经虚寒的征兆。

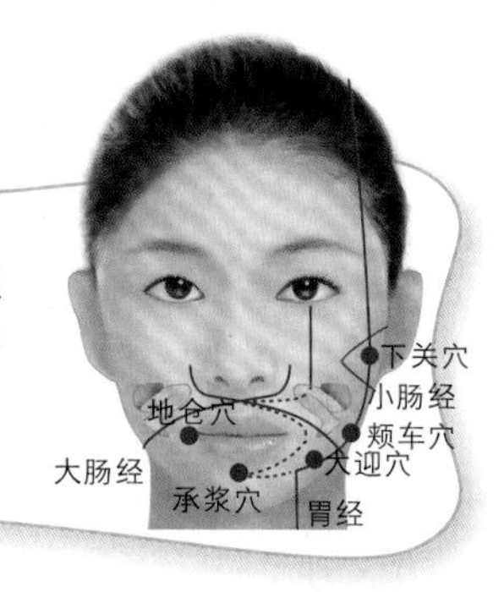

面部美容刮痧调理

1. 按照面部净白刮痧手法的要求，涂敷美容刮痧乳。先用推刮法沿胃经循行线刮拭地仓穴、大迎穴、承浆穴至颊车穴、下关穴，寻找并重点刮拭阳性反应点各 5 ~ 10 下。

2. 用推刮法刮拭下肢区，寻找并重点刮拭阳性反应点 5 ~ 10 下。

为他人刮痧的方法

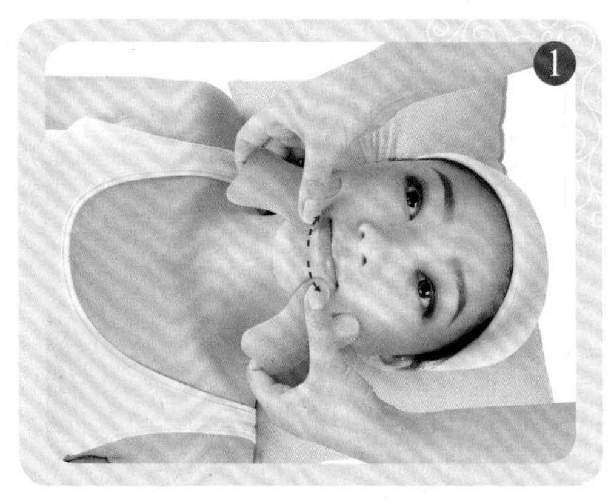

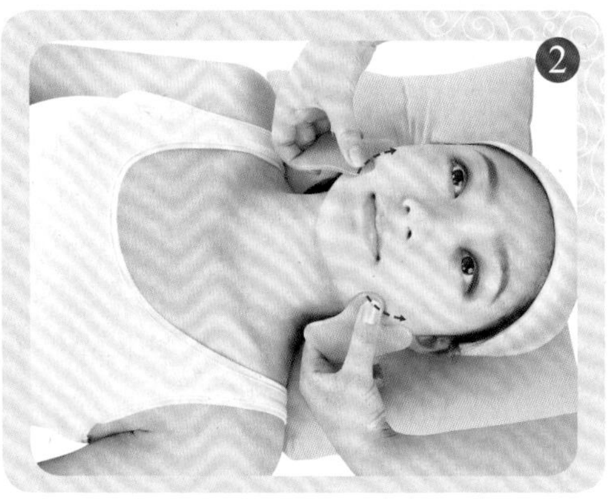

自我刮痧的方法

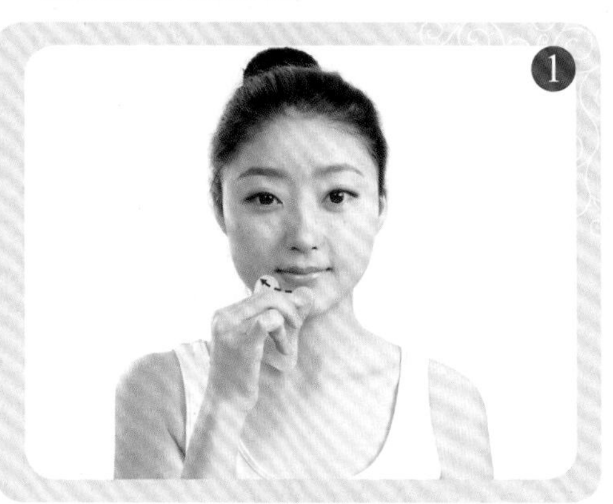

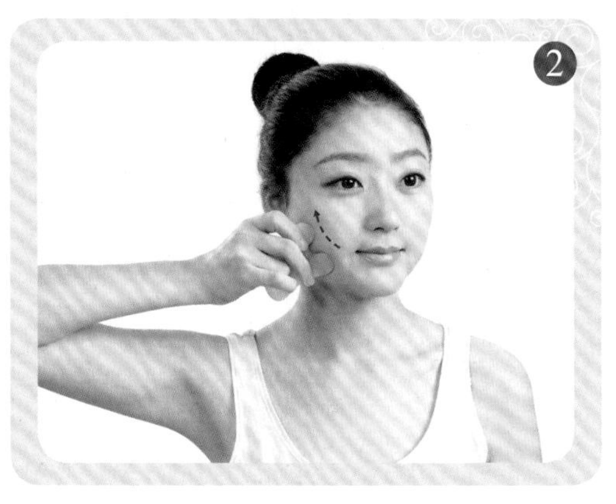

3. 以刮痧板角部的凹槽用推刮法刮拭下颌大肠经、胃经、小肠经区域各 5 下。

4. 用揉刮法刮拭下肢区部位。

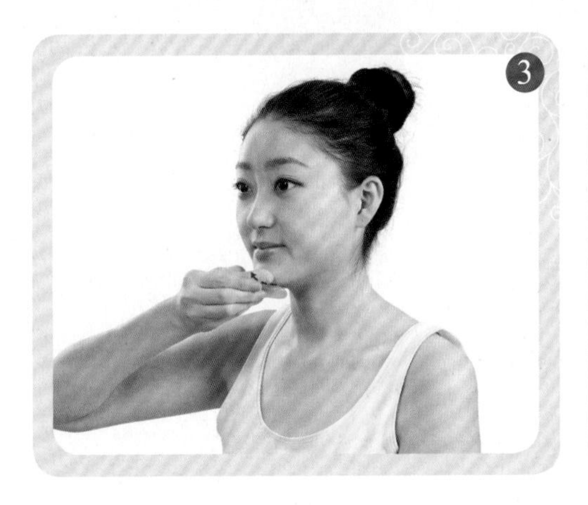

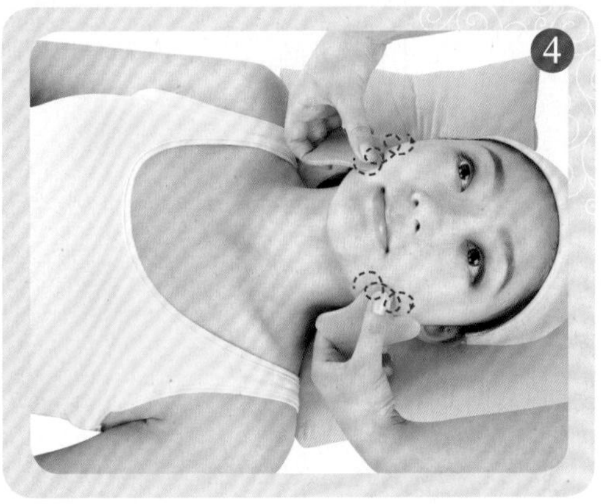

头、手部穴区美容刮痧调理，巩固疗效

1. 用厉刮法刮拭头部双侧额旁 3 带、顶颞前、后斜带上 1/3。

2. 用刮痧板凹槽刮拭各手指。

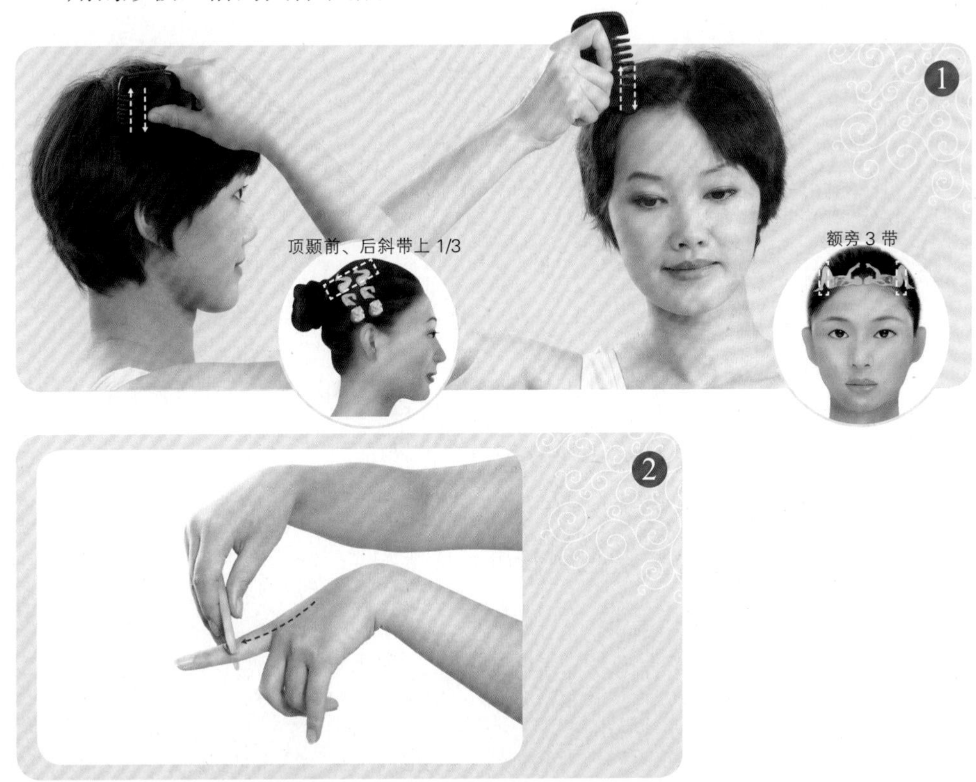

健脾补肾，温经活络

1. 用面刮法从上向下刮拭背部双侧膀胱经大杼穴、脾俞穴、胃俞穴、肾俞穴。
2. 艾灸腰部肾俞穴，下肢双膝眼穴、膝阳关穴。
3. 用面刮法从上向下刮拭下肢阳陵泉穴、足三里穴、绝骨穴、涌泉穴。

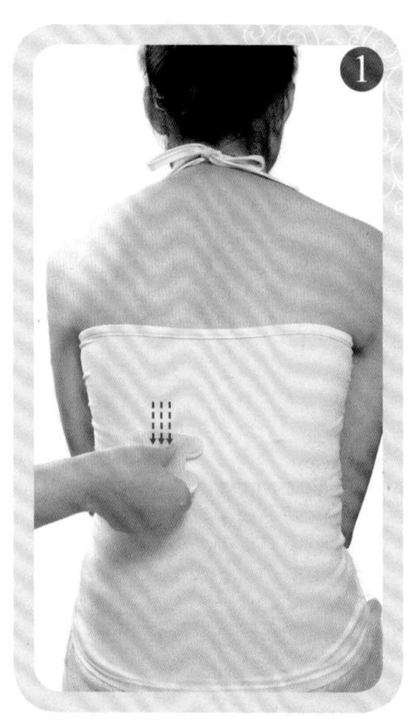

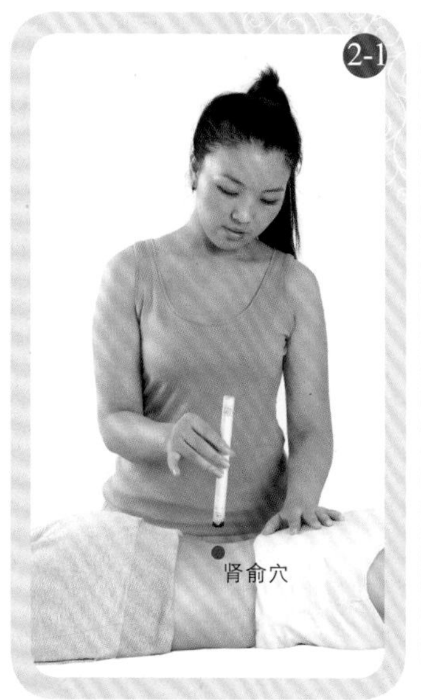

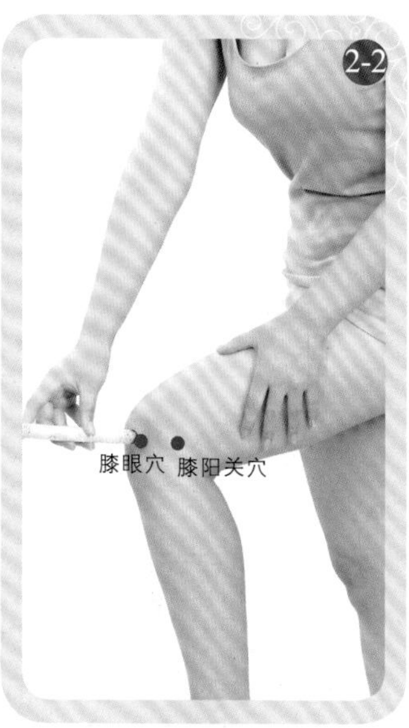

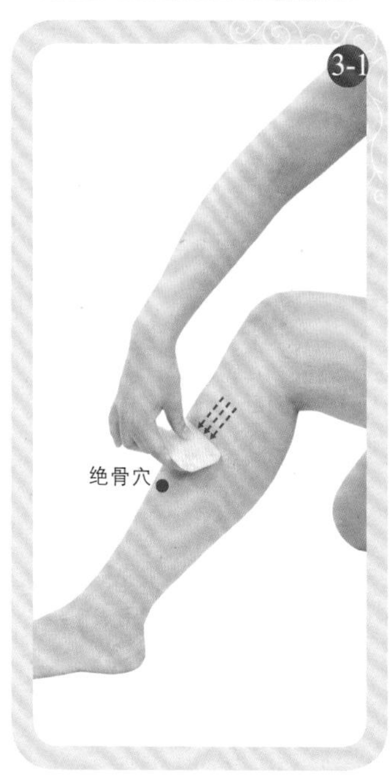

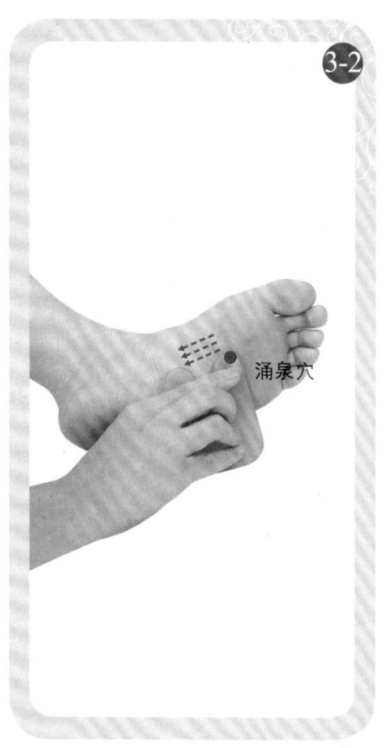

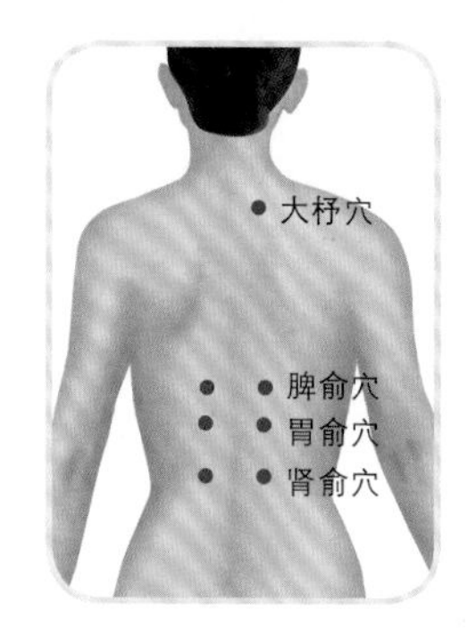

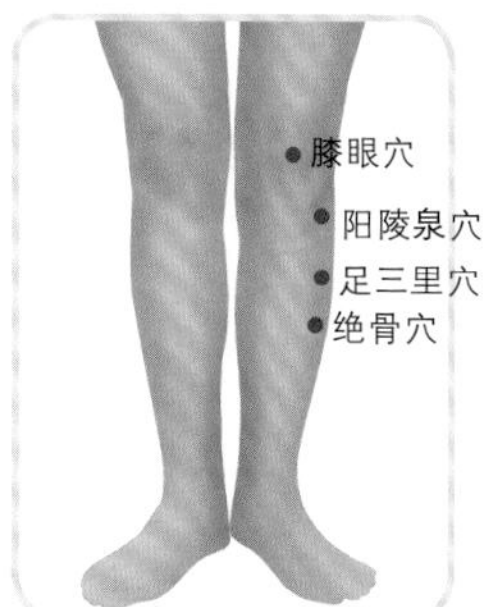

※ 专家提示：脾胃好，气色佳 ※

下颌外下方是胃经在颜面循行的部位，能反映出胃经的气血盛衰。前面我们已经介绍了，胃经在我们的面部循行线最长，和我们容貌的关系最为密切，包含了下眼睑正中向下、口唇、面颊外侧、前额外侧、面颊下方及下颌外侧。人们常说吃得满面红光，这句话一点都不假，如果在饭桌上你仔细观察，就能看出人吃饱喝足了，胃气充盛，面色自然就红润有光泽。有些女孩子节食减肥，面色马上就变得晦暗无光，胃气得不到补充，用多少化妆品都遮盖不住。

从面部的全息分布可以得知这个区域对应下肢，所以胃经气血不足，肌肉营养不良，下肢会酸软无力。脾胃气虚发展下去还会导致下焦虚寒、腰膝酸软、下肢寒凉。健脾养胃既关系美容，也关系健康。我们总说要补益脾胃，怎么补？最简单实用的方法就是吃恰当的食物，既不能过量，让它累着；也不能让它饿着，这就是最好的补益脾胃、美化容颜的秘诀。

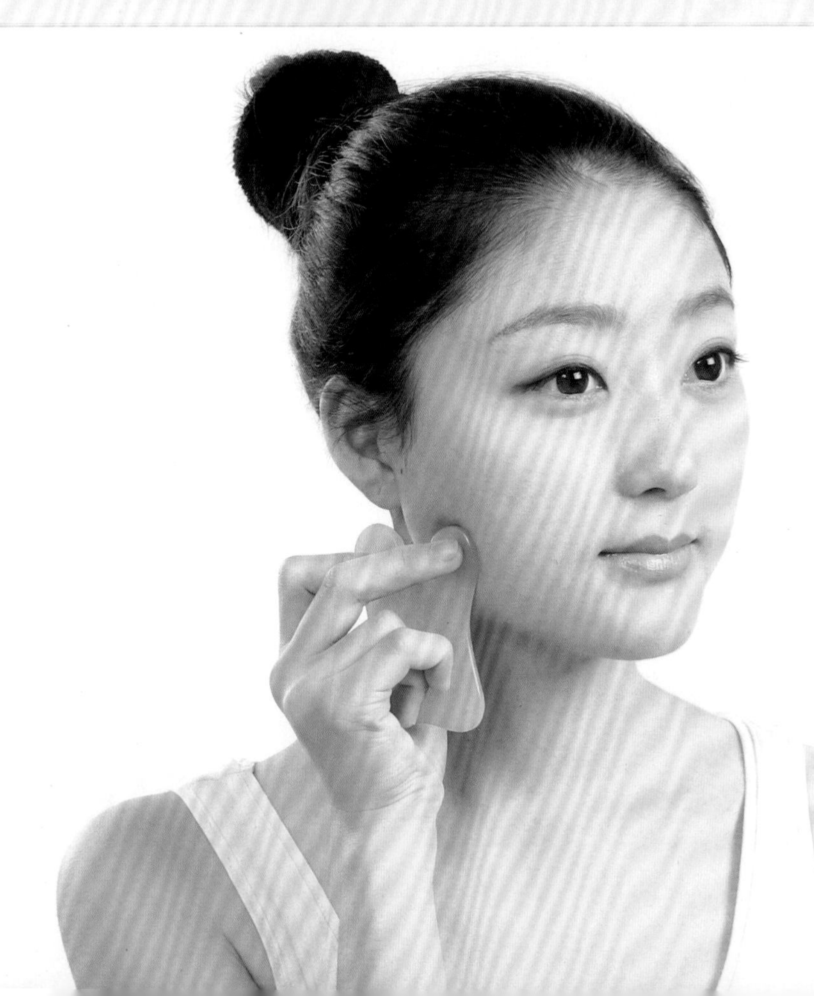

食疗与护肤

◇ 食疗小偏方

1. 肤色偏黑、偏黄者应该多食含有维生素 C 较丰富的食品。常食豌豆、胡萝卜可以抑制色素形成。

2. 皮肤粗糙、角质层厚者宜多食维生素 A、维生素 B_2 含量高的食物。香菇、百合、薏苡仁有助于改善肤质。

3. 干性皮肤者宜多食含脂肪稍高、维生素 E 丰富的食品。常饮蜂蜜水滋养皮肤，使其白嫩光滑。

4. 油性皮肤则宜选含糖类、维生素 C 丰富的食品。油菜、雪里蕻、番茄、小白菜、韭菜、荠菜、山楂、柑橘、鲜枣、猕猴桃、沙棘及柠檬等。

5. 常食枸杞子、黑芝麻、樱桃，有养颜润肤、延缓皮肤衰老的作用。

◇ 食疗方

番茄、黄瓜、柠檬、鲜玫瑰花瓣各适量，洗净后合在一起榨压取汁，再加入蜂蜜，不拘时间随时饮用。常饮此汁可促进皮肤代谢，消除色素沉着，使肌肤变得细腻白嫩。

人参 10 克洗净，银耳 25 克泡发后择洗好，鸡蛋 1 个煮熟去皮，三味一同放入水中以小火熬煮 2 小时，凉后调入蜂蜜食用。经常食用可使面色变得白嫩红润。

酸枣仁 30 克，桂圆肉 15 克，红糖 10 克，粳米 100 克。前两味洗净，切成小粒，一同入锅，加粳米（淘洗干净）和 1000 克清水熬煮成粥，出锅前调入红糖，早晚食用。补益心脾、安神润肤。

黑木耳 20 克，红枣 30 克，大米 100 克。黑木耳用清水泡涨择洗干净，红枣洗净去核，大米淘洗干净，三味同煮为粥，早晚食之。活血净肤、益气补血。

枸杞子、桂圆肉各 50 克，蜂蜜适量。枸杞子、桂圆肉洗净，放入锅中，加入清水，以文火慢慢熬之，煮至枸杞子、桂圆肉脱糖后熄火，待凉后调以蜂蜜，随时可服。安神养血、润肤驻颜。

◇自制美白面膜

芦荟天然美白面膜

材料：带斑点的芦荟 5 厘米，黄瓜 3 厘米，1/4 个鸡蛋清，2 ～ 3 克的珍珠粉，面粉适量。

做法：把准备好的芦荟去刺去皮清洁干净，连同洗干净的黄瓜一起放进榨汁机中榨汁备用。在汁液中加入蛋清、珍珠粉和适量的面粉，把上述材料搅拌均匀，调成糊状，调至不往下流淌为止。之后在洗干净的脸上均匀地涂上此款天然美白面膜，待它干透，用清水冲洗干净，拍打适量的爽肤水和润肤乳即可。建议每周使用 1 ～ 2 次，坚持一段时间就能够感受到肌肤变得水润亮白了。

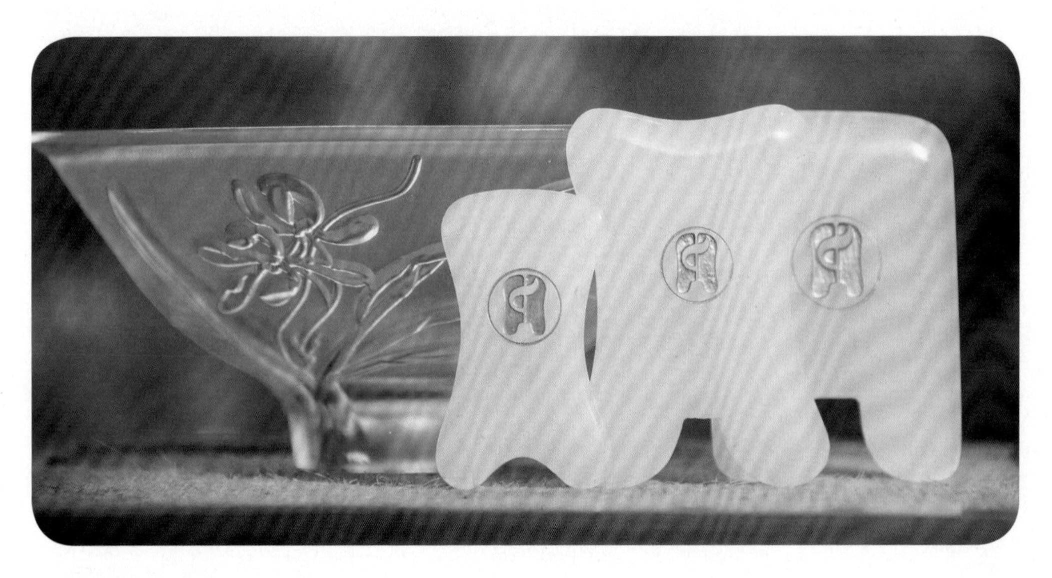

白芷美白面膜

材料：白芷 6 克，蛋黄 1 个，蜂蜜 1 大匙，小黄瓜汁 1 小匙，橄榄油 3 小匙。

做法：把白芷磨成粉末状，放到面膜碗内，放进 1 个蛋黄搅拌均匀。然后在面膜碗内加入小黄瓜汁和适量的蜂蜜，把上述材料充分地混合均匀。洁面后用面膜刷蘸取此液体均匀地涂抹在脸上，20 分钟后，用清水洗干净；接下来是用化妆棉蘸取适量的橄榄油，均匀地涂抹在脸上，等候 5 分钟，然后覆盖热毛巾敷脸，不需要把化妆棉拿掉，让毛巾的热度透过化妆棉传入肌肤中，促进对脸部的滋养。等到毛巾冷却后，把毛巾和化妆棉取下，用清水洗干净脸部就可以了。

第二节

刮淡皱纹，刮出紧致肌肤

皱纹是皮肤老化的表现，随着年龄的增长，皮肤中胶原蛋白和弹力纤维的生成能力下降，含量会随着年龄的增长而逐渐降低，致使真皮层变薄、密度和弹性减弱，使皮肤出现皱纹、松弛等老化现象。从中医角度看，皱纹是气血不足、缺乏营养所致。然而每个人脸上出现的第一道皱纹并不都在同一个地方，即使年龄相同，每个人皱纹的多少、深浅也有明显的差异。这是因为表皮皱纹是内

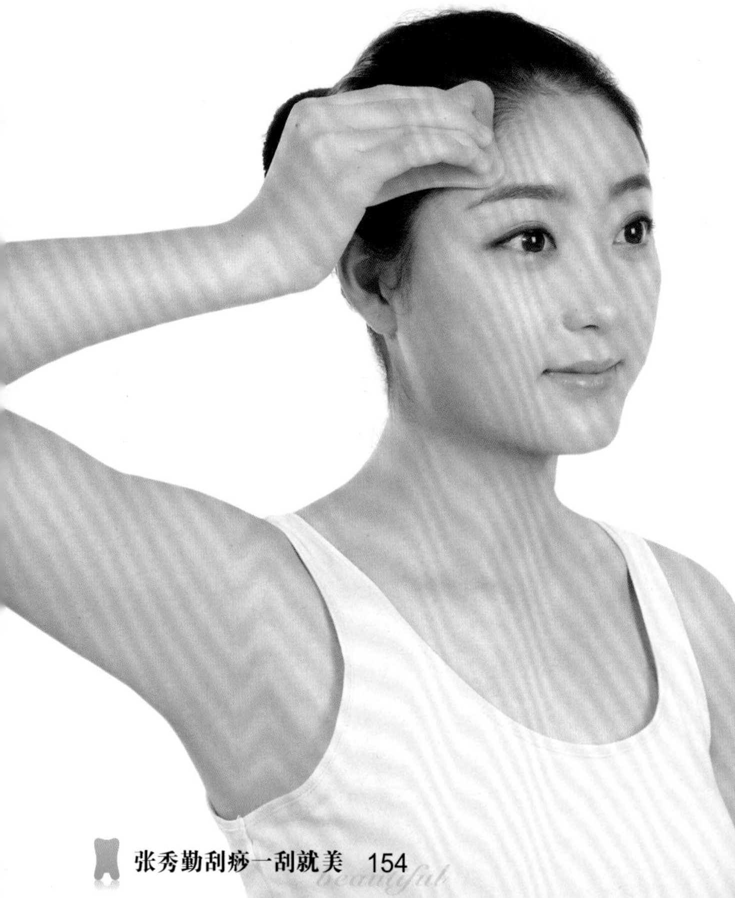

减缓皱纹的刮拭方法应根据皱纹的方向有所区别，横向皱纹应向上方提升；纵向皱纹应横向舒展；斜向的法令纹应向外上方刮拭；放射状的鱼尾纹应用平面按揉法和平刮法向外上方刮拭。

在脏腑器官气血不足衰老的外相。面部不同部位的皮肤属于不同的经脉和脏腑器官管辖。观察皱纹出现的部位可以了解哪个脏腑最先开始衰老，观察皱纹的深浅变化、多少，可以了解脏腑经脉衰老的进程。照照镜子，观察自己先从哪里开始出现细小的皱纹，按照下列部位对号入座，认真刮痧，不但可以抚平皱纹，还可以提前发现身体内气血不足的部位，重点呵护。

减皱刮拭手法要点

★ 减皱紧肤刮痧法一定要先在刮拭部位涂美容刮痧乳。

★ 减淡细小的皱纹，无论是用平面按揉法还是平刮法，按压力相对较小，应渗透至皮肤之下，肌肉之上的软组织间。改善肌肤松懈或深而明显的皱纹，按压力要稍大，渗透至肌肉深部。

★ 刮拭速度应缓慢，控制在平静呼吸时一呼一吸 2 ~ 3 下。不可按压力度过大、速度过快。减皱刮痧法刮拭角度要小，最好将刮痧板平贴于皱纹处，缓慢做平刮或平面按揉。

★ 根据皱纹形态决定刮拭方向：横向皱纹应向上方提升刮拭，纵向皱纹应横向舒展刮拭，斜向的法令纹应向外上方刮拭，放射状的鱼尾纹用平面按揉法和平刮法向外上方刮拭。

★ 皱纹是气血不足的表现，因此应调补皱纹对应的经脉脏腑器官，身体刮拭部位，一律用补法刮拭，每次刮拭时间不可过长。

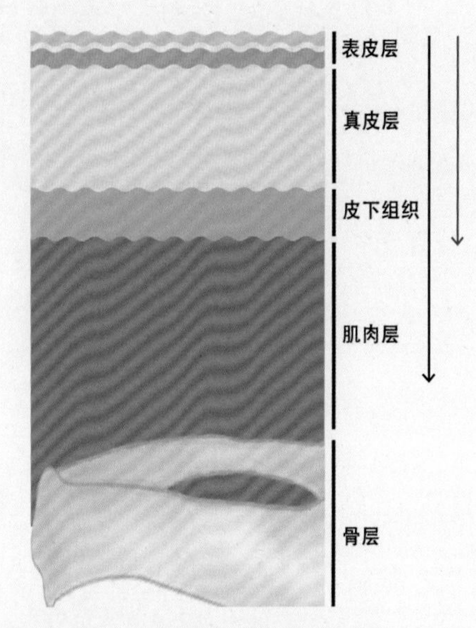

减淡细小皱纹，按压力渗透到皮肤之下，肌肉之上的软组织间；
改善肌肤松懈或深而明显的皱纹，按压力渗透到肌肉深部

额头皱纹

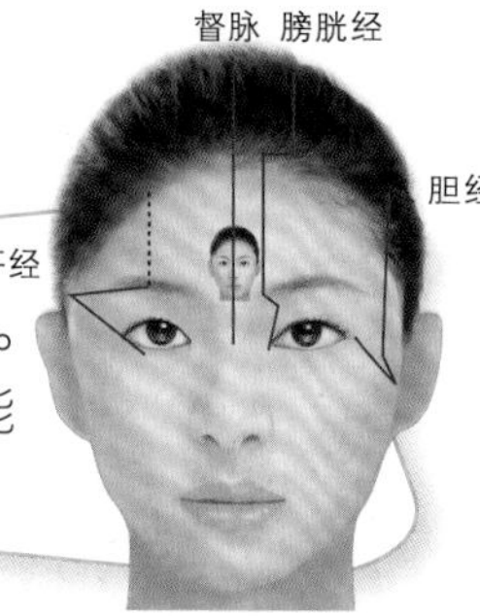

健康提示

额头中部多皱纹是大脑气血不足、疲劳、神经衰弱的征兆。

额头两侧以及太阳穴处多皱纹，是肝胆气血不足、功能减弱的征兆。

面部美容刮痧调理

1. 按照面部减皱刮痧手法要求，涂敷美容刮痧乳，先在额头中部头区、咽喉区用平面按揉法按揉皱纹部位各 5 下，后在额头中间横向皱纹处用平刮法从下向上刮拭 5 ~ 10 下，纵向皱纹则横向刮拭 5 ~ 10 下，至皮肤微微发热即可。

为他人刮痧的方法

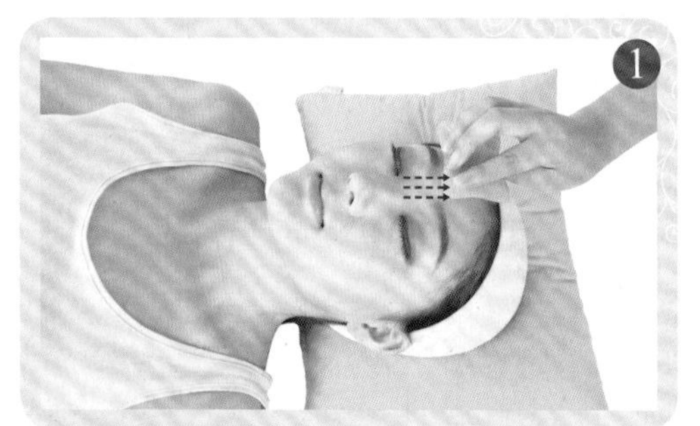

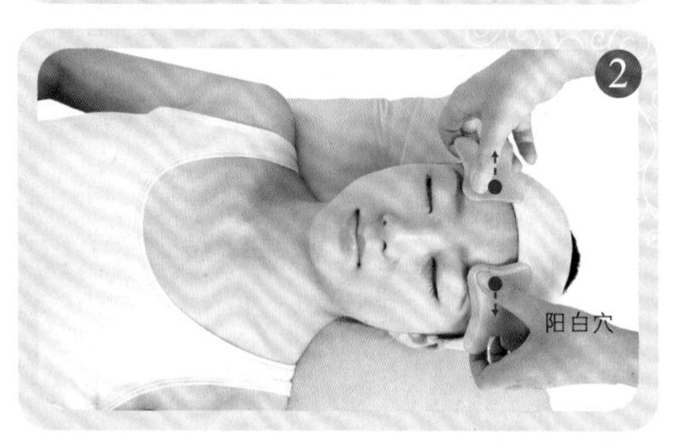

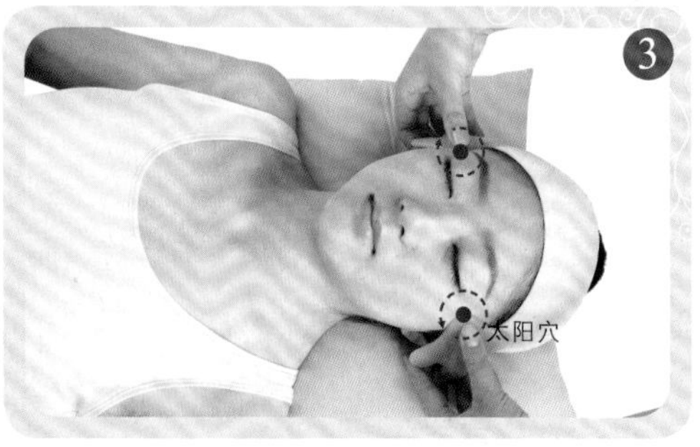

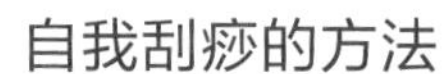

自我刮痧的方法

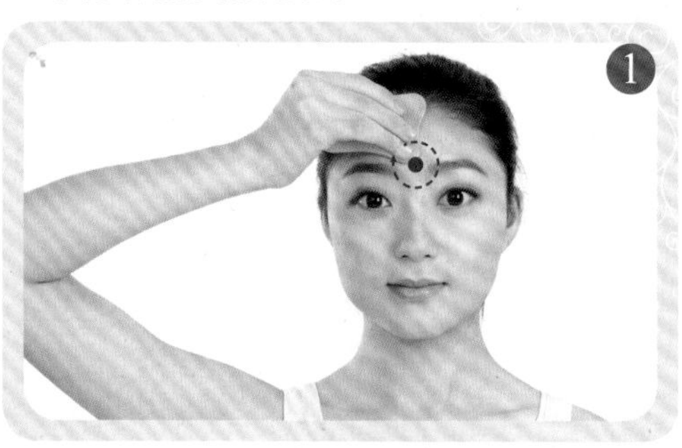

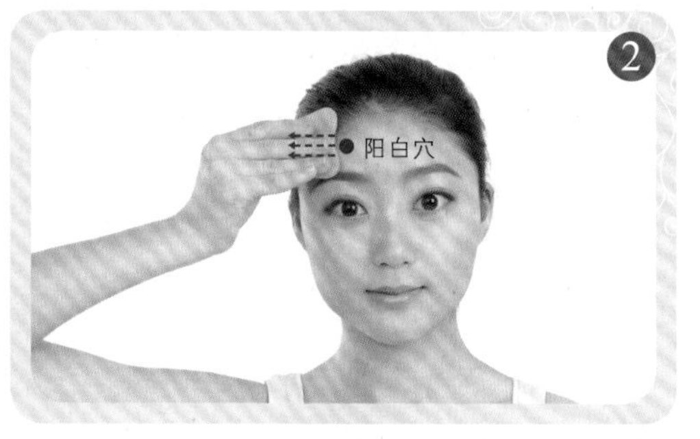

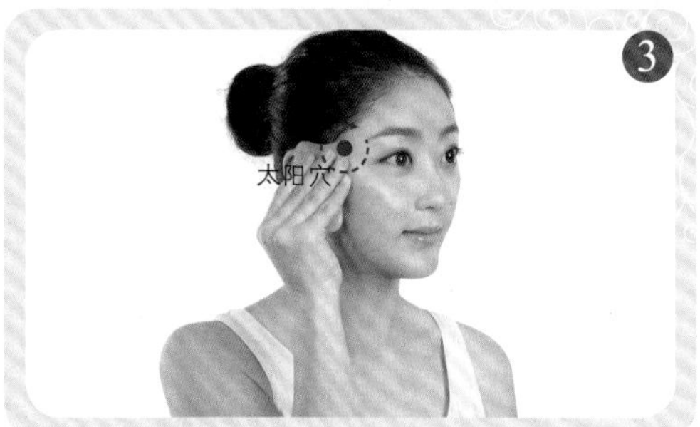

2. 先在额头两侧胆经皱纹处用平面按揉法按揉 5 下，用推刮法从内向外刮拭阳白穴。再用平刮法从下向上刮拭皱纹处 5 ~ 10 下，至皮肤微微发热即可。

3. 用平面按揉法按揉太阳穴处皱纹 5 下，再用平刮法从内向外上方刮拭 5 ~ 10 下，至皮肤微微发热即可。

头部、手部美容刮痧调理，巩固疗效

1. 额头中部皱纹，先用单角刮法刮拭前额神庭穴、眉冲穴，再用面刮法从头顶百会穴向前刮至前头发际处，再从百会穴向后刮拭后头部。重点刮拭百会穴。额头两侧出现皱纹，用单角刮法刮拭前头部头临泣穴、本神穴，再用刮痧板竖放在耳朵上部发际边缘，绕着耳朵从前向后刮拭两侧头部。

❶

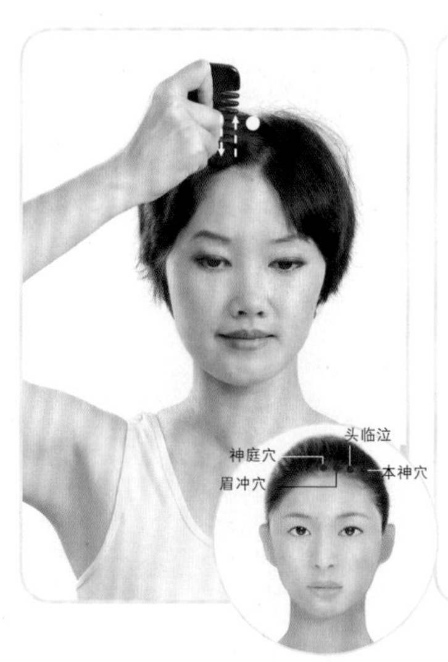

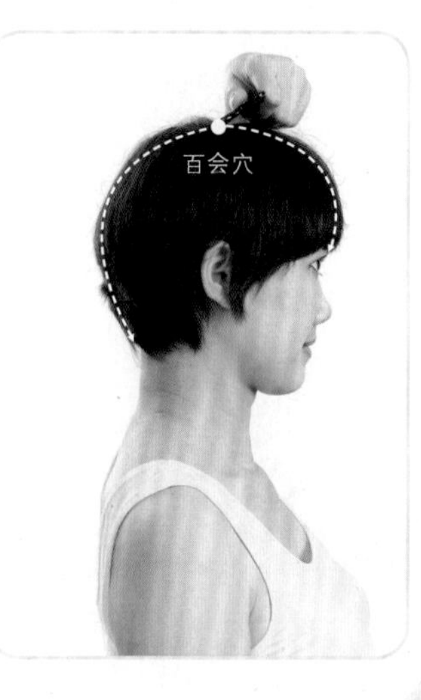

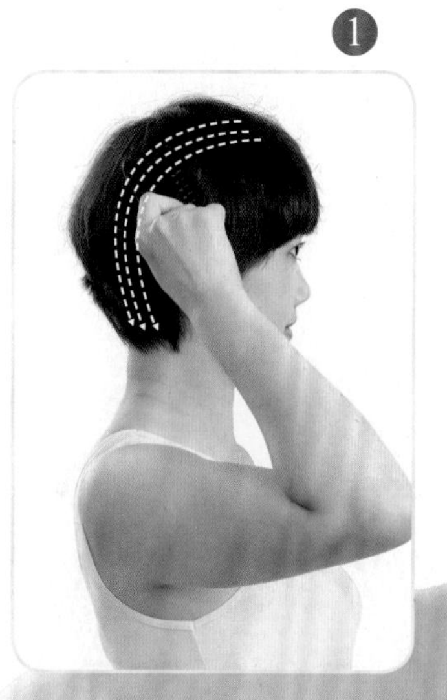

2. 用刮痧板一边以面刮法刮拭手掌小拇指下肺区，至该区域皮肤有热感即可。

❷

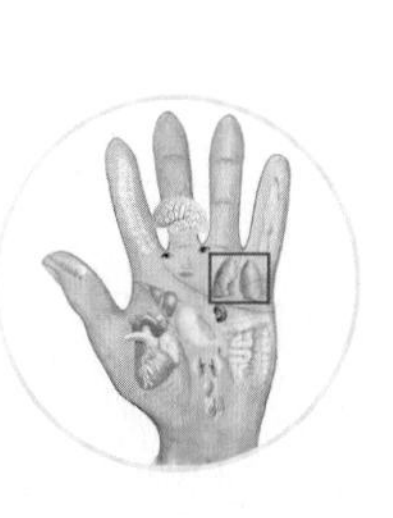

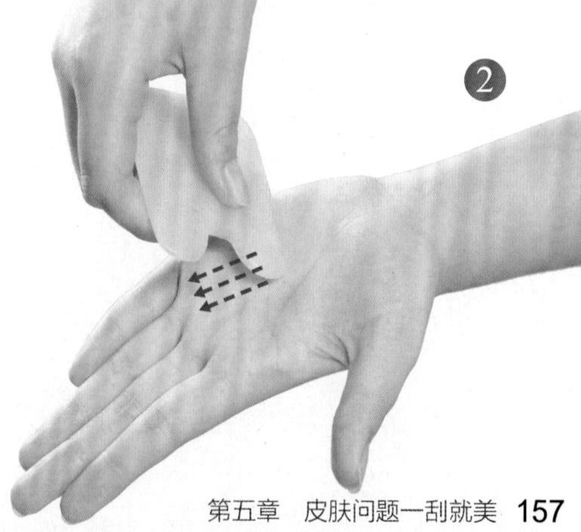

3. 用刮痧板一边以面刮法刮拭双足部肺区，至该区域皮肤有热感即可。

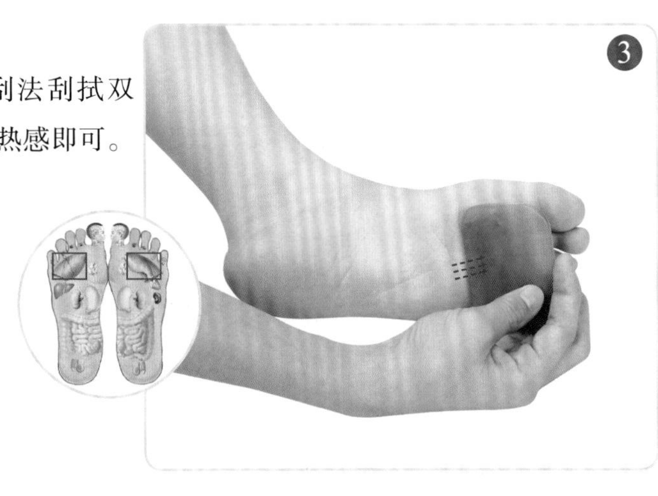

直击根本，让美丽永驻的刮痧调理

1. 在颈椎部位涂抹刮痧油，额头中部皱纹先刮拭颈椎中间督脉部位，用面刮法从哑门穴刮至大椎穴，再用双角刮法同时刮拭两侧膀胱经天柱穴至大杼穴。额头两侧皱纹先用单角刮法从上向下刮拭风池穴，再向下用面刮法刮拭颈部胆经。

2. 用面刮法从上向下刮拭背部膀胱经肝俞穴、胆俞穴、肾俞穴。

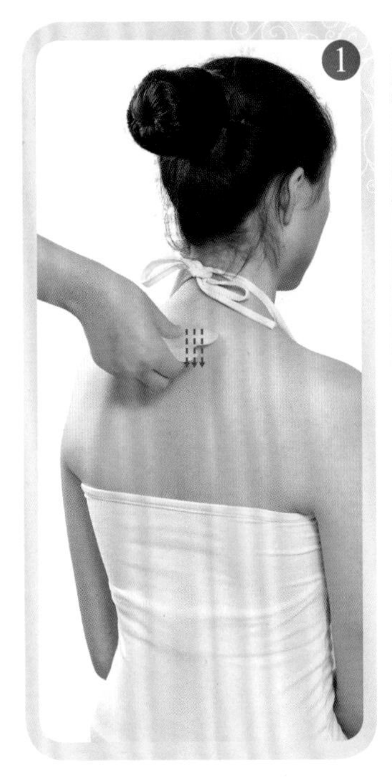

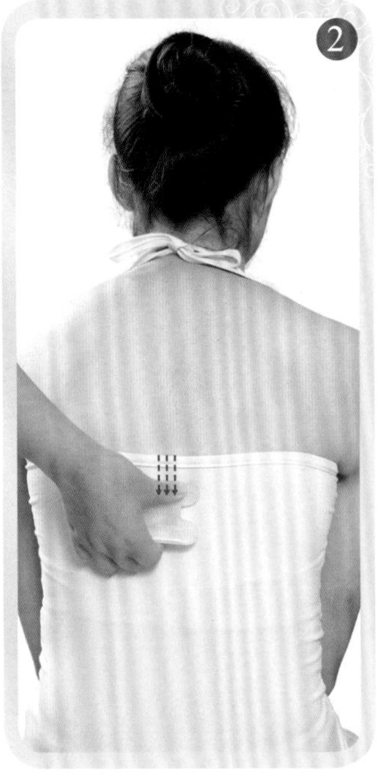

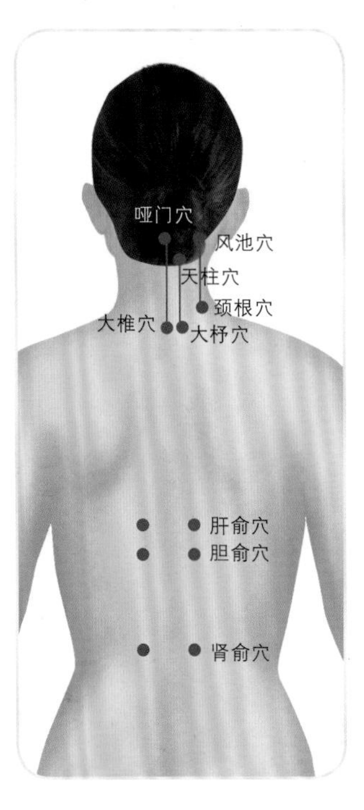

3. 用垂直按揉法按揉足部太冲穴、侠溪穴，用平面按揉法按揉涌泉穴。

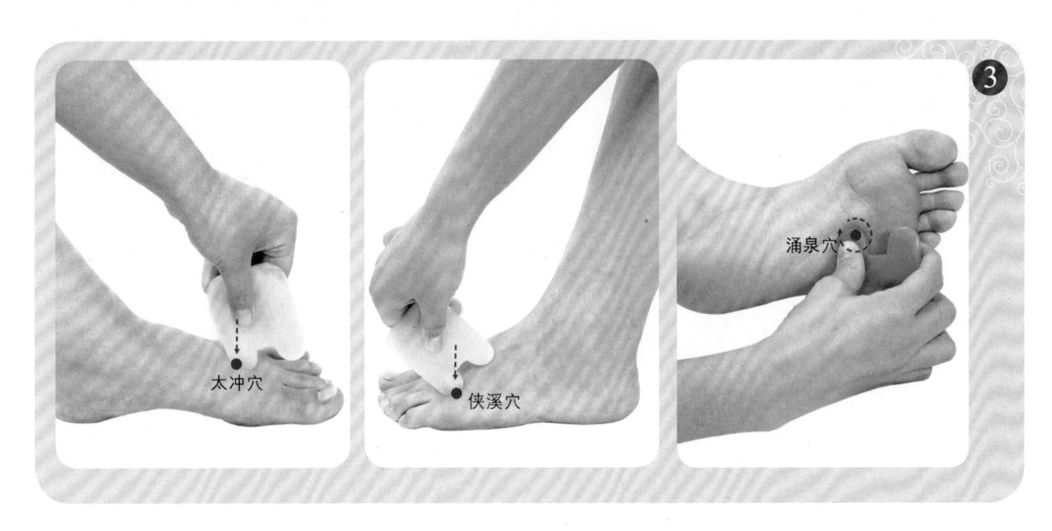

※ 专家提示：肝胆、颈椎健康影响额头皮肤 ※

额头两侧是胆经的循行部位，预防和改善额头两侧皱纹应避免思虑过度，同时注意保养肝胆，避免肝胆负担过重或者营养不良造成肝血不足。额头正中是督脉和膀胱经循行的部位，预防和改善额头正中皱纹应该益气补肾，避免用脑过度，消耗阳气。

颈部肌肉劳损，颈椎间盘老化、变薄，也可以在面部反映为额头皱纹早现，因此做好颈椎保健，可预防颈椎退行性改变，也可以预防额头皱纹早现。

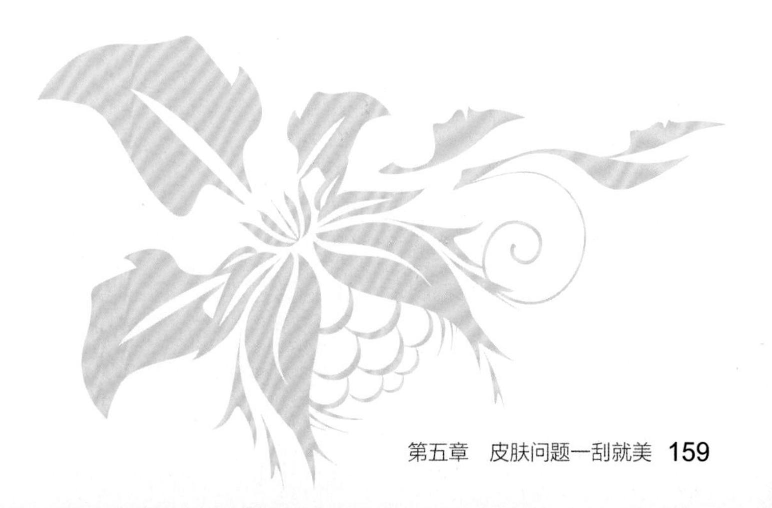

眉眼间皱纹

健康提示

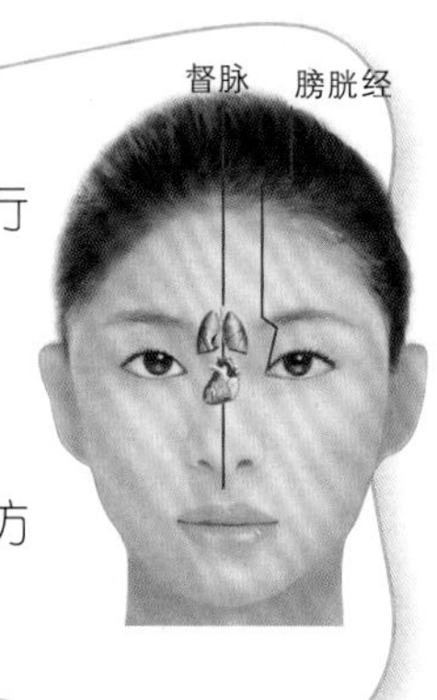

眉眼间是心肺的全息穴区，也是督脉、膀胱经循行部位。

两眉之间多皱纹是肺气血两虚的征兆。

两眼之间多皱纹是心气血两虚的征兆。

避免劳心、耗气，注意休息。补养心肺之气是预防和舒缓皱纹的最好方法。

面部美容刮痧调理

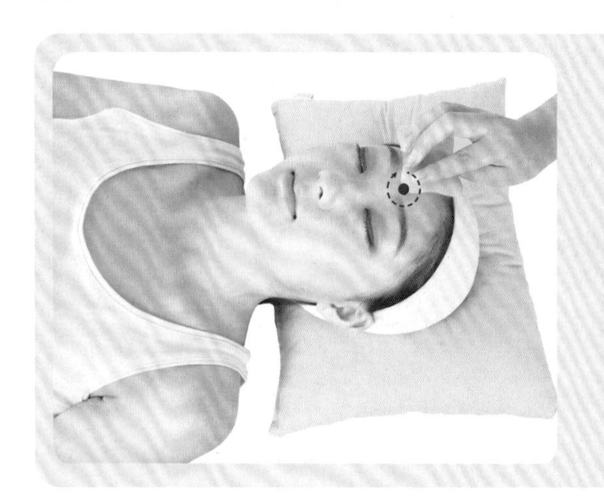

❶ 按面部减皱刮痧手法的要求，涂敷美容刮痧乳，用平面按揉法按揉额头中间下部咽喉区，两眉之间肺区、心区，每个部位刮拭 5 ~ 10 下。

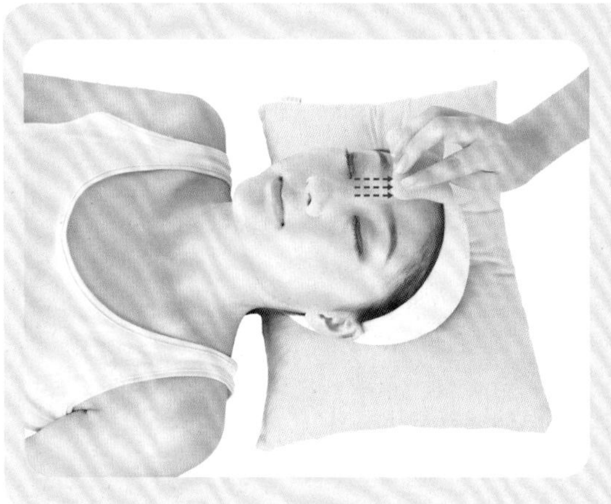

❷ 用平刮法从下向上缓慢刮拭鼻根部心区、肺区至皮肤微热、潮红即可。

手足部美容刮痧调理，巩固效果

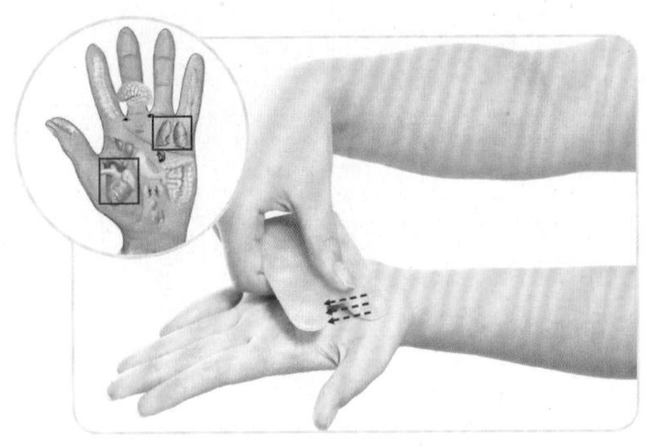

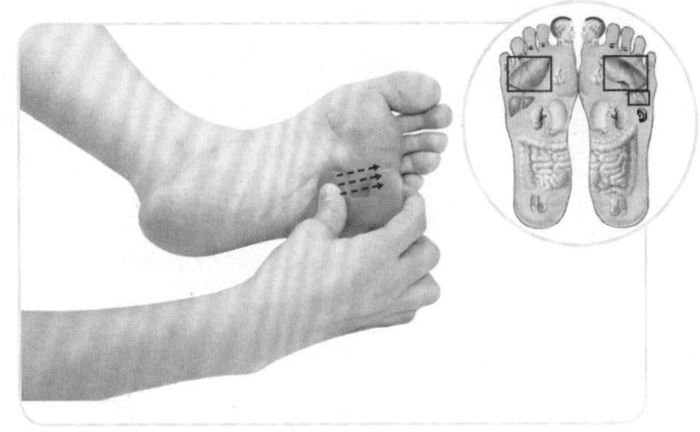

1. 用刮痧板一边以面刮法刮拭手掌大鱼际心区，小拇指下方肺区至该区域皮肤有热感即可。

2. 用刮痧板长边以平刮法从上向下刮拭双足部肺区及左足底心区，刮至皮肤有热感即可。

直击根本，让美丽永驻的刮痧调理

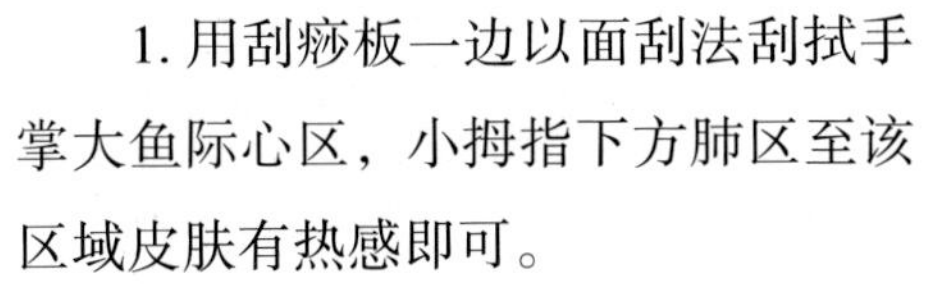

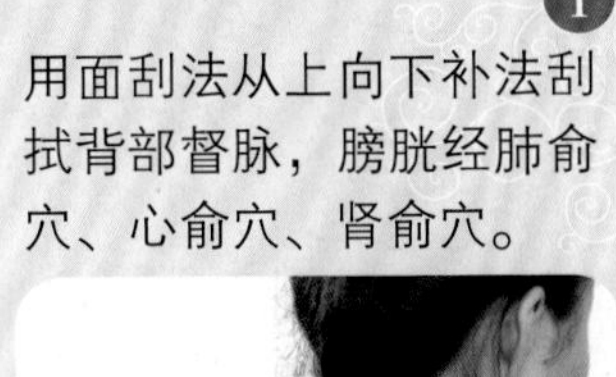

❶ 用面刮法从上向下补法刮拭背部督脉，膀胱经肺俞穴、心俞穴、肾俞穴。

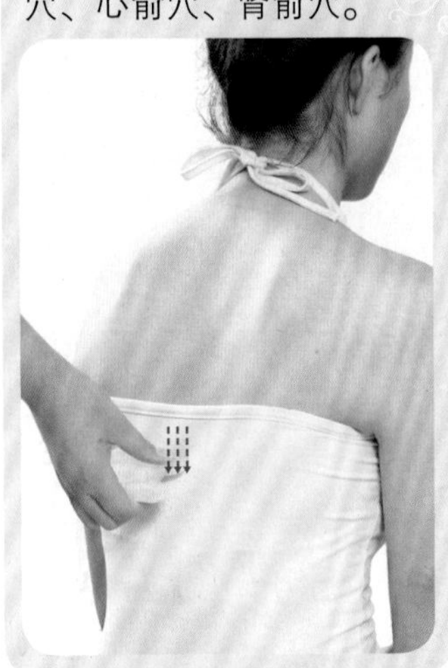

❷ 用单角刮法从上向下刮拭膻中穴。

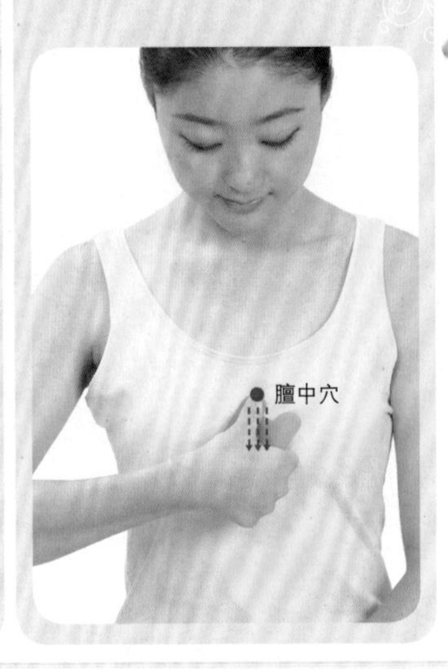

❸ 用平面按揉法按揉内关穴。

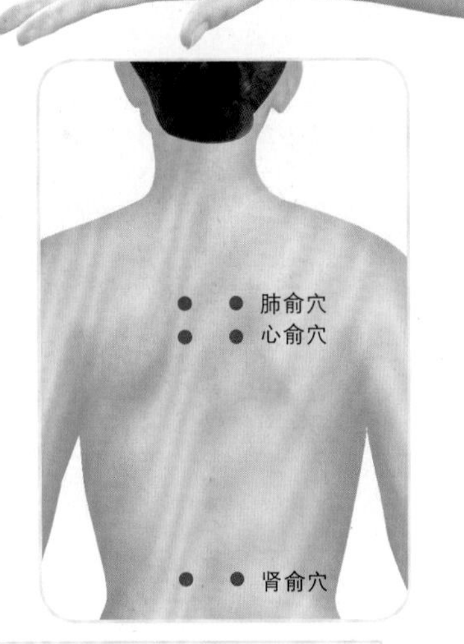

※ 专家提示 ※

眉眼间是心肺的全息穴区，也是督脉、膀胱经循行部位，劳心耗气，肾气不足是此部位皱纹早生的原因。避免劳心、耗气、透支体力，注意休息是补养心肺之气最好的方法。

眼周皱纹

健康提示

眼角鱼尾纹提示胆经气血不足。
外眼角下皱纹提示上肢肌肉无力、颈肩肌肉劳损或者肩周炎。

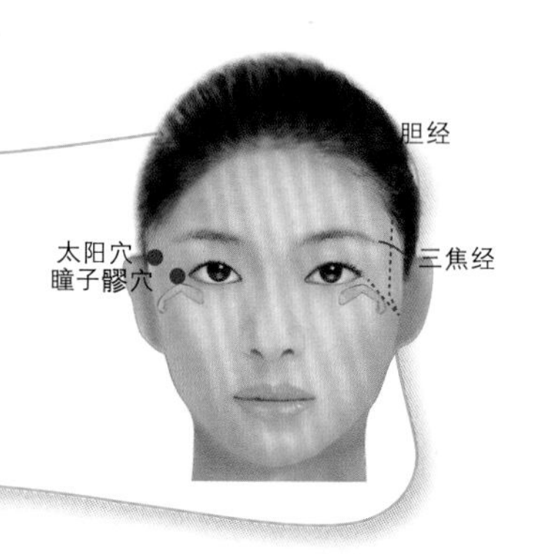

面部美容刮痧调理

1. 按照面部减皱刮痧手法的要求，涂敷美容刮痧乳，用美容刮痧板角部用平面按揉法分别按揉外眼角瞳子髎穴、太阳穴，重点按揉皱纹部位。每个部位每次轻揉5下。

2. 用平刮法从内向外上方缓慢刮拭眼角各皱纹部位5 ~ 10下，至皮肤微热、潮红即可。

3. 眼角皱纹并有松懈下垂者，用平刮法，将按压力渗透至肌肉内，分别从瞳子髎穴和上肢区为起点斜向外上方刮拭至发际边，每次每部位刮拭5下。

为他人刮痧的方法

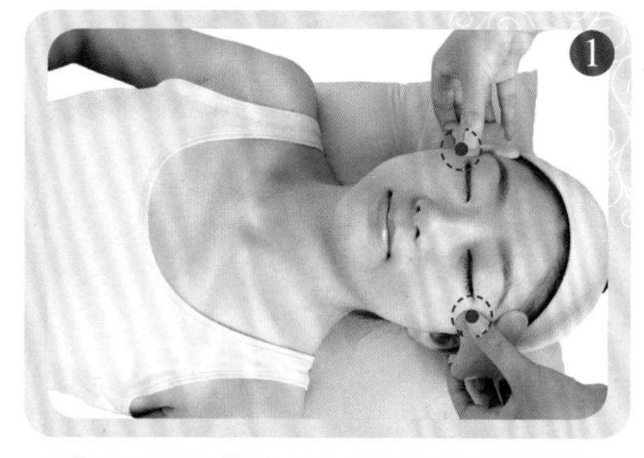

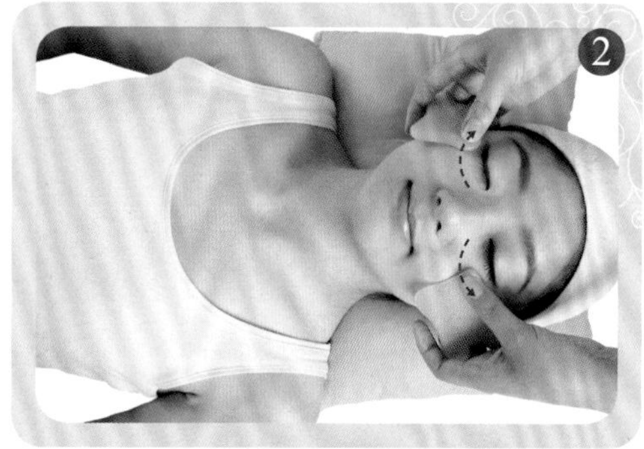

自我刮痧的方法

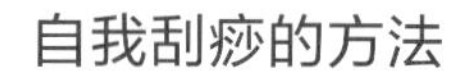

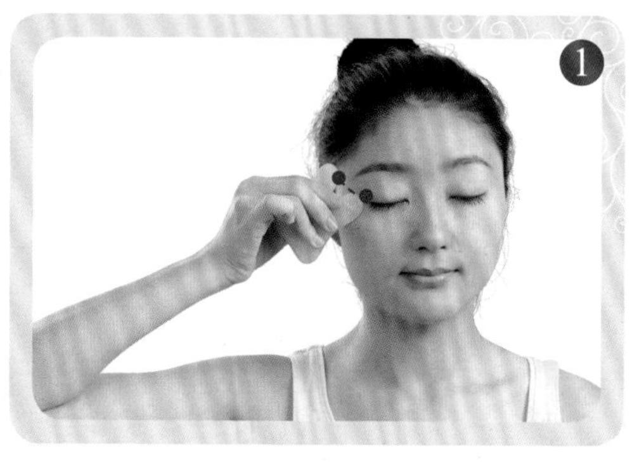

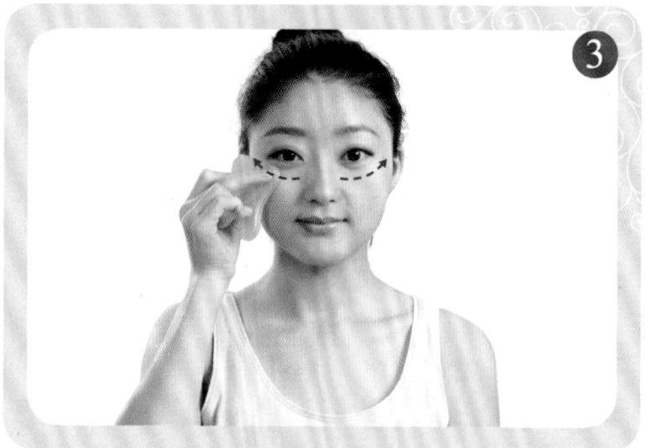

头部、手足部美容刮痧调理，巩固疗效

将刮痧板梳竖放在耳朵上部发际边缘，绕着耳朵从前向后刮拭两侧头部。再用单角刮法刮拭颈部胆经风池穴、安眠穴。

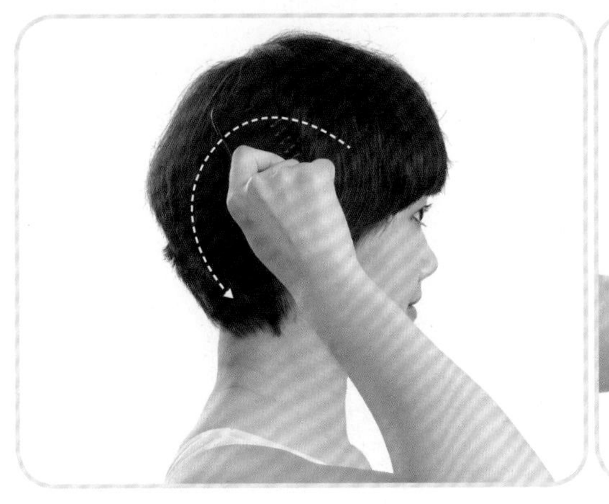

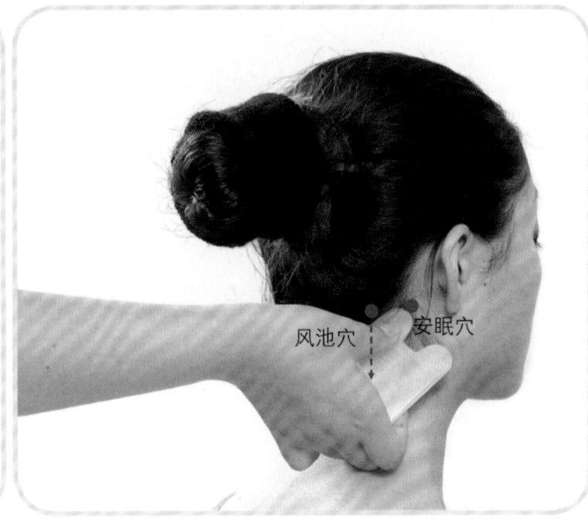

直击根本，让美丽永驻的刮痧调理

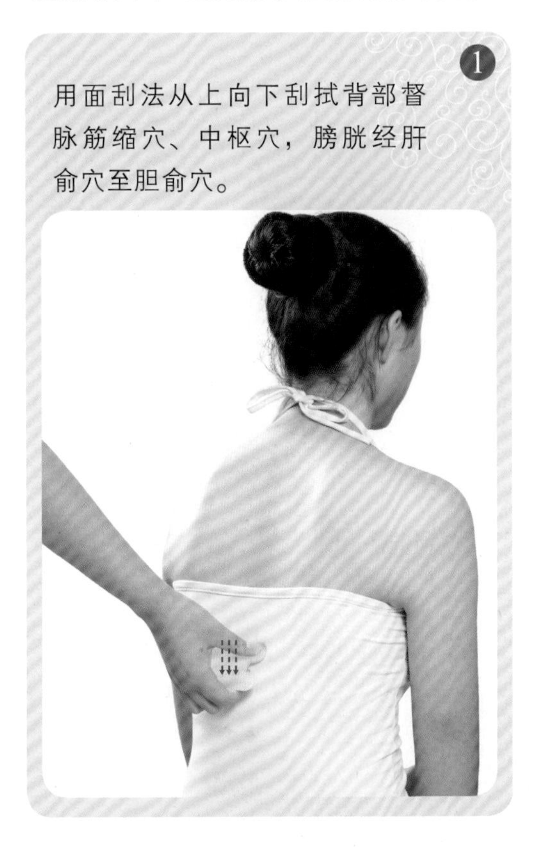

1 用面刮法从上向下刮拭背部督脉筋缩穴、中枢穴，膀胱经肝俞穴至胆俞穴。

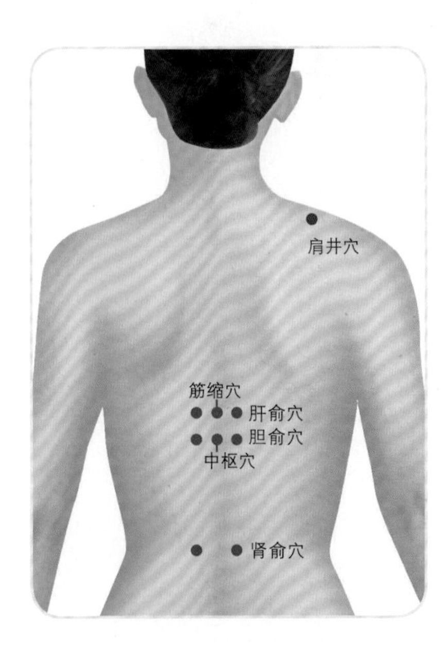

2

用面刮法从内向外刮拭胆经肩部双侧肩井穴。

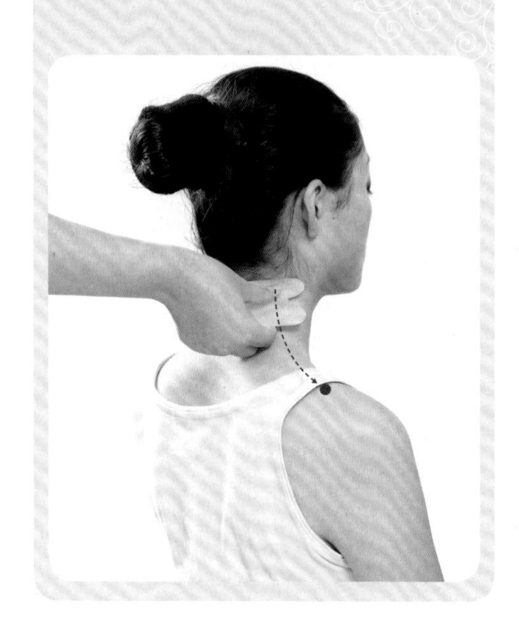

3-1

用单角刮法从上向下刮拭胸部任脉膻中穴 。

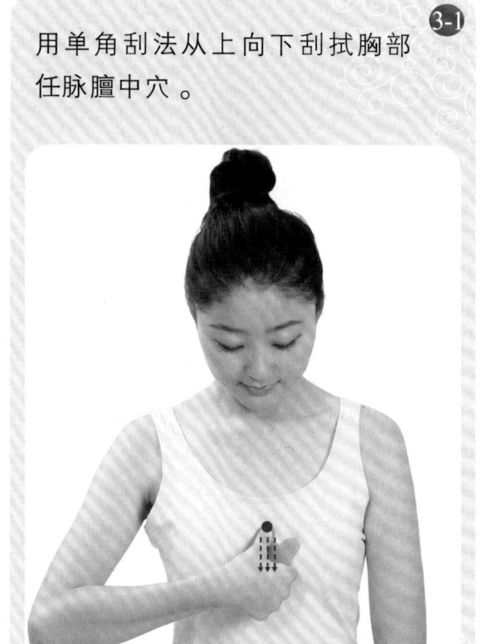

3-2

用平刮法从内向外刮拭腹部期门穴、日月穴。

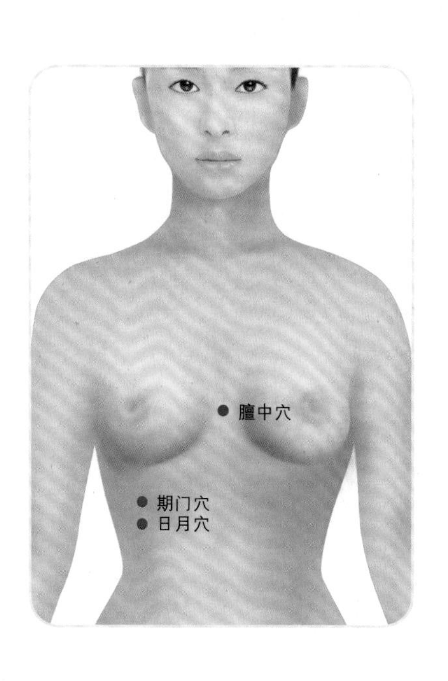

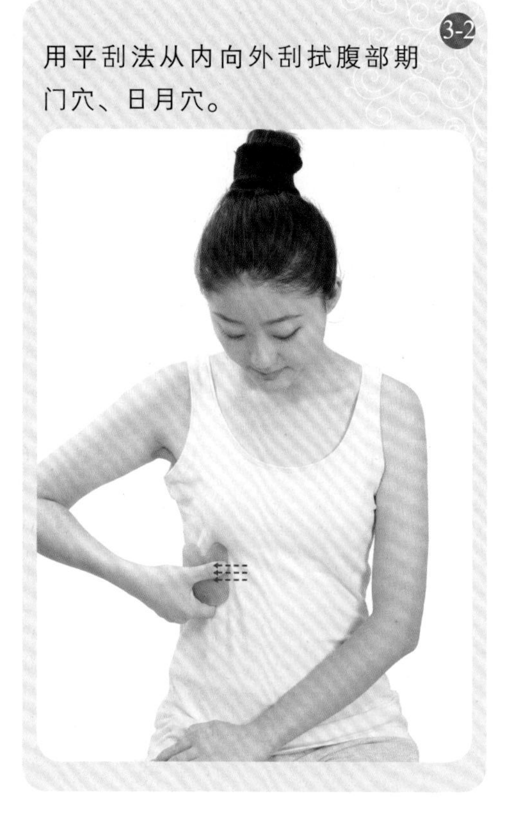

用面刮法从上向下刮拭上肢外关穴。 4-1

用面刮法从上向下刮拭下肢双侧阳陵泉穴至外丘穴。 4-2

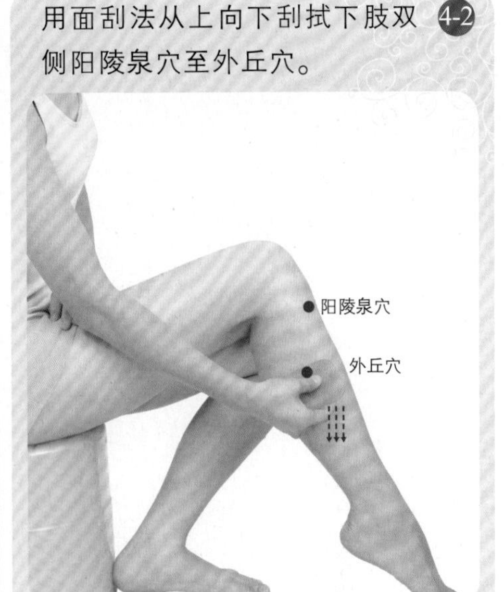

※ 专家提示：生理规律与美容、美发的关系 ※

“少小离家老大回，乡音无改鬓毛衰。”这著名的诗句中蕴含着一个规律，按照《黄帝内经》中人体的生理规律，女子每隔7年，男子每隔8年，生理上会发生一次明显的变化。《黄帝内经》认为，女子“六七，三阳脉衰于上，面皆焦，发始白”。男子“六八，阳气衰竭于上，面容憔悴，发鬓斑白”。也就是说，女子42岁，男子48岁，体内阳气开始衰竭，头上就会慢慢出现白发。而往往最早出现白发的地方就是两鬓，这正是胆经循行的部位，胆经是从人的外眼角开始，沿着人的头部两侧，顺着人体的侧面向下行走的。肝胆阳气虚衰，气血过不来，不仅仅会长皱纹，还容易早生白发。调补肝胆气血，疏通胆经，可以帮助我们改善这些不美的因素。除了刮拭面部之外，还可以用刮痧梳，经常沿着胆经的循行部位梳头，刮拭颈部，不仅疏通了气血，减少了皱纹，还能使头发黑亮，预防颈椎病，让脖子更加秀美纤细，可谓一举数得。

鼻梁中间的十字形或纵向皱纹

健康提示

鼻梁中部出现细小的十字皱纹和纵向皱纹是肝血不足、肝肾气虚的征兆，多有肝肾不足、腰酸背痛，严重者有脊柱疾患。

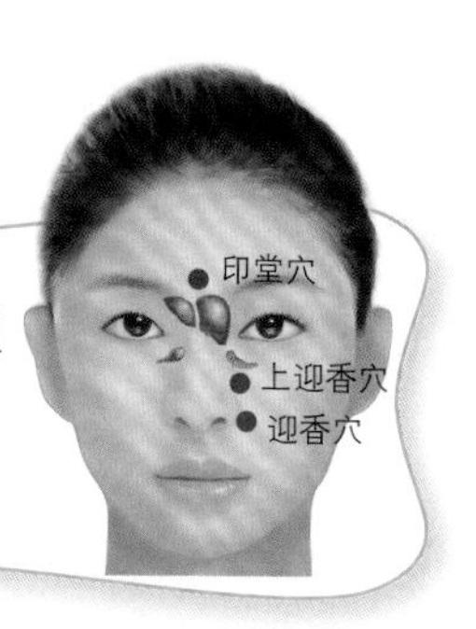

面部美容刮痧调理

1. 按照面部减皱刮痧手法要求，涂敷美容刮痧乳，平面按揉印堂穴 5 下。

2. 用平刮法从上向下刮拭鼻根至鼻尖，重点刮拭鼻梁中部 5 下。用美容刮痧板双角部骑跨在鼻梁上，自下而上刮拭鼻根至鼻尖，重点刮拭鼻梁中部 5 下。

3. 用平面按揉法按揉上迎香穴、迎香穴。

为他人刮痧的方法

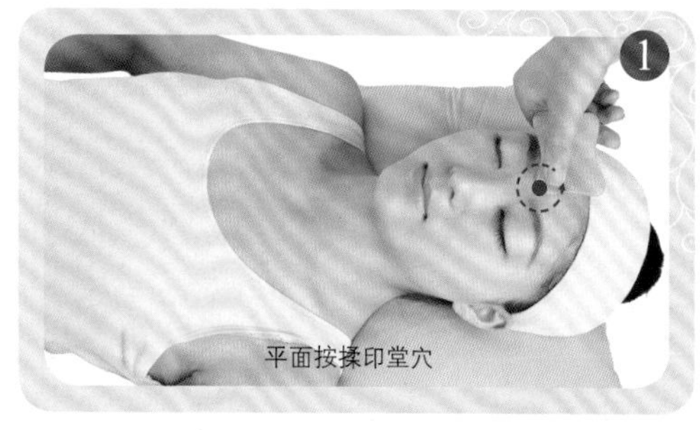

平面按揉印堂穴

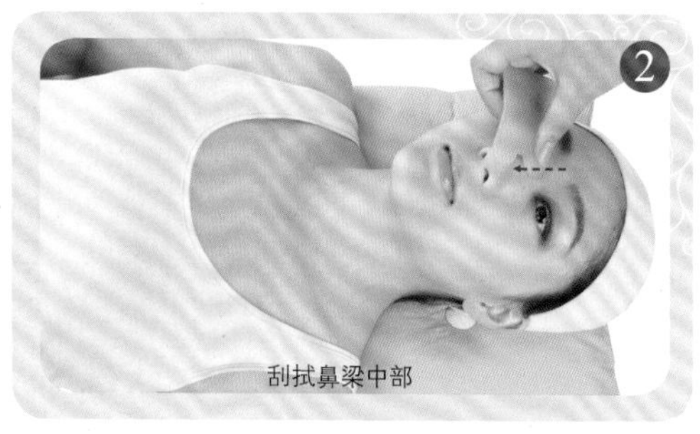

刮拭鼻梁中部

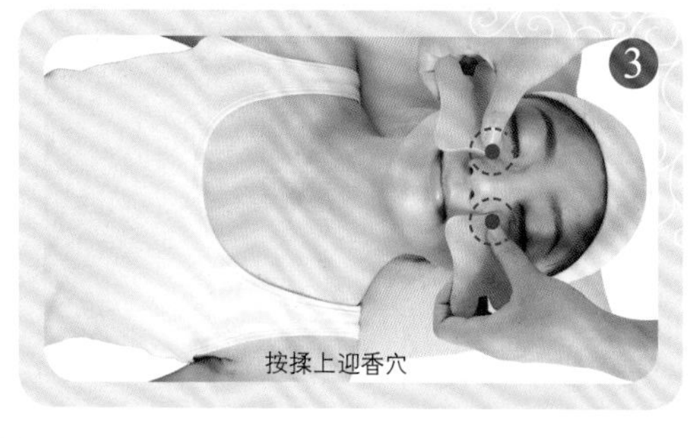

按揉上迎香穴

自我刮痧的方法

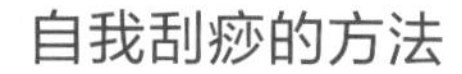

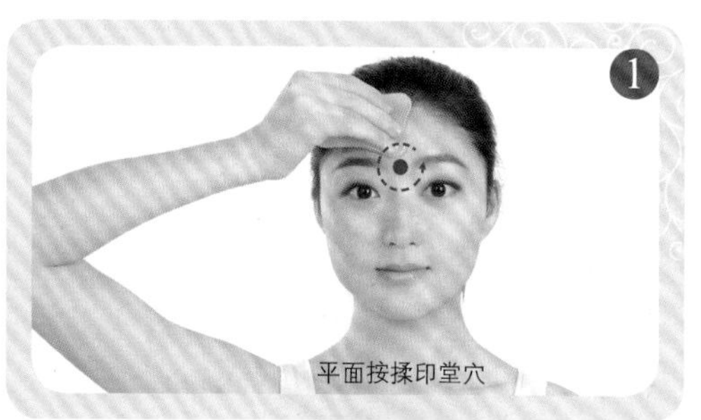

平面按揉印堂穴

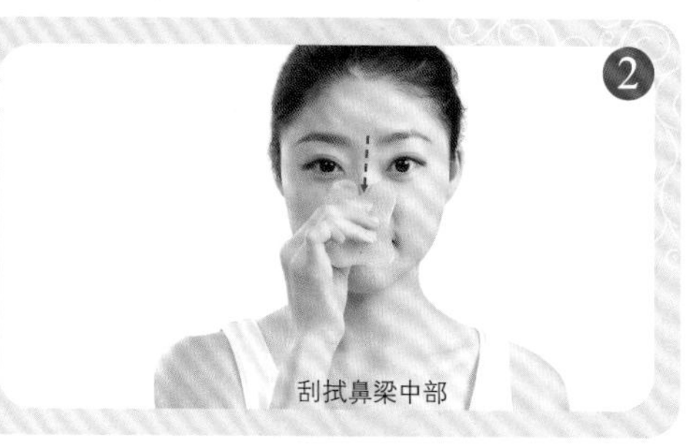

刮拭鼻梁中部

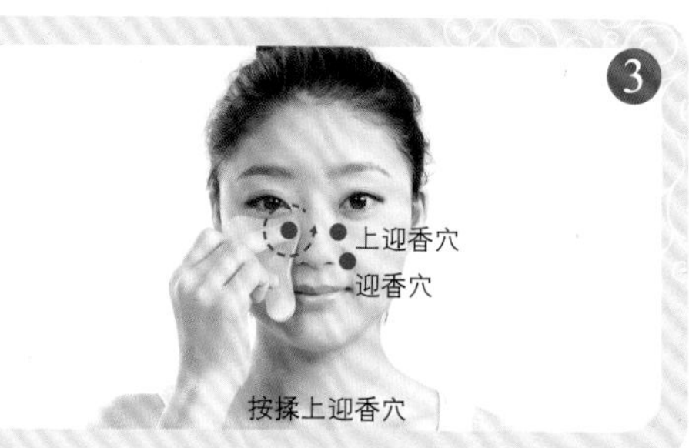

按揉上迎香穴

头部、手足部美容刮痧调理，巩固疗效

1. 用厉刮法刮拭头部额中带、额旁 2 带、顶枕带各 5 ～ 10 下。

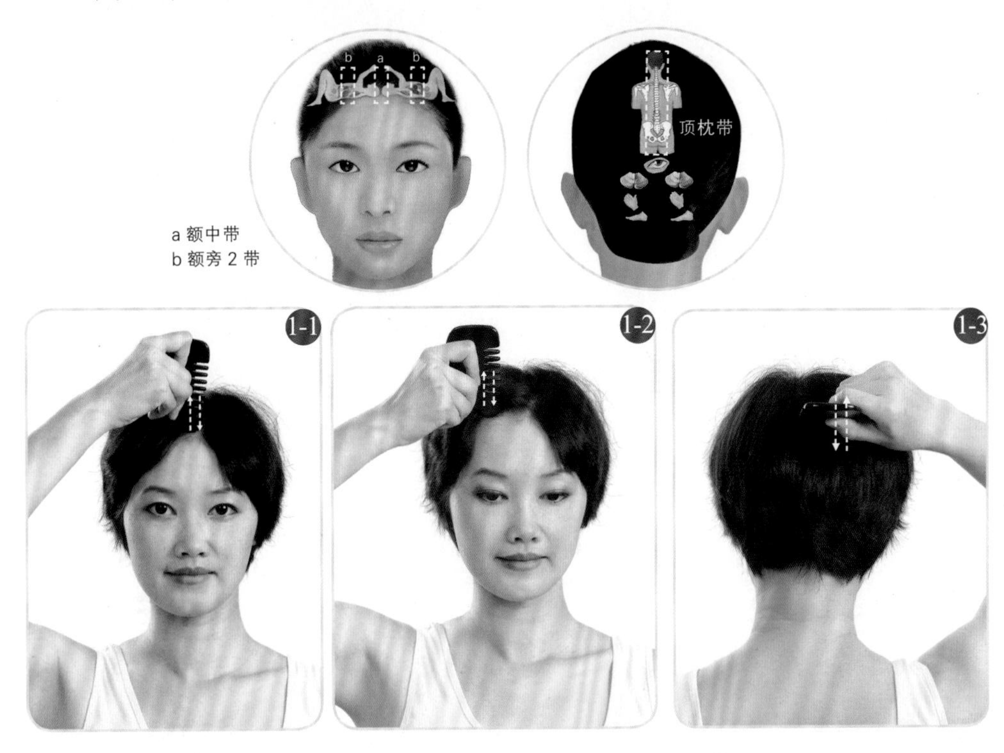

2. 用平面按揉法刮拭手上的肝胆区、小鱼际区、足底肝胆穴区、涌泉穴 5 ～ 10 下，至皮肤微微发热即可。

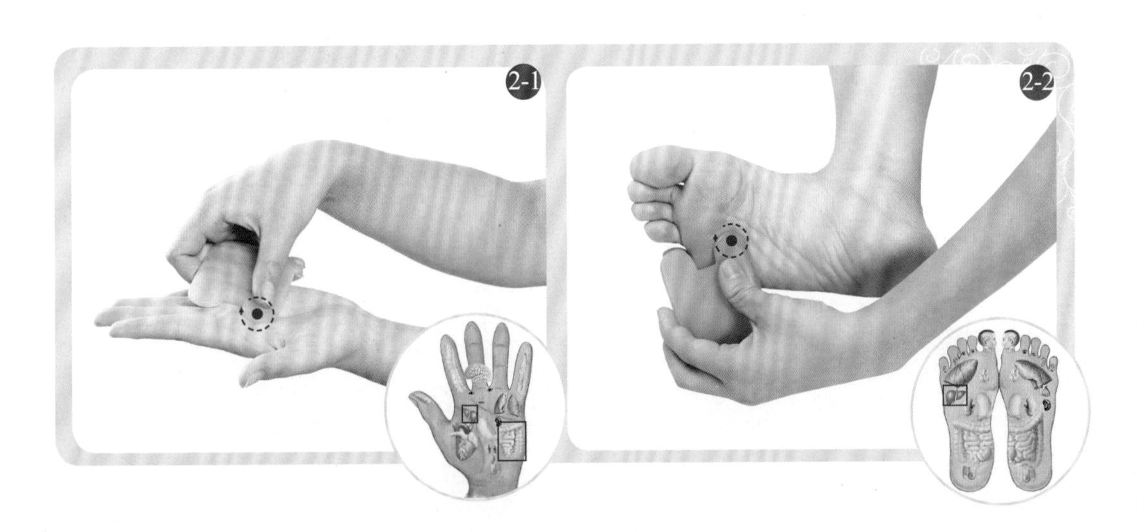

3. 用推刮法刮拭手背腰椎区、足侧腰椎区 5 ~ 10 下。

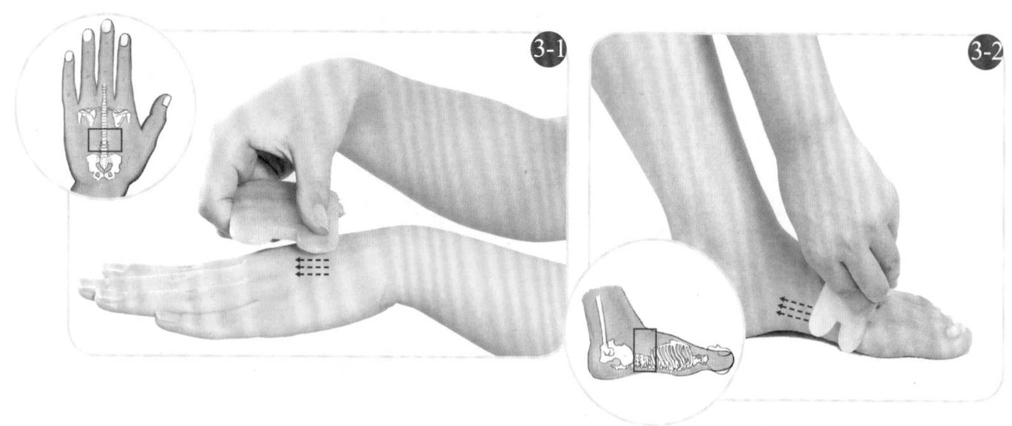

直击根本，让美丽永驻的刮痧调理

补益肝肾，强壮腰脊

1. 刮拭肝胆脊椎对应区，①先用面刮法刮拭第 8 ~ 10 胸椎间督脉部位，②再用双角刮法从上向下刮拭同水平段两侧的夹脊穴，③然后用面刮法从上向下刮拭督脉两侧 3 寸宽的范围。用面刮法从上而下刮拭背部命门穴、督脉腰俞穴、腰阳关穴、膀胱经肝俞穴、胆俞穴、肾俞穴。

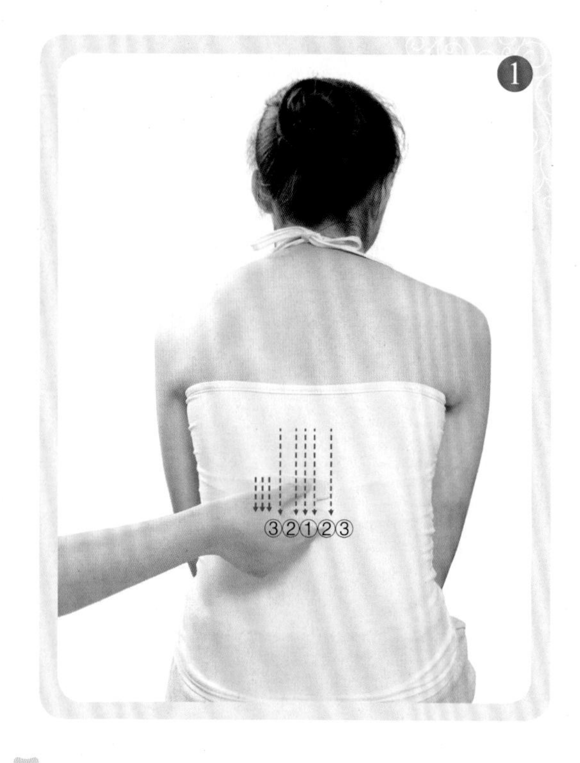

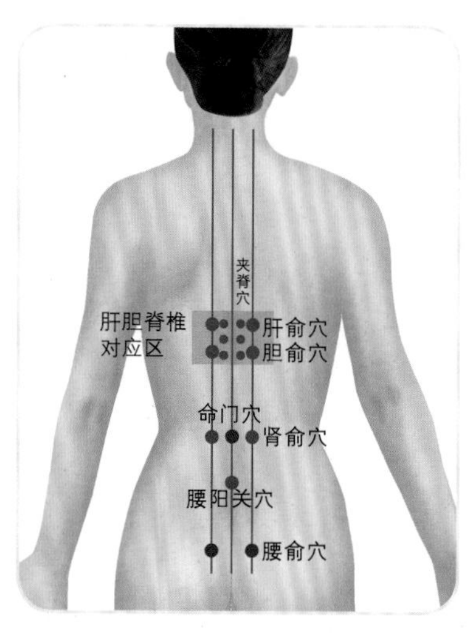

2. 用平刮法从内向外刮拭章门穴和期门穴。

3. 用面刮法从上向下刮拭下肢双侧阳陵泉穴、悬钟穴。

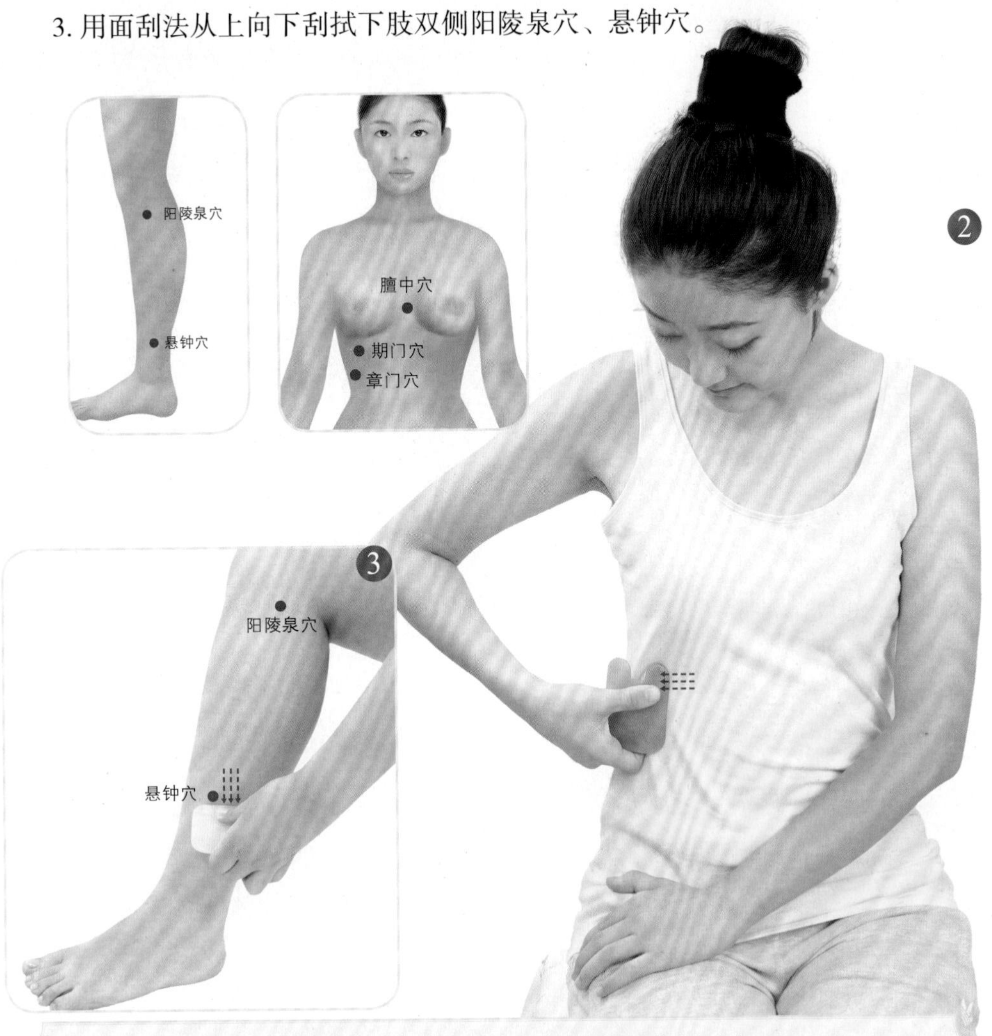

※ 专家提示：鼻梁皱纹与脊椎的关系 ※

脊椎是人体站立的支柱，相当于房屋的钢筋骨架，重要脏器都在脊椎的庇护之下。脊椎的健康对人的一生都很重要。中医认为肝藏血、肾藏精、精生髓、髓养骨，肝肾不足，必然筋骨不壮。鼻梁正中对应肝脏，也对应人体中后部的脊椎，肝血不足，筋疲骨弱，这个部位会缺乏光泽或出现细小皱纹，脊椎的弯曲也会在鼻梁上出现细微的改变。因此调理鼻部的细小皱纹，如果不从肝肾入手，逐步改善肝肾不足的根本，只是进行面部刮痧，往往收效甚微。

两颧部肌肤松懈，法令纹

健康提示

两颧部肌肤松懈，法令纹深重多是心、脾两虚的征兆。

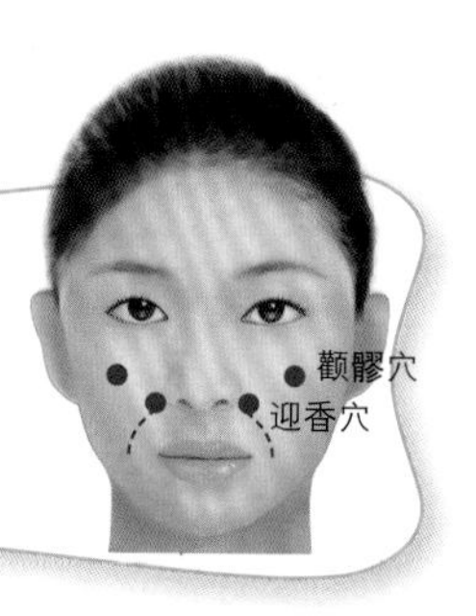

面部美容刮痧调理

1. 按照面部减皱刮痧手法的要求，涂敷美容刮痧乳，用平面按揉法以向外上方的压力按揉迎香穴 5 下。

2. 用美容刮痧板长弧边从颧髎穴下向上方推刮颧髎穴，寻找并刮拭阳性反应点 5 ~ 10 下。

为他人刮痧的方法

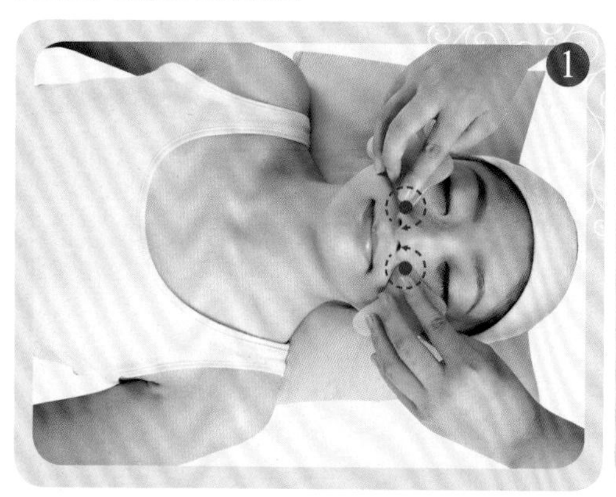

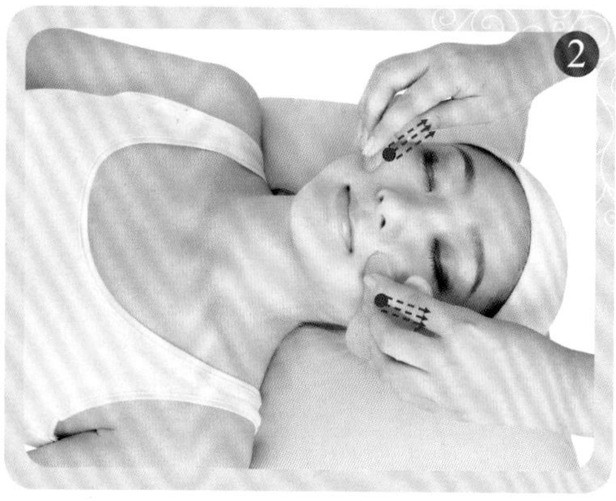

自我刮痧的方法

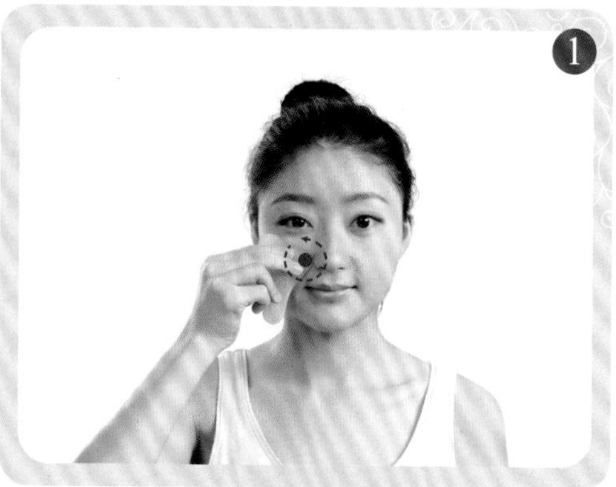

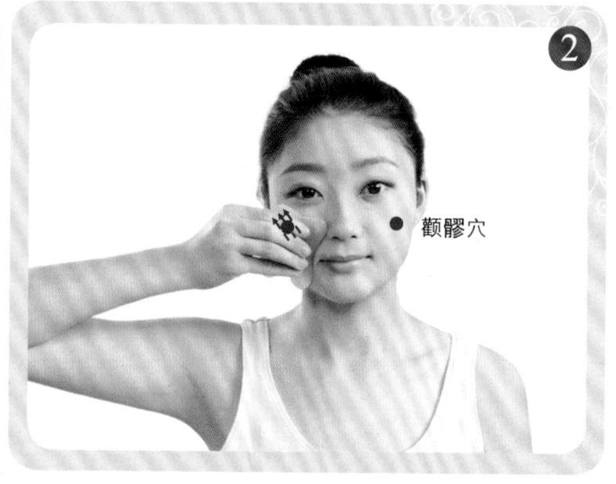

3. 将刮痧板的长弧边斜放在迎香穴至颧髎穴下面，向下的按压力达到肌肉的深部，向外上方推刮法令纹处。

4. 用揉刮法刮拭颧髎穴及两颧部。

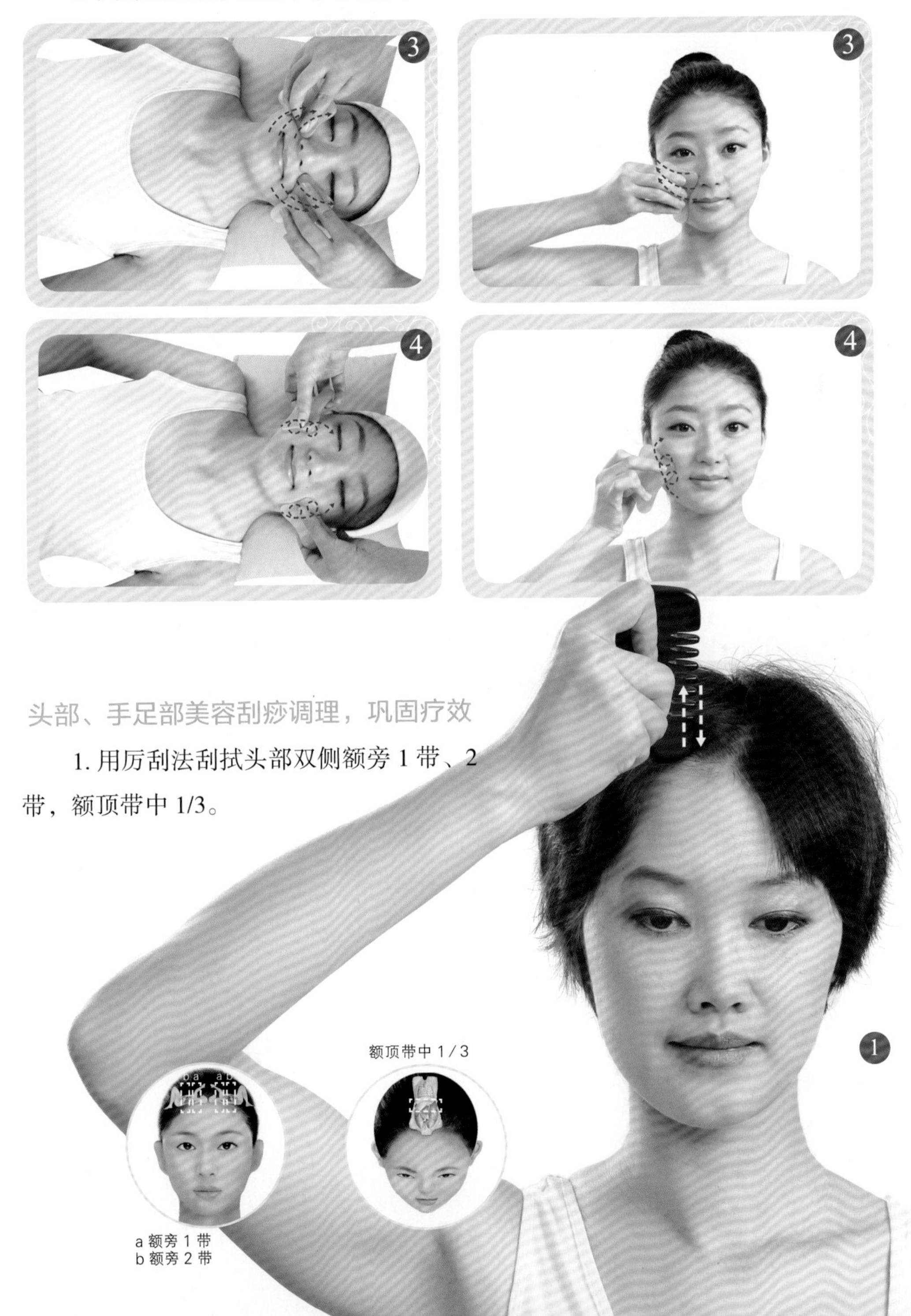

头部、手足部美容刮痧调理，巩固疗效

1. 用厉刮法刮拭头部双侧额旁 1 带、2 带，额顶带中 1/3。

2. 用面刮法刮拭全手掌，重点刮拭大鱼际心脏区、掌中胃区。

3. 用面刮法刮拭全足掌，重点刮拭心区、胃区、肠区。

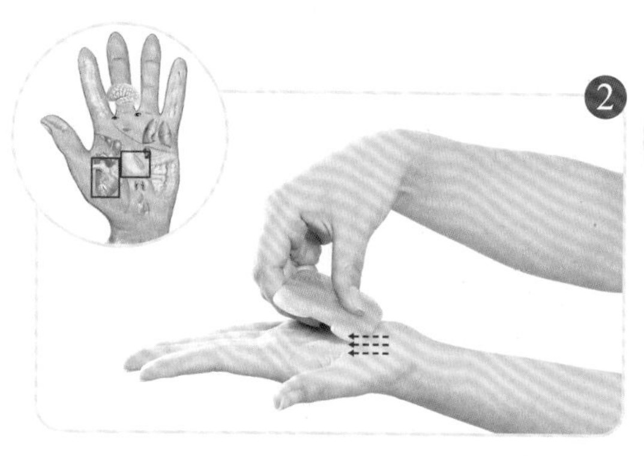

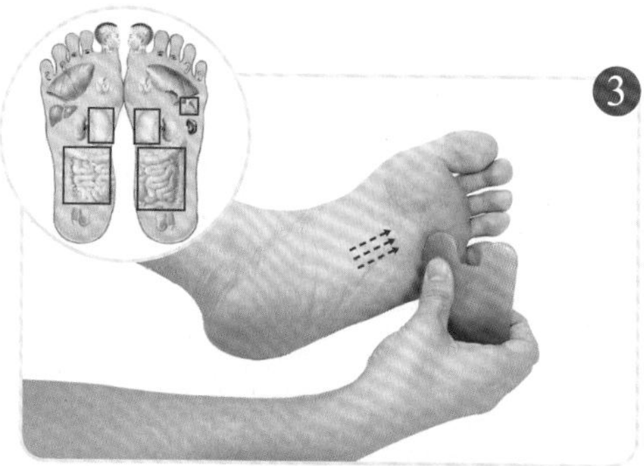

直击根本，让美丽永驻的刮痧调理健脾益气

1. 用面刮法从上向下刮拭背部心俞穴、脾俞穴、胃俞穴、大肠俞穴。

2. 用平刮法沿着肋骨走向，从正中向左刮拭脾脏、胰腺体表投影区，也可以隔衣刮拭10 ~ 15下，局部有热感即可。

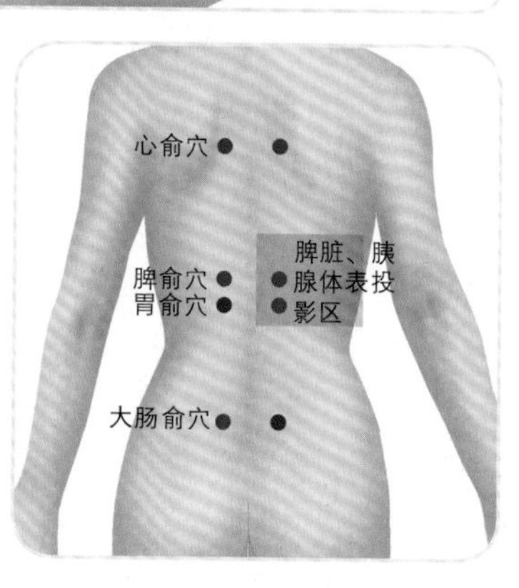

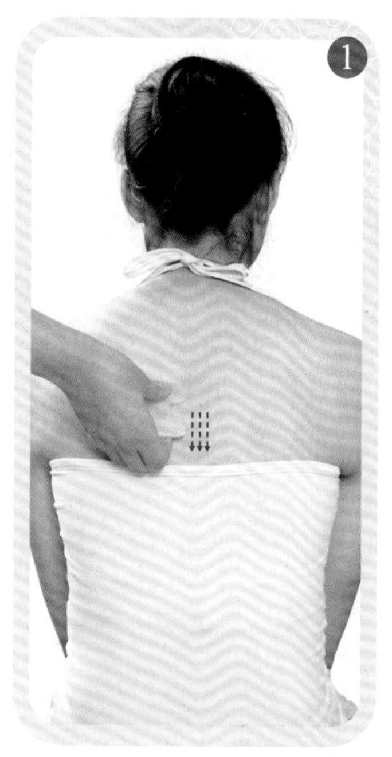

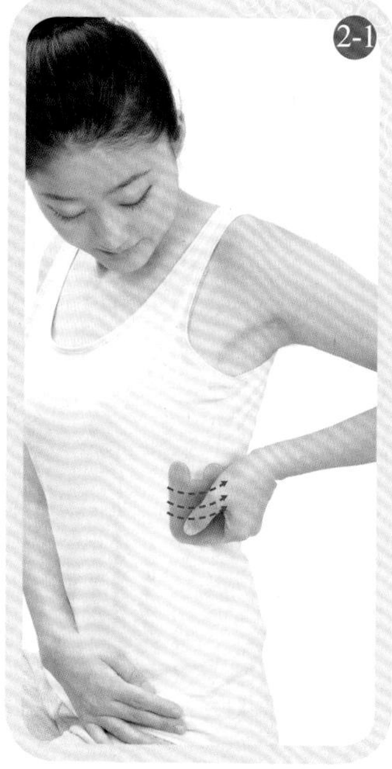

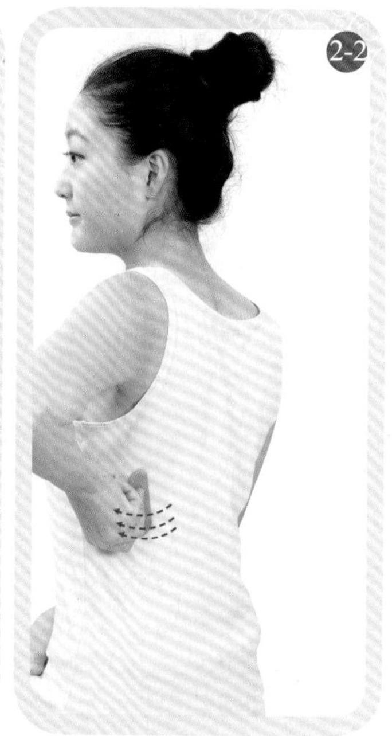

3. 用面刮法从上而下刮拭任脉膻中穴、中脘穴至下脘穴。

4. 用平面按揉法按揉上肢内关穴，下肢足三里穴。

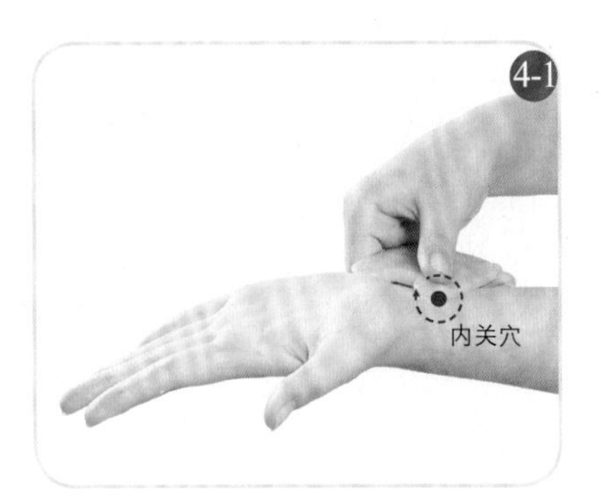

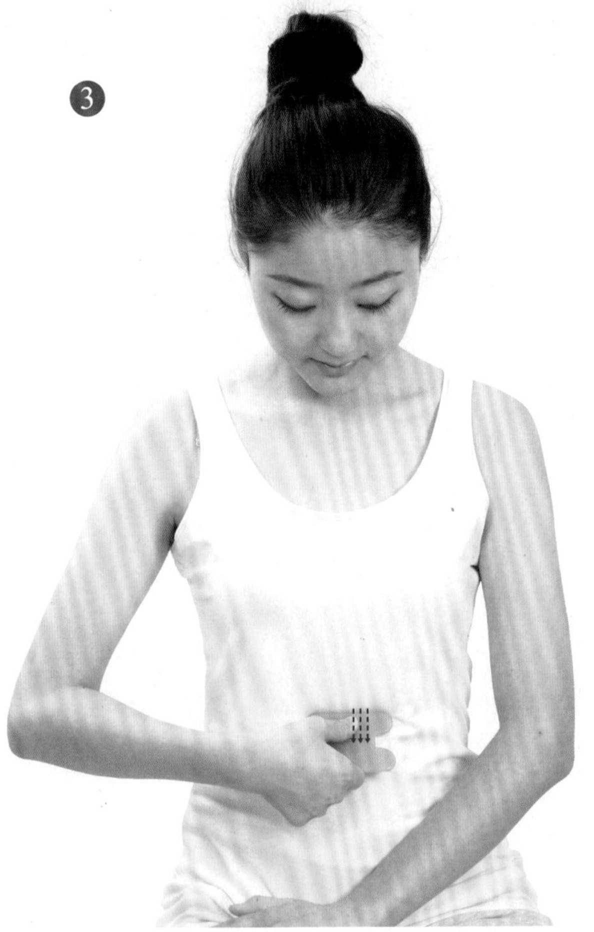

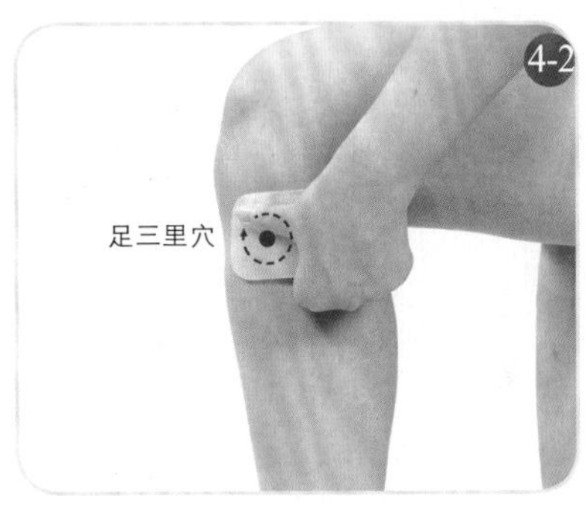

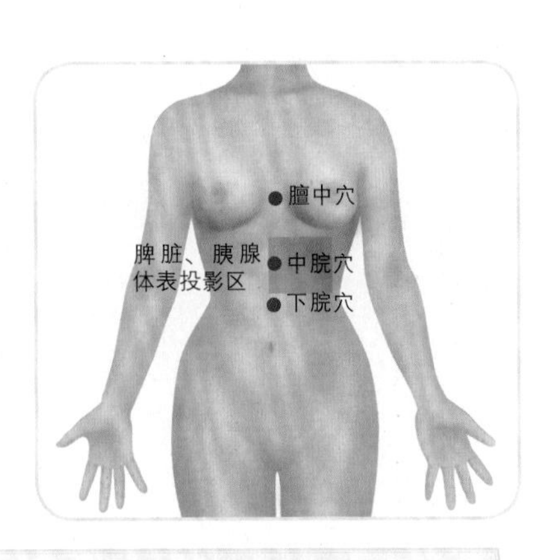

※ 专家提示：脾胃好，肌肉紧致人年轻 ※

皮肤皱纹和皮下肌肉弹性减退就会造成肌肤松弛。肌肤弹性减退与细胞营养获取不足有密切关系。中医认为，脾主肌肉，脾胃功能良好的人，能为肌肉提供充足营养，肌肤就会富有弹性而紧致，面容看起来要比同龄人年轻。反之，脾胃功能不好，肌肉就会弹性减弱、过早松懈。颧骨部位肌肤松懈可加深法令纹，主要与脾胃气虚，加之思虑过度、耗伤心气有关。

上下口唇皱纹

健康提示

脾开窍于口，其华在唇。上下口唇及口角出现细小皱纹是脾胃气虚的征兆。

上唇皱纹还是大肠气虚，卵巢萎缩，性功能减退的征兆。

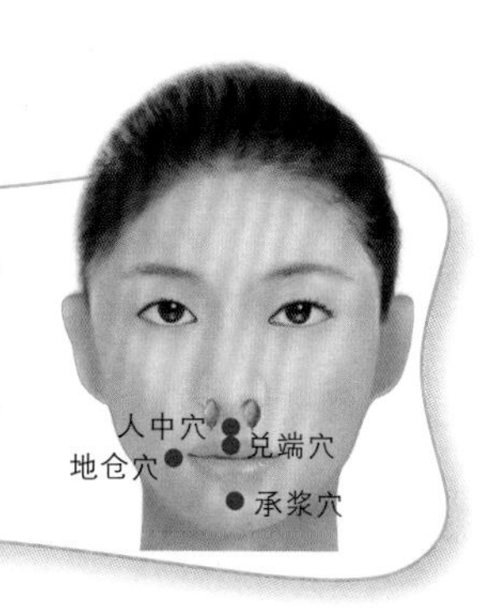

面部美容刮痧调理

1. 按面部减皱刮痧手法的要求，涂敷美容刮痧乳，用美容刮痧板的角部依次对人中穴、膀胱卵巢区做平面按揉。

2. 用平面按揉法以向上提升的力度对地仓穴做平面按揉。

为他人刮痧的方法

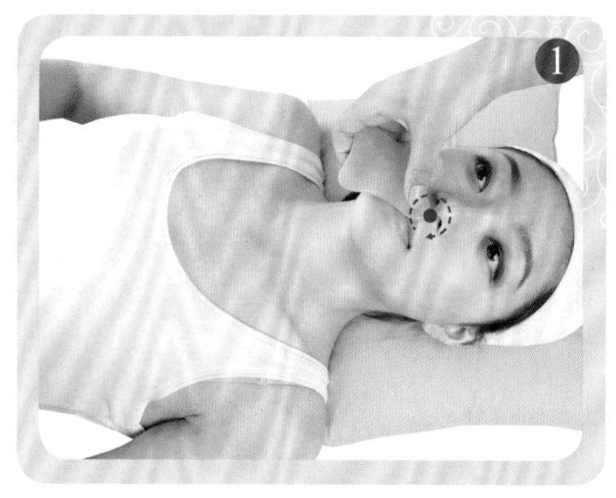

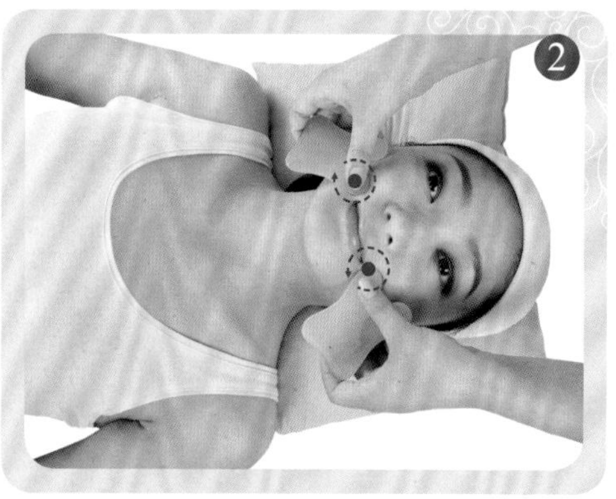

自我刮痧的方法

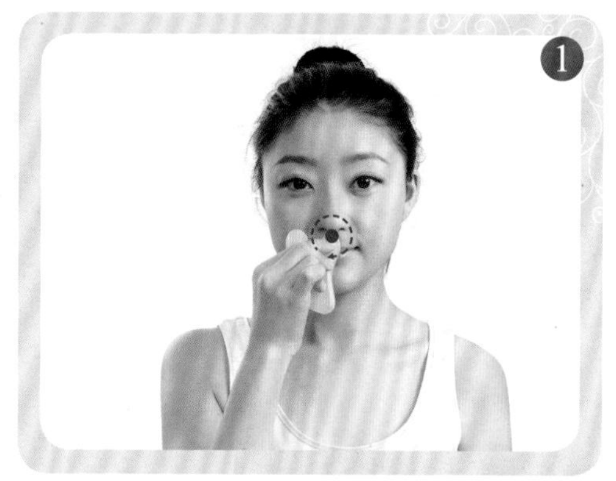

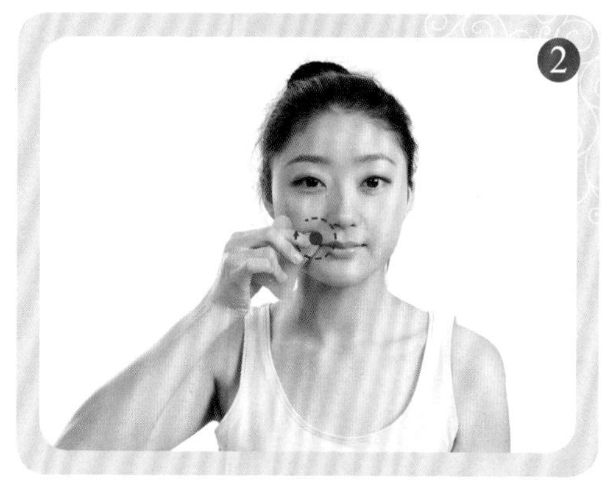

3. 平面按揉承浆穴。

4. 将刮痧板边缘平放在人中穴、兑端穴处，用平刮法从此处向外刮至地仓穴，向上提升的力度按压地仓穴结束。

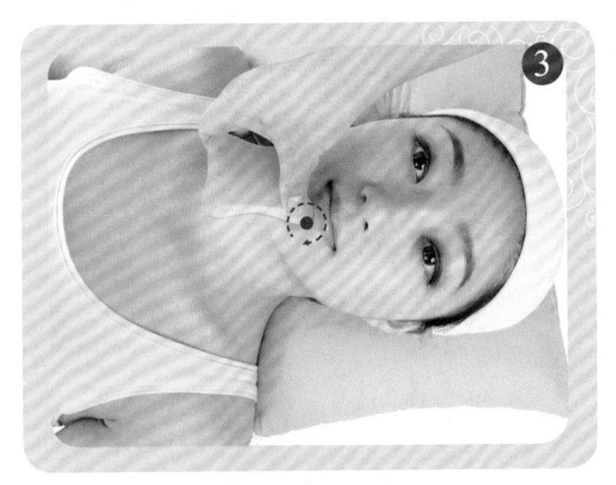

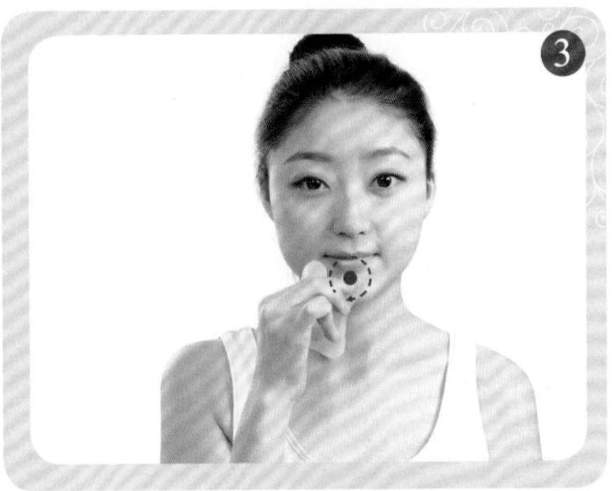

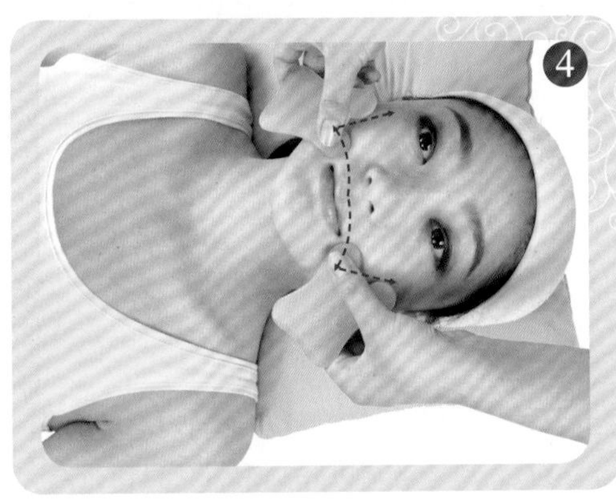

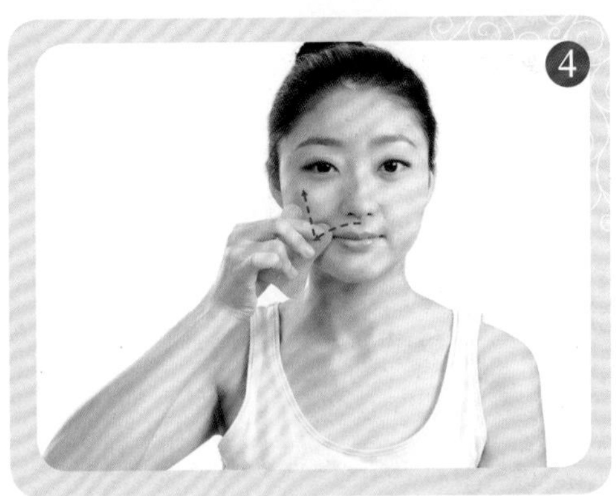

头部、手足部美容刮痧调理，巩固疗效

1. 刮拭头部额中带，额顶带后 1/3。

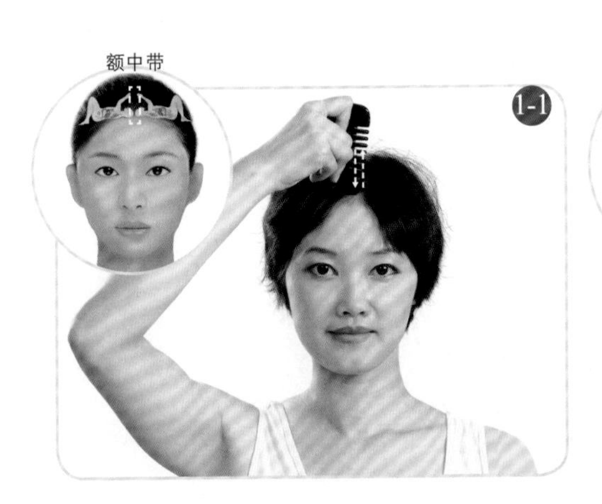

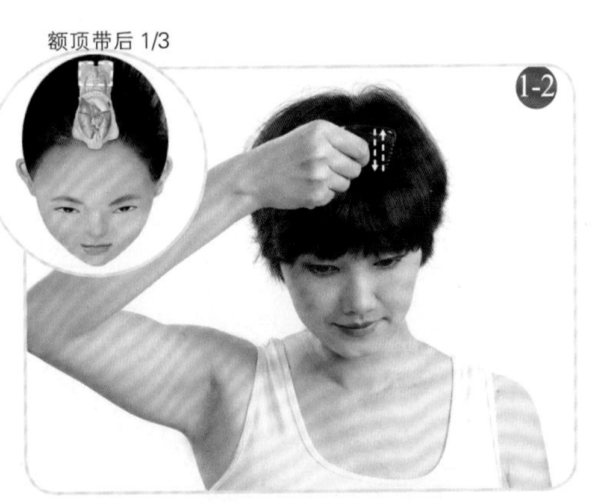

2. 用平刮法刮拭手掌小鱼际，用推刮法刮拭足跟内外侧生殖腺区。

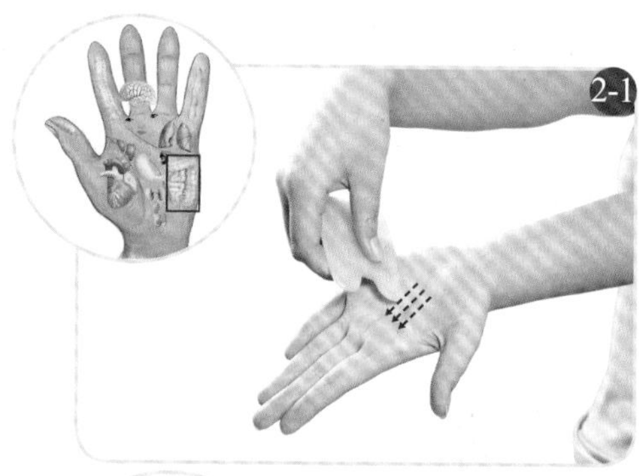

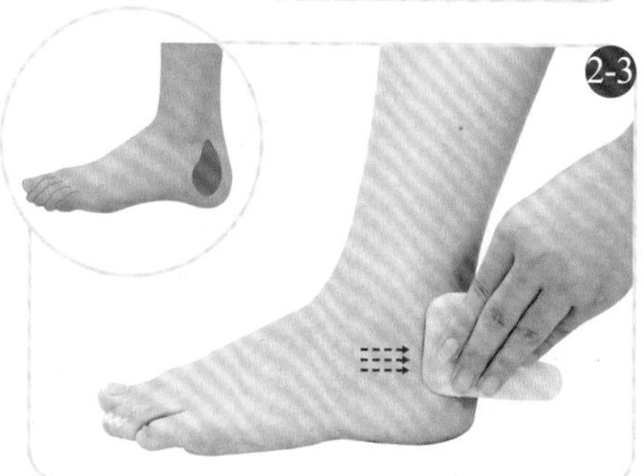

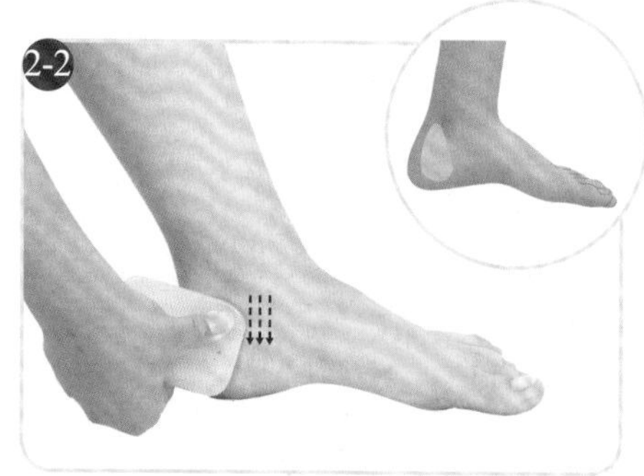

直击根本，让美丽永驻的刮痧调理

1. 用面刮法从上向下刮拭背部督脉命门穴，膀胱经脾俞穴、胃俞穴、肾俞穴、志室穴、大肠俞穴。

2. 刮拭腰骶部卵巢、子宫对应区，先用面刮法刮拭骶椎正中督脉处，再用双角刮法同时刮拭两侧八髎穴，用面刮法刮拭脊椎两侧3寸宽的范围。

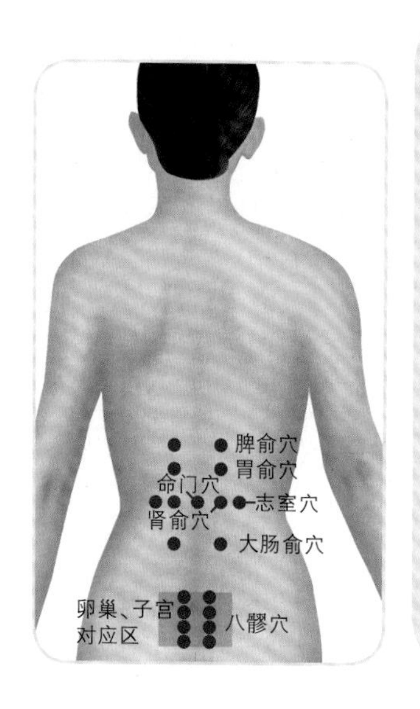

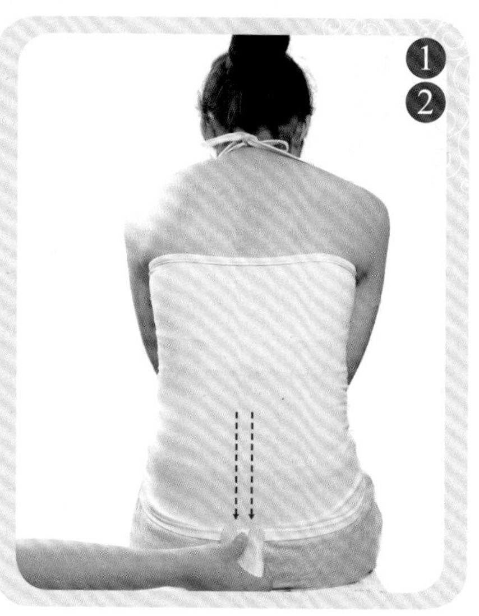

3. 用平面按揉法刮拭手部合谷穴、内关穴。用面刮法从上向下刮拭下肢胃经足三里穴，脾经三阴交穴，肾经太溪穴。

4. 伴有手足不温、怕冷者，可以对肾俞、小腹关元穴、下肢足三里穴进行艾灸。

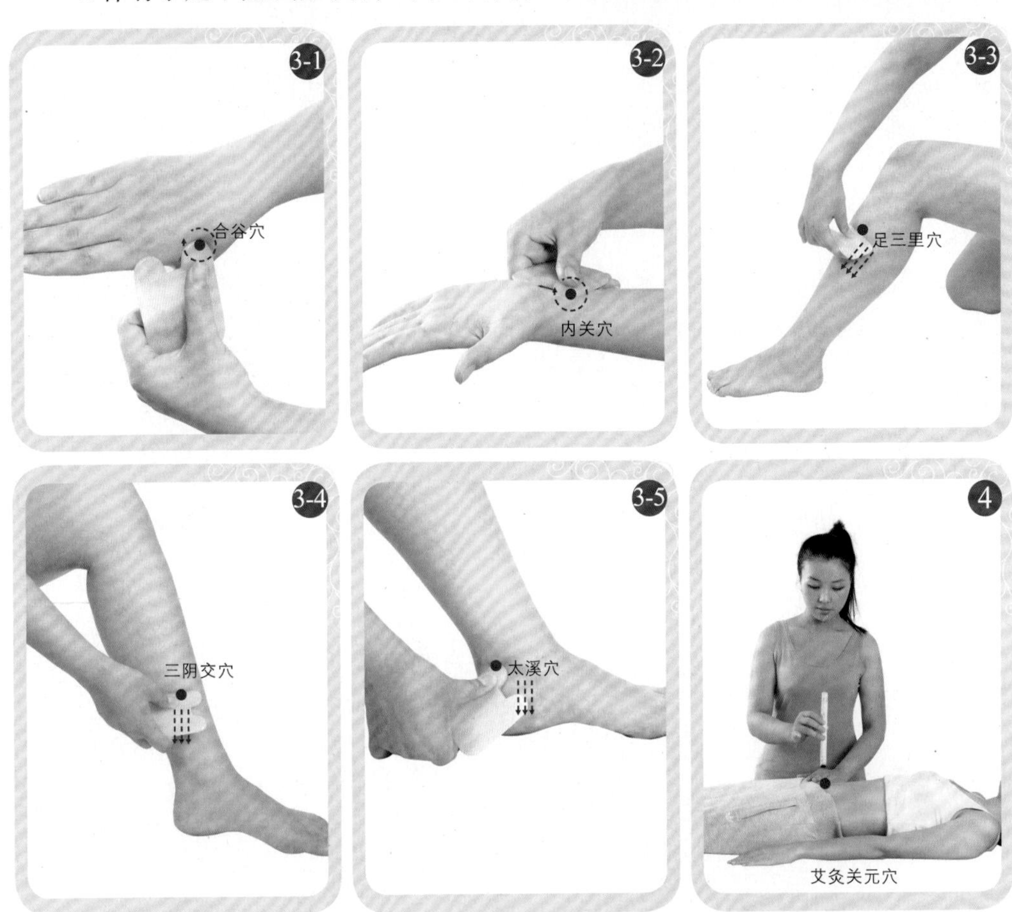

※ 专家提示：口唇有皱纹要健脾补肾 ※

上下口唇及嘴角出现皱纹是脾肾功能及生殖功能减弱的表现，因为口唇是脾的外窍，又是任督二脉终极穴位之处，任督二脉都起于胞宫，与生殖器官功能关系密切。生物全息理论中上唇上皮肤处，女性对应子宫、卵巢，男性对应前列腺。口周出现皱纹，意味着肾精虚少，生殖功能减弱，脾胃气虚，是先、后天之气均不足的征兆。一般上唇部位的皱纹会随着年龄的增加而加深。如果口唇上下过早出现皱纹，是早衰的征兆。这就是改善口周皱纹要调补脾肾的原因。

下颌皱纹

健康提示

下颌中部横向皱纹是肾虚、腰痛或有痔疮的征兆。

下颌两外侧多皱纹、松弛下垂是脾气虚，消化功能减弱，下肢酸软无力的征兆。

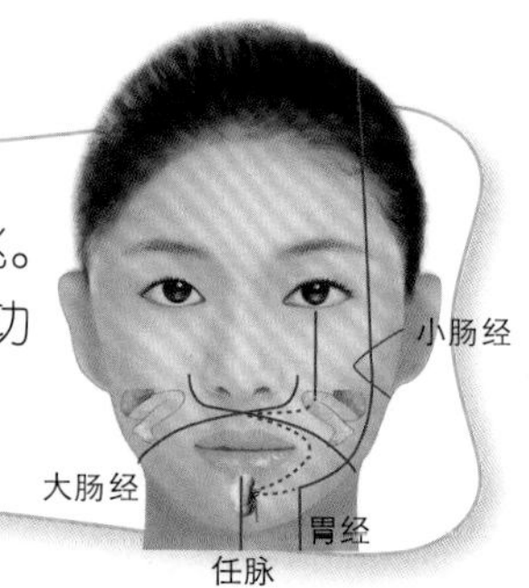

面部美容刮痧调理

1. 按照面部减皱刮痧手法的要求，涂敷美容刮痧乳，先用平面按揉法按揉承浆穴、地仓穴各 5 下，再沿胃经循行线用推刮法刮拭承浆穴至颊车穴、下关穴，寻找并重点刮拭阳性反应点 5 ~ 10 下。

2. 用推刮法刮拭下肢区，寻找并重点刮拭阳性反应点 5 ~ 10 下。

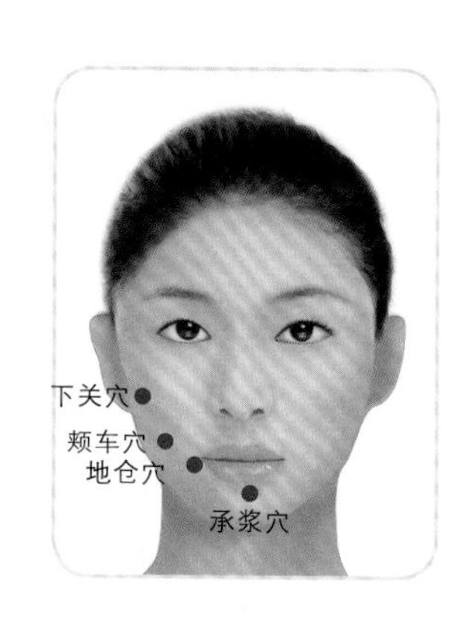

为他人刮痧的方法

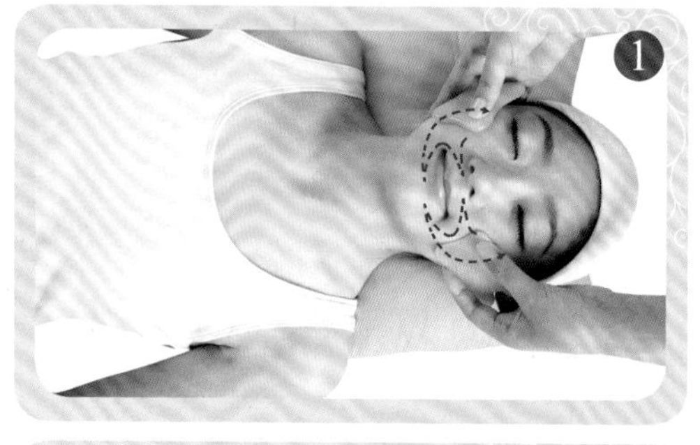

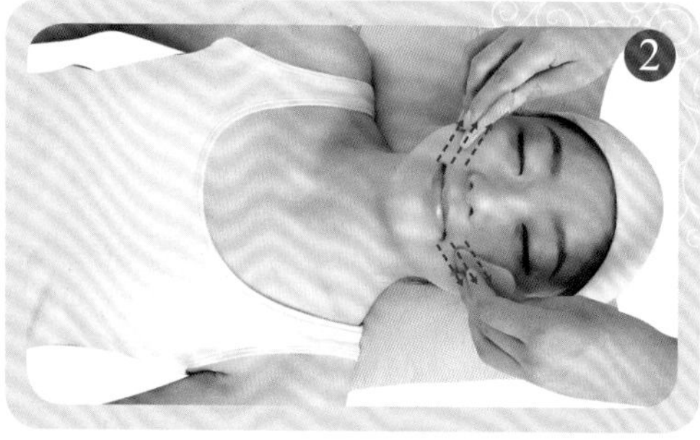

自我刮痧的方法

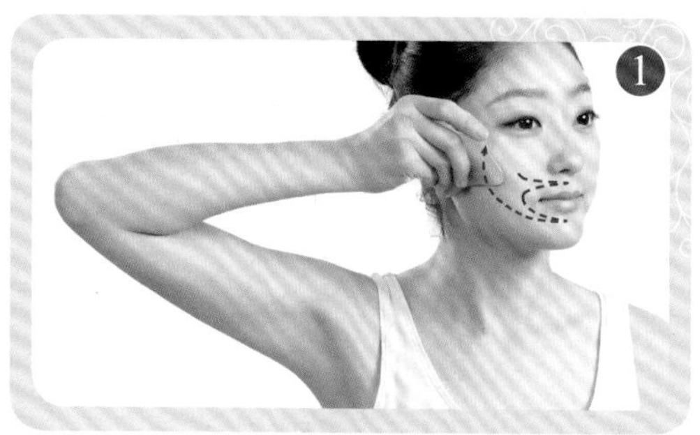

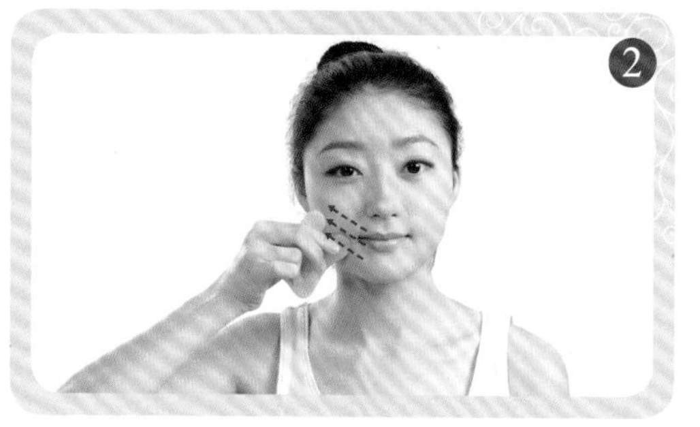

3. 以刮痧板角部的凹槽用推刮法刮拭下颌任脉，分别向两侧推刮胃经、大肠经、小肠经区域。

4. 用揉刮法弧线向上刮拭下肢区部位。

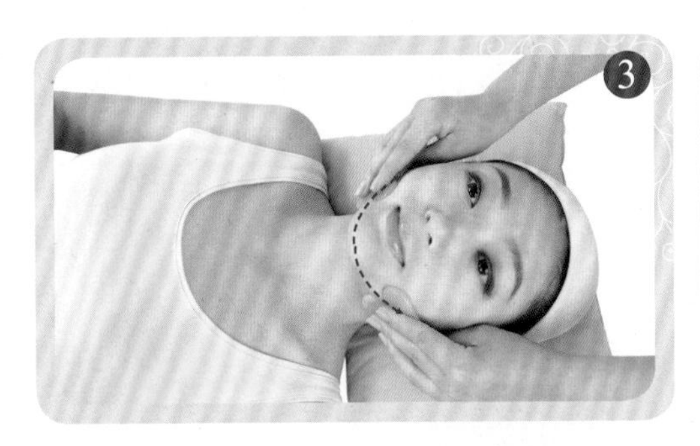

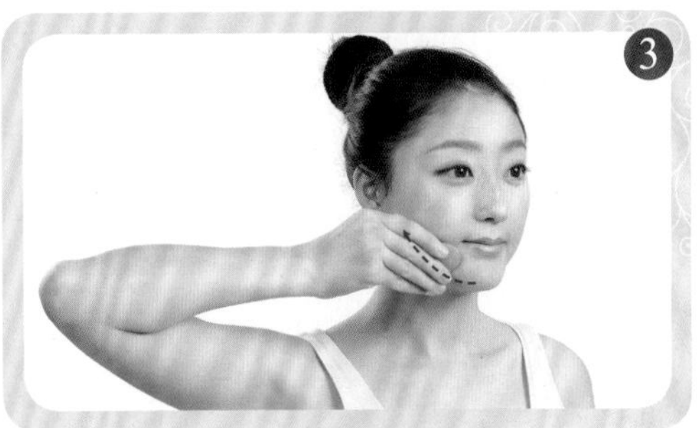

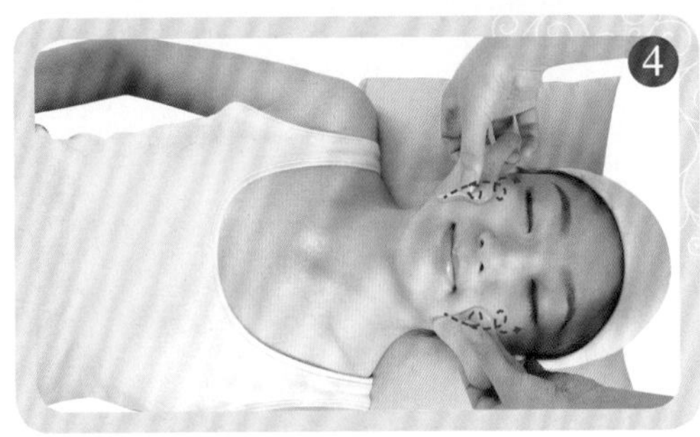

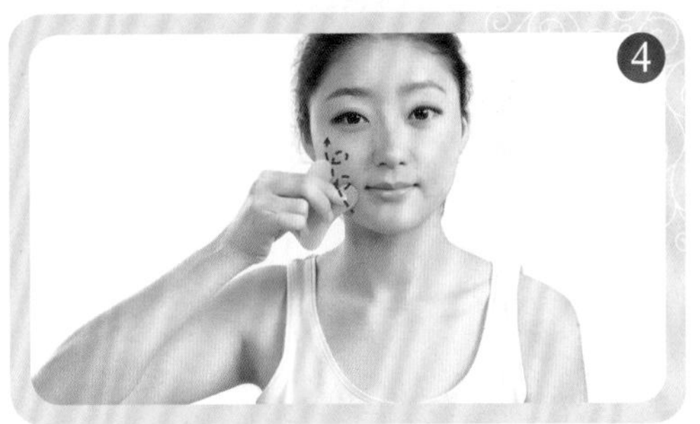

头部、手足部美容刮痧调理，巩固疗效

1. 用厉刮法刮拭双侧头部额旁 3 带，额顶带中 1/3，额顶带后 1/3 处。

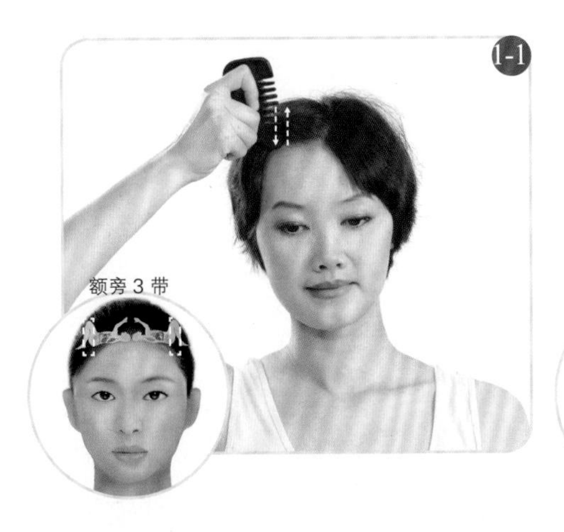

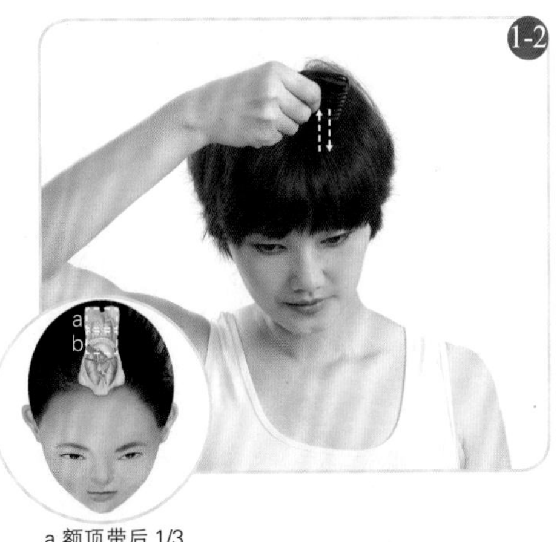

a 额顶带后 1/3
b 额顶带中 1/3

2. 用平刮法刮拭手部、足部肾区，子宫区，用刮痧板的凹槽刮拭食指、小指。

3. 用推刮法刮拭足跟部以及足跟内外侧生殖腺区。

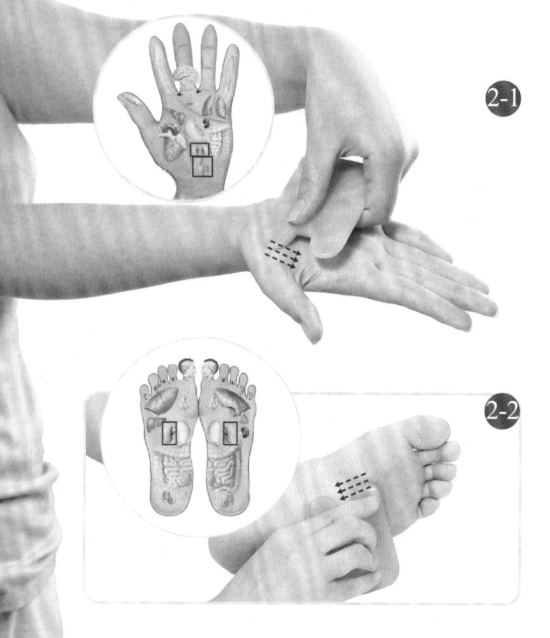

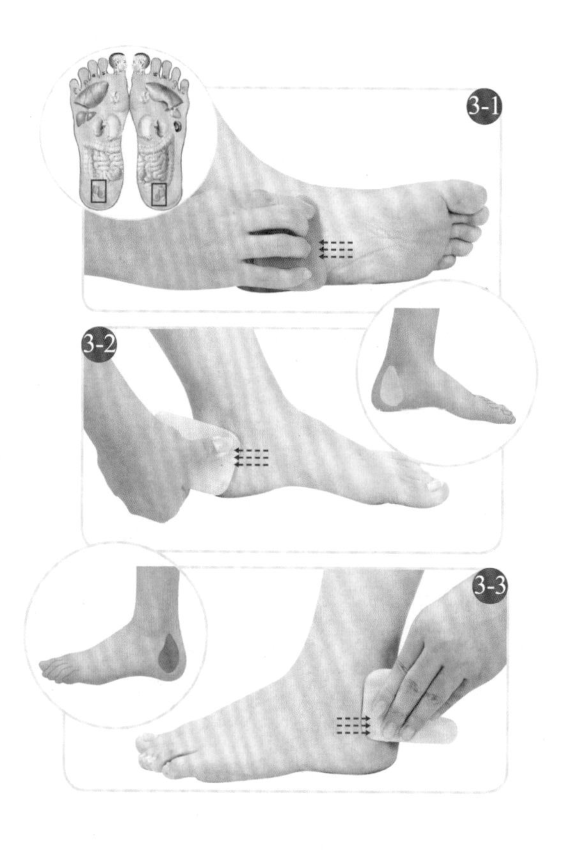

直击根本，让美丽永驻的刮痧调理

1. 用面刮法从上向下刮拭背部督脉命门穴，膀胱经脾俞穴、胃俞穴、肾俞穴。

2. 刮拭腰骶部卵巢、子宫对应区，①先用面刮法刮拭第 2 ~ 4 骶椎正中督脉处，②再用双角刮法同时刮拭两侧八髎穴，③然后用面刮法刮拭骶椎两侧 3 寸宽的范围。

3. 用面刮法从上向下刮拭下肢足三里穴、阳陵泉穴。

4. 用艾灸法温灸腰部肾俞穴、小腹部关元穴、下肢足三里穴。

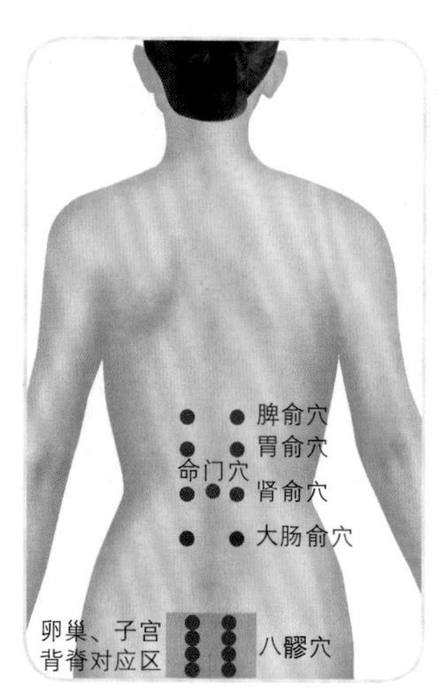

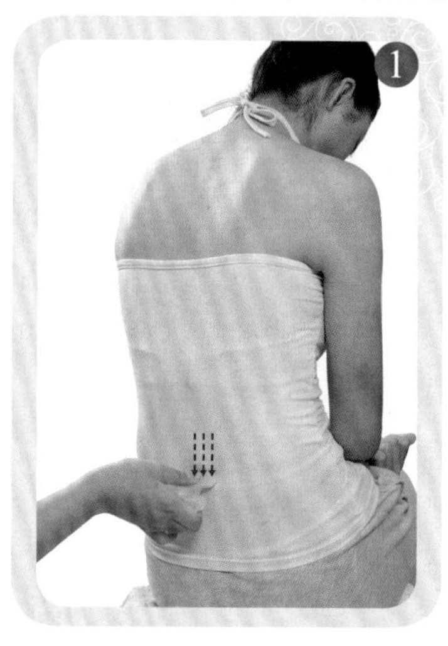

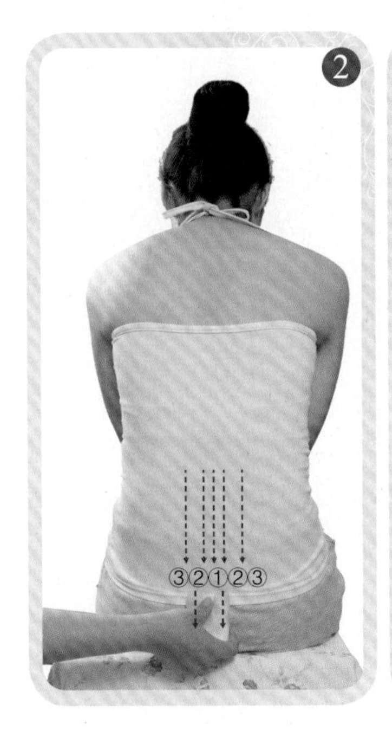

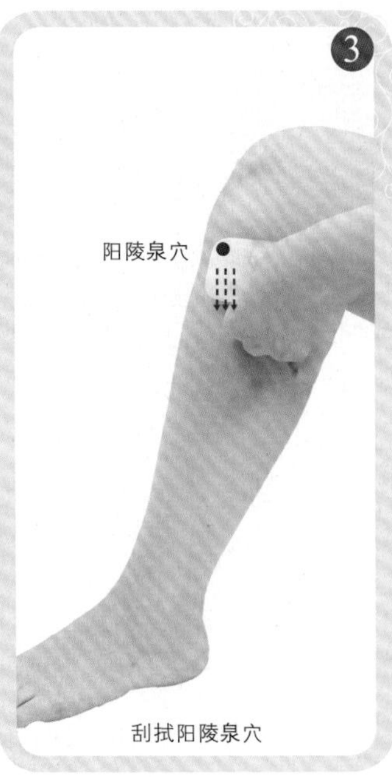

刮拭阳陵泉穴

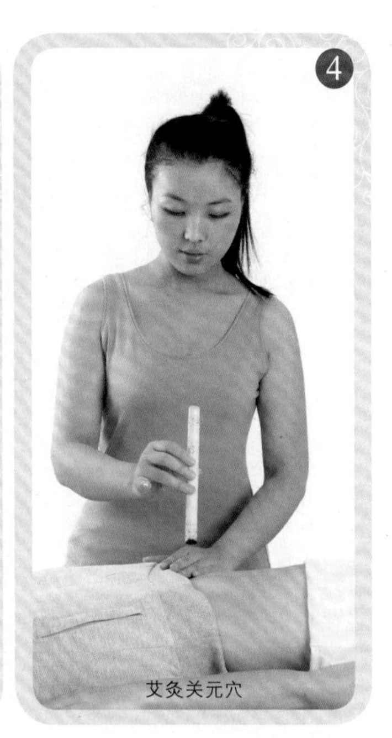

艾灸关元穴

※ 专家提示：美容健美都要补肾 ※

千万不要一提起补肾就认为这是男人的事，肾气对于女人来说也同样重要。中医讲：肾气足百病除，肾气虚百病欺。肾者水脏，主津液。肾气足，可调节体内水分并将多余的水分及时排出体外。《黄帝内经》讲道：女子35岁肾气渐衰。女性肾气衰时，体内该排掉的水分不能及时排出，最易造成腹部虚胖甚至浮肿。补充肾气，可减小腰围，不减体重。这是因为"肾主骨"，人的肾气足了，骨质密度便随之增加，即使体重不减，也可获得健康的曲线美。肾其华在发，肾气足，头发浓密而黑亮；肾气不足头发则发质枯干，容易脱落。肾气足者面色均白里透红，而且皮肤细嫩。《黄帝内经》讲：女子49岁天癸枯竭。天癸枯竭指女性体内雌性激素迅速减少。雌激素正是决定女性容貌与皮肤润泽程度的关键。所以，一句话可以概括，肾气是决定面容和形体美的关键因素。

下颌部位对应人体的下焦，肾气是否充足，在下颌部位，口唇部位反映最为明显，口周、下颌皱纹是肾气虚的征兆。肾虚腰酸膝软，下肢气血不足，除温补肾阳，还应加强体育锻炼，增加下肢肌肉的力量有利于减缓此部位的皱纹。

食疗与护肤

◇食疗小偏方

常吃富含核酸的食物，如鱼、虾、动物肝、酵母、蘑菇、木耳及花粉等。同时服用维生素 C 或吃新鲜蔬菜、水果，有利于核酸的吸收。

核酸是一种生命信息物质，美其名曰“葆春药物”。它能延缓衰老、健肤美容。有研究说，女性每日摄入核酸 800 毫克，4 周后皱纹明显消退，老年斑部分消失，原本干粗的皮肤也能变得光滑。

可常吃酸奶和肉皮。酸奶中所含的维生素 C 能够减少人体内黑色素的沉积，而且酸奶中所含的钙、镁、钾、钠等矿物质和其他微量元素能够减少色素沉积并缓解皱纹，长期服用酸奶可使皮肤白嫩富有弹性。肉皮能改善皮肤贮水功能低下的组织细胞活力并促进胶原蛋白的合成，通过体内与胶原蛋白结合的水去影响某些特定组织的生理功能，达到滋润肌肤、消减皱纹的目的。

◇食疗方

冬瓜肉丸汤

冬瓜富含丰富的维生素和脂肪酸，经常服用能够减肥消肿、润肤美白，并可以有效抵抗初期皱纹的生成，令肌肤柔嫩光滑。

将冬瓜 500 克去皮并清洗干净，切成小方块待用。把剁碎后的五花肉 250 克，加入盐与生粉，捏成肉丸。先将肉丸和葱等调料放置锅中，并加入适量的净水用小火焖煮。20 分钟后再将冬瓜放入，小火煮 15 分钟盛出即可。

捏肉丸时，一定别忘了加入少量生粉，它可以增强肉丸的牢固性，保持其形状，使肉丸不易被煮碎。

◇自制祛皱面膜

黄瓜蜂蜜祛皱面膜

鲜黄瓜 1 根，蜂蜜 1 匙。将黄瓜洗净榨汁，与蜂蜜调和均匀，涂抹于脸上，待 20 ~ 30 分钟后用清水洗去;或将黄瓜切成薄片蘸上蜂蜜，贴于面部，每天早晚各1次。此款面膜除能抗皱祛皱外，还具有营养皮肤、增强皮肤弹性的作用。

鸡蛋蜂蜜去皱面膜

鸡蛋1个，蜂蜜1匙。取出蛋清，加入蜂蜜搅拌，均匀涂抹于额头、眼周等皱纹处，闭目养神，待其自然风干，30分钟后用清水洗净。每周2～3次。能润肤除皱，驻颜美容。

橘子蜂蜜祛皱面膜

橘子1个，蜂蜜1匙。将橘子洗净，连皮一起捣烂放入碗中，加入蜂蜜，搅拌均匀后，放入冰箱2～3小时，取出即可使用。每天早晨和晚上涂抹在皱纹处，约20分钟后用清水洗去。此法不仅能祛除皱纹，还能润滑皮肤。

番茄蜂蜜祛皱面膜

番茄1个，蜂蜜适量。将番茄洗净切碎榨成汁，加入适量蜂蜜，调和均匀，涂抹于面部，待干后用清水洗去。每天早晚各敷1次，每次20～30分钟。能润肤祛皱。

丝瓜蜂蜜祛皱面膜

鲜丝瓜1根，蜂蜜1匙。将丝瓜洗净榨成汁，与蜂蜜、医用酒精拌匀后，涂在面部，待干后用清水洗去。也可将鲜丝瓜榨汁，加入1汤匙麦粉搅拌后，涂在脸上约20分钟，用清水洗去。每天2次。丝瓜含有丰富的维生素，能营养皮肤，舒展皱纹，清斑祛皱，保持肌肤细嫩。

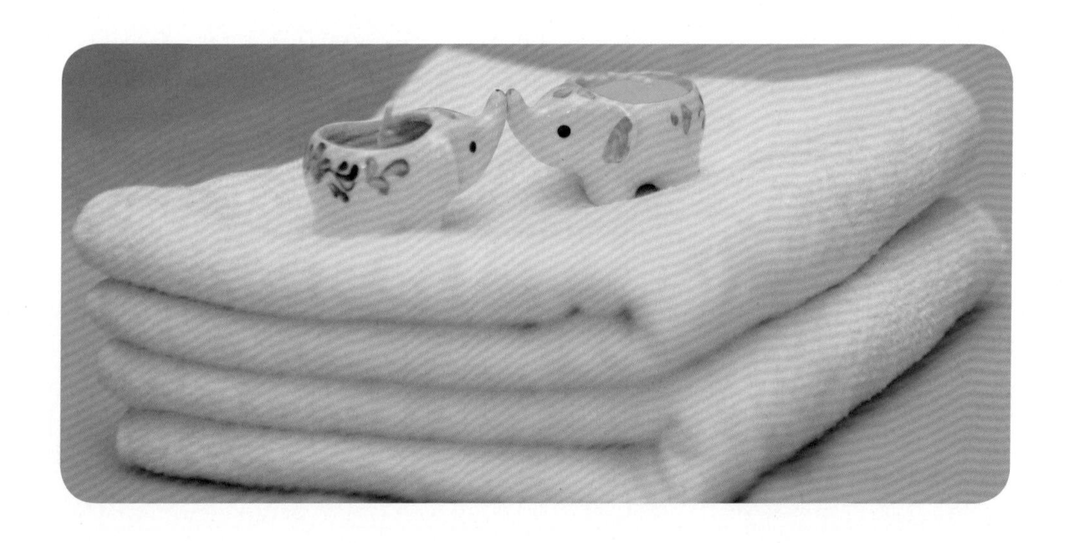

第三节

釜底抽薪 刮灭痘痘

痤疮又称粉刺，俗称青春痘，是一种常见的慢性毛囊、皮脂腺炎症性皮肤病，多发于油脂分泌旺盛者，与饮食不节、精神压力过大、内分泌失调、便秘有关。貌似同样的痤疮，中医分析其原因却大不相同：面部红色的痤疮只是“火苗”，“火源”来自体内的脏腑气血失调。脏腑气血失调的部位和性质不同，决定了面部痤疮发生的部位和形态不同。因此刮痧治疗面部痤疮，不直接刮拭面部痤疮部位，而是釜底抽薪，刮拭面部以下的经脉和全息穴区，调理脏腑经络气血，撤灭“火源”以治本，达到体内环境阴阳气血平衡。

痤疮形态特点、分布规律及刮痧治疗方法

从痤疮的形状分辨病因与治法

痤疮红肿明显，反复发作	多长在面颊上半部或长满面部	属肺胃热盛，外感毒邪，肝气郁结	清热解毒，疏肝解郁，刮痧可以用按压力大的平补平泻手法
痤疮颜色浅淡，疼痛、红肿轻微	多长在眉眼之间或颧骨处或额头两侧	属阴虚内热证	养阴清热，刮痧治疗应用按压力轻的补法治疗，每次刮痧部位不可太多，时间不宜太长
痤疮为暗红色，较大、较硬，疼痛，且内含黏稠的分泌物，顽固难愈，痊愈后会形成瘢痕	多长在下面颊部位	属湿热郁结，痰湿内蕴	清热解毒，利湿化痰，要坚持刮痧并配合拔罐疗法，采用综合治疗
痤疮为暗红色，疼痛红肿时轻时重，肤色暗沉、少光泽	多长在下面颊部位	属下焦有寒，虚火上炎	坚持补法刮痧，上清虚火，下温补肾阳，配合艾灸温暖下焦，引火归元

祛痘刮拭手法要点

★ 去痘刮痧法原则上不做面部刮痧，特别是长痤疮的部位不能刮拭，直接刮拭痤疮部位会使皮肤感染加重。

★ 面部痤疮为体内有热上火的外在表现，火源在于脏腑气血经络功能失调。刮痧采取釜底抽薪法直接消灭火源，去除痘痘。

★ 根据面部痤疮的部位可以判断火源的部位，决定身体刮拭的经脉、脏腑；根据痤疮的形态判断火势的凶猛程度，决定采取补泻的手法。

★ 形态较小的、颜色浅淡、数量较少的痤疮为虚火上炎，用补法刮痧，刮拭部位要少，刮拭时间要短，刮出少量痧斑即可停止刮拭，以免损伤正气。形态较大的、颜色鲜红、数量较多的痤疮为实火，可以用平补平泻法刮拭，每个部位可以刮至不再有新痧出现时停止。

★ 经身体刮痧调理，痤疮好转、消退后，按照养颜美容面部刮痧的方法，用推刮法刮拭面部痤疮好发部位，寻找并重点刮拭阳性反应点，疏通经脉有利于预防痤疮复发。在遗留有痘印的部位用平刮法刮拭，可以加速痘印消退。

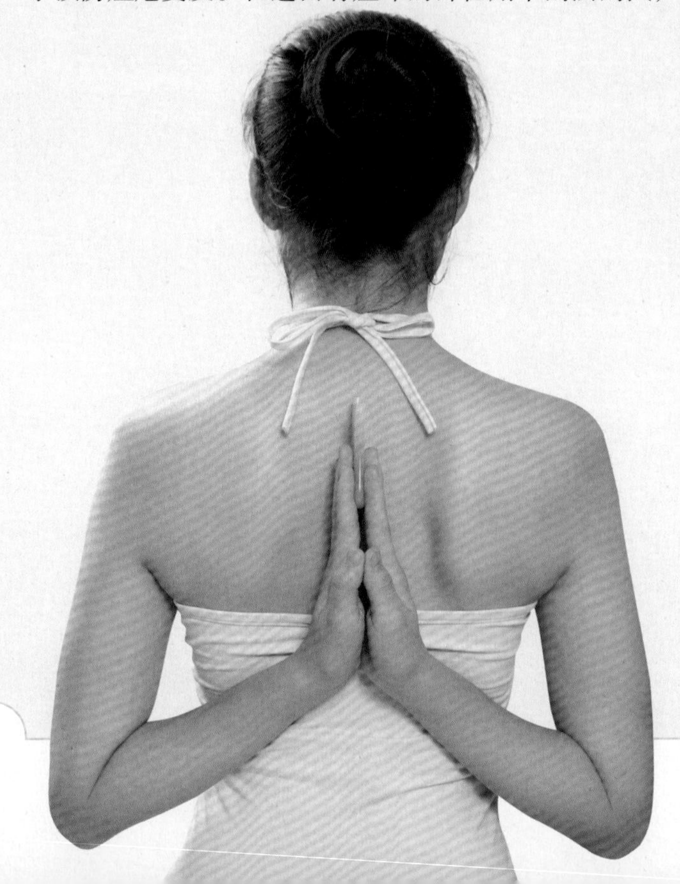

满面痤疮

健康提示

反复发作的满面痤疮多与六腑热盛，特别是肠胃蕴热有关。因为面颊内、外侧均有胃经循行，满面痤疮主要是胃肠积热、二便失调。多伴有口渴、口臭、食多便少、排便不畅、尿黄少。

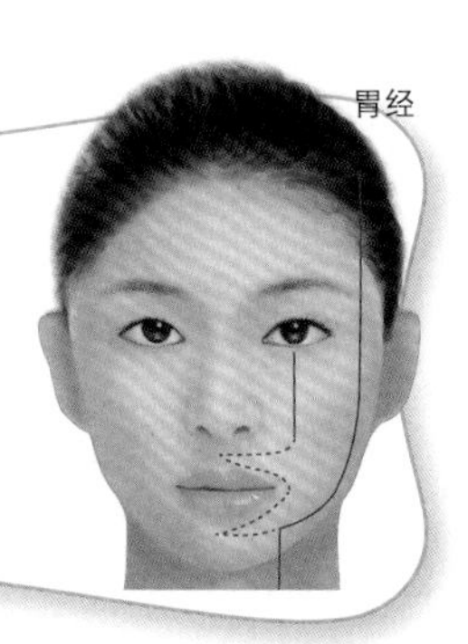

头颈部、手足部美容刮痧调理

1. 用刮痧梳子以面刮法刮拭头顶部、后头部、侧头部。

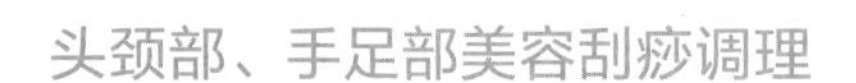

1

2

2. 用面刮法从上向下刮拭前颈部中间和两侧。

3. 刮拭后颈部头面部脊椎对应区，①先用面刮法重点刮拭第1～7颈椎督脉部位，②再用双角刮法从上向下刮拭颈椎两侧的膀胱经。

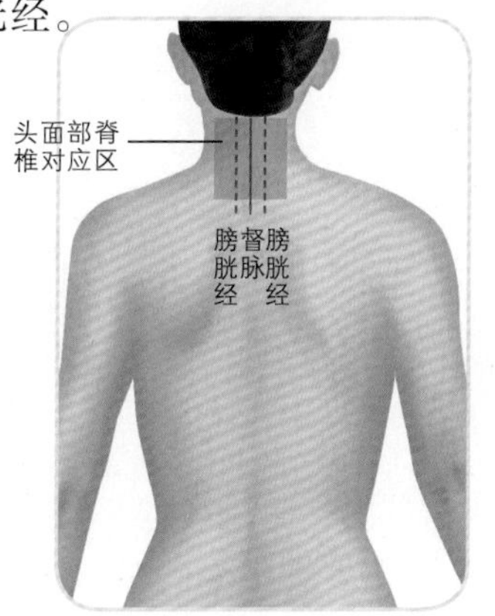

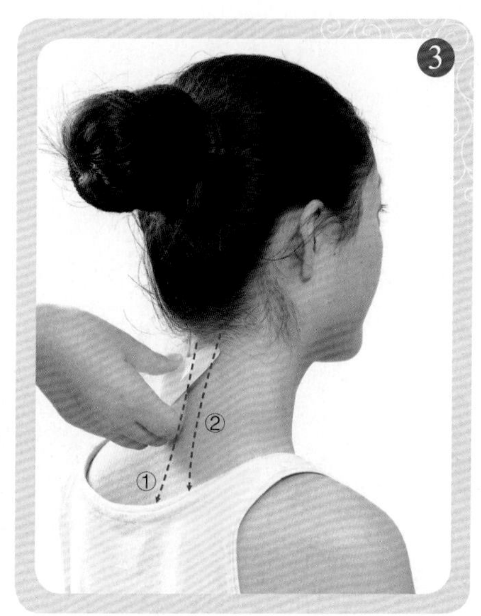

4. 用平面按揉法刮拭合谷穴，面刮法刮拭手掌大鱼际、小鱼际，足底胃区、肠区。

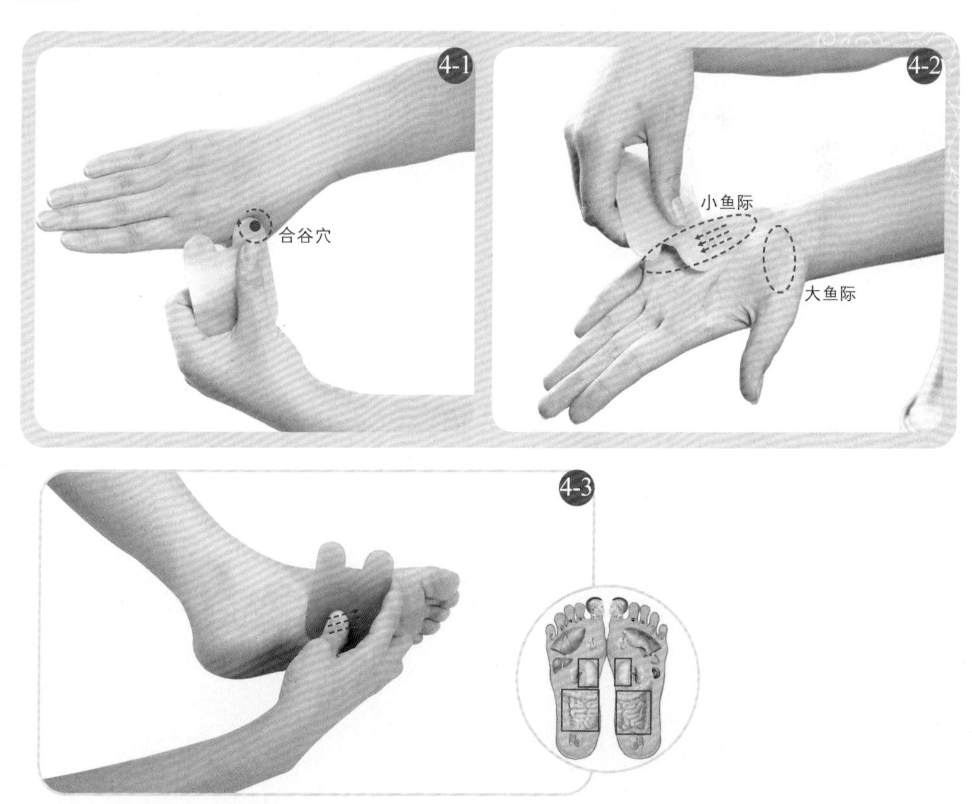

直击根本，让美丽永驻的刮痧调理

1. 用面刮法刮拭督脉大椎穴、奇穴夹脊穴，膀胱经肺俞穴、脾俞穴、胆俞穴、胃俞穴、三焦俞穴、大肠俞穴。

2. 用面刮法从下向上刮拭上肢大肠经曲池穴、合谷穴，下肢胃经丰隆穴。

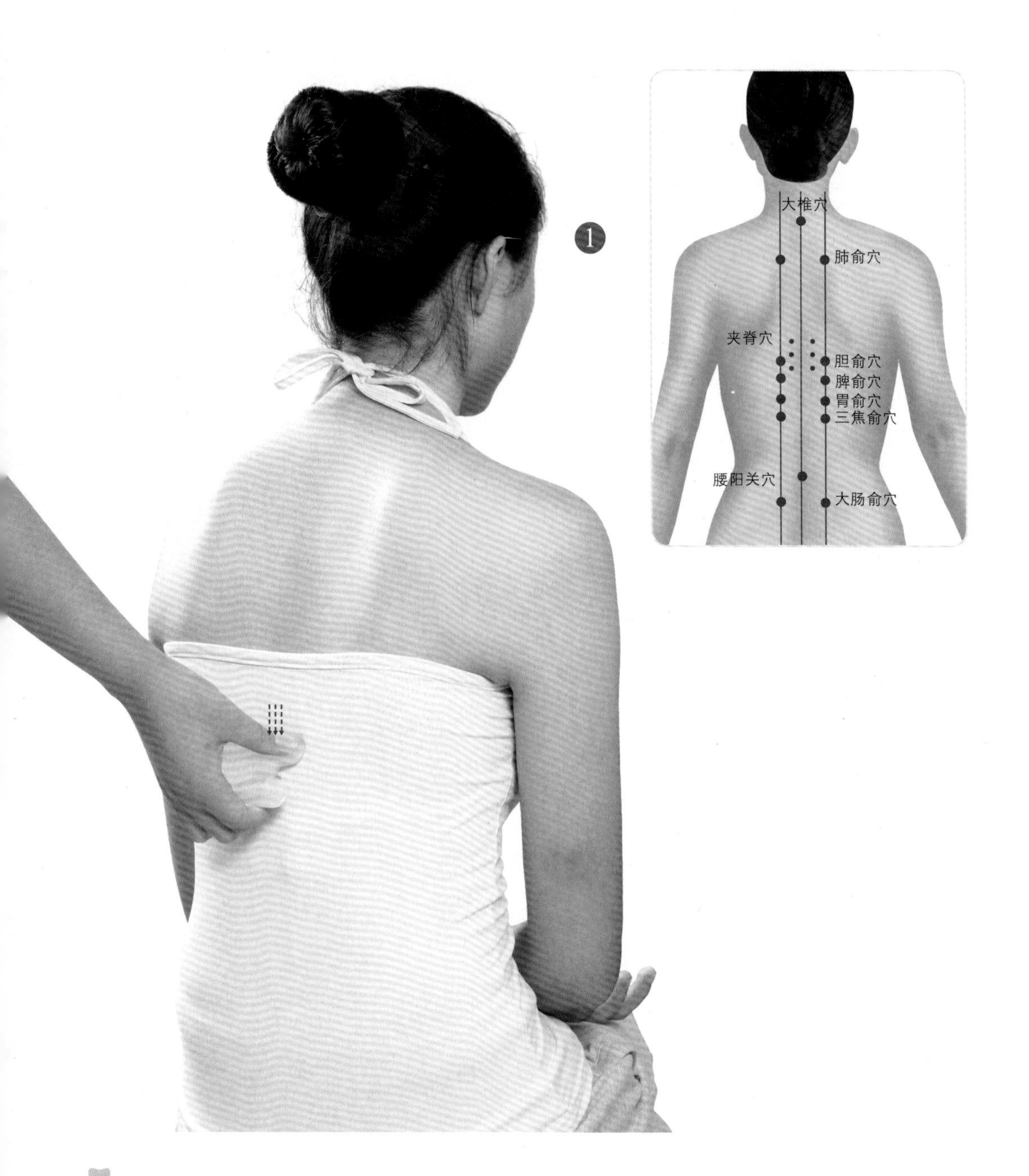

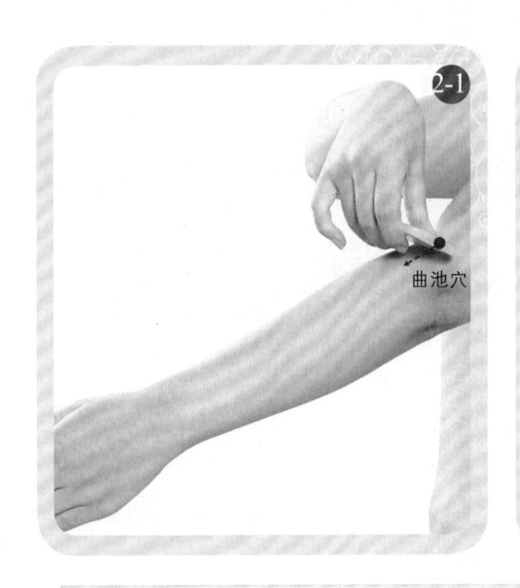

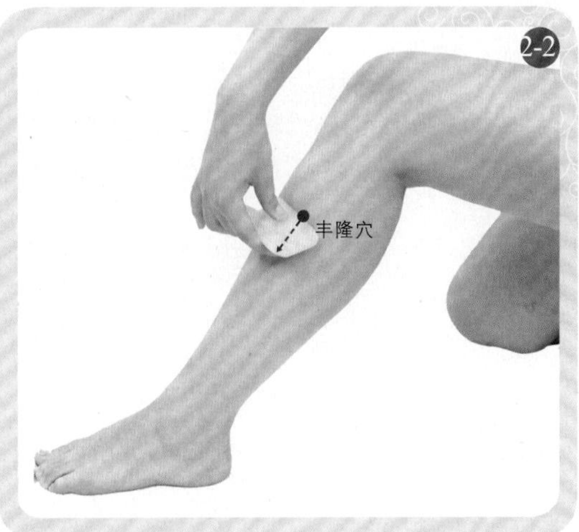

※ 专家提示：阴阳失衡，火从内生，有虚实之分 ※

中华民族的祖先观察宇宙万物，从天空的日月更替到地面的昼夜变化，认识到大自然有阴阳二气之分。什么叫阴阳，最早就是指山能被太阳照到的地方就是阳，照不到的地方就是阴，《说文解字》记载阴为“水之南、山之北也”，阳为“高明也”。后来道家学说将阴阳的概念升华为对立统一的两个方面，中医继承了这种哲学思维，将人体也分为阴阳两个方面，认为人体和万物一样，是由阴阳二气构成的，只有在阴阳二气达到平衡时，人体才能处于和谐的健康状态，一旦阴阳二气失去平衡，人就会表现出各种问题。用阴阳学说认识脏腑，脏为阴，腑为阳。六腑热盛就是说阳气太盛，使人体失去了平衡，就是俗话说的“上火了”。

一些女性认为，她们平时饮食很注意，吃得很少，怎么还会上火、满脸痘痘？其实饮食是两个概念，“饮”主要就是饮水，“食”主要就是吃饭，饮食在我们身体里运化为水谷精微是为了濡养五脏六腑，维持生命的需要。饮食过量就是食入量超过了需求，或过食辛辣，多余的部分会在六腑中郁而化火，这是实火。另一种现象是饮食太少，特别是饮水少，加上工作压力大，紧张焦虑的情绪，消耗过大，如果水液不足也会生热，这是因为阴少而使阳相对过盛了，是阴虚内热，这就是虚火。也有些人手足不温、小腹寒凉，是因为体内下焦虚寒，阴阳失衡，虚阳上浮，一样会长痘痘。

额头中部痤疮

健康提示

额头中部，上至前额发际，下至两眉之间，为督脉和膀胱经循行部位，也是大脑和肺、咽喉部位的全息穴区。此处痤疮多颜色浅淡、反复发作，提示用脑过度、肺肾虚火上炎。两眉之间色浅淡疼痛不明显，反复发作的痤疮多为肺经虚火，常伴有气短、口干、咽痛或者慢性咽喉炎。

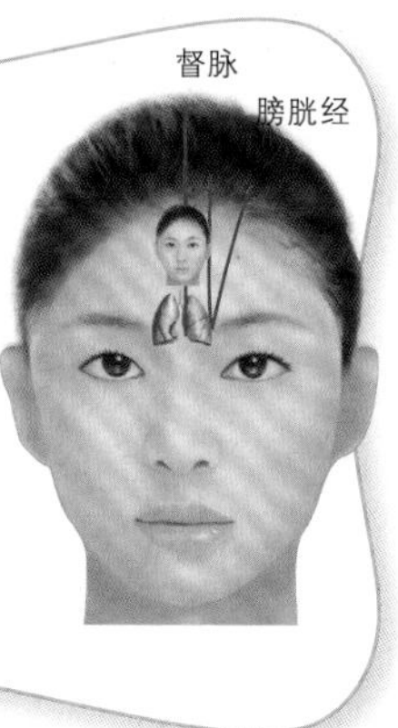

头颈部美容刮痧调理

1. 用厉刮法刮拭额中带，用刮痧梳子以面刮法刮拭头顶部、后头部经脉。

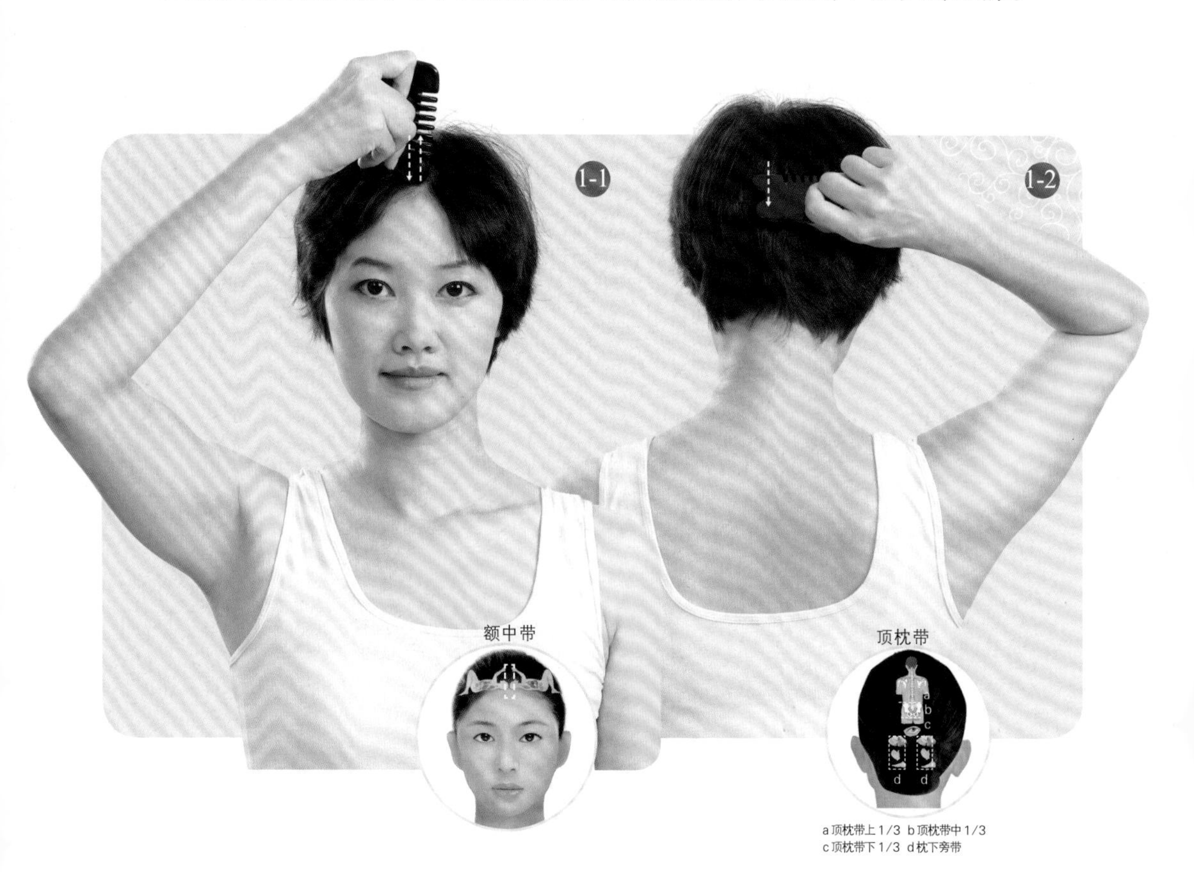

a 顶枕带上 1/3 b 顶枕带中 1/3
c 顶枕带下 1/3 d 枕下旁带

2. 用面刮法刮拭颈部督脉，用双角刮法刮拭颈部两侧膀胱经区域。

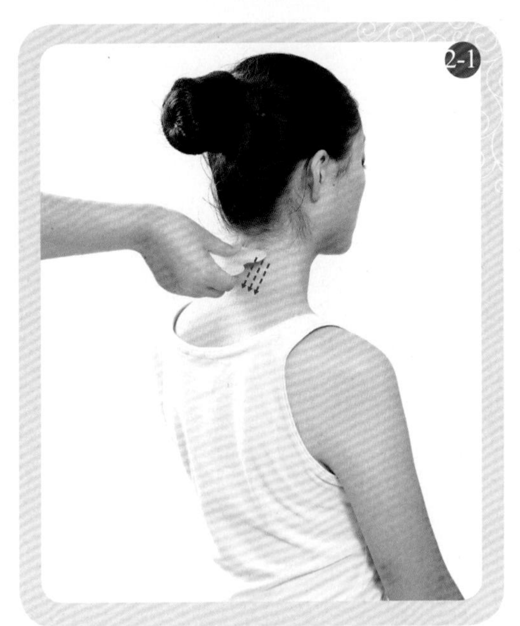

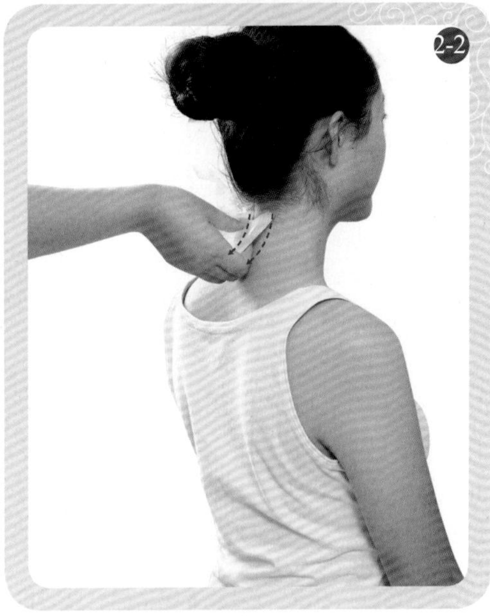

3. 用面刮法从上向下刮拭前颈部咽喉体表投影区。

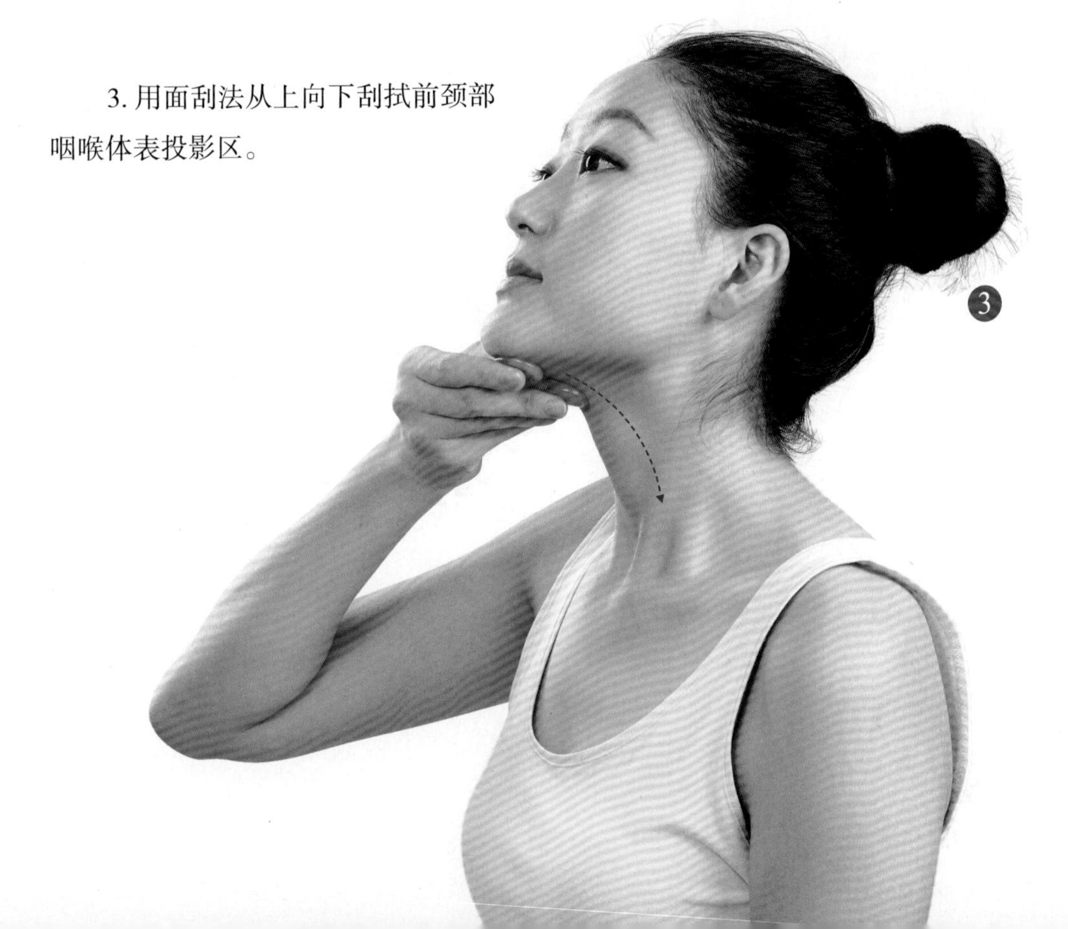

1. 用面刮法从上向下刮拭督脉大椎穴，膀胱经肺俞穴、肾俞穴。

2. 用单角刮法从上向下刮拭胸部天突穴、中府穴。

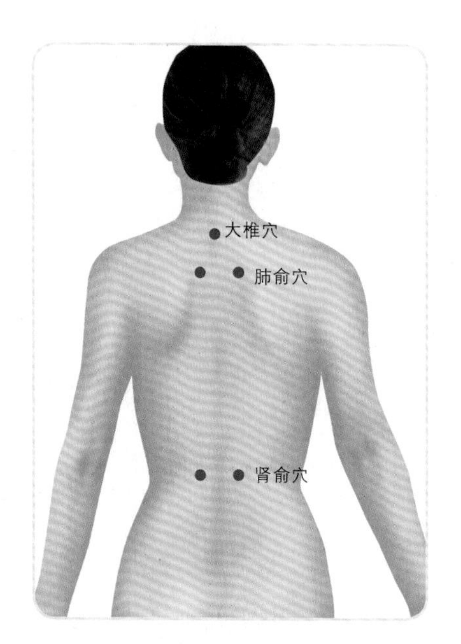

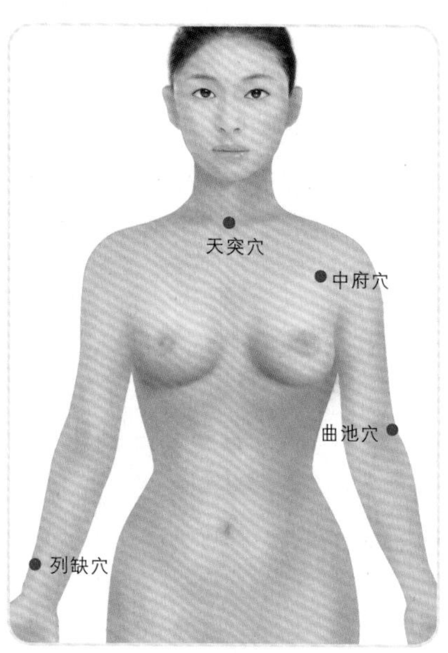

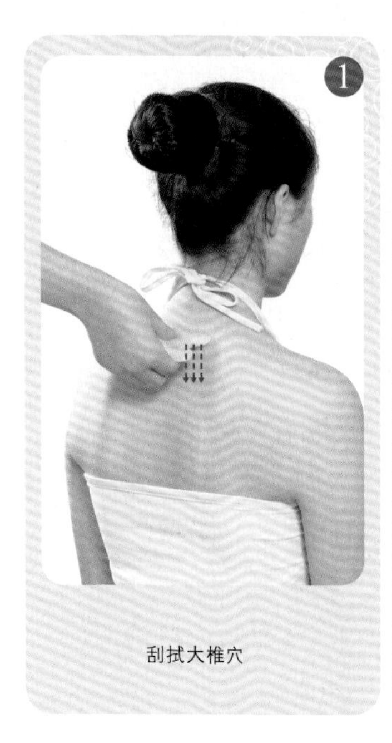

刮拭大椎穴

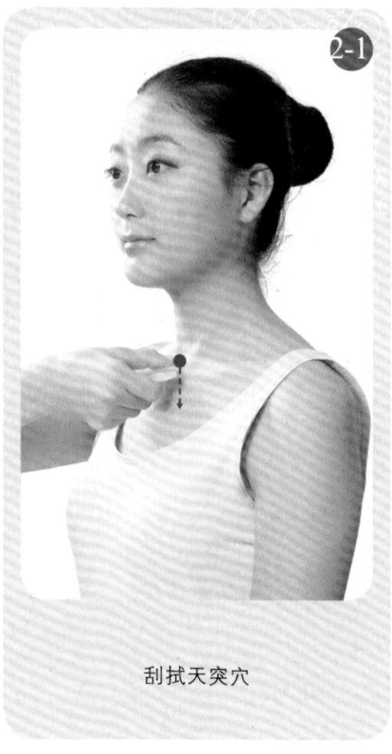

刮拭天突穴

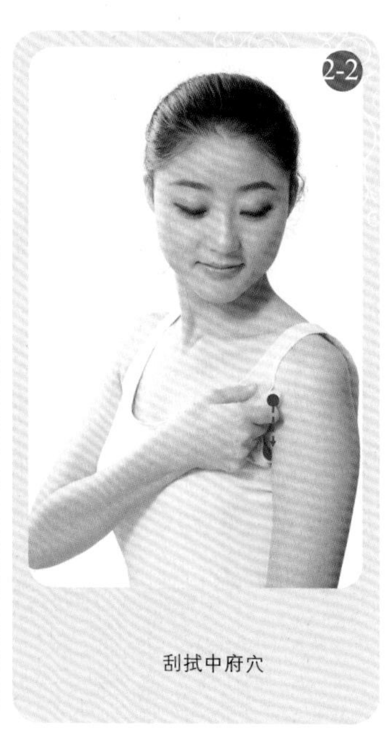

刮拭中府穴

3. 用面刮法从上向下刮拭上肢曲池穴、列缺穴。

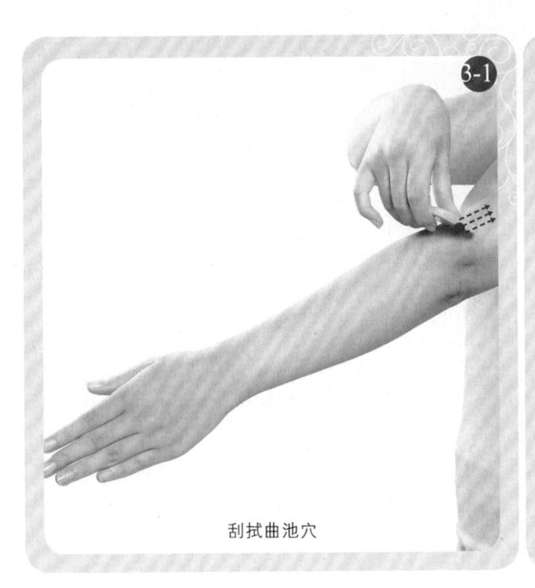

刮拭曲池穴

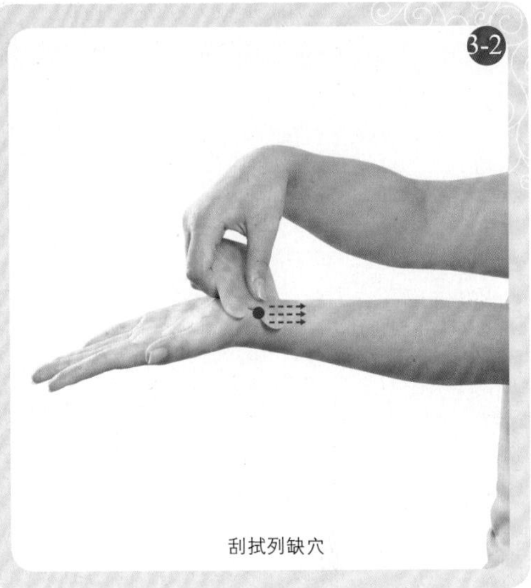

刮拭列缺穴

※ 专家提示：什么是金水相生 ※

在中医里，水的代谢与肺肾二脏关系密切，肺为水之上源，肺津敷布滋养五脏六腑。而肾精是元阴，为全身阴液之根，人体水液代谢的废水要通过肾和膀胱代谢排出体外。肺属金，肾属水，肺肾阴液互相滋养，称为“金水相生”。有人可能对此就一头雾水了：这肺和肾一个在上面，一个在下面，一个管呼吸，一个管泌尿，它们之间哪里有直接的关联啊？这里再次强调一下，中医中的脏腑不能和我们解剖生理学的脏器简单地去对应，它是将阴阳五行生克制化的普遍规律来总结、高度概括五脏的生理功能活动。我们可以想象一下清晨湖泊上面水汽弥漫的样子，这个水汽就像肺津，湖泊就像肾精，等到大太阳一出，水汽就不见了。如果我们精神压力过大，透支体力，饮水过少，体内环境就如同湖泊上总是艳阳高照，没有夜晚，可想而知不仅水汽没了，连湖泊也会慢慢干涸。人作为生存在地球上的生命，与这个大自然一起进化了数百万年，机体完全是按照大自然的规律来进化并且生存的。所以，调整肺肾阴虚的重点，一方面要通过美容刮痧调理脏腑的机能；另一方面还是要从生活起居入手，照顾好我们身体里的这片碧湖，给它夜晚与清晨、阳光和月光，这样美也就从内至外了。

额头外侧痤疮

健康提示

额头是与大脑对应的全息穴区，额头外侧是胆经、胃经循行区域，此处痤疮提示胃腑和肝胆热盛，多为用脑过度，精神压力大、肝失疏泄，肝脏解毒功能减弱，郁而化火，常伴有焦虑、失眠、口苦等症状。

头颈部美容刮痧调理

1. 用刮痧梳子以面刮法刮拭侧头部。用厉刮法刮拭额中带。方法与 190 页额头中部痤疮相同。

2. 用面刮法刮拭颈部督脉风府穴至大椎穴。方法与前面额头中部痤疮相同，同时用单角刮法刮拭颈部风池穴、颈部两侧胆经区域。

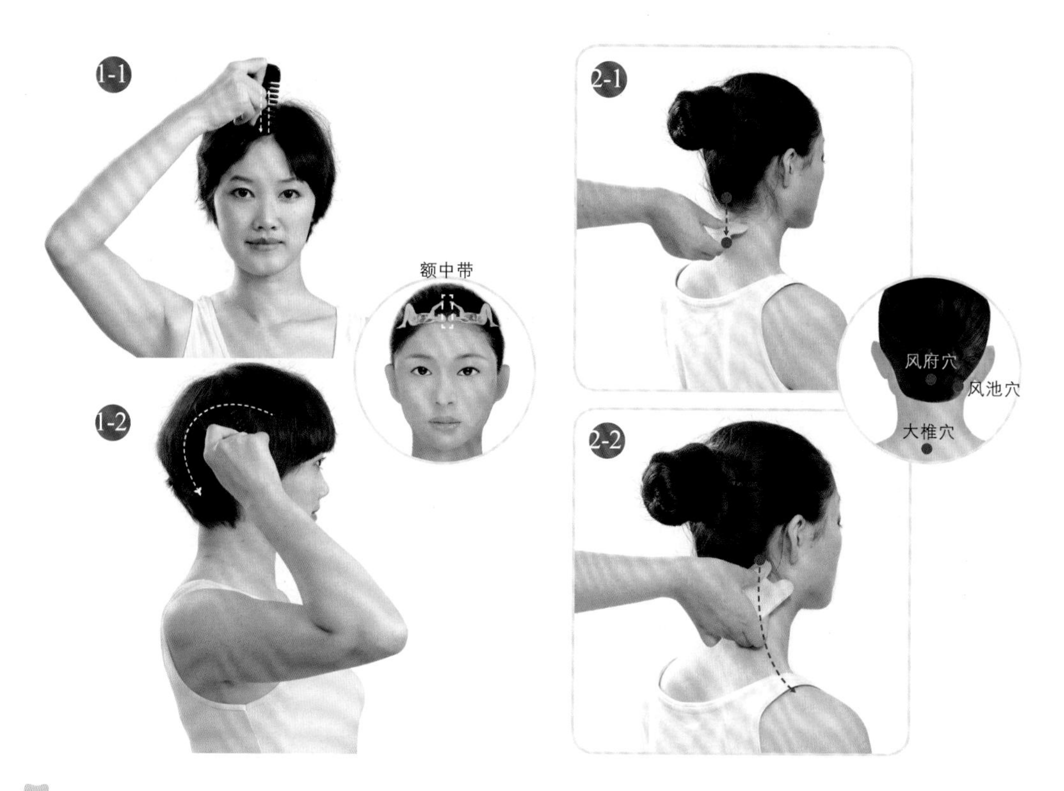

1. 用面刮法从上向下刮拭督脉大椎穴，膀胱经肝俞穴、胆俞穴、胃俞穴。
2. 用面刮法从内向外刮拭肩部肩井穴。
3. 用面刮法从上向下刮拭上肢外关穴、支沟穴。

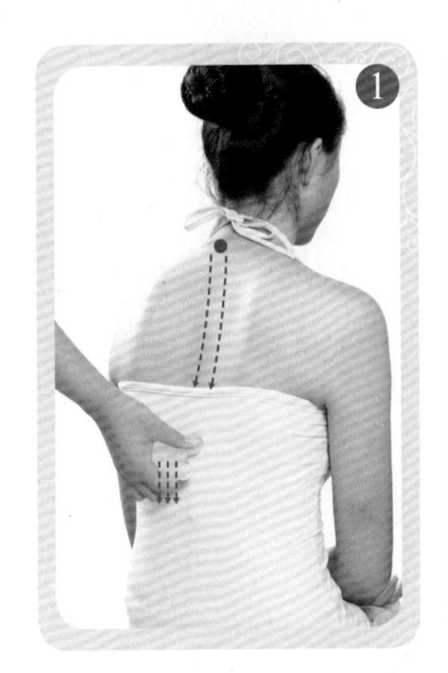

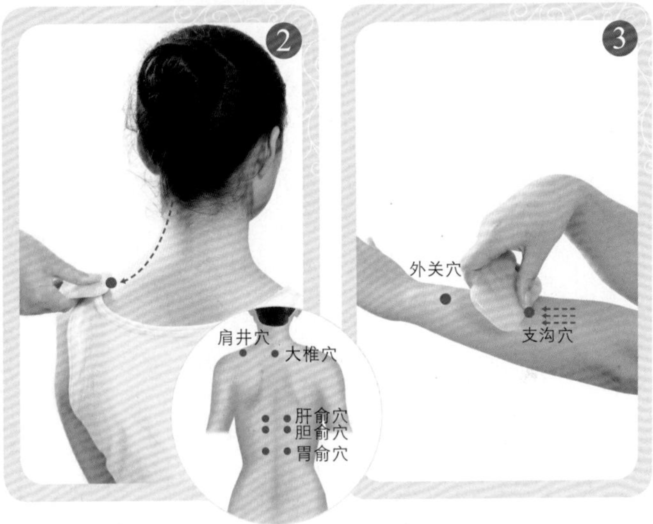

※ 专家提示：精神紧张易上火 ※

人体有交感神经系统和副交感神经系统，交感神经的活动主要保证人体紧张状态时的生理需要。刺激交感神经能引起腹腔内脏及皮肤末梢血管收缩、心搏加强和加速、新陈代谢亢进、瞳孔缩小、使疲乏的肌肉工作能力增加等。副交感神经的主要功能是使瞳孔散大、心跳减慢、皮肤和内脏血管舒张、小支气管收缩、胃肠蠕动加强、括约肌松弛、唾液分泌增多等。

这就相当于我们前面讲的阴阳的具体表现了，为什么中医讲思虑过重、压力大、情绪不好都能让你上火，这是因为你不停地在动用体内的交感神经系统，老是让身体以为你正处于危险和紧急的状态，而不是时时调用副交感神经系统，让身体得到舒缓和放松。刮痧当然可以帮助你解决一时的问题，但是，如果不从根本上调整心态，而是这边浇水，那边生火，痘痘就“野火烧不尽，春风吹又生”了。

鼻子痤疮

健康提示

鼻子中间是督脉循行区域，鼻中部是对应肝胆、胰腺的全息穴区，鼻头、鼻翼是对应脾胃的全息穴区。在五官中鼻又为肺窍。鼻头及鼻翼处痤疮提示脾胃及肺有热、胃火盛，常伴有食欲旺盛、喜食肥甘厚味，摄入脂肪过高；鼻部色发红者与内分泌失调有关，严重者还会发展为酒渣鼻，酒渣鼻提示脾胃有湿热或者饮酒过量，警惕血压增高、血脂增高和血糖增高。

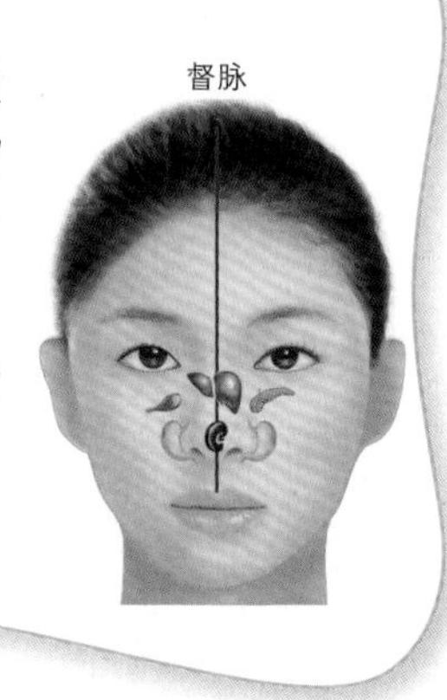

头颈部美容刮痧调理

1. 用厉刮法刮拭额中带。用刮痧梳子以面刮法刮拭头顶部、后头部。

2. 用面刮法刮拭颈部督脉风府至大椎，用双角刮法刮拭颈部两侧膀胱经区域。（见下图 1–1）

直击根本，让美丽永驻的刮痧调理

1. 用面刮法刮拭背部肺、脾胃脊椎对应区，①先用面刮法从上而下刮拭第 1 ～ 9 及 8 ～ 12 胸椎正中督脉部位，②再用双角刮法从上而下刮拭两侧同水平段的夹脊穴处，③然后用面刮法从上而下刮拭脊椎两侧 3 寸宽的范围。重点刮拭督脉大椎

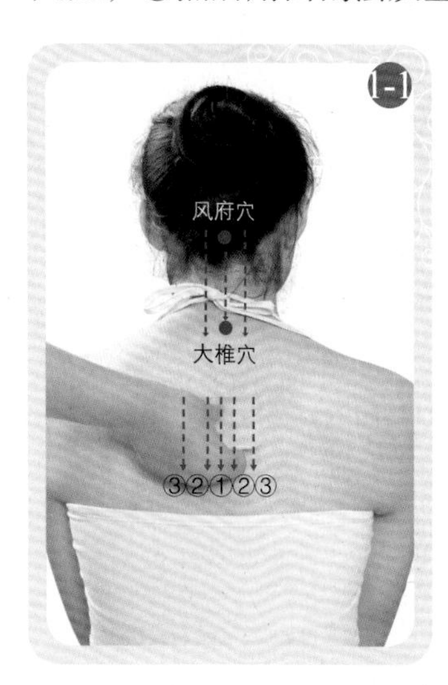

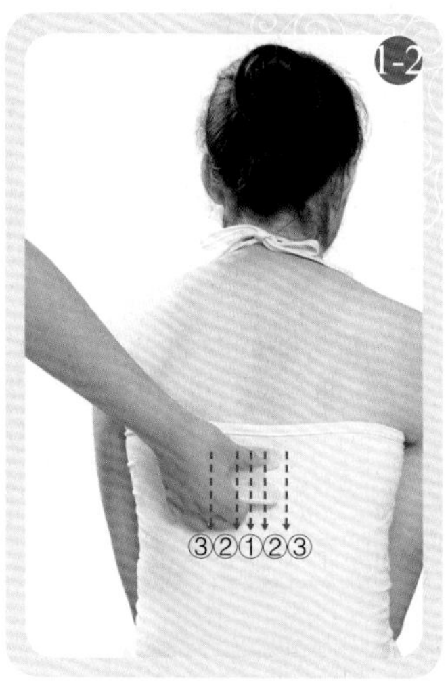

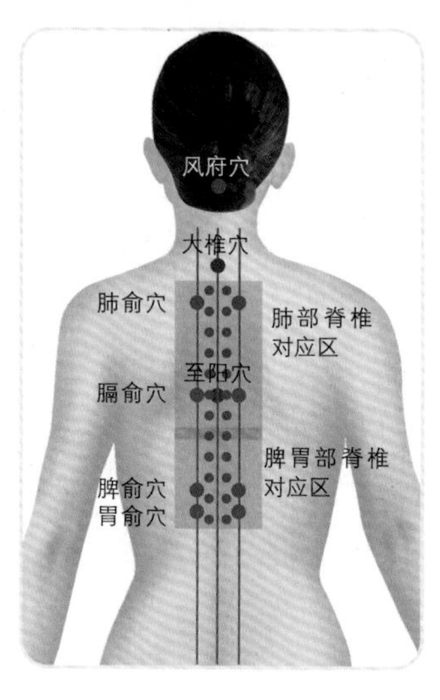

穴至至阳穴，膀胱经肺俞、膈俞、脾俞、胃俞等穴。

2. 用面刮法从上向下刮拭上肢大肠经曲池穴、三焦经支沟穴、平面按揉合谷穴，从上向下刮拭下肢胃经足三里穴至丰隆穴、脾经血海穴。

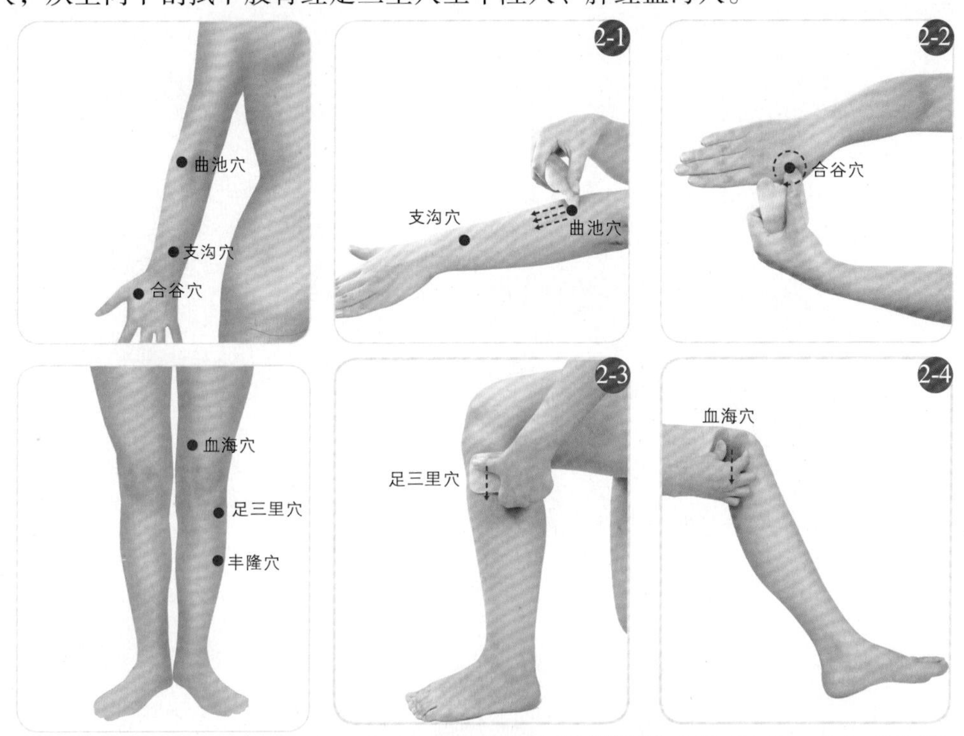

※ 专家提示：饮食不当也能生“火” ※

我们前面讲了六腑热盛、肺肾阴虚导致的虚热，情志不舒导致的郁热，还有一个就是食热，食热相对来讲比较好理解，尤其是小孩子，经常会有老人说这孩子有“食火”，就是吃得太多或者吃了肥甘厚味消化不了而生的热。

中医美容与养生，讲究清淡饮食。对肥肉等脂肪含量高的食物，爱美的女性一般都较少食用，但对辛辣、厚味的食物就很难做到了。像女性最喜欢吃的麻辣烫、咖喱火锅，属于厚味，而冰激凌、蛋糕这样的甜食属于肥甘，食用这些食物如果不注意，也比较容易引起内热。辛辣适度是大多数研究中医美容医者的共识，这里也给喜欢辛辣口感的女性提个醒，要做容貌上的“辣妹”就得牺牲点口感上的辣味了。

两颧部痤疮

健康提示

两颧部是小肠经循行部位，也是大肠和小肠相对应的全息穴区，两颧内、外侧是胃经循行区域，外侧也是对应肾脏的全息穴区。两颧部痤疮提示小肠和胃积热导致心火上炎。多与过食肥甘、辛辣、甜食，饮水少或精神压力过大，劳心伤神有关，常伴有心情郁闷或烦躁。

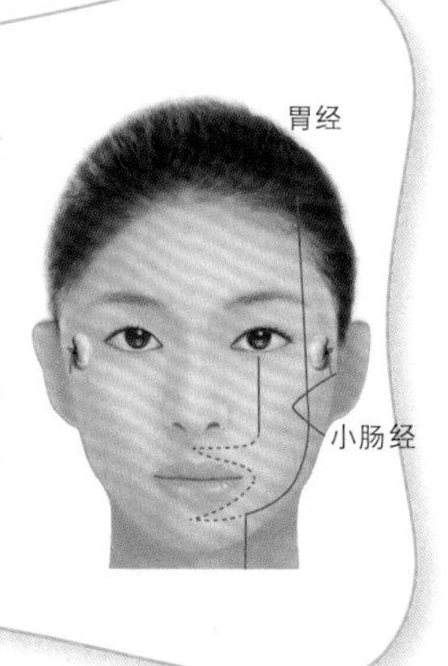

头部、手足美容刮痧调理

1. 用厉刮法刮拭头部双侧额旁1带、额旁2带。

2. 用面刮法刮拭手足部心脏、大小肠的全息穴区。

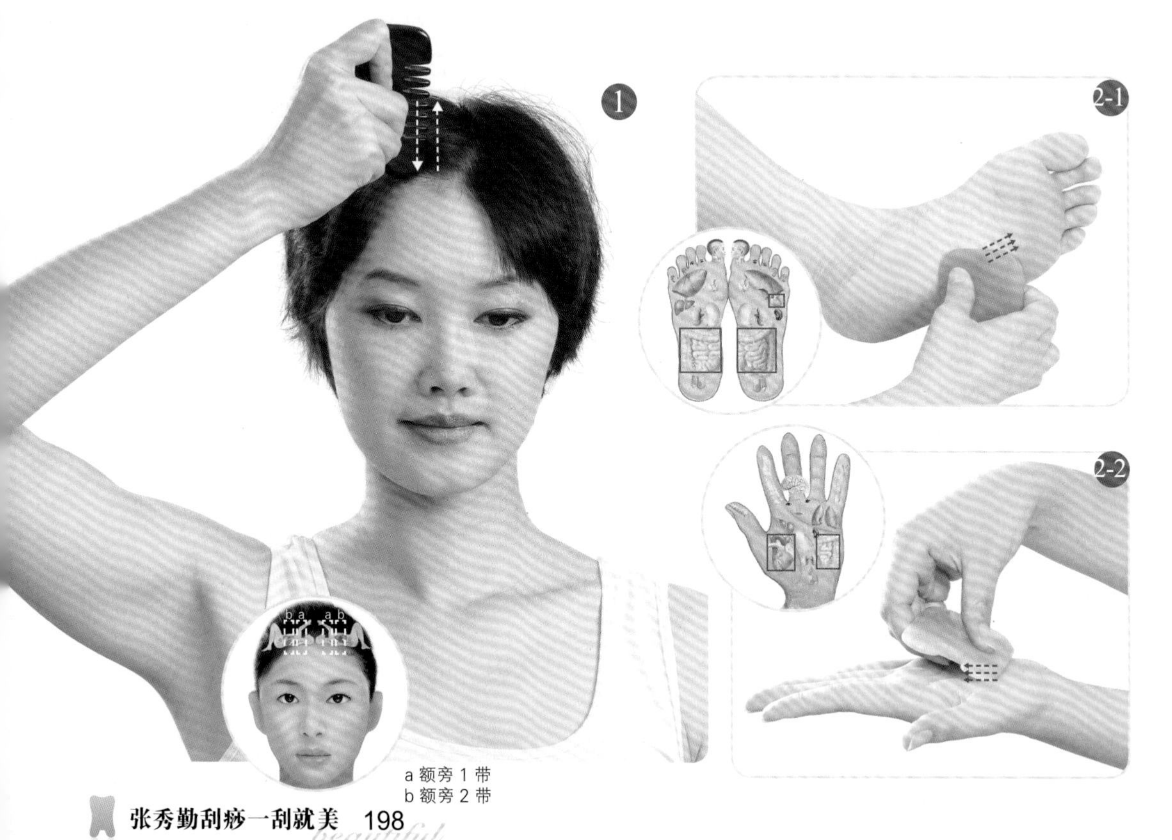

1. 用面刮法从上向下刮拭背部督脉大椎穴至命门穴。膀胱经心俞穴至膈俞穴、胃俞穴、大肠俞穴、小肠俞穴。

2. 用双角刮法从上向下刮拭与大椎穴至至阳穴平行的双侧夹脊穴区。

3. 用面刮法从上向下刮拭上肢曲池穴，下肢血海穴、足三里穴至丰隆穴。

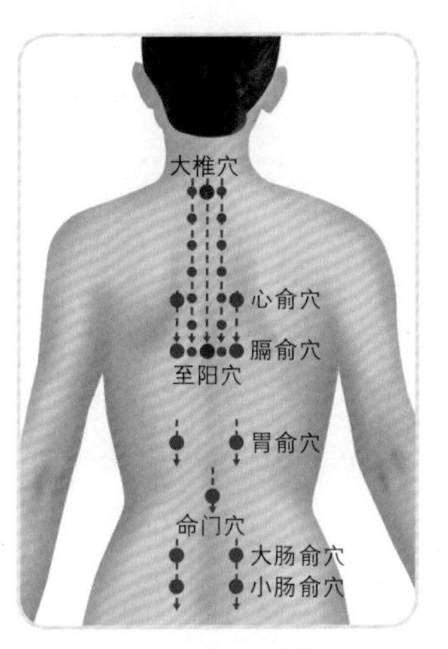

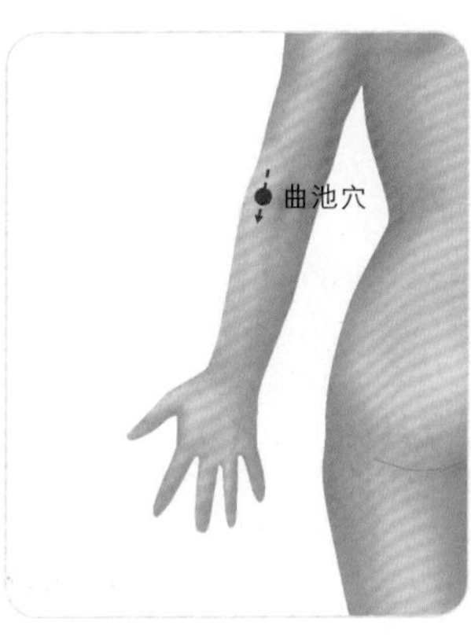

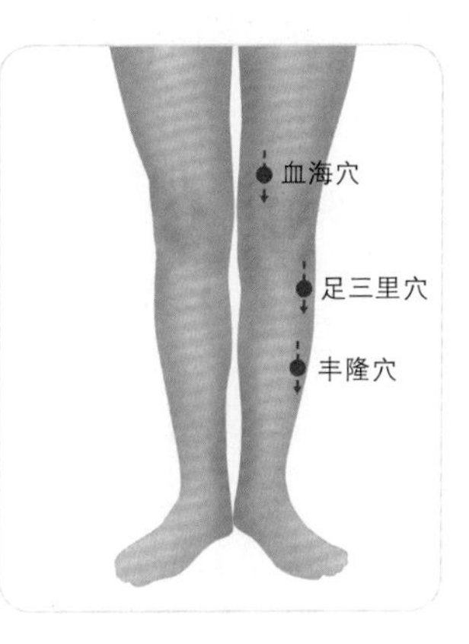

※ 专家提示：劳作有度，学会给心灵放假 ※

小肠蕴热和胃火盛有相似的地方，前面我们已经论述过，就不再赘述了。这里有一个不同点在于，小肠与心是相表里的关系，精神压力过大，脑力劳动过重的时候，也比较容易造成小肠蕴热而诱发痘痘。在进行美容刮痧的同时，一定要注意劳作有度，充分地休息好，及时给身体和心灵放放假。有这么一种说法我深表赞同，就是每天一停拍，七天一小憩，一月一大休。在我日常讲课和工作中，经常会遇到不少工作能力强的女强人，她们事业上蒸蒸日上，经常会说我没时间休息，我有时候会和她们开玩笑，说你还不够忙，你看人家美国的前女国务卿赖斯，不仅日理万机，还是忠实的体育迷，并且弹得一手好钢琴。休息并不是要你什么都不做，而是每天给自己留出十几分钟静一静，让大脑什么都不想，这是停拍；每周给自己半天的时间进行一些与日常工作无关的业余爱好；每个月给自己放两天假去郊游一下，享受工作、享受生活的同时，也收获了美丽，更培育了自己独有的魅力。

口周痤疮

健康提示

口唇是胃经、大肠经、任督二脉循行部位，口又为脾之外窍。口周长痤疮者常伴有食欲旺盛、腹胀、口臭、口渴、便秘、尿黄、月经不调等症状，提示胃肠热盛，内有积滞，女性顽固的口周痤疮可能有内分泌失调，妇科疾患。

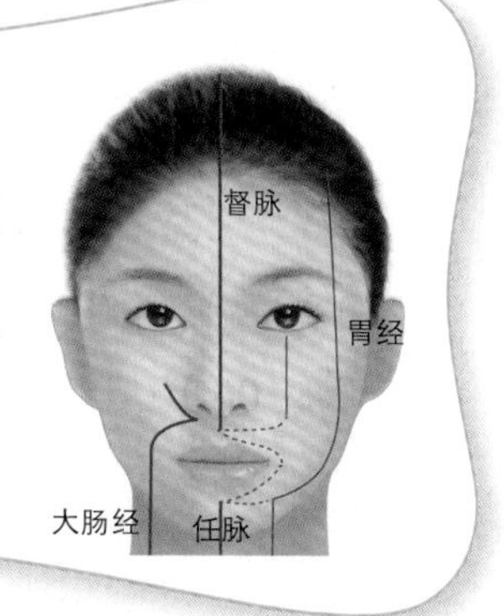

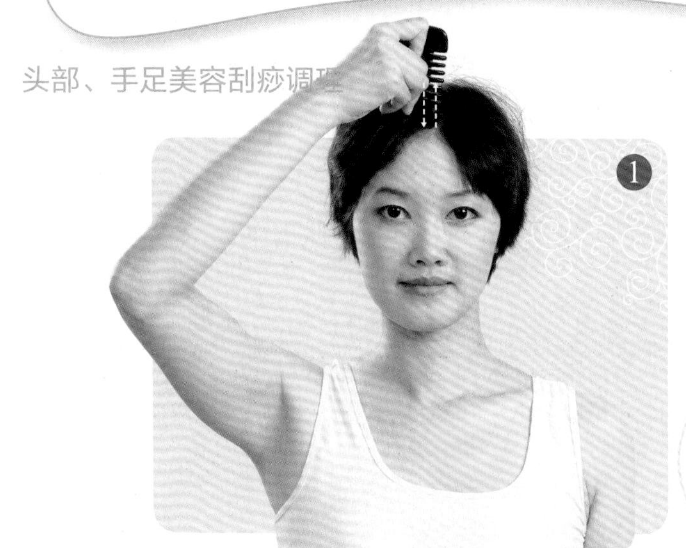

1. 用厉刮法刮拭头部额中带、双侧额旁 2 带、额旁 3 带。

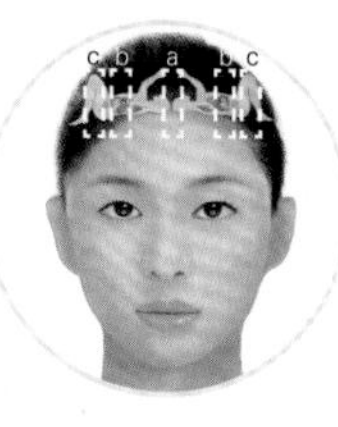

a 额中带
b 额旁 2 带
c 额旁 3 带

2. 用面刮法刮拭手足部胃区、大肠区，以及足跟两侧生殖腺区。

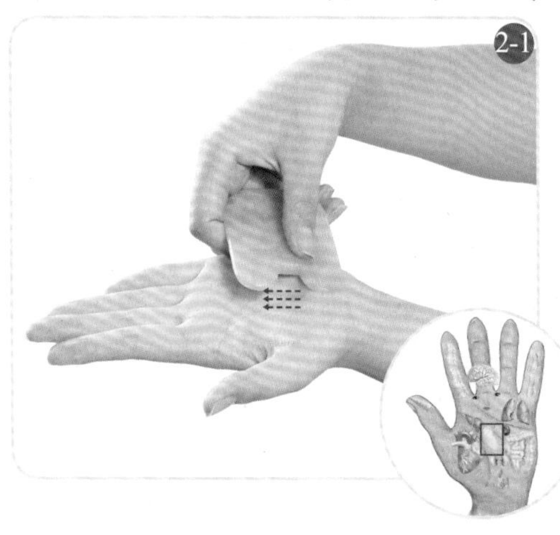

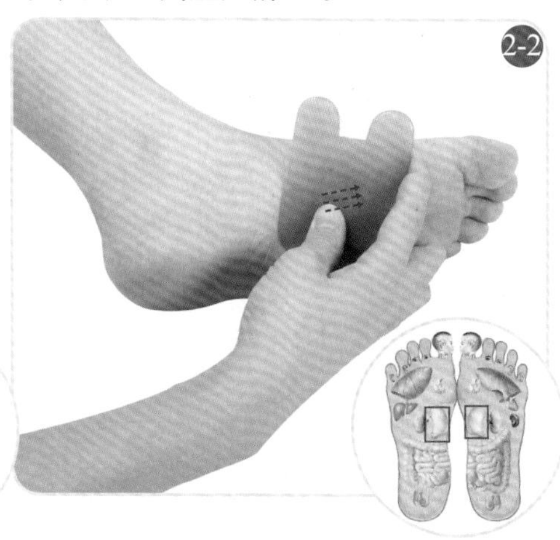

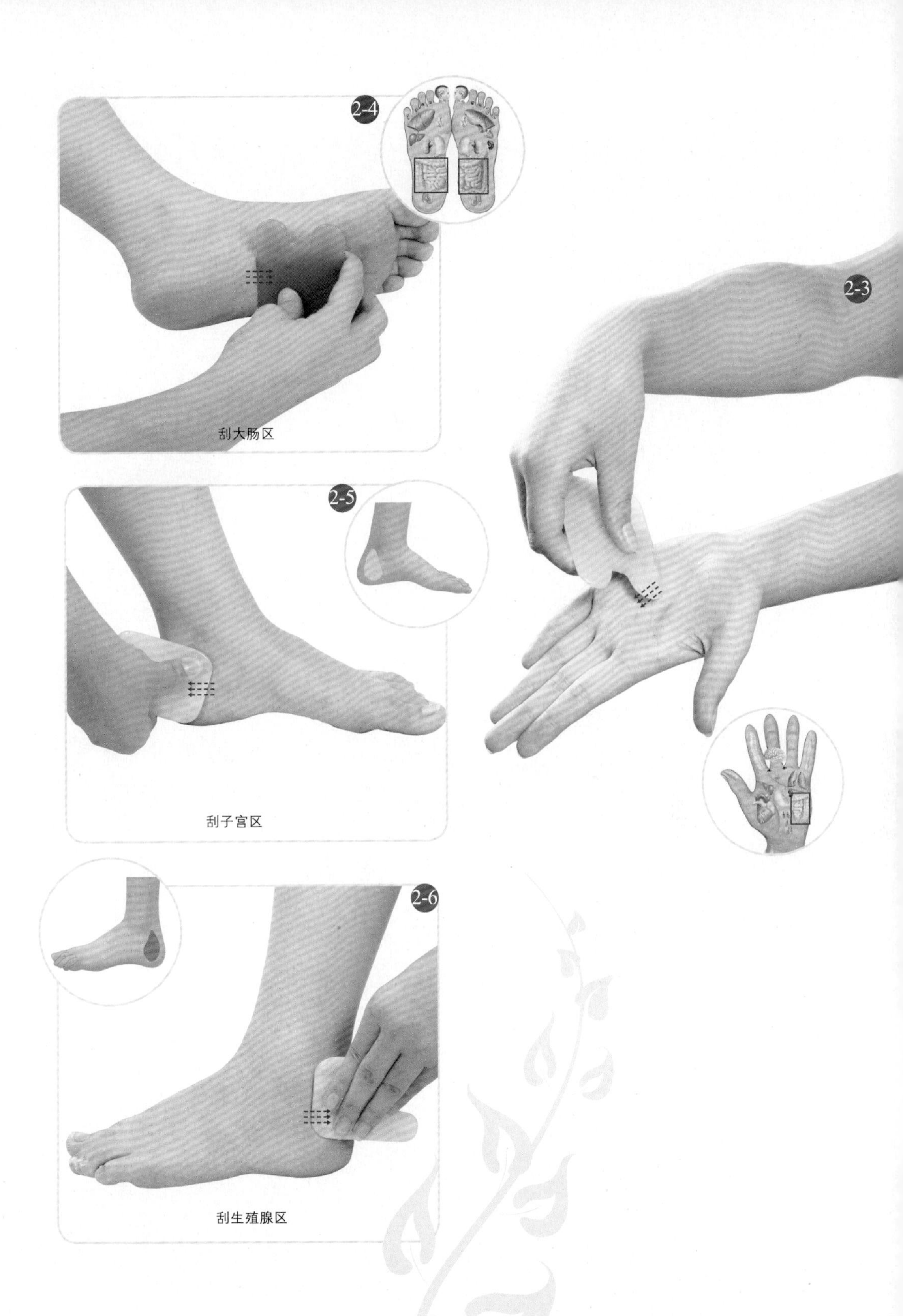
2-4
刮大肠区
2-5
刮子宫区
2-6
刮生殖腺区
2-3

1. 用面刮法刮拭背部脾胃脊椎对应区，①先用面刮法从上而下刮拭第 8 ~ 12 胸椎正中督脉部位，②再用双角刮法从上而下刮拭同水平段的夹脊穴处，③然后用面刮法从上而下刮拭脊椎两侧 3 寸宽的范围。并重点刮拭督脉大椎穴，膀胱经脾俞穴、胃俞穴、大肠俞穴。

2. 用面刮法从上向下刮拭腹部任脉中脘穴、下脘穴。

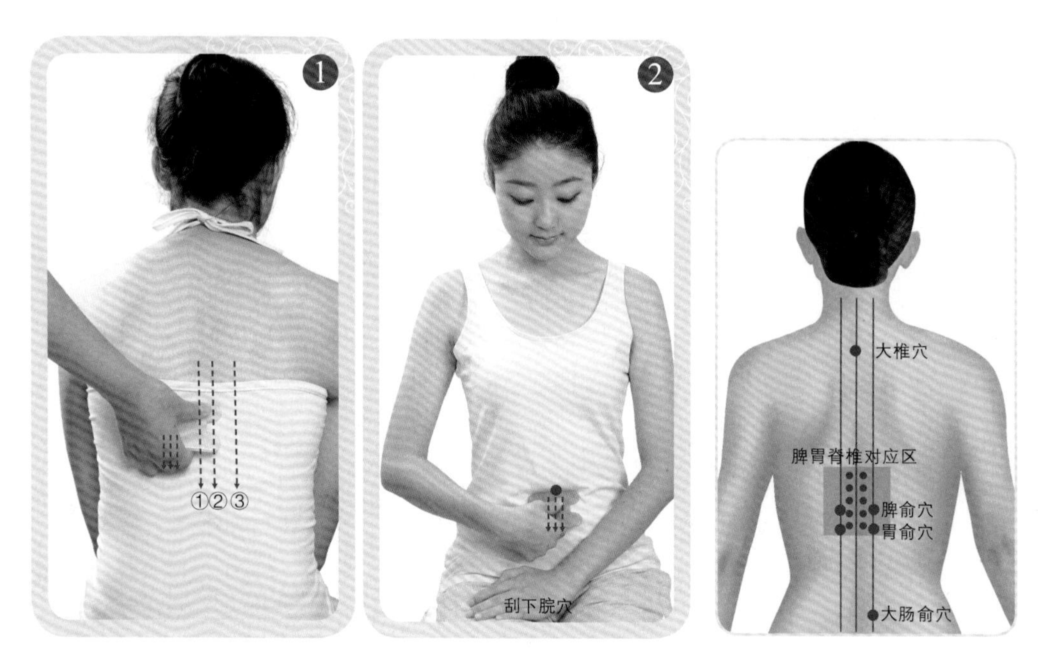

3. 用面刮法从上向下刮拭大肠经曲池穴、合谷穴，下肢胃经丰隆穴，脾经公孙穴。

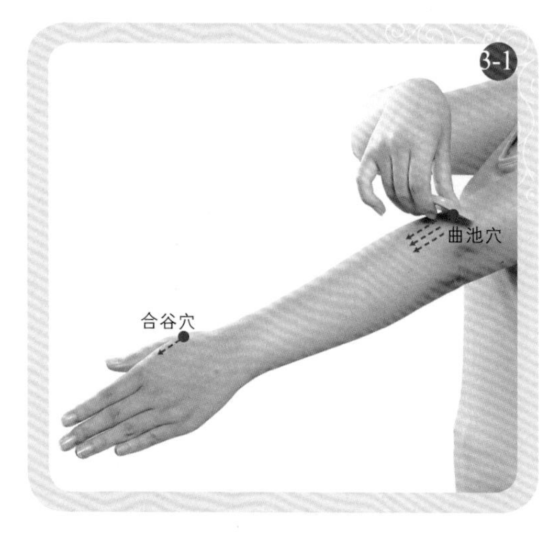

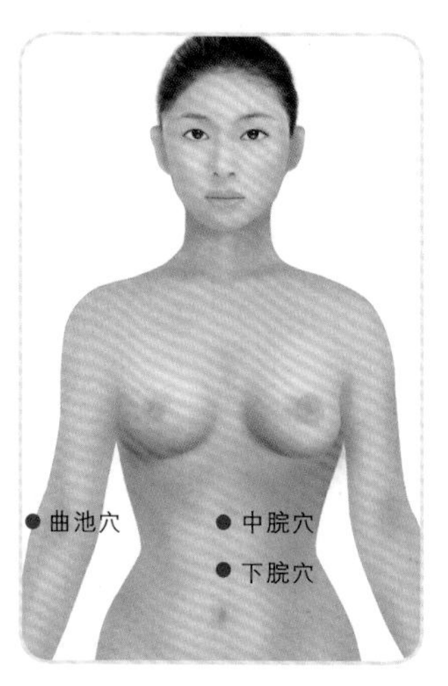

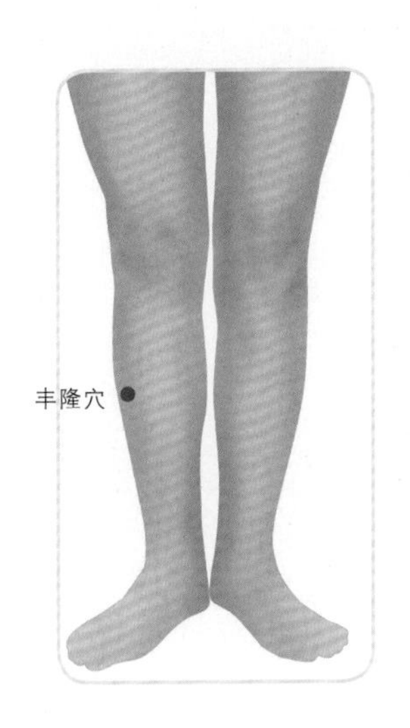

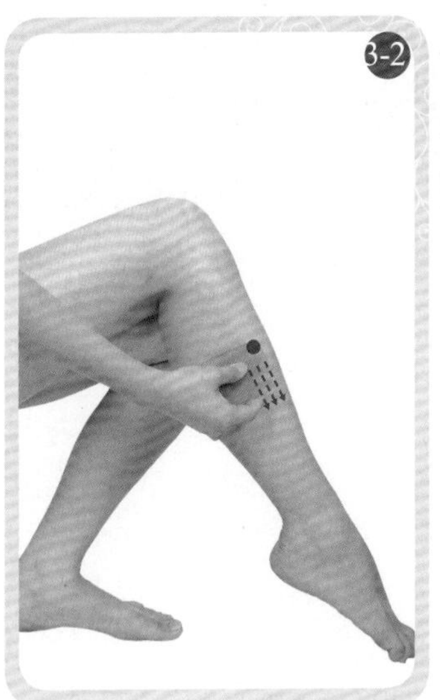

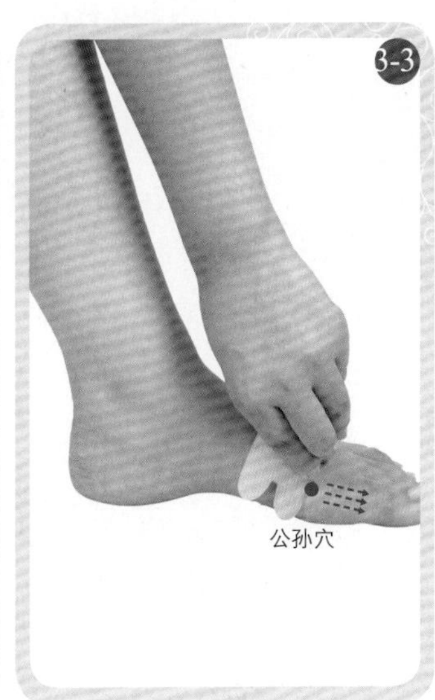

※ 专家提示：祛痘要刮腰骶部 ※

胃肠热盛前面我们提过，这里就不再赘述。关于顽固的口周痤疮我会在下面的章节中进行介绍。有些女性，口周发暗，就像长了一圈黑胡子，经常出小痘痘。针对这样的问题，除了上述刮痧调理方法之外，一定要进一步刮痧调理腰骶部脊椎子宫与卵巢的对应区，严重者应去医院检查，明确诊断，综合调理。

下颌中部顽固痤疮

健康提示

下颌部是任脉、胃经循行区域，也是对应生殖器官和肾脏的全息穴区。痤疮反复发作者，若下颌部皮肤色泽晦暗、欠光泽，伴有腰部、小腹和手足发凉，提示痤疮的性质为下焦有寒，致使虚火上炎，发为痤疮；

若皮肤油脂分泌过盛，痤疮频发，色暗红，喜食肥甘，伴有尿黄或大便不爽，为下焦湿热引发痤疮。

女性在月经前期痤疮加重，为内分泌失调，常伴有月经不调的症状，顽固难愈者应警惕多囊卵巢，应该去医院做妇科进一步确诊。

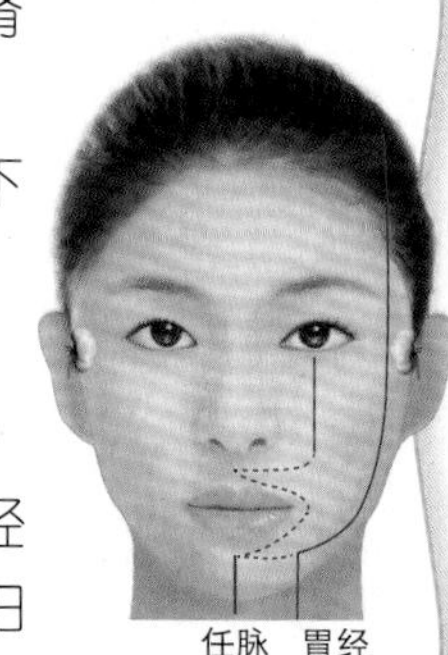

头部、足部美容刮痧调理

1. 用厉刮法刮拭头部额中带、额旁3带。

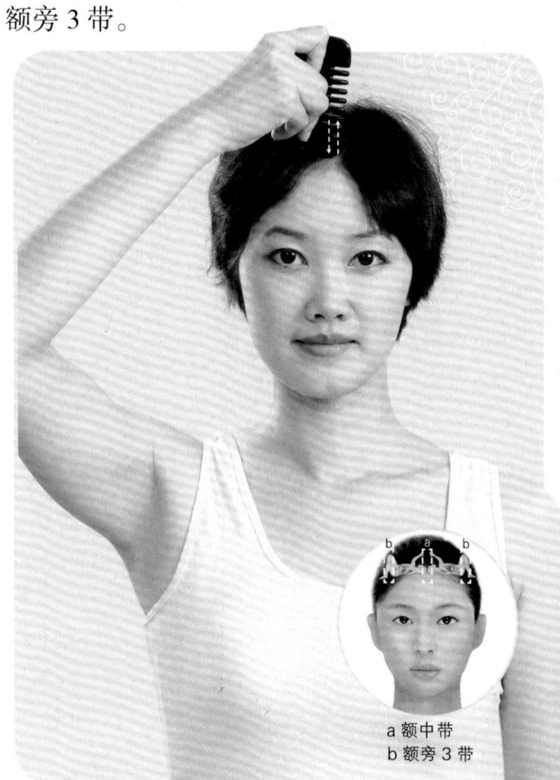

2. 用平面按揉法按揉足跟部两侧生殖腺区。

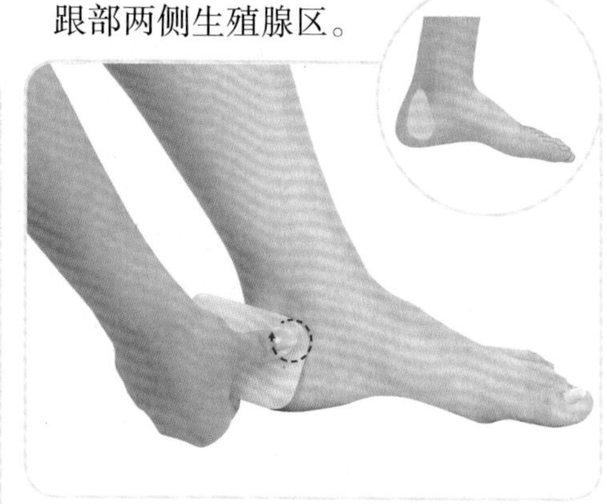

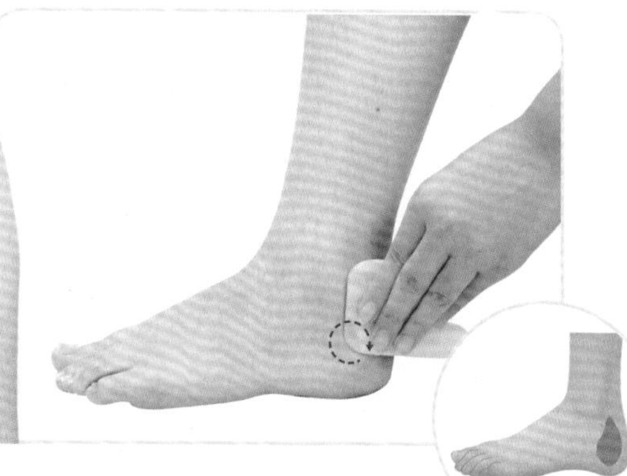

直击根本，让美丽永驻的刮痧调理

1. 刮拭腰骶部生殖器官的脊椎对应区，①先用面刮法刮拭第 2 ~ 4 骶椎正中督脉处，②再用双角刮法同时刮拭两侧八髎穴，③然后用面刮法刮拭骶椎两侧 3 寸宽的范围。重点刮拭肾俞穴、八髎穴。

2. 用面刮法从上向下刮拭小腹部子宫卵巢体表投影区，也可在子宫、卵巢体表投影区拔罐祛湿热之邪。

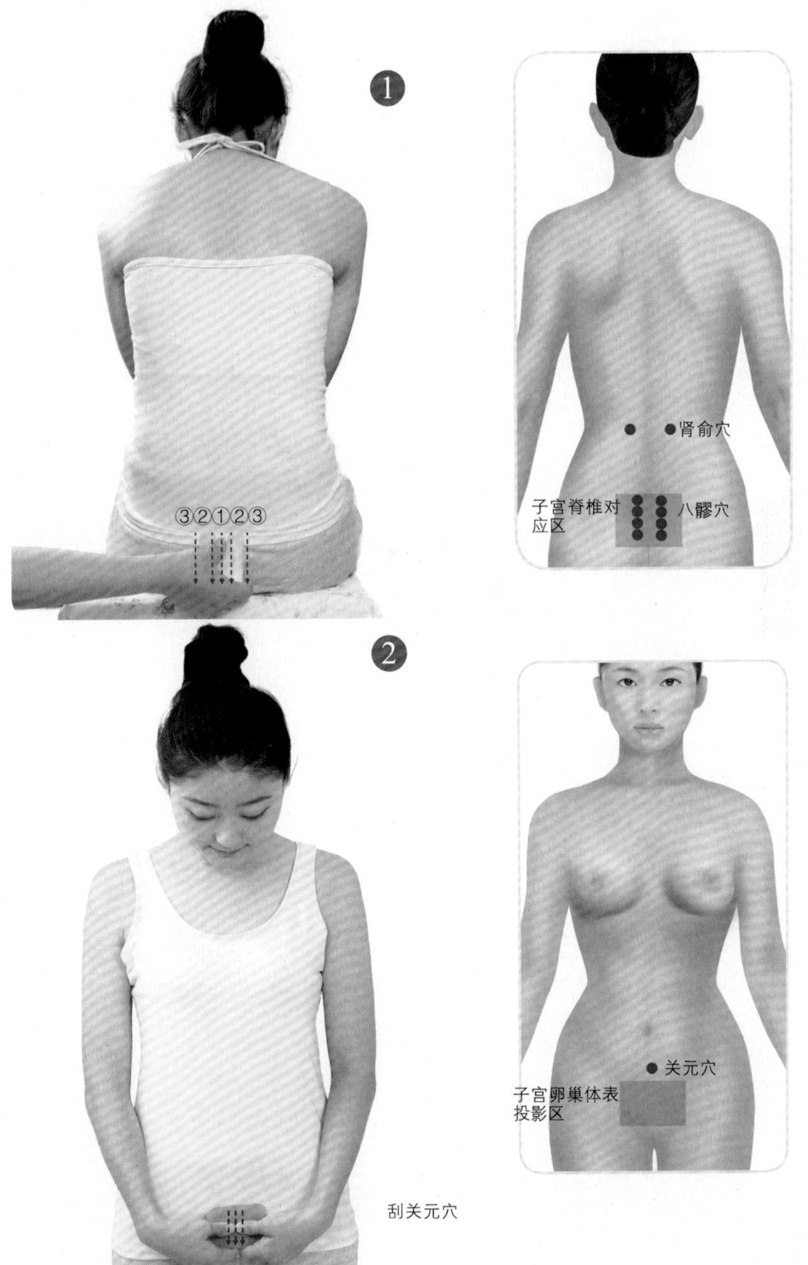

刮关元穴

3. 用面刮法从上向下刮拭上肢曲池穴，下肢丰隆穴、太溪穴和水泉穴。

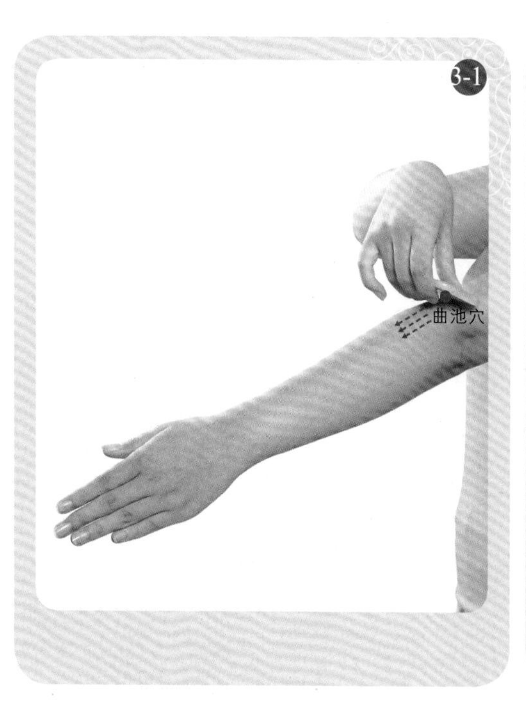

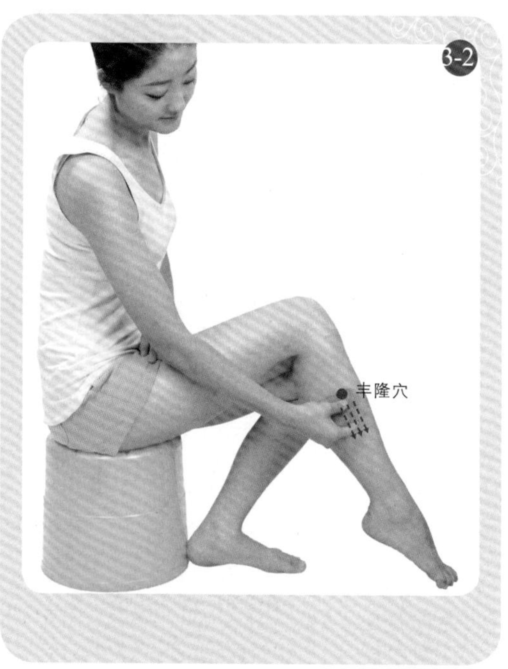

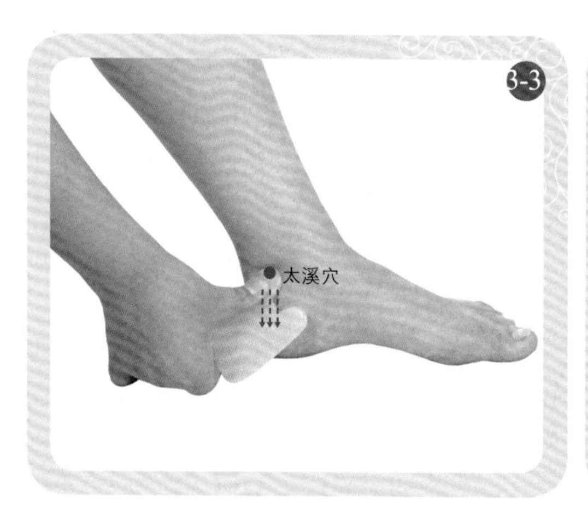

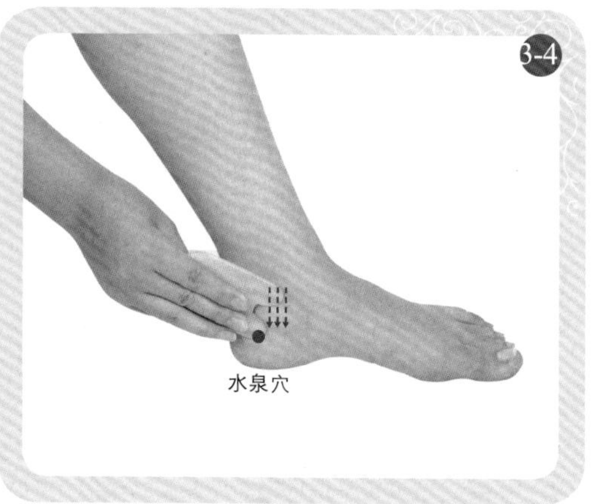

4. 下颌色泽晦暗、欠光泽，小腹及腰部发凉、怕冷者，艾灸关元穴、肾俞穴。

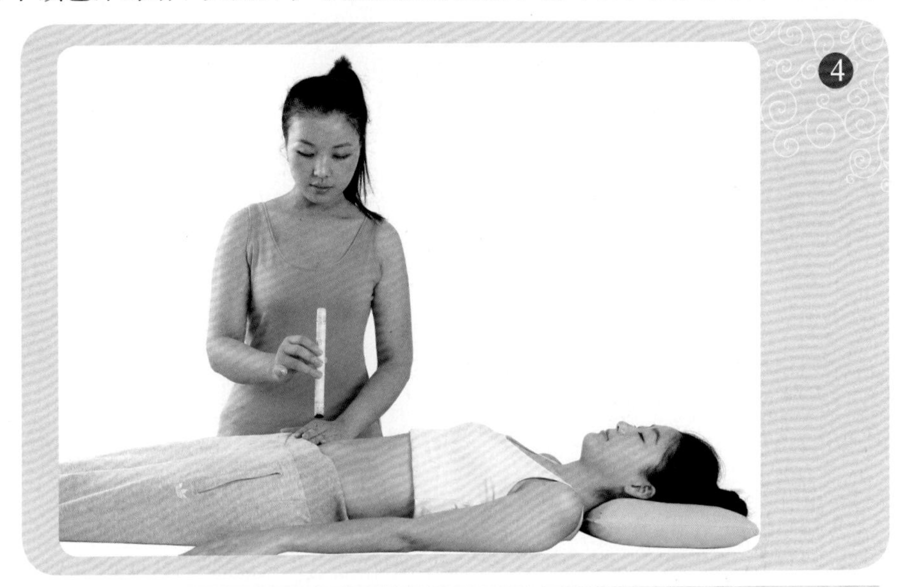

※ 专家提示：上热下寒要引火归元 ※

下颌中部顽固痤疮还可能与下焦寒邪有关。以前我在治疗痤疮的时候，也认为痤疮是内热的标志，而与寒邪无关。但是在近年的临床观察中，我越来越多地发现，现在有不少女孩子是上热下寒的体质。中医认为肾藏精，肾中真阴包含着命门之火，即所谓的肾阳，是性机能和生殖能力的根本，还能温养五脏六腑，与人体的生长、发育、衰老有密切关系。脏腑有命门火的温养，才能发挥正常的功能。如果肾阴亏竭，阴不含阳，就会出现虚阳上越的病症，表现为上热下寒、面色浮赤、头晕耳鸣、口舌糜烂、生疮，而手足不温、腰腹寒凉等。所以，这种体质下焦用艾灸温肾水以助阳生，上焦用刮痧清热邪，使浮越的虚阳引火归元，要肾水上升，心火下降，阴阳共济，才能收到良好的美容祛痘效果。

下颌两侧顽固痤疮

健康提示

下颌两侧是胃经、大肠经、小肠经循行部位，也是下肢的全息穴区，这个部位多反应下焦（腹腔内脏器大小肠、肾脏、膀胱及生殖器官）的健康状况。下颌两侧顽固痤疮原因最为复杂，有实火、虚火、湿热、痰湿、血瘀，还可能与寒湿有关。痤疮形态大而红，炎症明显多为实火；形态小而色浅淡多为虚火；结节囊肿型痤疮多为内有痰湿；皮肤油润，炎症明显多为湿热；痤疮色暗红，疼痛不明显多为血瘀。以下焦湿热最为多见，可有尿黄、气味重，大便黏滞不爽，下肢沉重、乏力的症状。女性白带多，色黄。

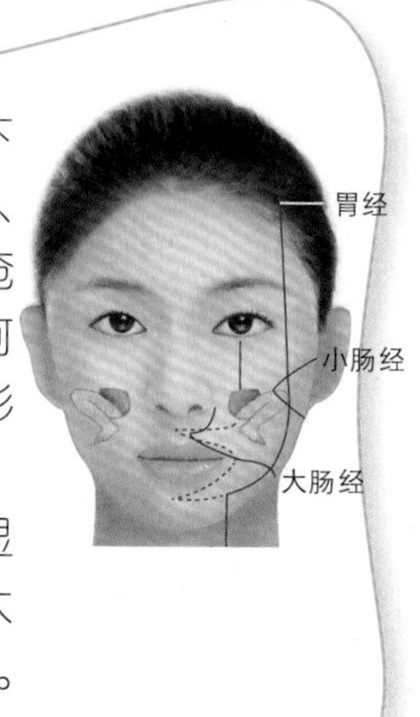

头部、手部美容刮痧调理

1. 用厉刮法刮拭头部额中带、额旁 2 带、额旁 3 带。

2. 用面刮法刮拭手部大鱼际、小鱼际、肾和膀胱区。

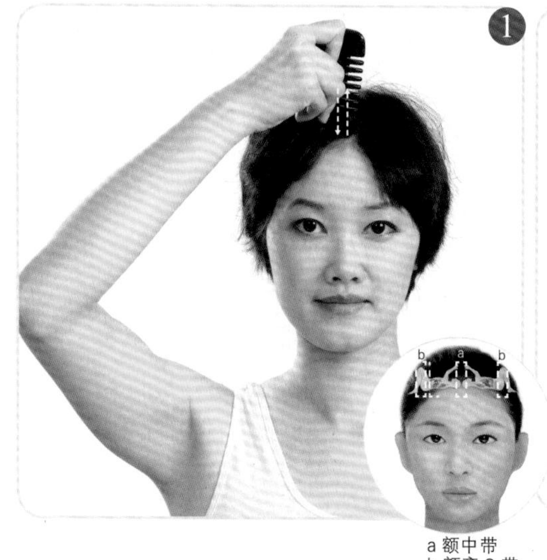

a 额中带
b 额旁 3 带

直击根本，让美丽永驻的刮痧调理

1. 用面部刮法从上向下刮拭胃俞穴、三焦俞穴、肾俞穴、大肠俞穴、膀胱俞穴。

2. 用面刮法从上向下刮拭腹部肾经中注穴至气穴，任脉建里穴至水分穴。

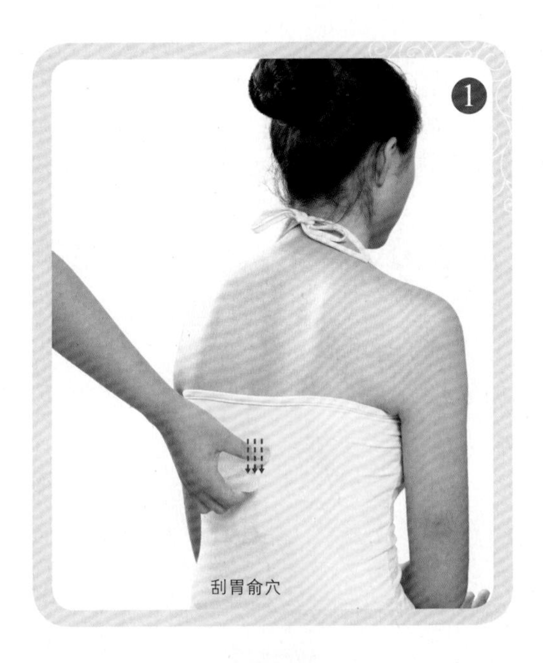

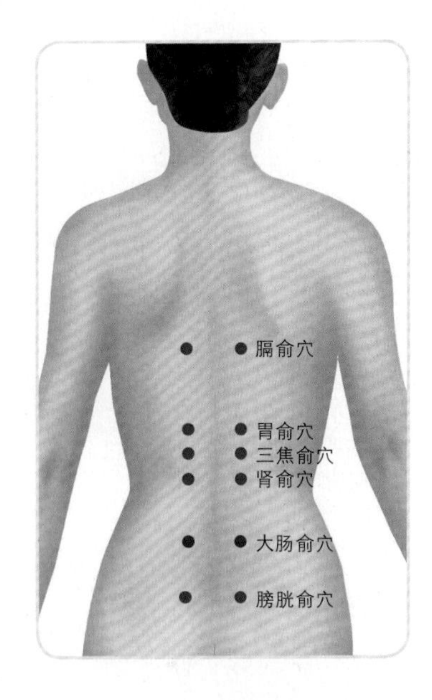

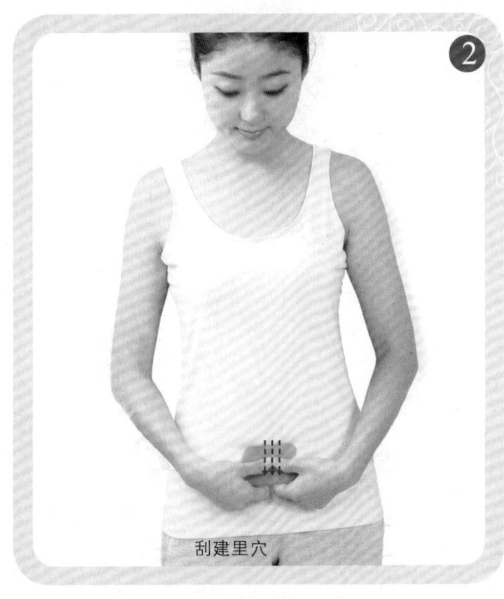

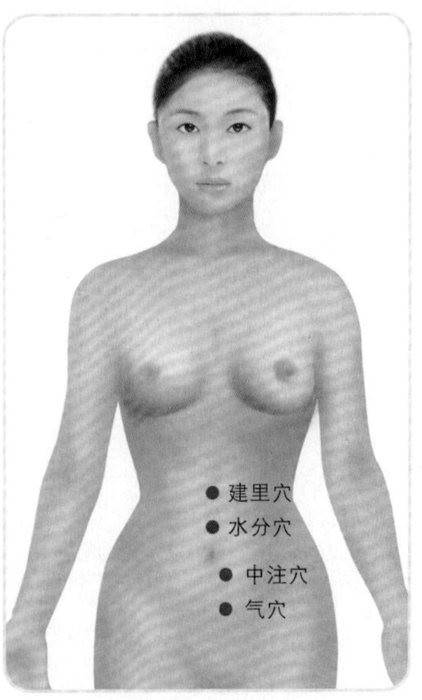

3. 用面刮法从上向下刮拭上肢曲池穴，下肢丰隆穴、太溪穴和水泉穴。

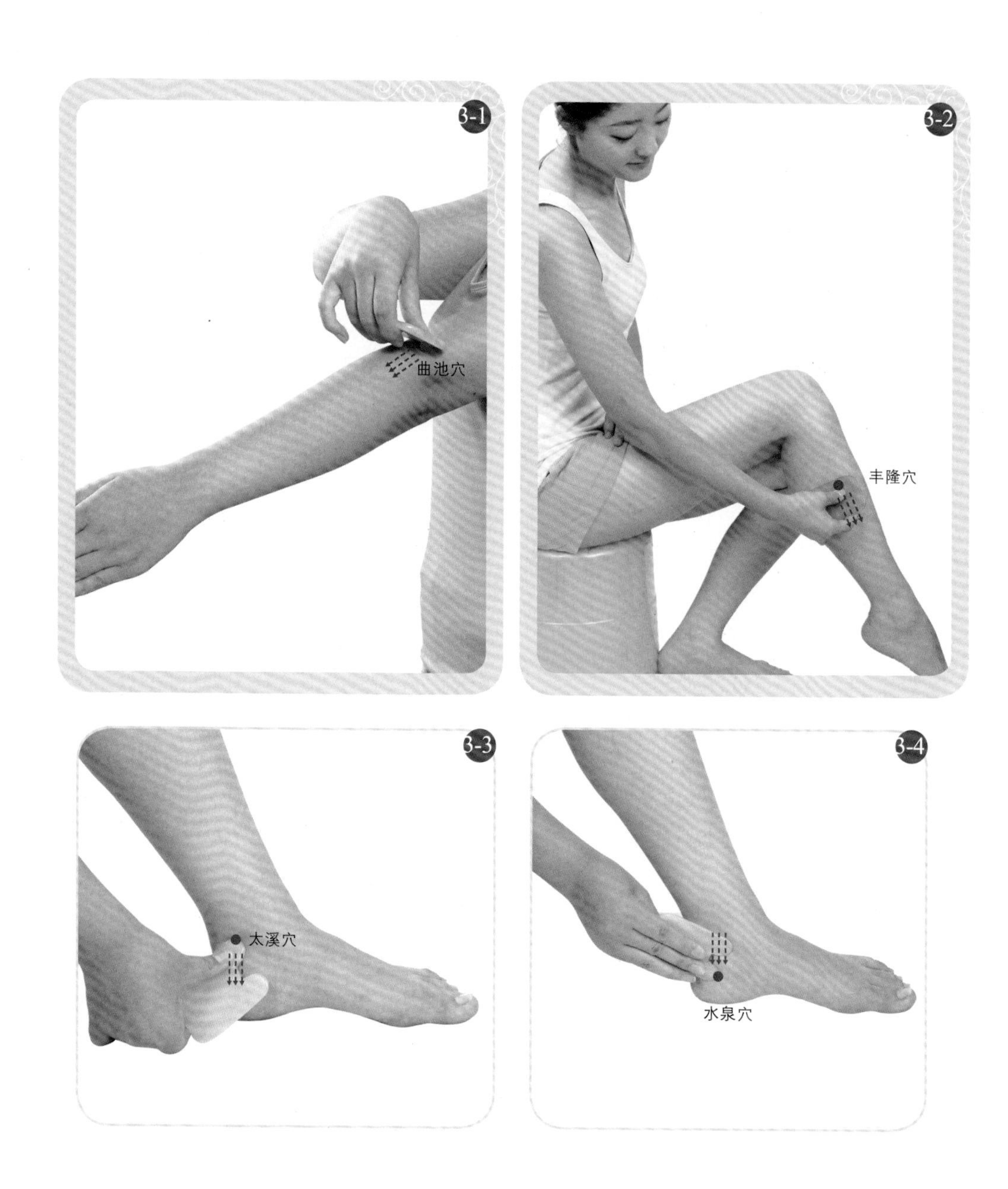

4. 属于湿热或痰湿者在腹部经穴拔罐利尿祛湿。血瘀者加刮背部膈俞穴、下肢血海穴。

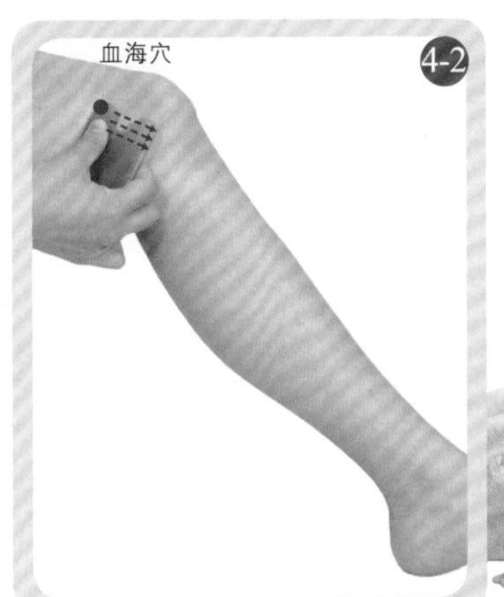

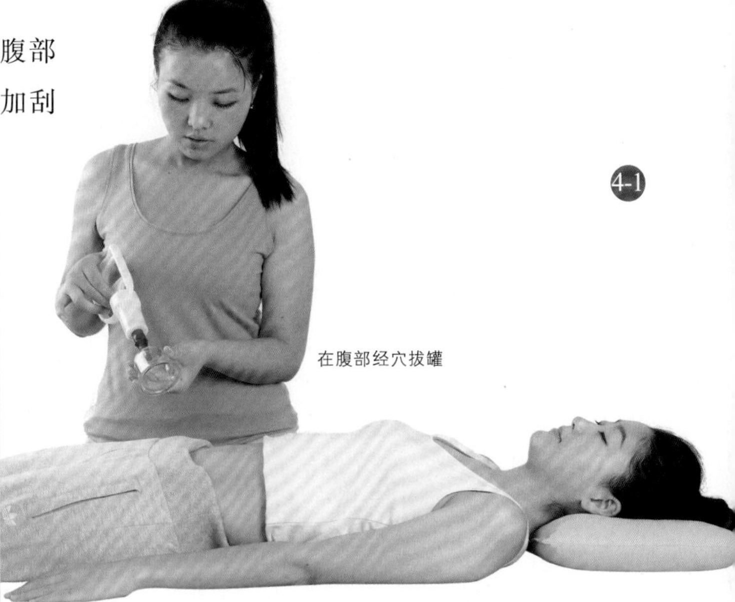

在腹部经穴拔罐

※ 专家提示：刮痧排毒畅血脉，功胜贵重补药 ※

范文甫是清代末年一位宁波名医，某日，有一个富豪之家请他出诊，一再示意多用贵重之药，一是为显示家中富有；二是认为贵重的药物才有效。范听后在处方后加列药引：黄马褂一件，石狮子一对。药房伙计看过处方，觉得很惊讶，说明并无此药。差人将方子带回，禀报主人。富家忙问范文甫："先生处方中石狮子、黄马褂，药铺告无此药，还请明示别名，也好设法筹措。"范答："此为真物，并非他药别称。""为何以此二物作引？"范说："我是投先生所好，您不是一再要我用贵重之药吗？黄马褂乃皇家之物，千金难买，可谓贵也；石狮子一对，重逾万斤，不可谓不重！"富豪方悟，甚为惭愧，才遵照范文甫的意思让他重新开了一副对症的药物。

我在临床中，也会遇到这样的患者，什么贵重买什么，燕窝、虫草吃了不少，结果不但没有养颜，反而化湿生热。看对体质治对病，对于有湿热体质的人来说，切忌静养而大补，补大了反而助湿化热。

平时可以经常进行美容刮痧和隔衣美体刮痧，并辅助增加运动，让血脉快速运转起来，湿热之邪自然可以通过出汗而排出体外。少食辛辣，保持清淡饮食、二便通畅，能并收减肥美体的功效。

食疗与护肤

◇ 食疗小偏方

1. 注意保持大便通畅，多饮水，服用粗纤维或清肠排毒食品，如蔬菜、水果、粗粮、猪血、黑木耳、藻类和薯类。经常食用冬瓜、红豆和绿豆，有预防和治疗皮肤感染的作用。

2. 注意皮肤清洁，忌酒等刺激性食物，以及甜食和含油脂过高的食物。

3. 将番茄、马齿苋、仙人掌分别捣烂，任取其中一种敷在痤疮上，对痤疮有治疗作用。

◇ 食疗方

绿豆、薏苡仁各 25 克，山楂 10 克，洗净，加清水 500 克，泡 30 分钟后煮开，煮沸几分钟后即停火，不要揭盖，焖 15 分钟即可，当茶饮。每天 3 ~ 5 次，适用于油性皮肤。

小白菜、芹菜、苦瓜、柿子椒、柠檬、苹果、绿豆各适量。先将绿豆煮 30 分钟，滤其汁；将小白菜、芹菜、苦瓜、柿子椒、苹果分别洗净切段或切块，榨汁，调入绿豆汁，滴入柠檬汁，加蜂蜜调味饮用。每日 1 ~ 2 次，具有清热解毒、杀菌之功效。

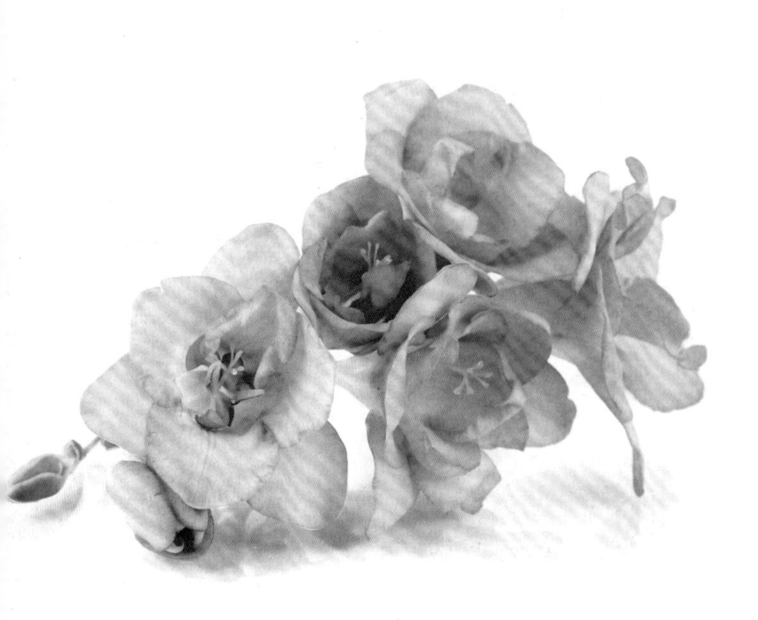

◇自制祛痘面膜

芦荟黄瓜消炎法

芦荟和黄瓜都有消炎的功效。从菜市场买回新鲜的芦荟，切小片敷在患部，而黄瓜则去皮榨成汁，洗脸后抹在脸上，经过约 30 分钟再冲洗掉。将黄瓜汁加上蜂蜜饮用，也很有效。

绿豆苦瓜面膜

将苦瓜洗净，带皮捣成泥状，然后依次加入蜂蜜、茶树精油和适量蒸馏水，搅拌均匀，最后再把磨好的绿豆粉加入并搅拌均匀。把脸清洁干净，直接敷面膜，15 ~ 20 分钟后，将干掉的面膜用手指轻轻揭下来，清水洗净面部就可以了。人人都知道蜂蜜有滋润、美白的作用，而苦瓜、绿豆则属凉性食物，而且能够排毒消肿；再加入茶树精油调和，绝对是痘痘肌最爱的自制面膜“大餐”。

西瓜皮面膜

方法非常简单，把吃完的西瓜去掉红瓤，切取白色瓜皮部分数片（尽量薄一点，1 毫米左右为佳。太薄量不够，太厚又不贴皮肤容易掉下来）敷在脸上，尤其是有痘痘和痘疤的地方。第二天，一般可看到大的痘痘明显变小了，小的明显变平了，痘印也会淡下去很多。真的很方便，也不需要面膜纸，更不会担心西瓜皮倒吸脸上的水分。

红豆泥排毒面膜

红豆 100 克洗净，放入沸水中煮至软烂。将煮烂的红豆放入搅拌机内充分搅拌，打成红豆泥，冷却后即可使用。

将红豆泥面膜均匀涂抹于脸部。敷 15 分钟左右后，用温水洗净。

此面膜有很好的去油功效。注意，请务必将红豆煮烂后使用，以防粗糙的红豆颗粒磨伤肌肤。

第四节

祛斑美白刮痧法：一样的斑不一样的刮痧部位

黄褐斑是发生于面部的一种色素沉着性皮肤病，是皮肤在各种内、外界因素影响下发生的生理学变化，表皮黑素细胞在表皮棘底层下部增多，真、表皮交界及真皮乳头层之间也会出现较多黑素细胞及噬色素细胞，局部黑色素分泌增多则出现色斑。甚至真皮浅层胶原纤维也会出现少许色素颗粒。

中医认为气血不足、肝郁气滞、气滞血瘀、经络脏腑功能失调，是面部出现黄褐斑的体内因素。女性因“经、带、胎、产、乳”的特殊生理过程中多有失血，或气血消耗过大，所以黄褐斑多发生于孕期、产后或中年女性，其形成与体力透支、心理压力过大、月经不调、便秘有密切的关系。在极少数男性中也会出现。

看似一样的黄褐斑，在皮肤表面都是色素沉着，但是中医刮痧治疗部位却大不相同。在临床实践中发现有这样的规律：每个人发生黄褐斑的部位、深浅虽有差异，但多出现在面部经脉循行线和脏腑器官的全息穴区处，而且其对应的经脉、脏腑器官都存在轻重不同程度的气血不足、气血瘀滞的临床症状。所以，面部的黄褐斑是体内经脉脏腑气血不足、气滞血瘀的外在表现。因此，根据观察黄褐斑的部位、形态，可以了解脏腑器官的健康状况；而治疗黄褐斑，除疏通面部黄褐斑部位气血瘀滞的经脉外，更要增强和改善相关脏腑器官气虚血瘀的状况，才会对黄褐斑有标本兼治的效果。因此一样的皮肤色素沉着，发生的部位不同，却会有不同的刮痧部位。

祛斑美白刮拭手法要点

★ 祛斑美白刮痧前，一定先在刮拭部位涂美容刮痧乳。治疗前阶段可以每天刮拭色斑部位 1 次，每次刮拭 10 ~ 15 下，出现明显效果时改为每 3 天刮拭 1 次，每次 10 ~ 15 下。

★ 祛斑美白刮痧先用距离短、速度慢的推刮法刮拭黄褐斑部位，刮拭的范围要略大于黄褐斑的范围。仔细寻找下面的阳性反应。轻微的阳性反应为皮肤的涩感、细小的沙粒、气泡感，明显的阳性反应为疼痛、结节、肌肉的紧张僵硬。黄褐斑颜色越浅淡，面积越小，阳性反应物越细小，越要缓慢刮拭。刮拭速度控制在平静呼吸时一呼一吸 2 ~ 3 下，不可速度过快。

★ 阳性反应可根据色斑时间的长短，分别存在于真皮、皮下组织甚至肌肉中，因此按压力应渗透至以上各层组织中，仔细寻找阳性反应，不可按压力过大。小面积阳性反应用推刮法刮拭；大面积阳性反应用揉刮法刮拭。无论是用推刮法还是揉刮法，按压力均应渗透至皮肤之下、肌肉之上，或肌肉之间的阳性反应处。

★ 祛斑美白刮痧前期，较深层的阳性反应容易找到，瘀滞点能较快疏通，祛斑美白效果较迅速、明显；越到后期，经脉瘀滞点越表浅，按压力应逐渐减小，改用平刮法或揉刮法寻找或消除皮肤浅层轻微的瘀滞点。找到和消除黄褐斑下的阳性反应是祛斑美白的刮痧关键。

★ 黄褐斑是身体内部气虚血瘀的反映，所以必须根据色斑部位，同时刮拭身体的相关经脉或对应脏腑器官的全息穴区，疏通经脉，活血化瘀，补益气血才能巩固面部刮痧的效果。同时应注意身体刮痧每次不可刮拭面积过多，避免宣泄正气。

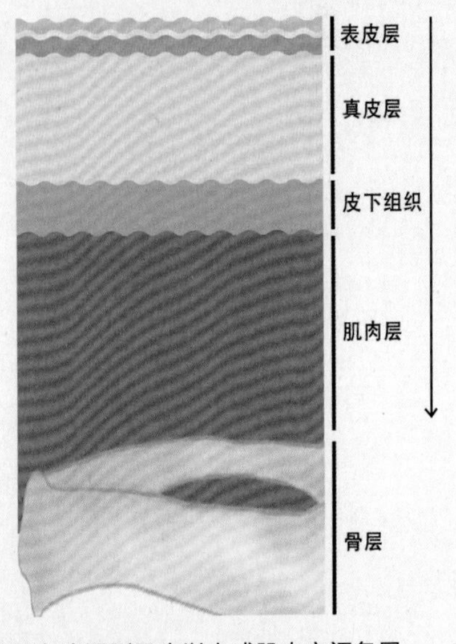

按压力渗透到肌肉以上或肌肉之间各层

额头两侧及太阳穴黄褐斑

健康提示

额头部位的黄褐斑多在前额两侧胆经循行部位。此处黄褐斑为肝胆功能失调，肝郁气滞所致，常有消化功能减弱，失眠多梦的症状。

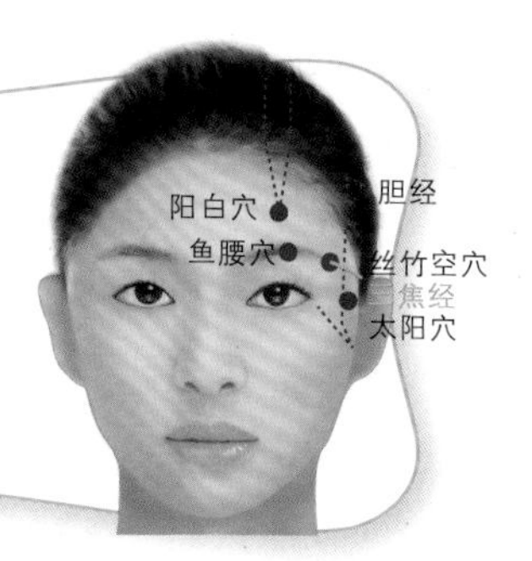

面部美容刮痧调理

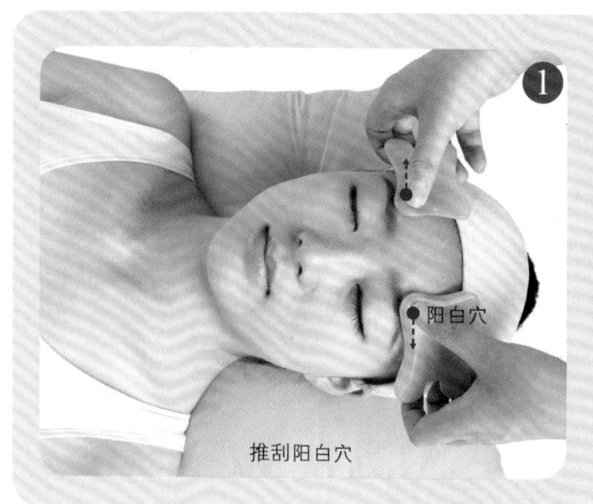

推刮阳白穴

清洁面部皮肤，涂刮痧乳后，按照祛斑美白刮痧手法要点，用推刮法从内向外刮拭前额，重点刮拭色斑部位以及阳白穴、丝竹空穴、鱼腰穴、太阳穴，每个穴位刮拭5下，寻找黄褐斑下的阳性反应。

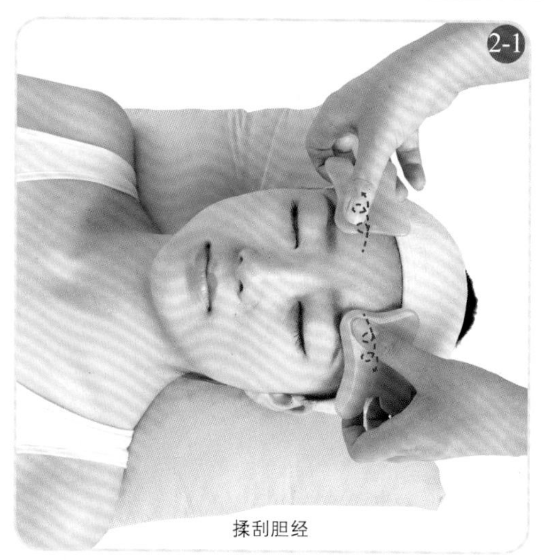

揉刮胆经

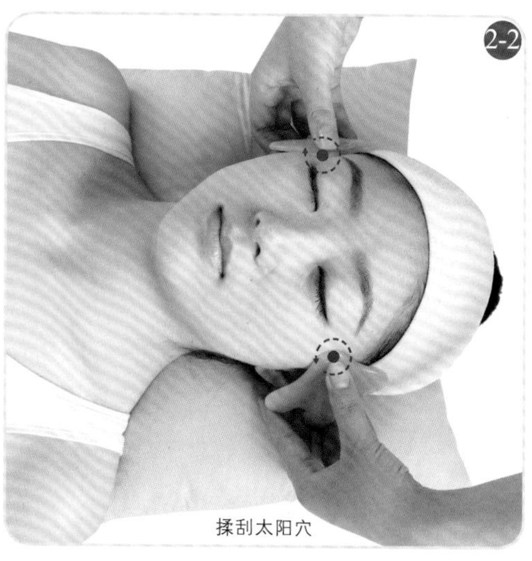

揉刮太阳穴

用平面按揉法或揉刮法刮拭黄褐斑下的阳性反应点，每个部位每次刮拭10下。

头颈部美容刮痧调理，巩固疗效

1. 用面刮法从前向后下方刮拭侧头部胆经、三焦经循行部位。

2. 用厉刮法刮拭黄褐斑上部的额中带、额旁 2 带。

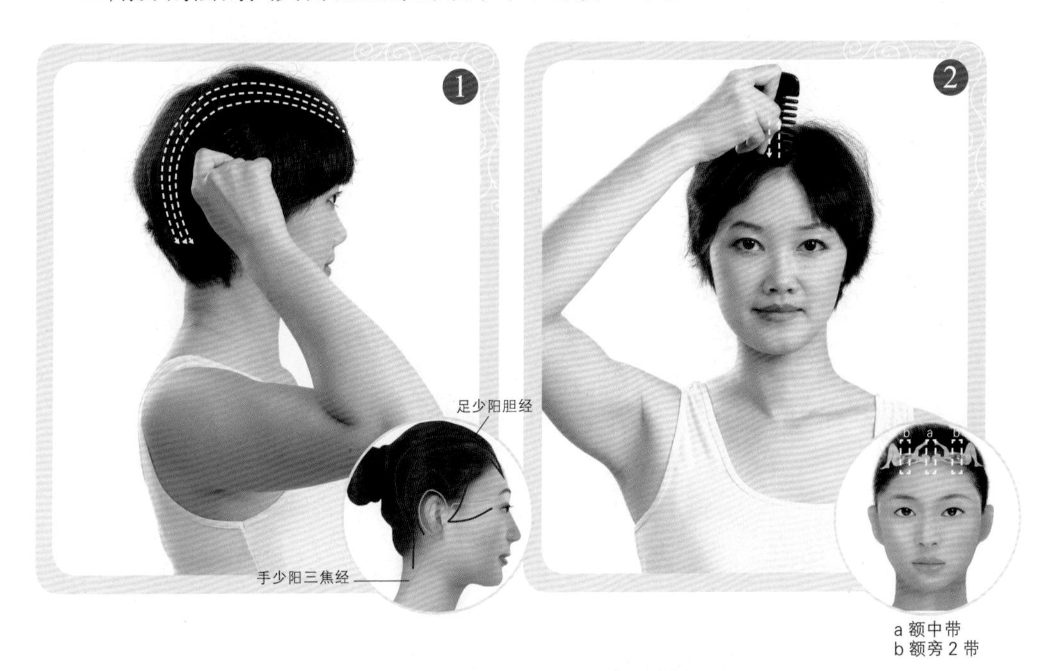

a 额中带
b 额旁 2 带

3. 用单角刮法刮拭颈部风池穴，用面刮法刮拭侧颈部胆经区域。

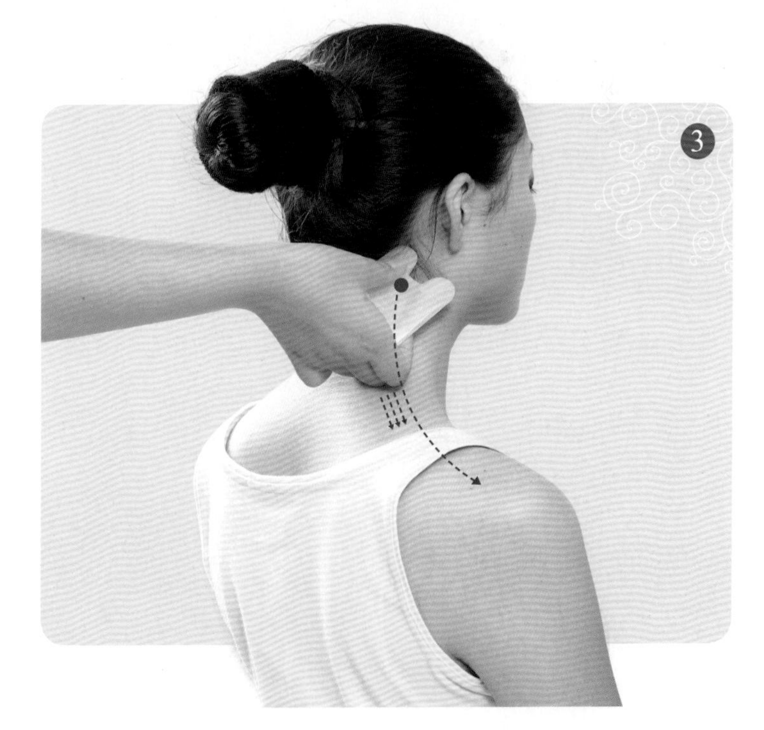

直击根本，让美丽永驻的刮痧调理

1. 用面刮法从内向外刮拭肩部肩井穴，从上向下刮拭心俞穴至膈俞穴、肝俞穴、胆俞穴、三焦俞穴。

2. 用平刮法从内向外分别刮拭右背部肝胆体表投影区，右胁肋部肝胆体表投影区。

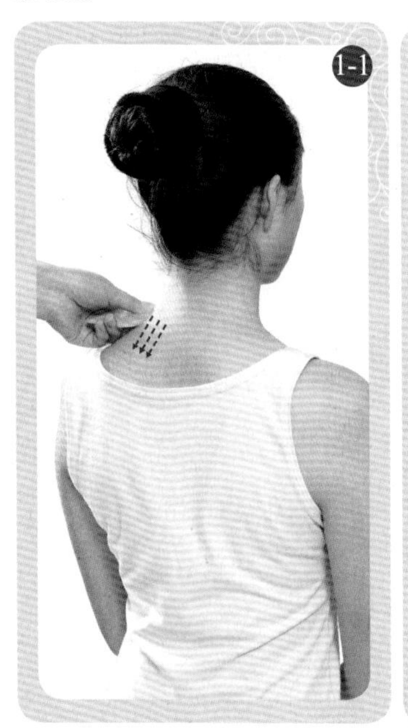

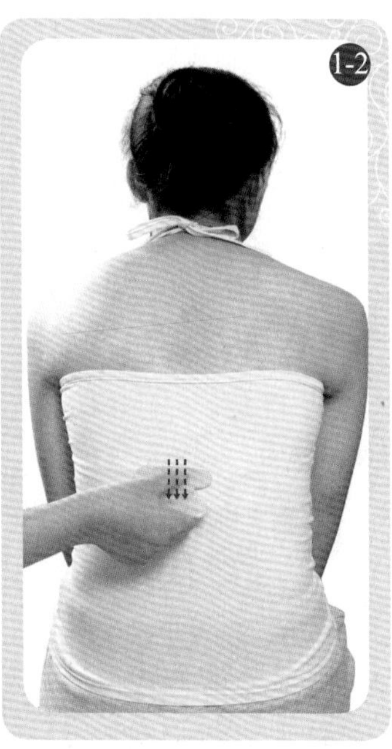

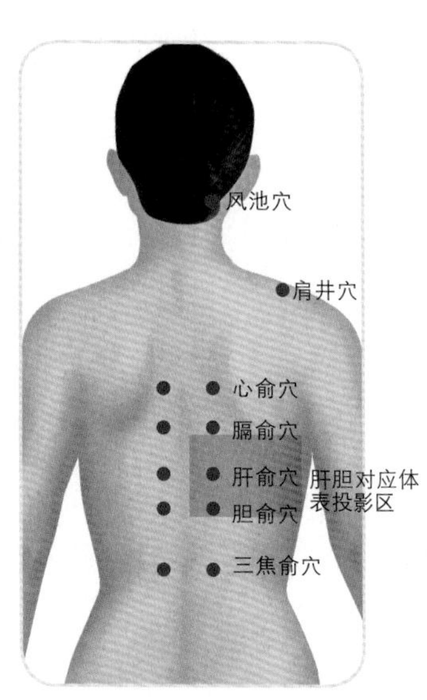

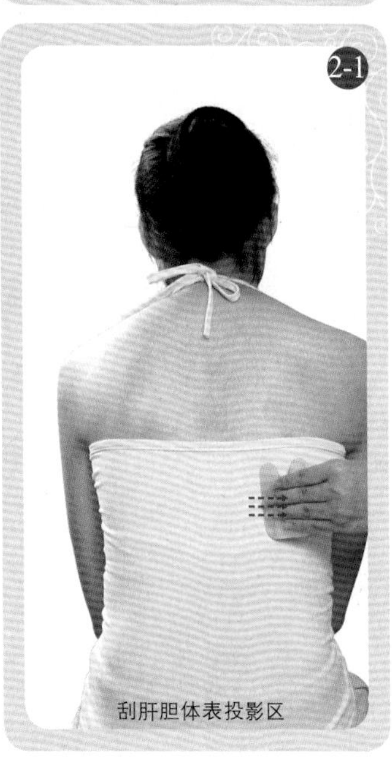

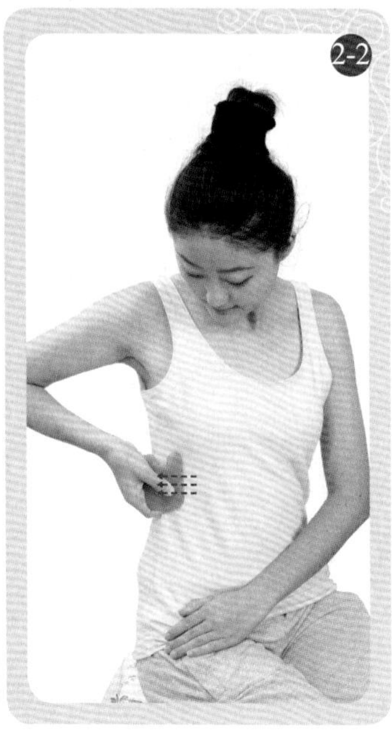

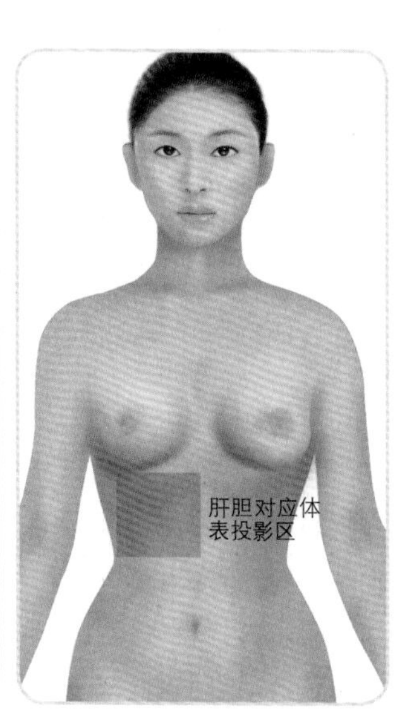

3. 用平面按揉法刮拭下肢胃经足三里穴，用平面按揉法刮拭胆经丘墟穴，用垂直按揉法刮拭足部太冲穴。

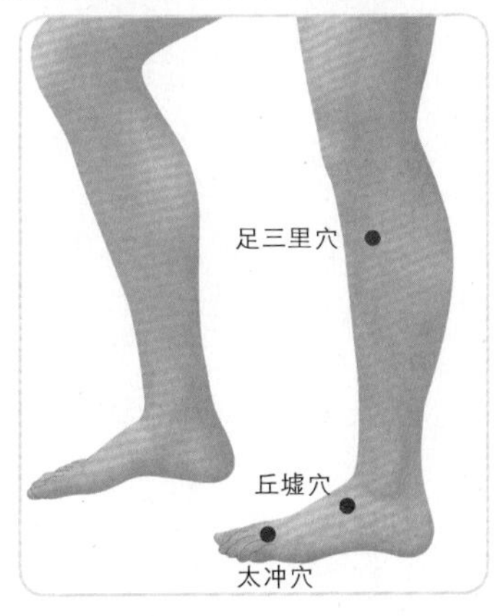

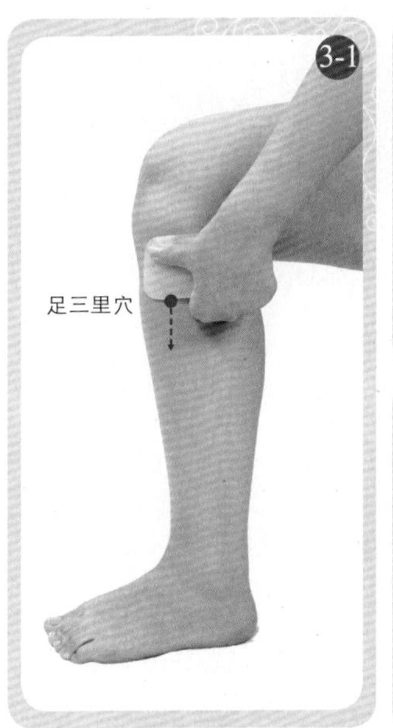

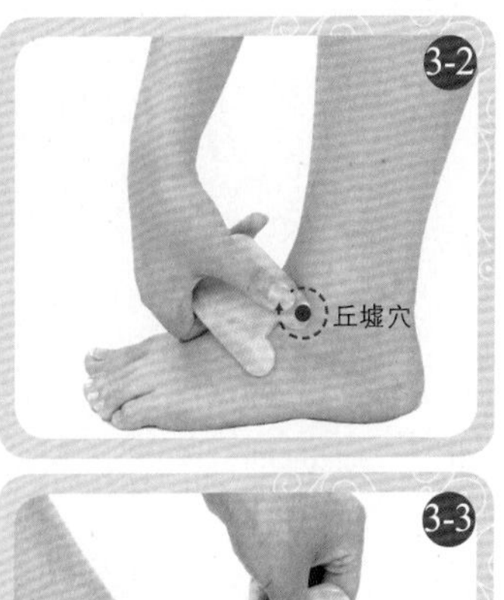

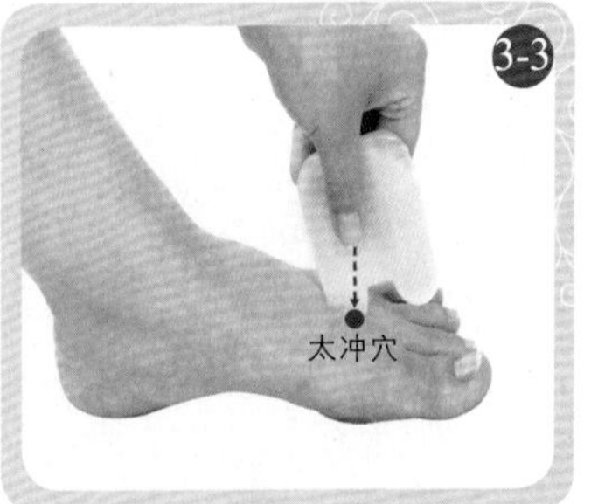

※ 专家提示：好心情能助斑消退 ※

疏肝解郁，心理调适是治疗黄褐斑的不可缺少的良方。

金代有个名医叫张从正，他曾经一味药物不用治好了狂病。有个叫项关令的人，独生儿子死了，他妻子精神受到刺激，郁郁寡欢，最终变得癫狂。张从正听了项关令的介绍，答应上门就诊。他三次上门，第一次抹胭脂，第二次穿上女人的衣服，第三次假装要回去临盆生孩子，引得项家娘子哈哈大笑，逢人就说她丈夫替她请来了这么一个怪老头治病，来了三次，一帖药没开，却一而再再而三地出乖露丑，竟然还冒充名医，最后弄得无法，竟然说要生孩子，跑回家去了。她说了笑，笑了说，人们也都陪着她笑。结果她的病竟然痊愈了。项关令向张从正请教，张从正说："老朽去府三次，送去三剂笑药，抵得上百剂灵丹。娘子此病起于忧愁悲苦，故老朽以喜胜之。"

面部长斑的人多多少少都和忧愁悲苦、情绪抑郁、情志不舒有关，尤其以额头两边黄褐斑为首，刮痧调理可以迅速活血化瘀，清通血脉，但是想要巩固面部刮痧祛斑效果，还要刮拭疏肝理气的经穴和全息穴区，同时在平时应注意避免过度劳累，透支体力，特别要调整情志，生活就像镜子，你哭它也哭，你笑它也笑，你若云淡风轻，它就照出你容貌娴静，皮肤润泽美丽，给你优雅作为回报。

外眼角下黄褐斑

健康提示

外眼角下出现黄褐斑，提示肩关节受风寒侵袭或颈肩肌肉劳损，常有颈肩僵硬、酸痛的症状，需警惕颈肩部疾患。

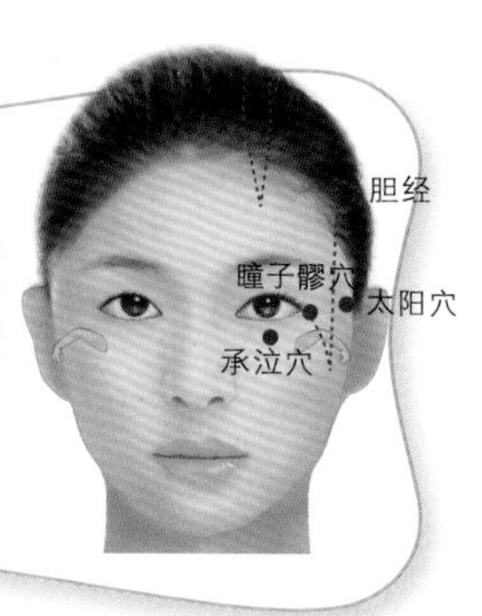

面部美容刮痧调理

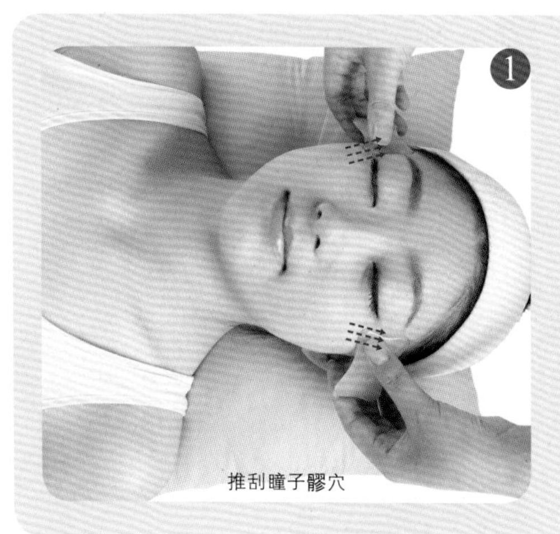

推刮瞳子髎穴

清洁面部皮肤，涂刮痧乳后，按照祛斑美白刮痧手法要点，用推刮法从内向外上方刮拭瞳子髎穴。

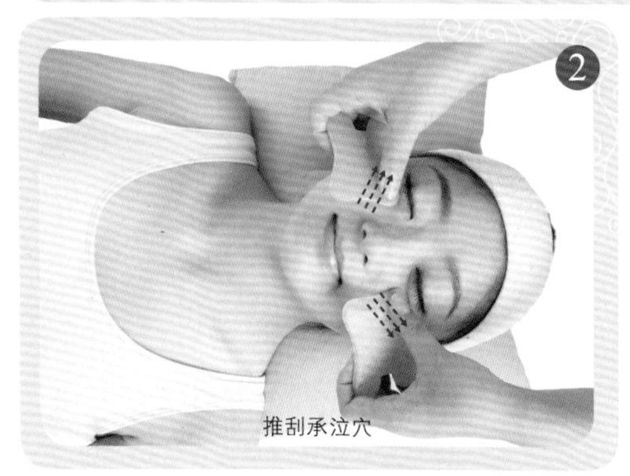

推刮承泣穴

下眼睑从承泣穴经外眼角下颈肩上肢区至太阳穴，重点刮拭色斑部位，每个穴位或穴区刮拭 5 下，寻找阳性反应。

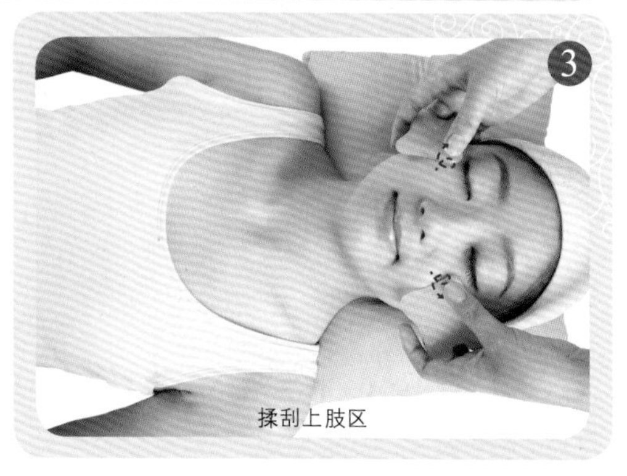

揉刮上肢区

重点用推刮法或揉刮法刮拭色斑部位以及瞳子髎穴、上肢区、太阳穴下的阳性反应点，每个部位刮拭 10 下。

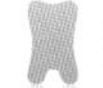

头部美容刮痧调理，巩固疗效

1. 用面刮法从前向后下方刮拭侧头部胆经、三焦经循行部位。

2. 用厉刮法刮拭额中带、额旁 2 带、顶颞前后斜带中 1/3。

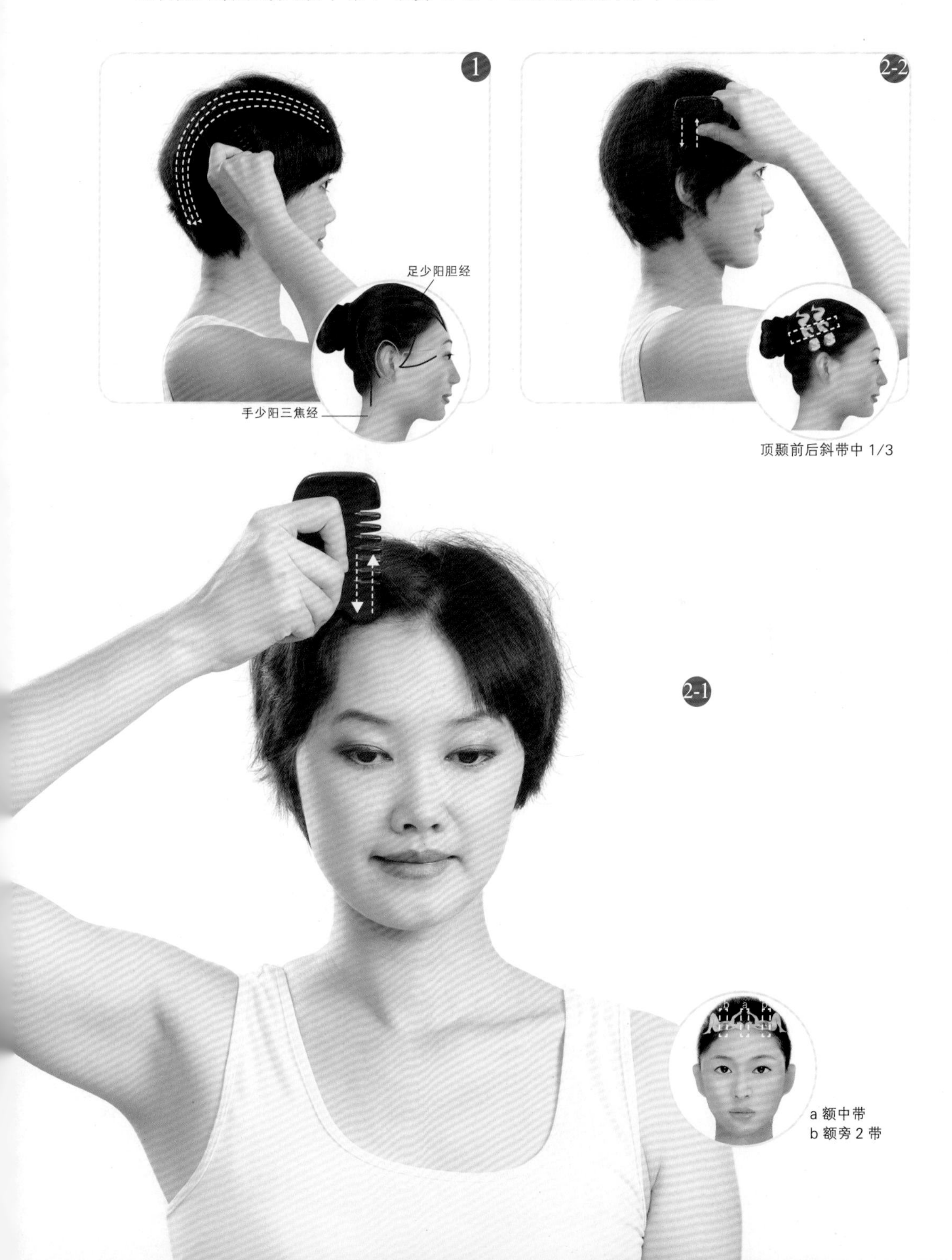

1. 用单角刮法从上向下刮拭风池穴，用面刮法刮拭颈部胆经，并用面刮法从上向下刮拭上肢三焦经、外关穴，垂直按揉手背中渚穴。

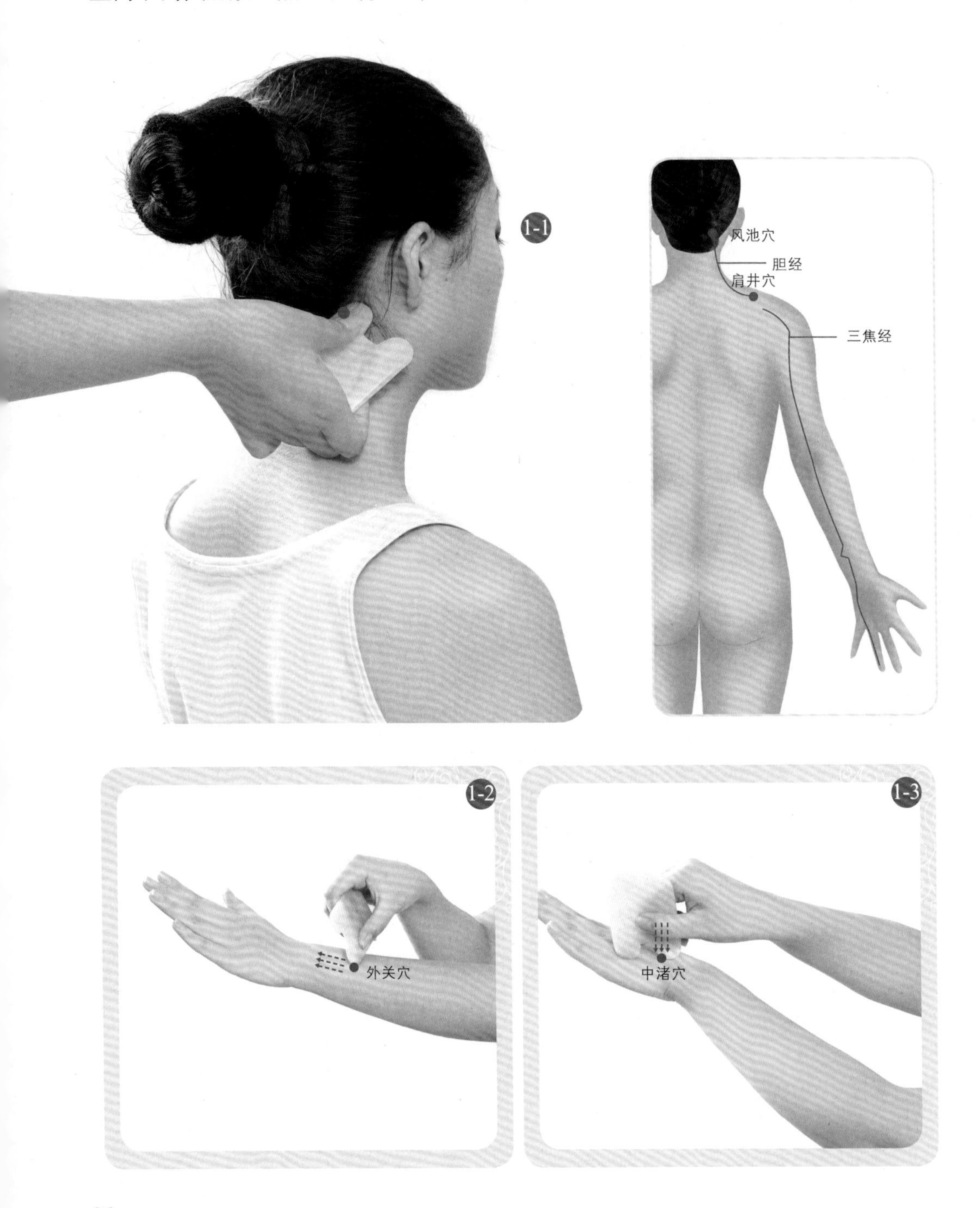

2. 刮肩井、肩髎穴，用面刮法从上向下刮拭心俞穴至膈俞穴、肝俞穴、胆俞穴。

3. 用平刮法从内向外分别刮拭右背部，右胁肋部肝胆体表投影区。

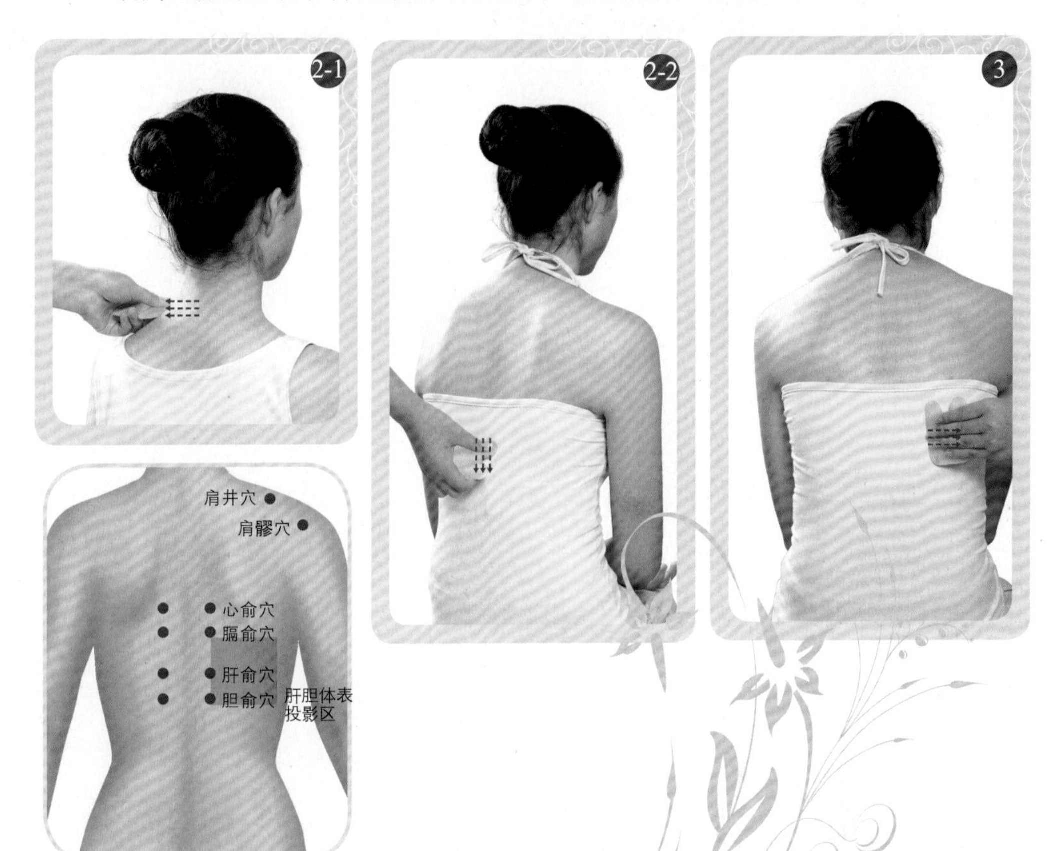

※ 专家提示：颈肩部刮痧、保暖可祛斑 ※

面部外眼角下方肌肉紧张、弹性减弱、缺乏光泽，甚至出现黄褐斑，是颈肩部血脉瘀滞的表现。现在这个部位有黄褐斑的女性越来越多。除与工作生活压力过大、精神紧张有关外，更与穿露肩装、长时间在空调房伏案工作有关。女性肩部娇嫩，需要保暖，颈肩受风寒侵袭时会导致颈肩痛、肩周炎等，即使受风寒比较轻微，也会使局部气血不畅。在冷暖交替季节及夜间睡眠时更要特别注意颈肩保暖。另外，上肢长时间固定姿势工作时，要经常做颈肩部保健操让颈肩部放松。做到以上几点可以预防此处的黄褐斑，也有利于已经出现黄褐斑者巩固面部刮痧祛斑的效果。

鼻梁中间的黄褐斑

健康提示

面色青黄，鼻中部出现黄褐斑，多与肝气郁结、情志不遂或者精神压力过大、脾胃功能下降有关。提示肝失疏泄，肝胆郁滞，需警惕肝胆疾患。

鼻翼以及鼻翼根部长斑点，此处为胃的全息穴区，警惕胃及十二指肠疾患。

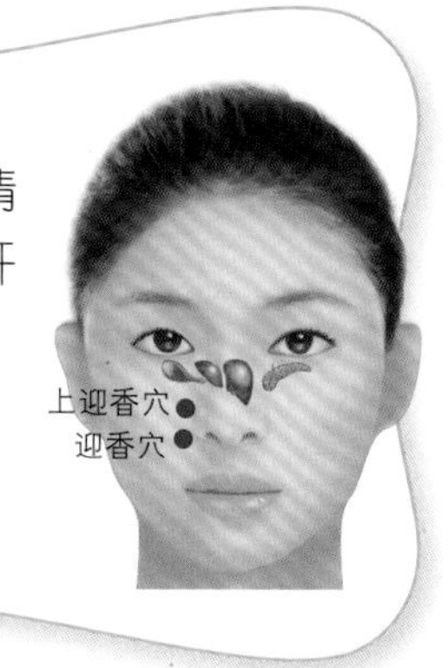

面部美容刮痧调理

1. 清洁面部皮肤，涂刮痧乳后，按照祛斑美白刮痧手法要点，用推刮法从上向下刮拭鼻中肝区，用刮痧板角部刮拭两侧胆区、胰腺区，从内向外上方刮拭上迎香穴、迎香穴，重点刮拭黄褐斑部位，寻找阳性反应，每个穴区刮拭 5 下。

2. 用推刮法刮拭色斑部位的阳性反应点 10 下，用平面按揉法按揉上迎香穴、迎香穴 10 下。

为他人刮痧的方法

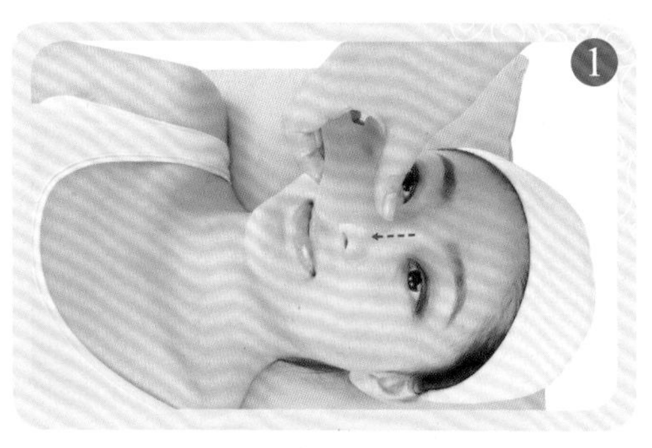

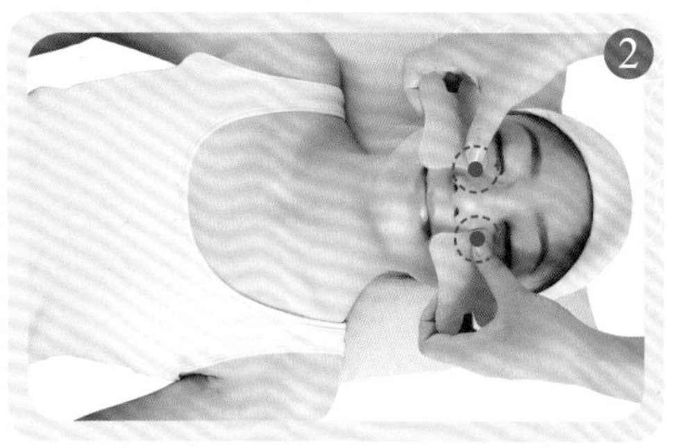

自我刮痧的方法

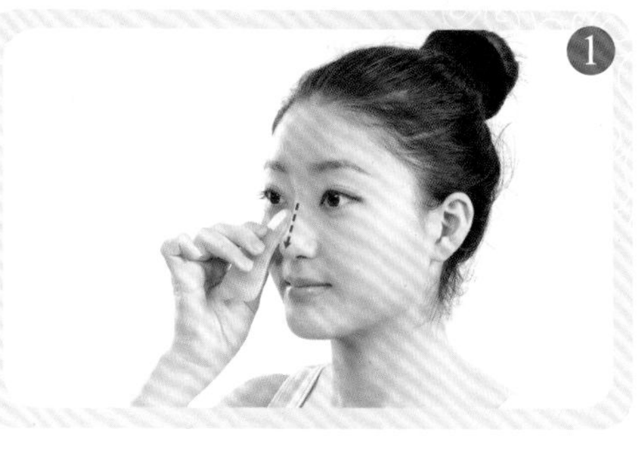

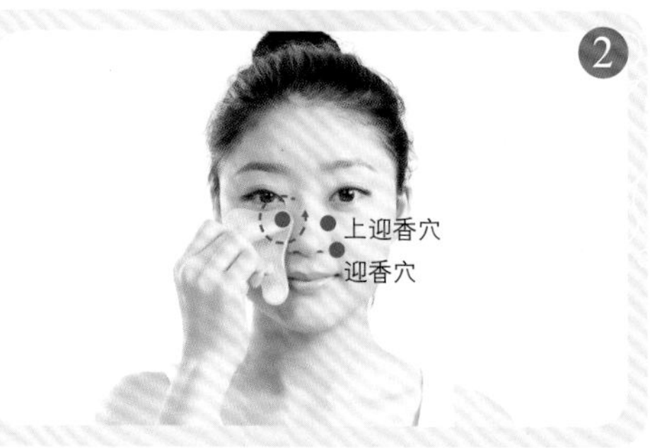

头颈部美容刮痧调理，巩固疗效

1. 用厉刮法刮拭额中带、额旁 2 带，额顶带中 1/3。

1-1

a 额中带
b 额旁 2 带

1-2

额顶带中 1/3

2. 刮拭颈椎头面对应区，先用面刮法从上向下刮拭第 1 ～ 5 颈椎督脉区域，再用双角刮法刮拭两侧膀胱经的区域。

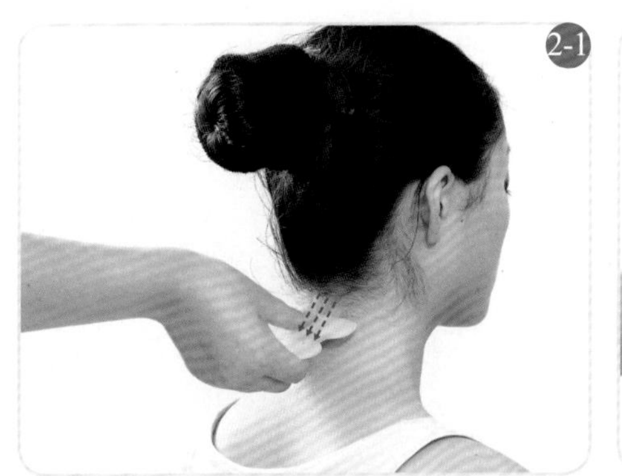

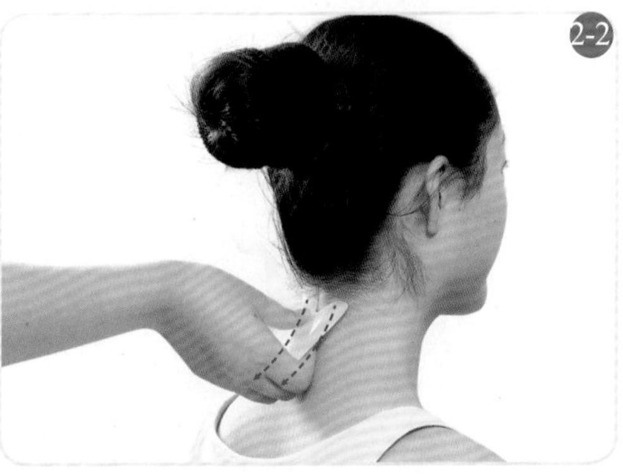

1. 用面刮法从上向下刮拭心俞穴、膈俞穴、肝俞穴、胆俞穴。

2. 用面刮法从上向下分别刮拭肝经期门穴、章门穴。

3. 用面刮法从上向下刮拭上肢心包经内关穴，下肢肝经曲泉穴、蠡沟穴。用垂直按揉法按揉足部太冲穴。

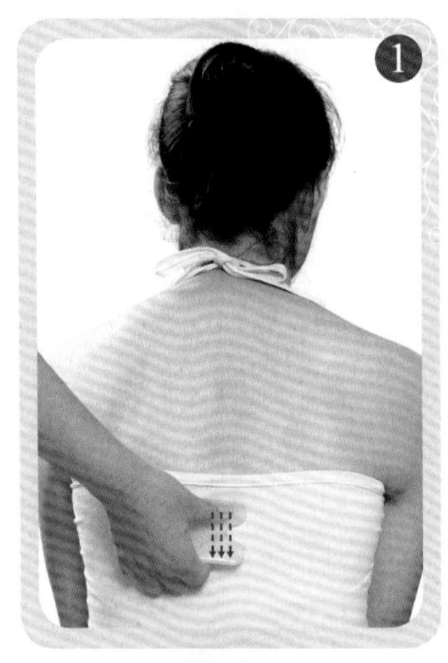

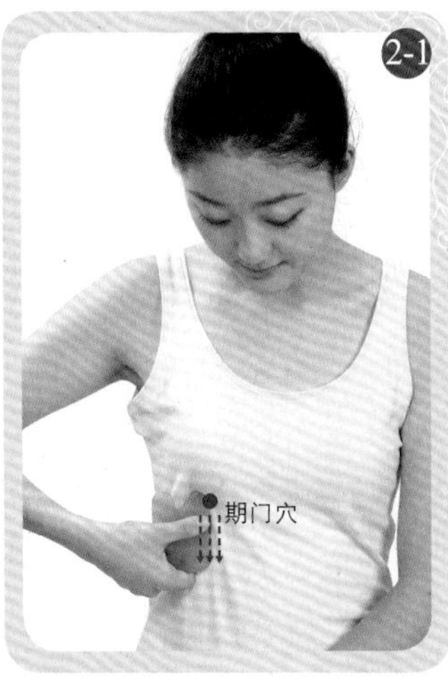

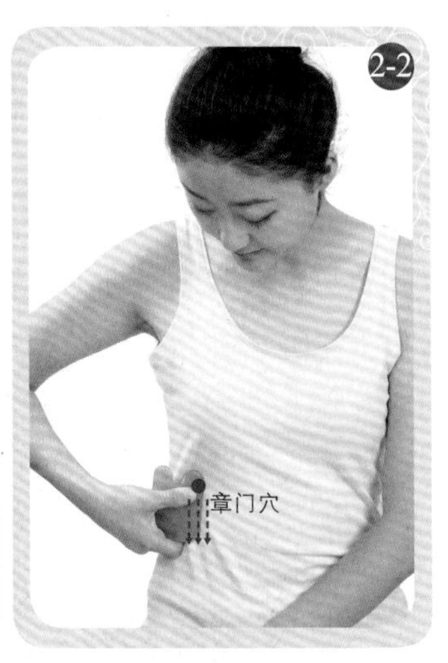

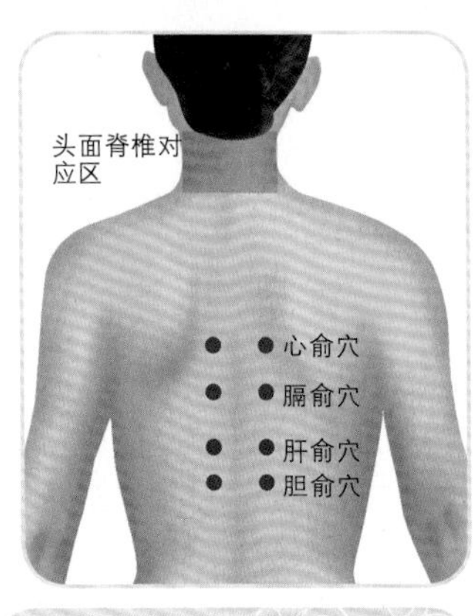

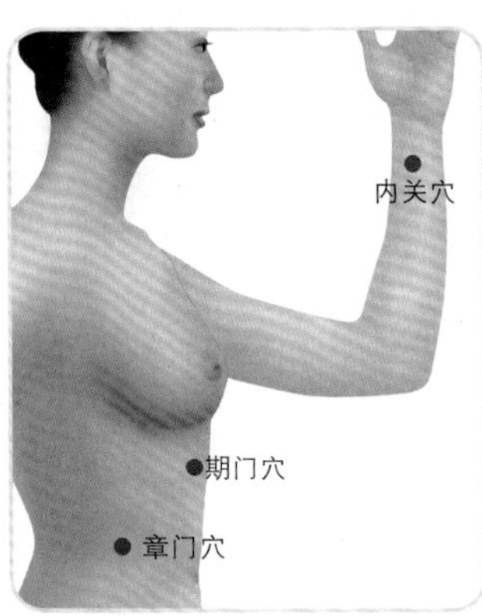

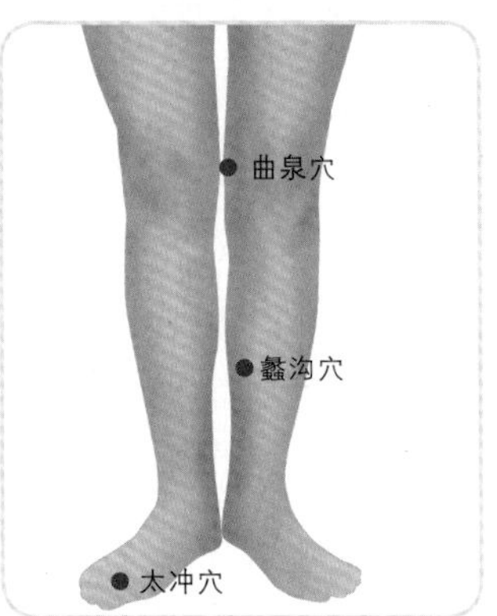

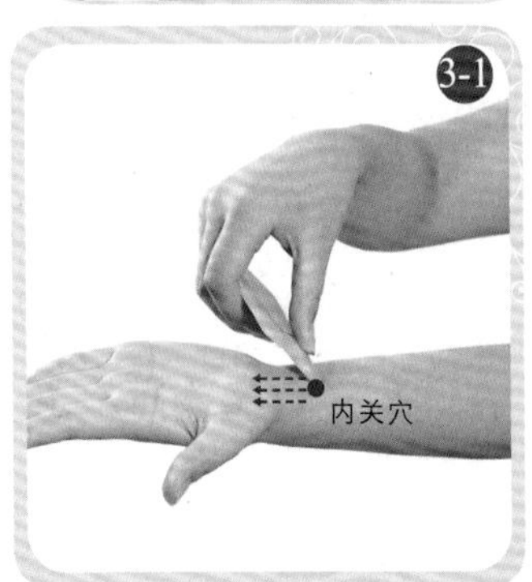

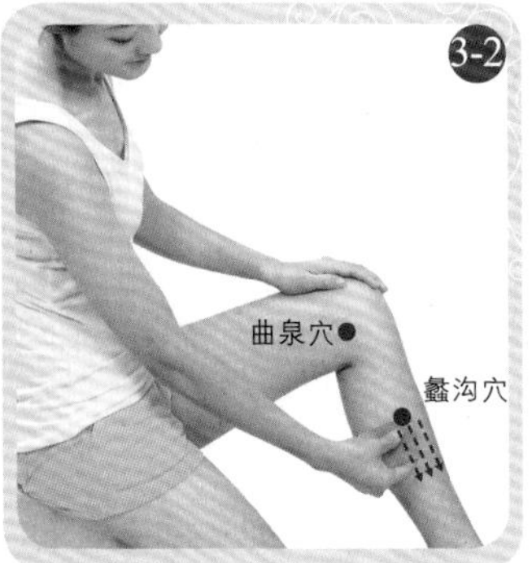

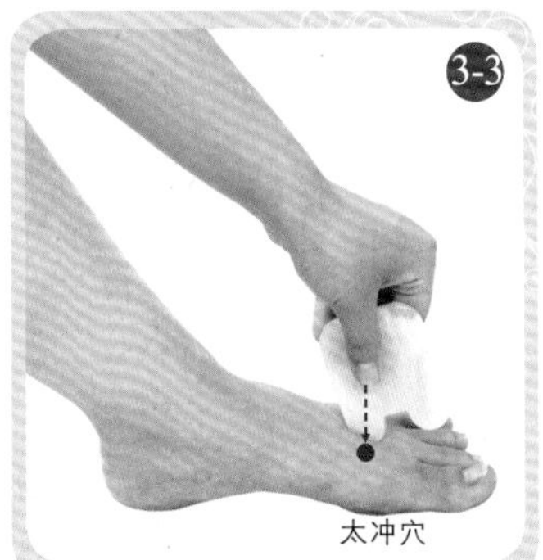

※ 专家提示：鼻部色泽透露你的心情和健康 ※

鼻中部的色泽可以透露出一个人的心情和肝脏的健康。凡长期压力过大、情绪郁闷或肝功能下降者，鼻中部色泽多晦暗。

一次我讲完课，有位中年女性告诉我，她有严重的乳腺增生，乳房胀痛得不能碰，连睡觉翻身都要十分小心，碰到就会痛醒。我看她的脸色不但暗黄，还发青，鼻子中部也有暗青色，隐隐有斑，我就问她是不是心情不愉快。没想到这句话触动了她的伤心事，她性格内向，人又很要强，在工作上独当一面，在家做饭、洗衣服、收拾屋子样样不用老公插手，家里家外忙，后来怀孕了，按照老公的意愿辞职专心带孩子。老公养家工作压力大，情绪变得紧张焦虑，两个人经常产生口角，她老公对她从开始的关心体贴到挑剔埋怨，最后干脆另寻新欢。她不愿意向别人倾诉，郁闷在心，患上了月经不调，还落下了乳腺增生的毛病。

就像我们前面讲的那个故事，不愉快的情绪最终会导致体内气机郁结，有血瘀倾向的体质就很容易脸上长出色斑。心胸豁达的人不仅身体健康，容颜洁净，还能透出愉悦的阳光气质。

乳腺增生是女性的常见病、多发病，与肝郁气滞关系密切。女性要注意乳房的保养和护理。全息刮痧刮拭背部乳房对应区治疗乳腺增生有显著效果。

※ 乳腺增生的刮痧调理法 ※

将背部乳腺对应区用十字划分为四个区域，涂上刮痧油，从上而下依次刮拭，重点寻找对应区内的疼痛点和结节处。

刮拭膀胱经肝俞穴、胆俞穴、膏肓穴，胆经肩井穴、小肠经的天宗穴，能疏肝解郁、活血散结，进一步巩固疗效。

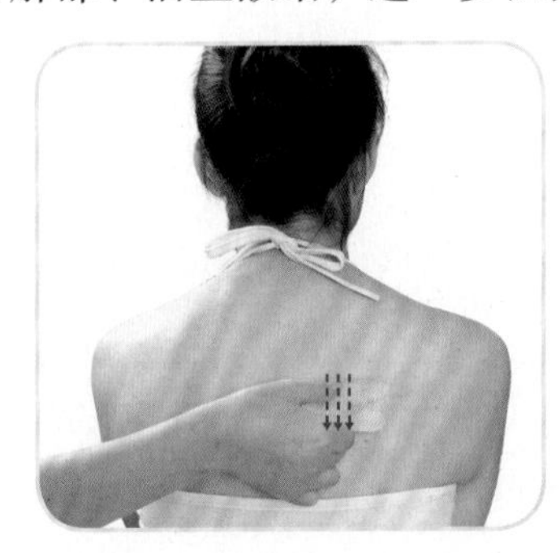

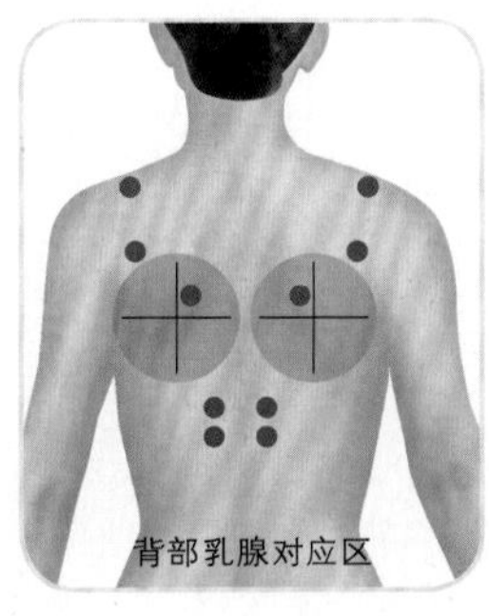

背部乳腺对应区

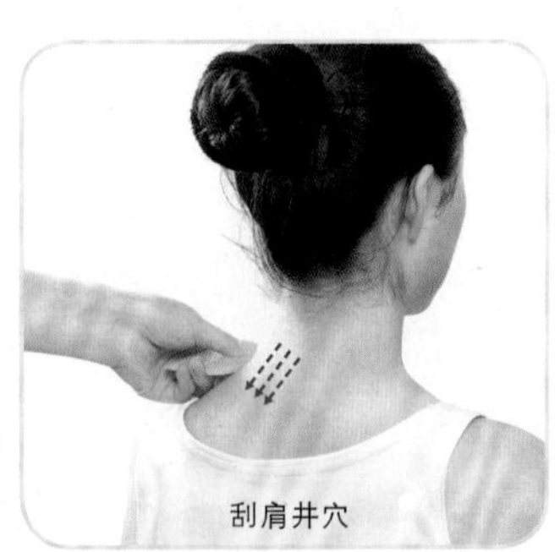

刮肩井穴

两颧部黄褐斑

健康提示

两颧部是小肠的全息穴区和小肠经、胃经循行的部位，两颧中央黄褐斑多伴有气短乏力，心慌、胸闷、消化功能减退，甚至有食欲不振、腹胀、腹泻等症状，是消化系统和心脏功能减弱的表现。

两颧部至耳前是肾脏全息穴区，并有多条经脉循行，此部位黄褐斑提示肾气虚，三焦气机不畅，脂代谢紊乱。

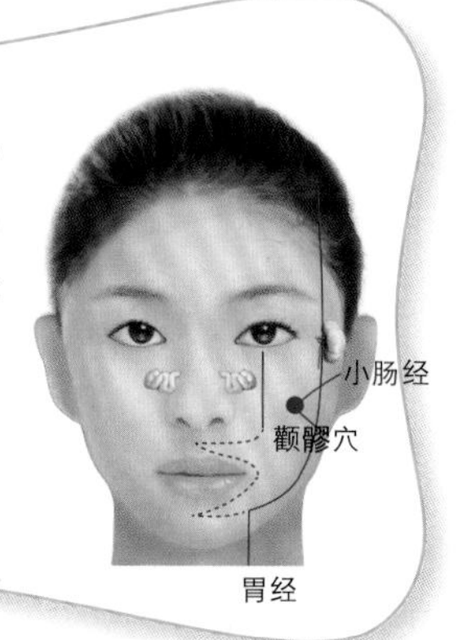

面部美容刮痧调理

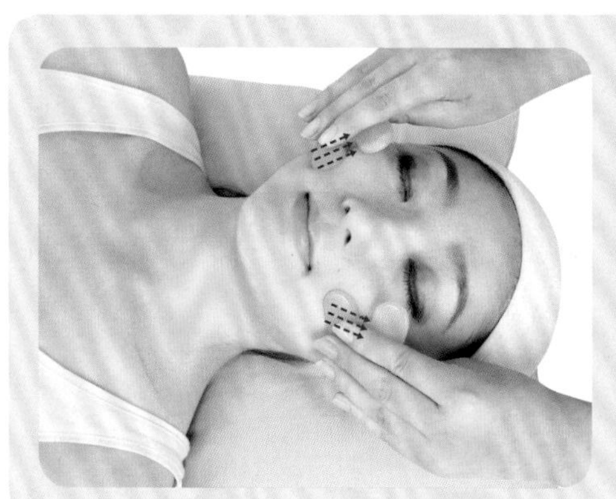

清洁面部皮肤，涂刮痧乳后，按照祛斑美白刮痧手法要点，用推刮法先从下向上推刮颧髎穴，再从内向外上方刮拭小肠区及面颊黄褐斑部位，寻找阳性反应点，每穴区推刮5下。再在发现的阳性反应处用推刮法或揉刮法刮拭10下。❶

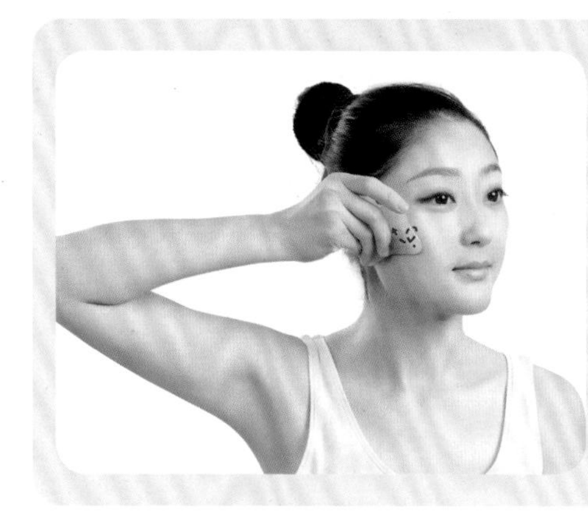

用推刮法从内向外上方推刮耳前肾区，重点刮拭黄褐斑部位，寻找阳性反应点，各刮拭5下。再在发现的阳性反应处用推刮法或揉刮法刮拭10下。❷

头部、手足部美容刮痧调理，巩固疗效

1. 用厉刮法刮拭额旁 1 带、额旁 3 带。

2. 用推刮法刮拭手掌大鱼际、小鱼际，足底心区、肾区。

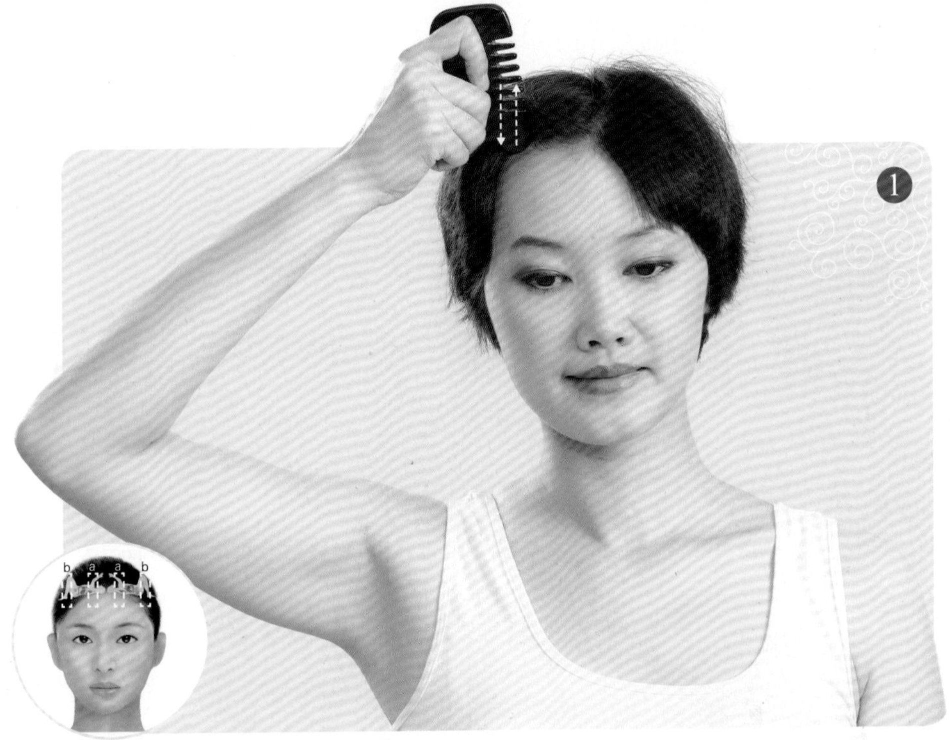

a 额旁 1 带
b 额旁 3 带

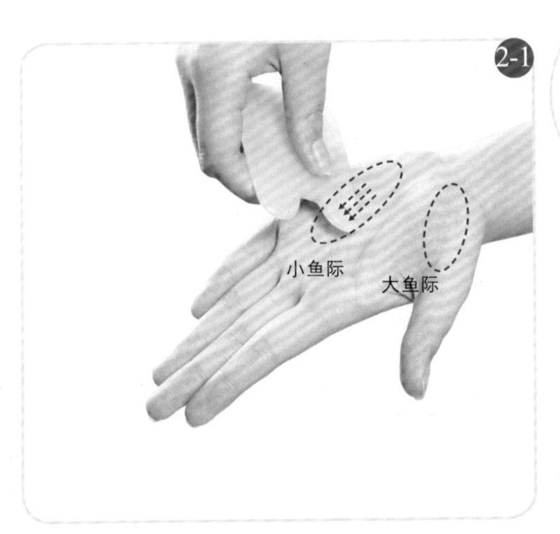

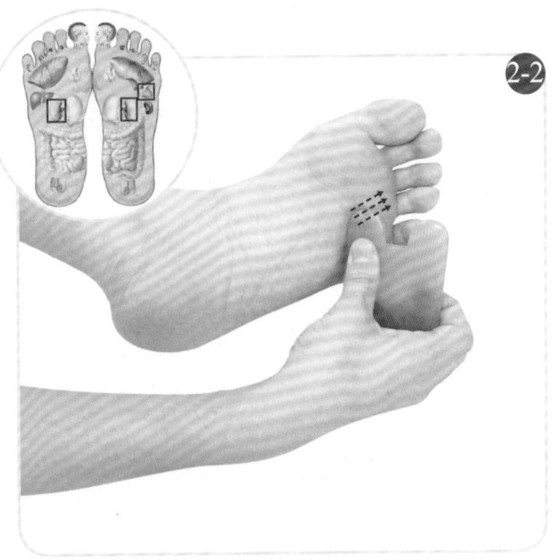

两颧部黄褐斑

1. 用面刮法从上向下刮拭背部膀胱经心俞穴、膈俞穴、小肠俞穴，小肠经天宗穴。

2. 用面刮法从上向下刮拭上肢小肠经小海穴、支正穴。用拍打法拍打肘窝曲泽穴、少海穴。从上向下刮拭下肢胃经足三里穴，脾经血海穴。

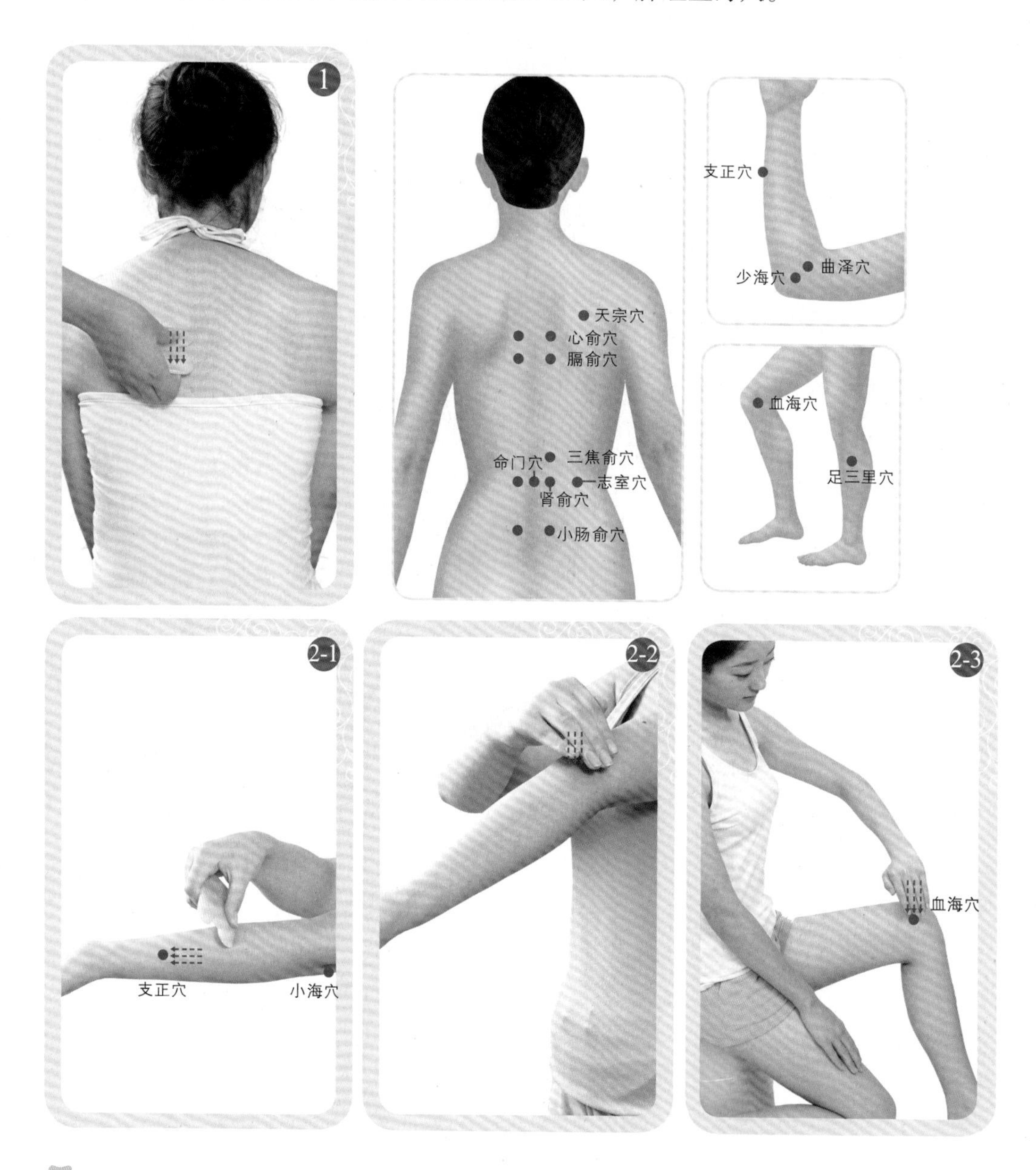

两颧部至耳前肾区黄褐斑

1. 用面刮法从上向下刮拭背部督脉命门穴，膀胱经三焦俞、肾俞穴、志室穴。

2. 用拍打法刮拭膀胱经委中穴、委阳穴、阴谷穴。

3. 伴有怕冷、手足凉者，做腰部肾俞穴、志室穴，小腹部关元穴艾灸温补肾阳。

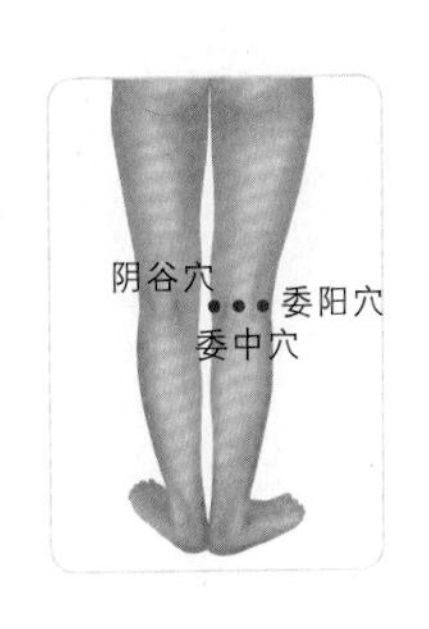

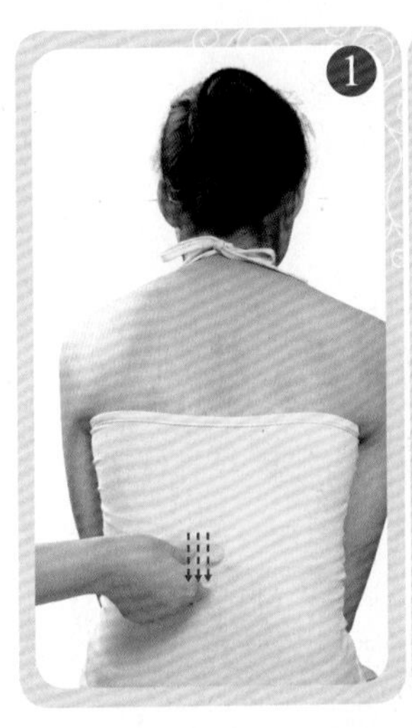

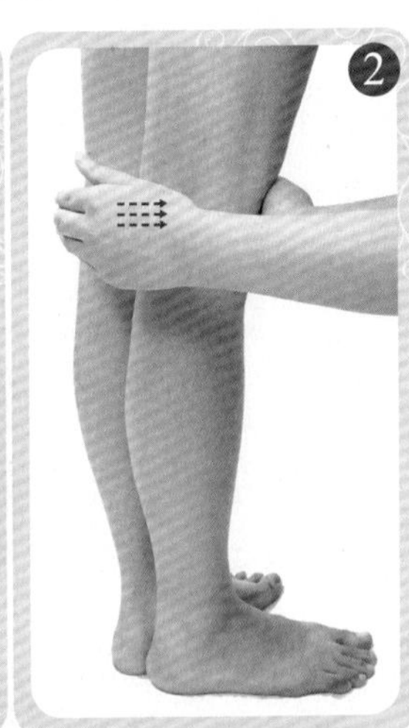

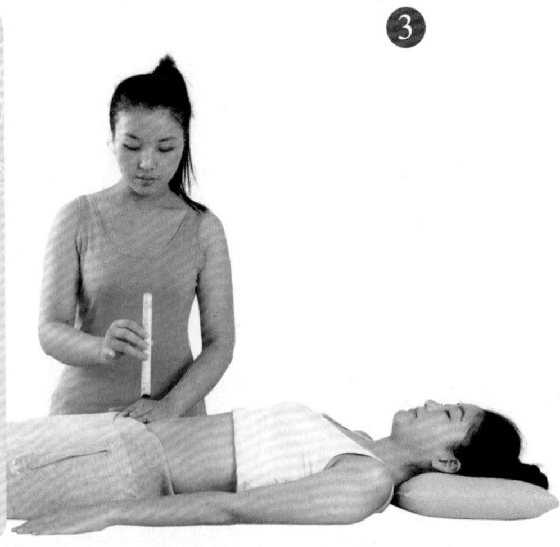

※ 专家提示：刮痧祛斑美白的独到之处 ※

黄褐斑的形成与遗传因素、女性荷尔蒙失调、孕产月经、内脏疾病、精神压力、皮肤老化等内在因素有关；也与日晒或长期使用含香料、铅、汞之劣质化妆品等外在因素有关系。紫外线是黄褐斑的头号敌人，日晒过久，且未做好防晒保护，易形成晒斑，可使斑点加深。

黄褐斑难祛除的原因是色斑沉着往往是在皮肤的基底层，许多美容祛斑产品只作用于表皮组织，有效成分很难与基底层的黑色素发生作用。刮痧祛斑美白从皮肤上、下两个方面起作用：一方面刮痧促进皮肤的新陈代谢，加速皮肤中黑色素的分解；另一方面疏通经络，改善肌肤组织的微循环，让瘀滞在血脉中，使皮肤色泽加深的代谢废物从皮肤下面的静脉血液中输送走。刮痧化瘀滞通经络后，使新鲜、洁净的含有丰富营养物质的血液源源不断地供应皮肤细胞，畅通的血脉又持续不断地带走废物，这就是面部刮痧美白祛斑的原理。

上唇部黄褐斑

健康提示

上唇部皮肤黄褐斑是肾气不足，大肠虚寒的征兆，常伴有便秘、月经不调的症状，警惕子宫卵巢疾患。

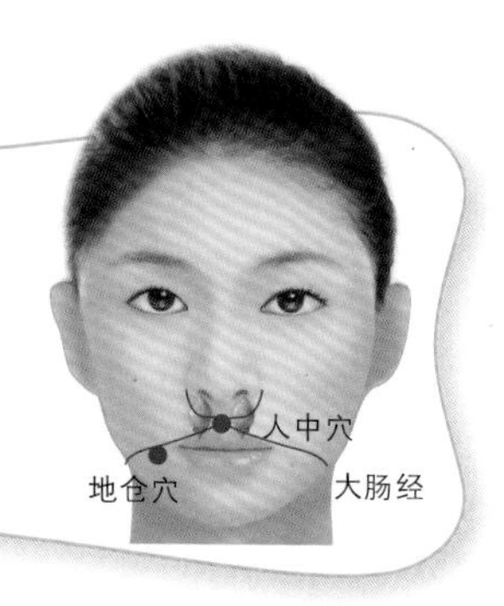

面部美容刮痧调理

为他人刮痧的方法

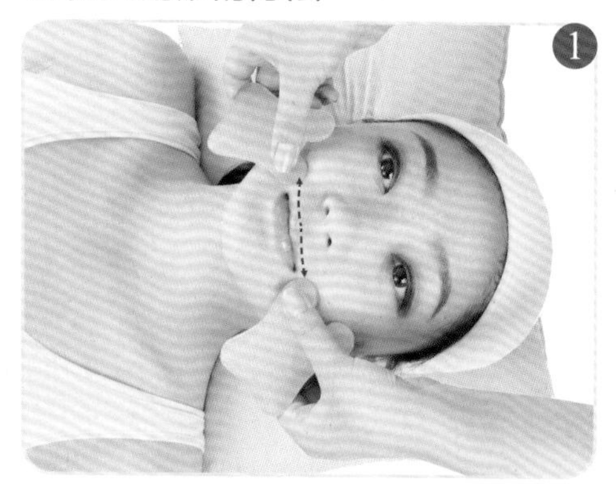

自我刮痧的方法

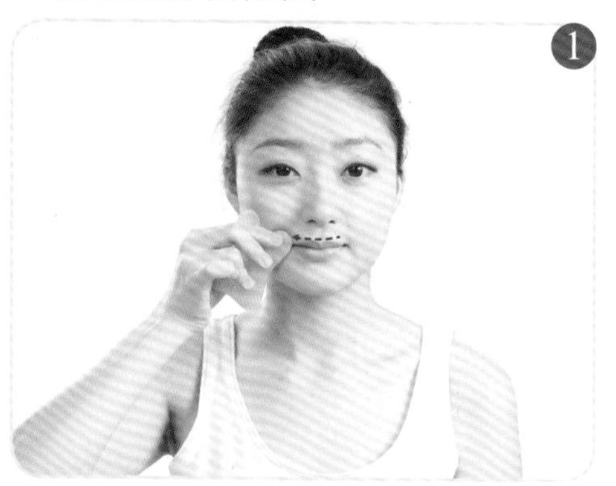

1. 清洁面部皮肤，涂刮痧乳后，按照祛斑美白刮痧手法要点，用推刮法刮拭上唇人中穴，再从人中分别推刮至地仓穴，重点寻找、刮拭黄褐斑下的阳性反应处，每个部位刮拭 5 下。

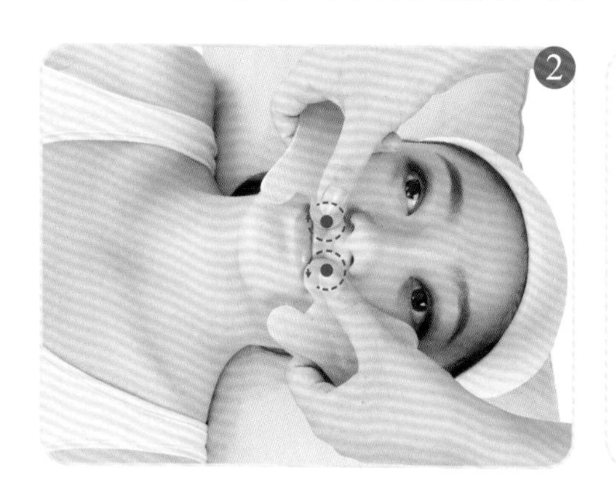

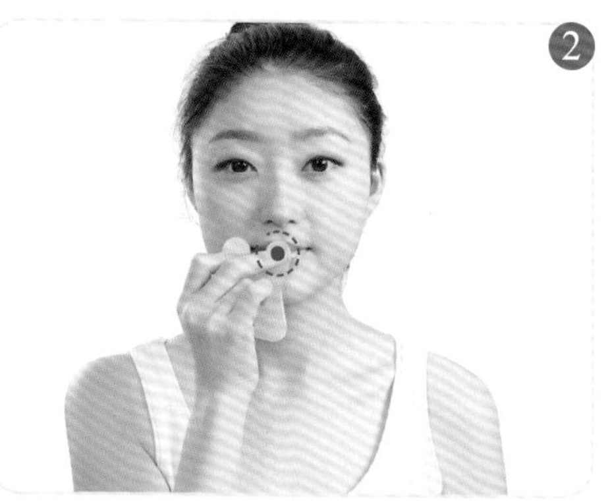

2. 用推刮法或平面按揉法按揉上唇黄褐斑处的阳性反应处，刮拭 10 下。

头部、手足部美容刮痧调理，巩固疗效

1. 用厉刮法刮拭双侧头部额中带、额旁 3 带，额顶带中 1/3 及后 1/3。

2. 用推刮法刮拭手掌部肾区、子宫区。

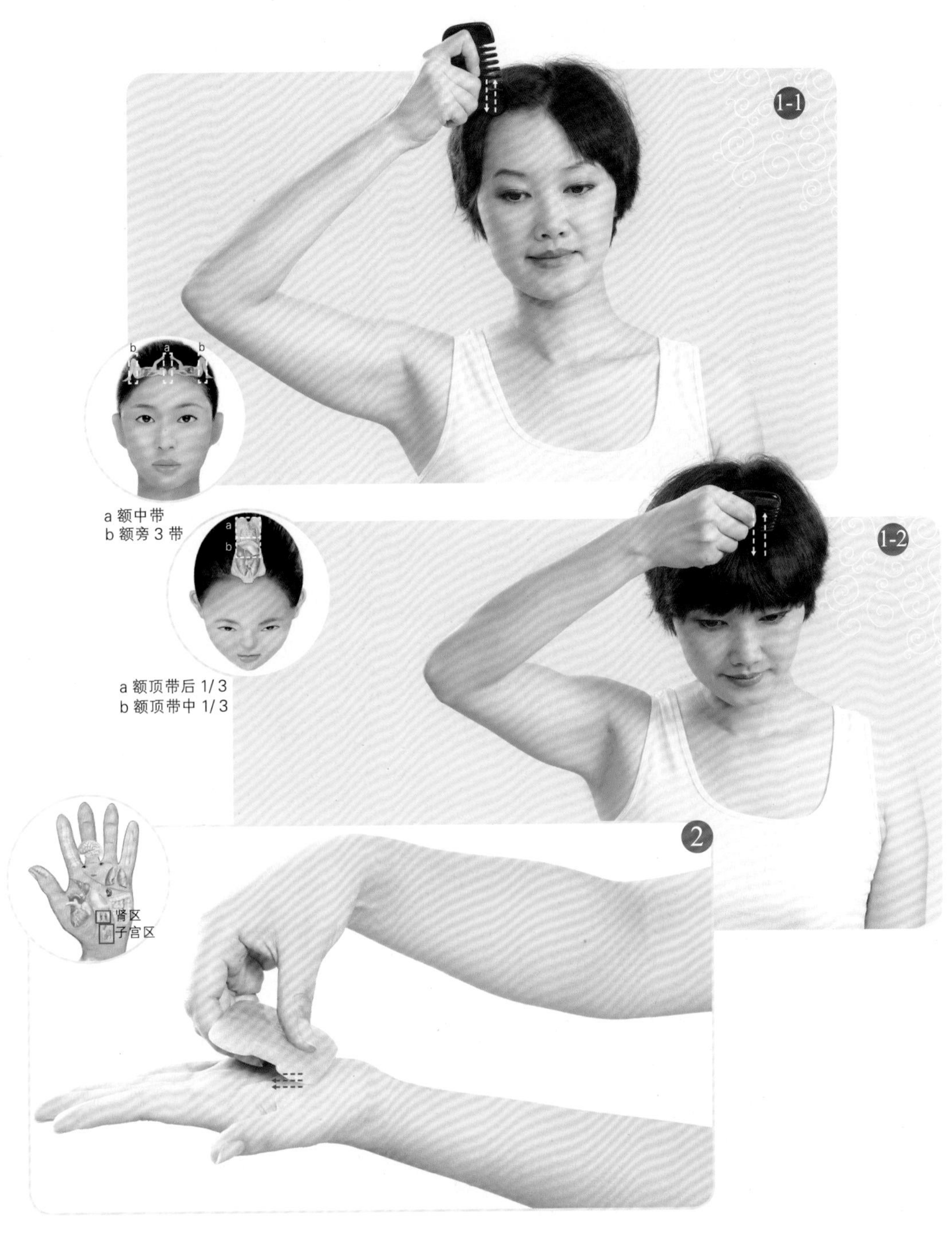

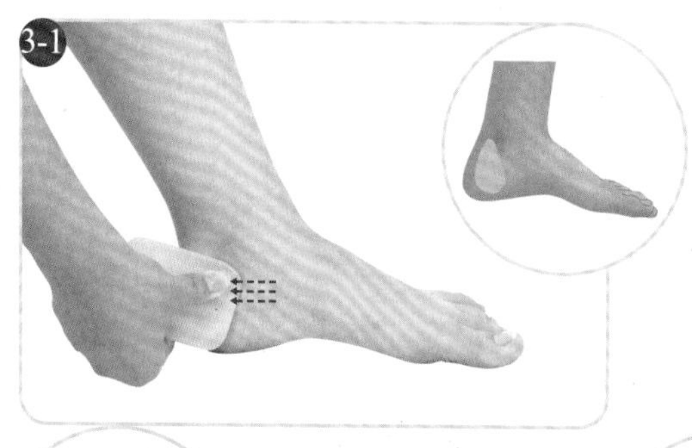

3. 用推刮法刮拭足跟部以及足跟内外侧生殖腺区。

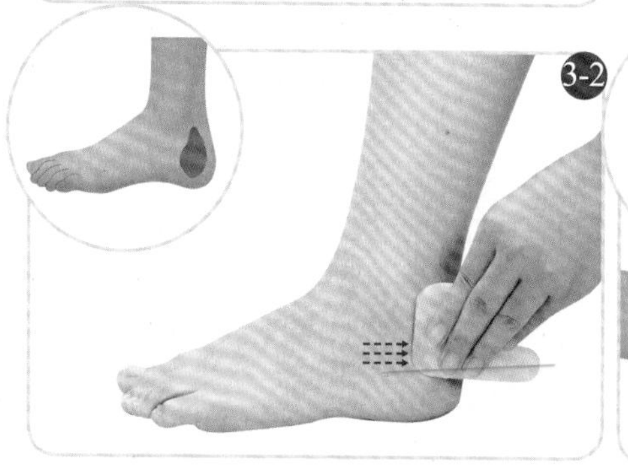

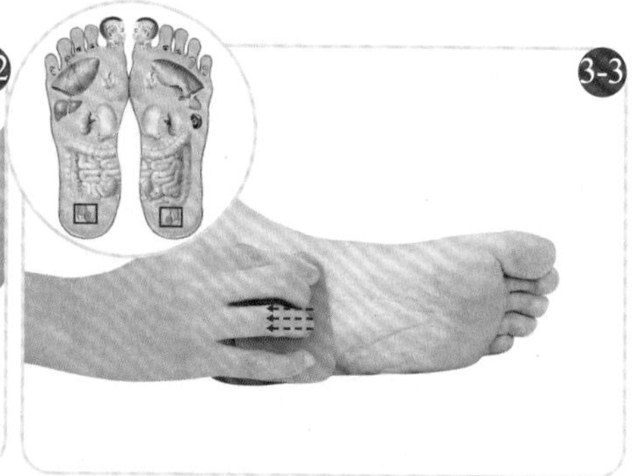

直击根本，让美丽永驻的刮痧调理

1. 用面刮法从上向下刮拭背部督脉命门穴，膀胱经肾俞穴、志室穴、大肠俞穴、八髎穴。

2. 用面刮法从上向下刮拭腹部大肠体表投影区、子宫卵巢体表投影区，重点刮拭任脉气海穴至关元穴。

3. 伴有小腹发凉、手足冷者，做腰部肾俞穴、志室穴，小腹部关元穴艾灸温补肾阳。

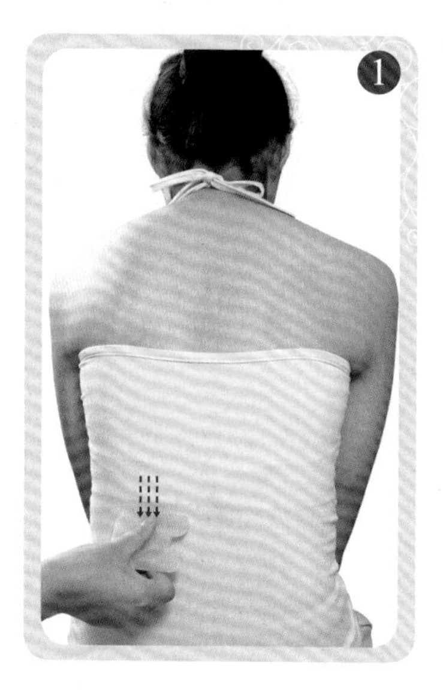

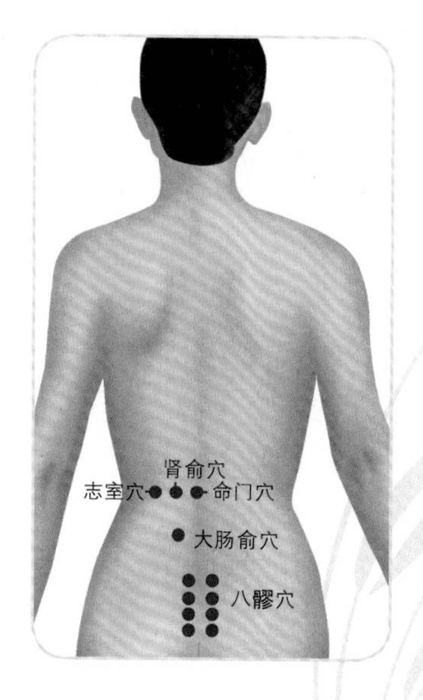

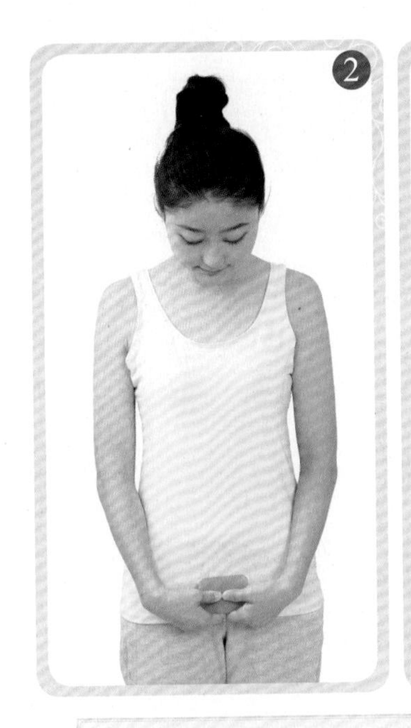

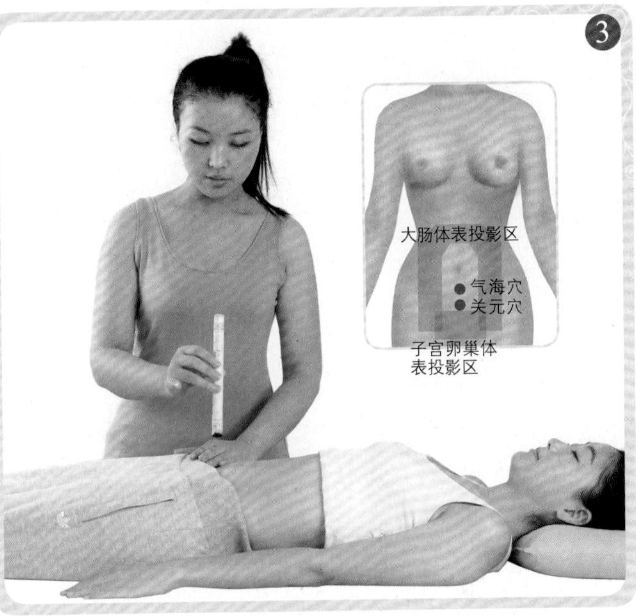

※ 专家提示：月经调畅助消斑 ※

有黄褐斑的女性，常伴有月经不调，月经不调的真正原因是排卵障碍。排卵正常与否与卵巢、下丘脑、垂体这个性腺轴有关。性腺轴的任何一个部分出了问题，特别是下丘脑和垂体出了问题会导致月经不调、闭经。月经失调既可以是性腺轴功能障碍的表现，亦可是全身功能障碍的表现。

关心月经情况，如出现经期、经量、经色的变化或发生闭经、痛经、月经持续不断等现象，一定要及时诊治。从某种意义上说，月经不调是疾病的先兆，也是难以受孕的先兆。

针对月经不调，中医治疗要辨证分析，先分清寒热虚实、气滞还是血瘀。下面介绍几种治疗月经不调的中成药：

月经提前，也称月经先期，阴虚内热者可服乌鸡白凤丸；肝瘀化热者服加味逍遥丸；气虚者服人参归脾丸。

月经错后，也称月经后期，血虚者服八珍益母丸、人参养荣丸；血寒者服艾附暖宫丸、女金丸；气滞者服七制香附丸。

闭经，脾虚者服人参归脾丸、参苓白术散；血虚者服八珍益母丸；气滞血瘀者服疏肝保坤丸、益母草膏；寒湿阻滞者服艾附暖宫丸。

下颌外侧黄褐斑

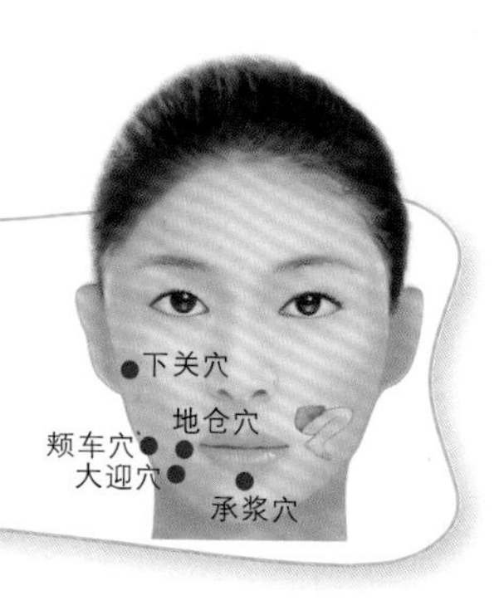

健康提示

下颌外侧黄褐斑是下肢血液循环不良，脾肾气虚的征兆，常有下肢酸痛、腰膝酸软、手足寒凉、消化功能减弱的症状。

面部美容刮痧调理

1. 清洁面部皮肤，涂刮痧乳后，按照祛斑美白刮痧手法要点，用推刮法刮拭承浆穴，重点刮拭下颌色斑部位，寻找阳性反应点，各刮拭 5 下。用平面按揉法按揉黄褐斑下的阳性反应点，刮拭 10 下。

2. 用推刮法从内向外上方刮拭地仓穴、大迎穴、下肢区、颊车穴、下关穴，重点刮拭黄褐斑区域，寻找阳性反应点，每个穴区刮拭 5 下。用推刮法或揉刮法刮拭下肢区、黄褐斑处的阳性反应点，刮拭 10 下。

为他人刮痧的方法

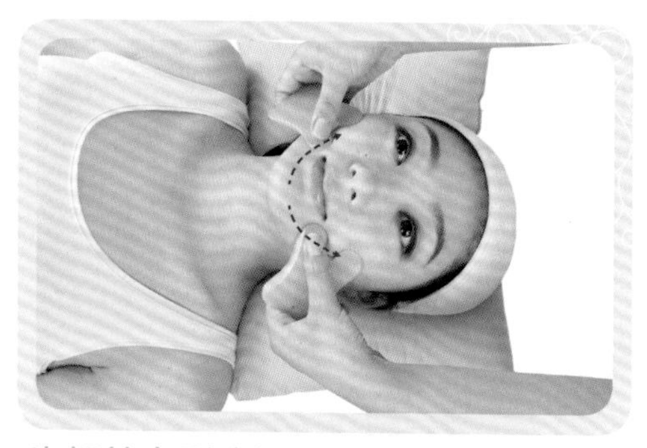

自我刮痧的方法

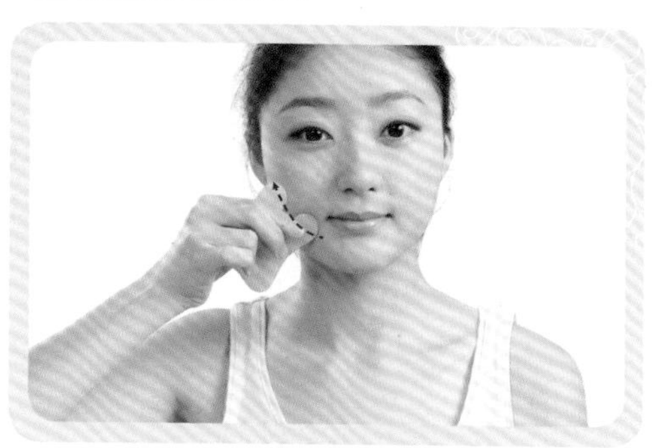

头部美容刮痧调理，巩固疗效

用厉刮法刮拭头部额顶带中 1/3、后 1/3，顶颞前后斜带中 1/3。

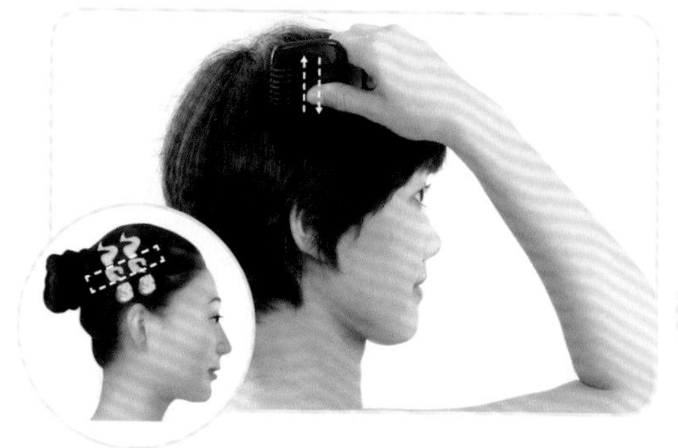

顶颞前后斜带中 1/3

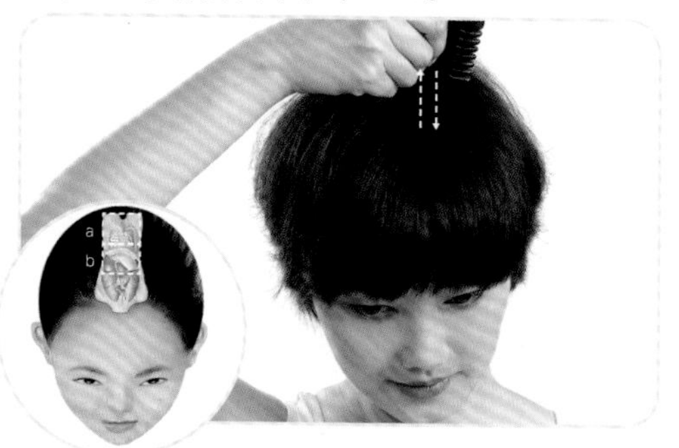

a 额顶带后 1/3
b 额顶带中 1/3

直击根本，让美丽永驻的刮痧调理

1. 用面刮法从上向下刮拭背部督脉命门穴，膀胱经脾俞穴、胃俞穴、肾俞穴、志室穴。

2. 用拍打法拍打下肢膀胱经委中穴、委阳穴和阴谷穴。用面刮法从上向下刮拭胆经膝阳关穴、阳陵泉穴，胃经足三里穴。

3. 伴有腰膝酸软、手足冷者，做腰部肾俞穴、志室穴，小腹部关元穴艾灸温补肾阳。操作方法见 231 页。

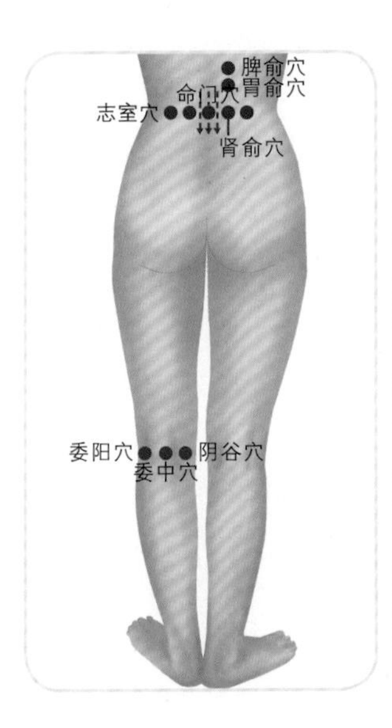

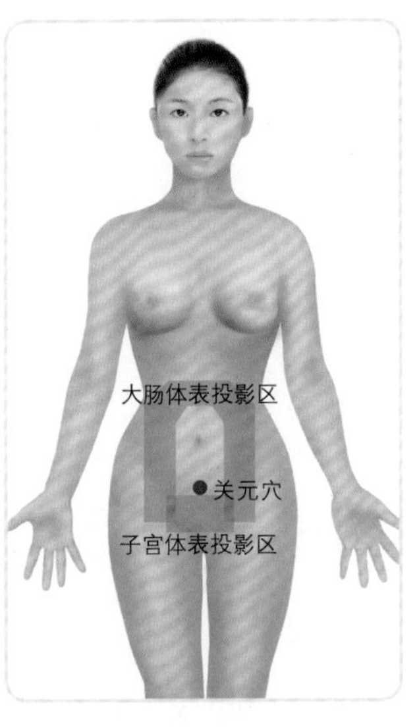

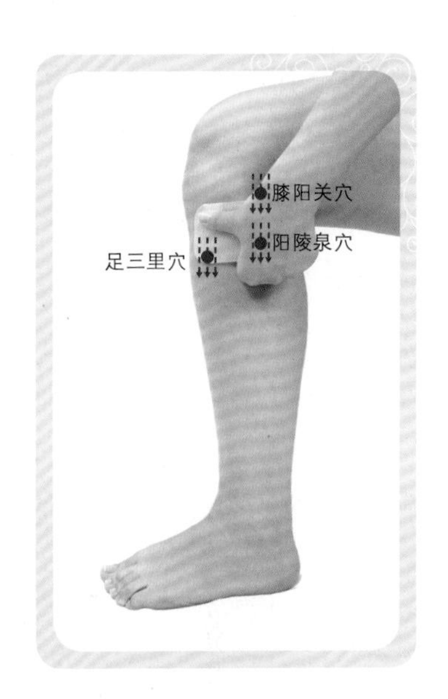

※ 专家提示：刮痧“通”“补”，祛斑有技巧 ※

黄褐斑的治疗既要补益气血，又要活血化瘀。刮痧改善皮肤的微循环，使皮肤气血充盈，可以祛斑美白，同时也对相连经脉及对应的脏腑器官进行活血化瘀的治疗。刮痧通经脉，活血化瘀的同时补益气血的效果也就产生了，因为经脉通畅会为皮肤细胞和脏腑器官带来丰富的营养物质，这就是刮痧的“以通为补”，可以将“通”“补”一次完成。

刮痧治疗黄褐斑，一定要掌握好刮拭的“度”，因为产生黄褐斑的原因是气血不足，因虚致瘀，所以每次刮拭部位不宜太多，刮痧时间不宜太长，以免毛孔过度张开，宣泄正气，那就不是“以通为补”了。为了更快地补充气血，最好在刮痧的同时配合腰腹以下部位的艾灸温补脾肾，效果更好。

食疗与护肤

◇ 食疗小偏方

宜多食用富含维生素 C 和维生素 E 的食物。如：白菜、冬瓜、白萝卜、柠檬、苹果、番茄、花生、莴苣、瘦肉、蛋黄等。少食酱油、酱菜、烟、酒、咖啡等含色素的食物。

◇ 食疗方

山药枸杞粥

粳米 100 克洗净，用冷水浸泡 1 小时后捞出来，沥干水分。鲜山药 50 克去皮，刮洗干净，切成小丁状待用。枸杞子 15 克用温水泡开待用。锅内加入 1500 毫升冷水，放入粳米、山药、枸杞子，用大火烧开，转小火熬至软烂即可，食用时可加入白糖 15 克和蜂蜜 10 克。此粥功效补血养颜，消除色斑。

什锦水果羹

梨、苹果、香蕉、菠萝、猕猴桃各 1 个，草莓 4 个，洗净，均切丁待用。锅内加入水适量，放入所有的水果丁，用大火烧开后转小火熬制。待水果煮烂后加入白糖 15 克，最后淋入水淀粉 20 克，边淋边用勺推，烧开后装入汤盆内，晾凉后放入蜂蜜 10 克即可食用。此粥功效解暑消烦，美白祛斑。

薏仁莲子粥

薏仁 150 克淘洗干净，用冷水浸泡 3 个小时，捞出沥干水分。莲子 50 克去莲心，用冷水洗净。红枣 5 颗洗净去核。锅内加入 1000 毫升冷水，放入薏仁，用旺火烧沸，然后加入莲子、红枣，一起焖煮至熟透，最后加入冰糖 15 克，熬至成粥状，即可食用。此粥功效美白保湿，可消除雀斑、老年斑、蝴蝶斑等。

枇杷红枣粥

将枇杷 6 个冲洗干净，撕去外皮，剔去枇杷核。粳米 100 克洗净，用冷水浸泡 1 小时后捞出来，沥干水分。锅内加入 1000 毫升冷水，加入粳米、红枣，用大火烧开后加入枇杷，改成小火熬煮成粥，最后加入白糖调味即可食用。此粥功效润肺养颜，祛斑健胃。

橘子山楂粥

橘子 2 个剥皮，撕去筋络，逐瓣分开，用竹签去掉橘子核，切成小三角块。山楂 30 克洗净后一切为二，去掉种子。粳米 100 克洗净，用冷水浸泡 1 小时后捞出来，沥干水分。锅内加入 1500 毫升冷水，加入粳米、橘子块、山楂块，用旺火烧开，转小火熬成粥，最后加入白糖 10 克即可食用。此粥功效美容护肤，祛斑养颜。

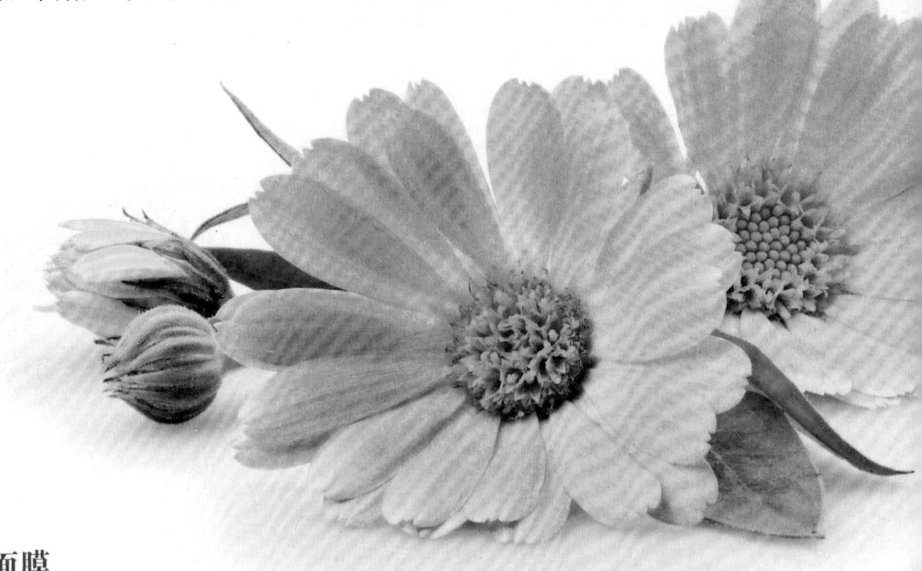

◇ 自制祛斑面膜

苹果面膜

将 4 块苹果一起放进食物搅拌器中搅碎成汁，加入蜂蜜打匀后，放入冰箱冷藏，约 10 分钟后取出。用手将混合物，轻拍于整个面部，直至面部感觉有点黏为止。保持约 30 分钟后，用水冲洗干净。此款面膜适用于中性肌肤。

香蕉面膜

将香蕉去皮捣烂成糊状后敷面，盖上面贴膜，15 ~ 20 分钟后揭下面贴膜洗去，长期坚持可使脸部皮肤细嫩、清爽，非常适用于干性或敏感性皮肤的面部美容。

番茄柠檬麦片面膜

将 1 杯番茄汁、1 汤匙柠檬汁、1 汤匙速溶麦片融合在一起，搅匀后，涂抹于整个面部。注意特别是面颊、额头和下巴这些污点较多的部位要多抹一点。如果必要的话，还可以在混合物中再加一点麦片，来增加面膜的厚度。面膜保持约 10 分钟后，用一块湿润的热毛巾，将面膜擦拭掉。此款面膜可有效祛斑养颜。

第五节

刮出细嫩皮肤，让毛孔缩小

拥有细嫩光洁的瓷样肌肤是很多人梦寐以求的向往，可是很多人却经常会出现皮肤粗糙、毛孔粗大的问题。要拥有细嫩瓷肌肤需了解皮肤粗糙、毛孔粗大的原因：一是皮脂溢出症患者，这类人从青春发育时期开始，皮脂腺功能非常强大，皮肤油脂过多，毛孔粗大，给人的感觉是“油头滑脑”，不但皮肤油脂多，而且头发的油脂也多，皮肤毛孔大，显得皮肤粗糙。二是见于光老化的患者，这类人由于过度日晒，或者长期在户外工作，所处的环境比较恶劣，因此出现皮肤过早衰老的症状，这类人除了毛孔扩大、皮肤粗糙外，尚可能出现皮肤皱纹或者色素斑等。中医认为第一种情况的毛孔粗大多见于湿热体质和痰湿体质；第二种情况以及因年龄增大，皮肤老化变得毛孔粗大，是因为肺气虚，收摄毛孔力量减弱所致。

刮痧能使皮肤细嫩，关键在于“通”和“补”，刮拭面部皮肤，能直接激活皮肤细胞的代谢功能，增强皮肤细胞的自洁功能，加速堵塞在毛孔中代谢废物的排出，起到畅通和清洁毛孔的功能，这就是刮痧的“通”；在“通”的同时也会因为改善面部的血液循环，促进皮肤毛孔的收缩功能，使毛孔缩小，更要通过补益肺气，巩固面部刮痧的效果，这就是刮痧的“补”。对于以上两种原因形成的毛孔粗大，刮痧均有明显的效果。

细嫩皮肤刮拭手法要点

★ 改善局部毛孔粗大刮痧法一定先在刮拭部位涂美容刮痧乳，多用平面按揉法和平刮法刮拭，按压力应渗透至皮肤之下，肌肉之上的软组织间。

★ 刮拭速度缓慢，控制在平静呼吸时一呼一吸 2 ~ 3 下。不可按压力过大，速度过快。

★ 细嫩皮肤的美容刮痧按照面部分区刮痧的顺序、要求从上至下按额头、眼周、面颊、口周、鼻部、下颌的顺序，用养颜润肤祛皱的手法做面部刮拭，在此基础上重点用平刮法和平面按揉法刮拭毛孔粗大的部位。每 3 ~ 5 天刮拭 1 次，可使皮肤毛孔缩小，细腻光洁。

★ 面部刮痧结束后，清洁完皮肤可涂敷爽肤水和润肤露。油脂分泌过多者，更需要彻底清洁皮肤，避免残留刮痧乳阻塞毛孔。

★ 在痤疮部位及酒糟鼻部位不进行局部刮痧，待炎症消除，局部皮肤颜色恢复正常后方可刮拭。

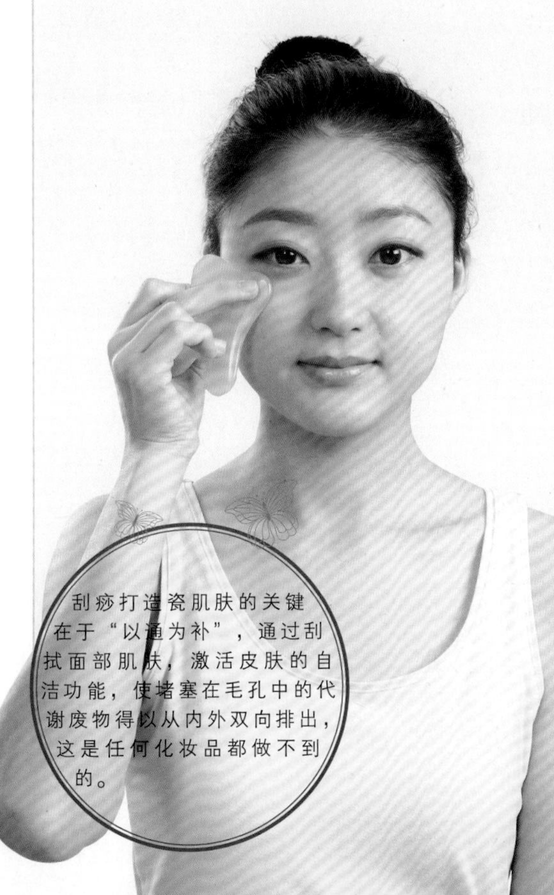

刮痧打造瓷肌肤的关键在于"以通为补"，通过刮拭面部肌肤，激活皮肤的自洁功能，使堵塞在毛孔中的代谢废物得以从内外双向排出，这是任何化妆品都做不到的。

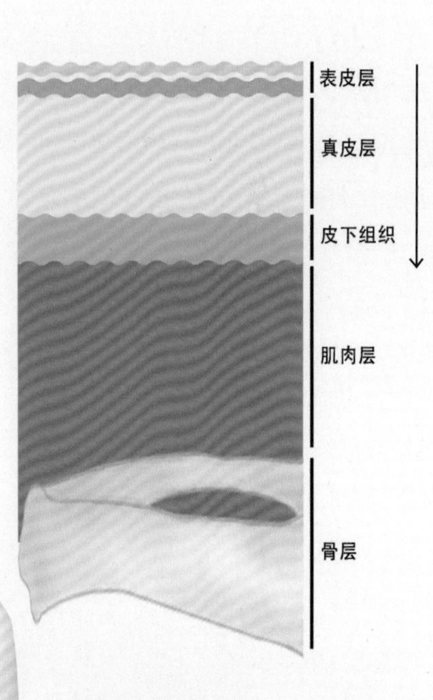

按压力渗透到皮肤之下，肌肉之上的软组织间

额头、鼻部毛孔粗大

健康提示

肺主皮毛，额头中下部是肺的全息穴区，也是督脉、膀胱经循行的部位，这个部位最易出现毛孔粗大，单纯毛孔粗大多为肺气虚的表现。如果不仅毛孔粗大，局部还有形态不饱满、略显凹陷、欠光泽，则为肺肾两虚的外部征兆，会有气短、疲乏无力的表现。

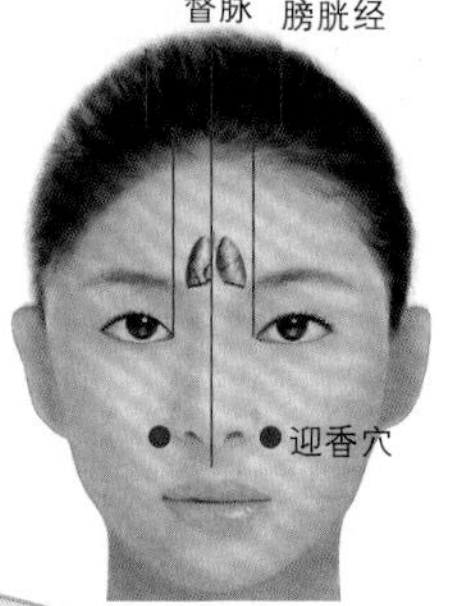

鼻为肺窍，也是脾胃的全息穴区，鼻旁迎香穴是大肠经的穴位。鼻部毛孔粗大是脾肺气虚的表现。最初常常在鼻旁迎香穴处先出现毛孔粗大，继而鼻头部位逐渐显现毛孔粗大，常有气短、食欲不振、便秘的症状。如毛孔粗大、皮肤色红为肺脾气虚的同时伴有虚火内热。

面部美容刮痧调理

1. 清洁皮肤后，涂敷美容刮痧乳，按照细嫩皮肤的刮痧要点，从上至下的顺序做面部刮痧，每个部位刮拭 5 下。每 3 ~ 5 天做 1 次面部刮痧，可使毛孔细腻，皮肤滋润光洁。操作方法见 241 页。

2. 用推刮法寻找额头肺区、鼻区，面颊迎香穴下的阳性反应点，每穴区刮拭 5 下。

为他人刮痧的方法

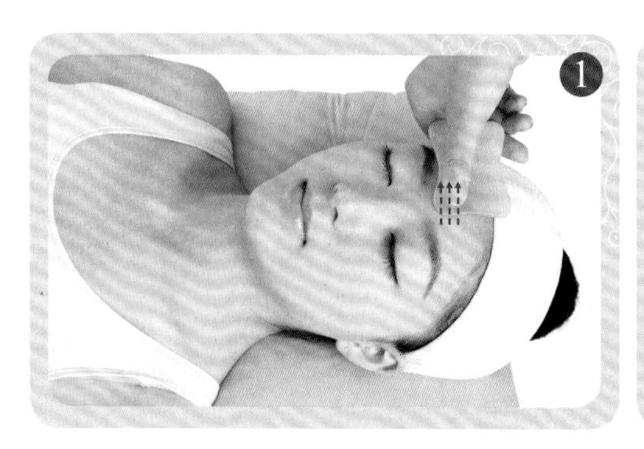

自我刮痧的方法

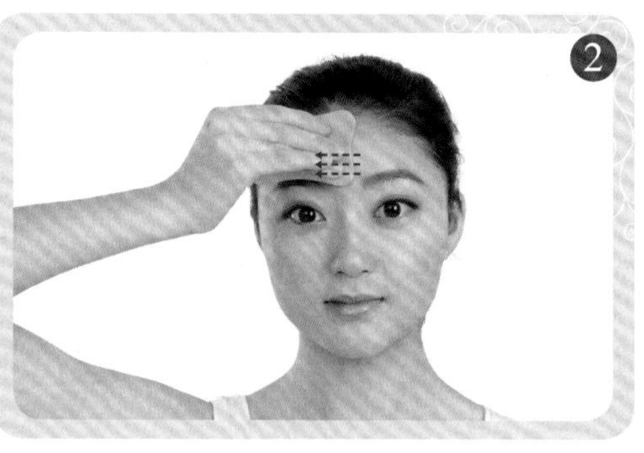

3. 用平面按揉法按揉额头、鼻部、迎香穴毛孔粗大的部位，每个部位刮 10 下至皮肤微微发热、潮红即可。

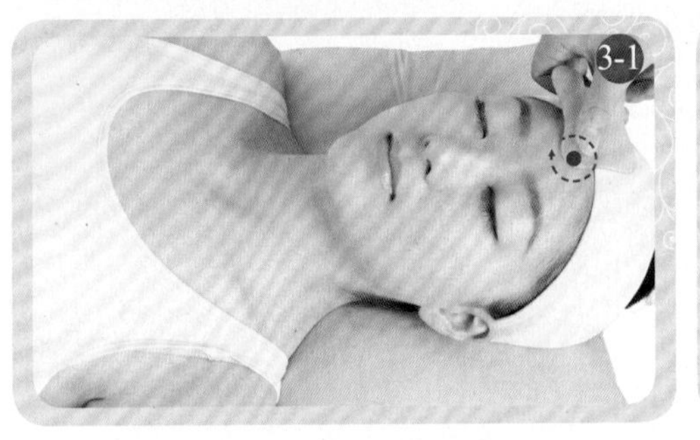

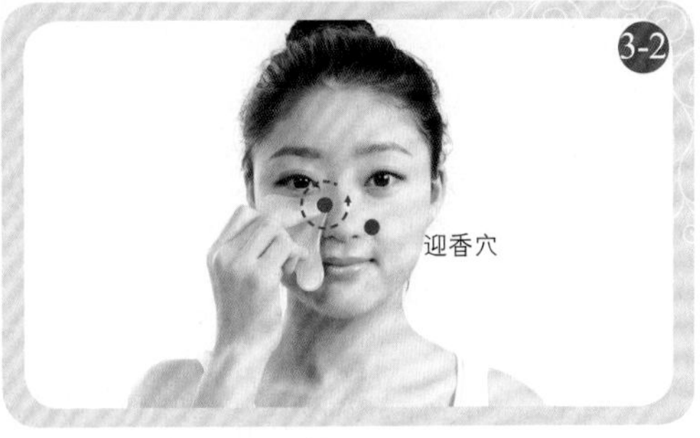

头部、手足部美容刮痧调理，巩固疗效

1. 用厉刮法刮拭头部额中带，双侧额旁 1 带、额旁 2 带。

2. 用刮痧板的凹槽依次刮拭大拇指、食指，然后用刮痧板一边以平刮法刮拭手足部位的肺区、大肠区。

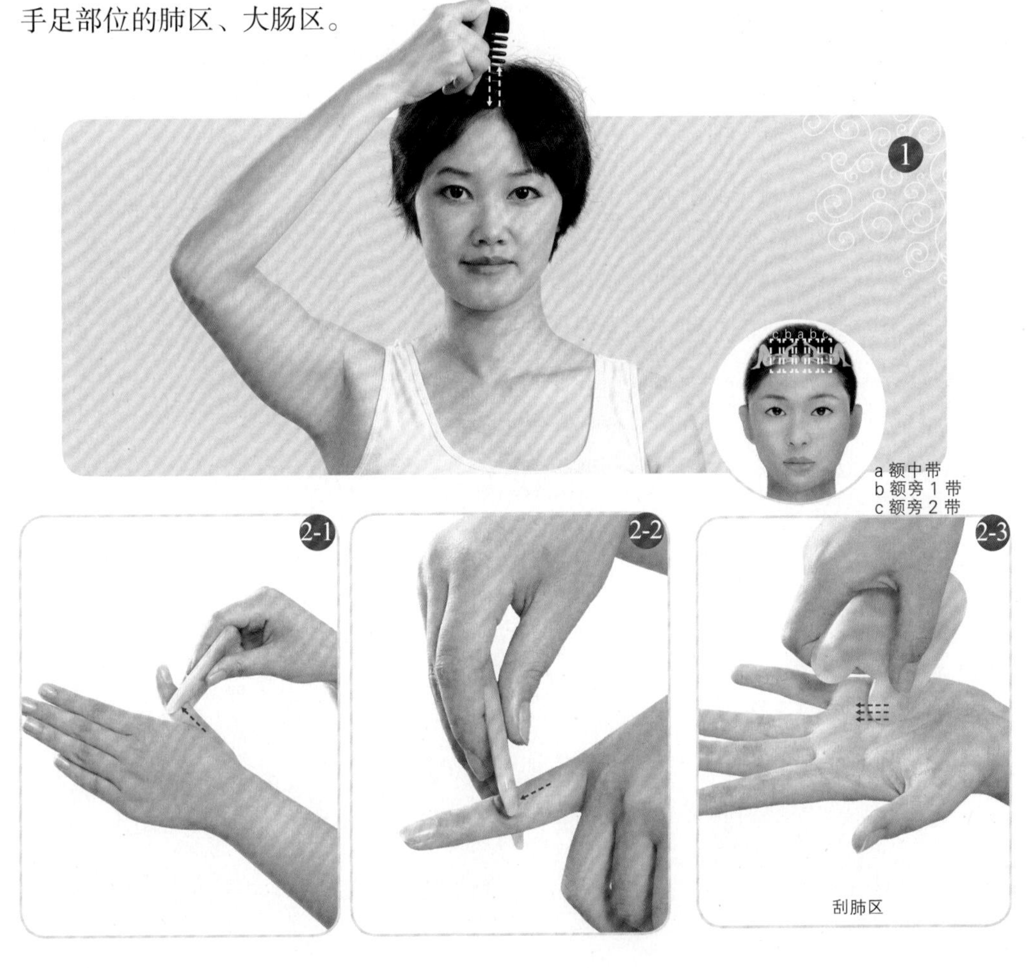

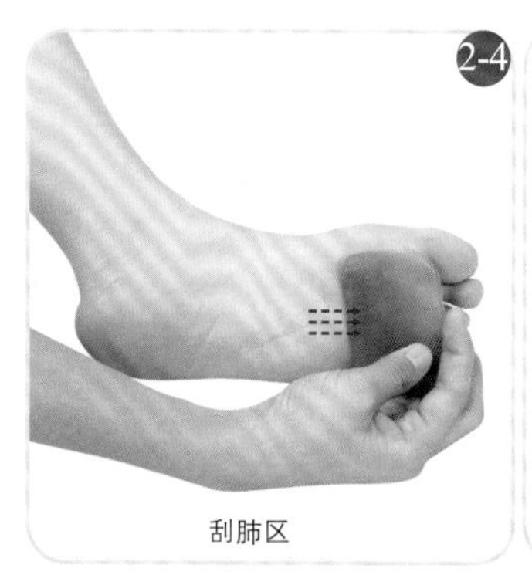

刮肺区

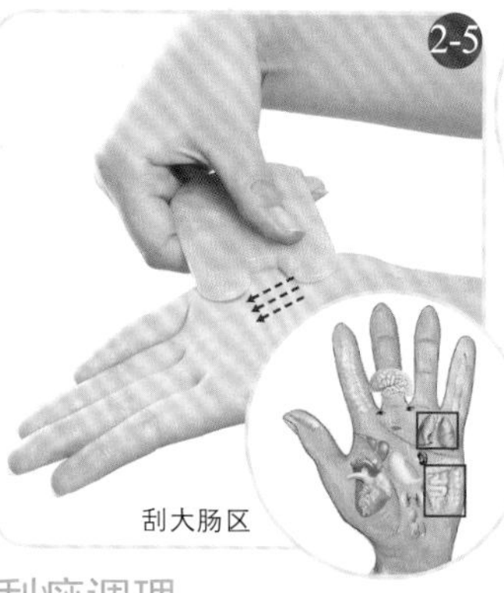

刮大肠区

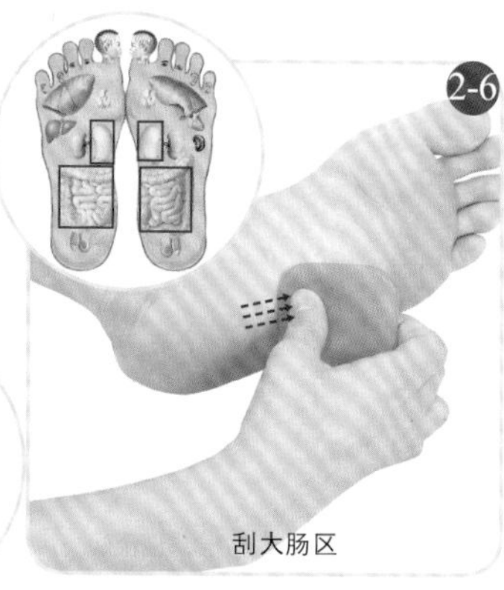

刮大肠区

1. 用面刮法从上向下刮拭背部膀胱经双侧肺俞穴、脾俞穴、胃俞穴、三焦俞穴、大肠俞穴。

2. 用单角刮法从上向下刮拭任脉膻中穴、肺经中府穴。用面刮法从上向下刮拭脾经大包穴。

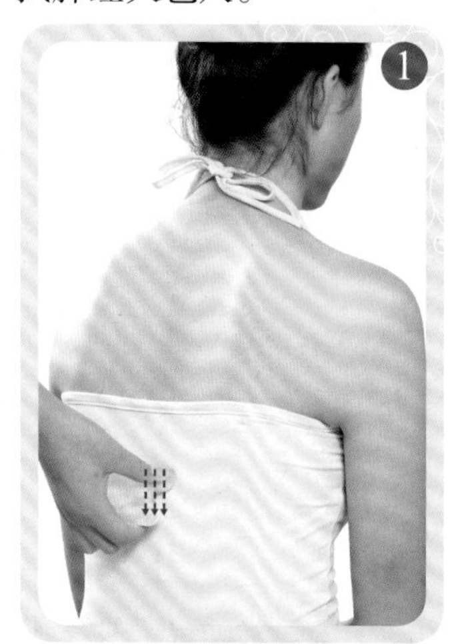

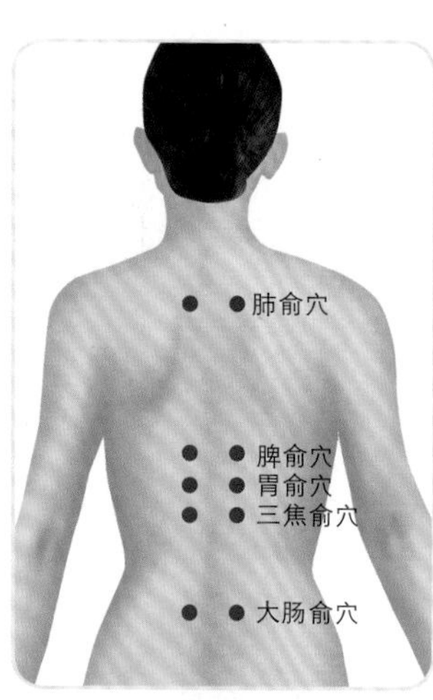

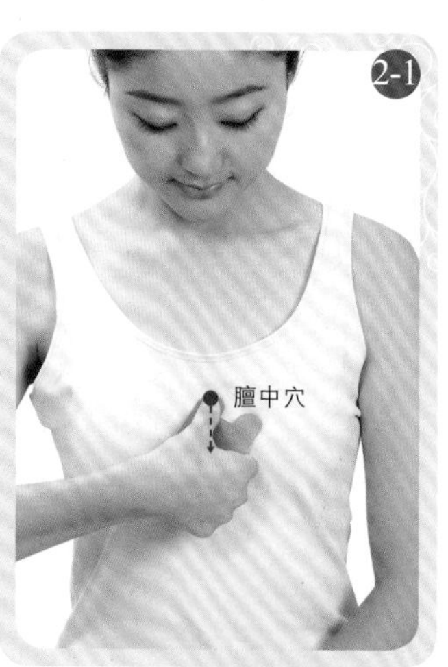

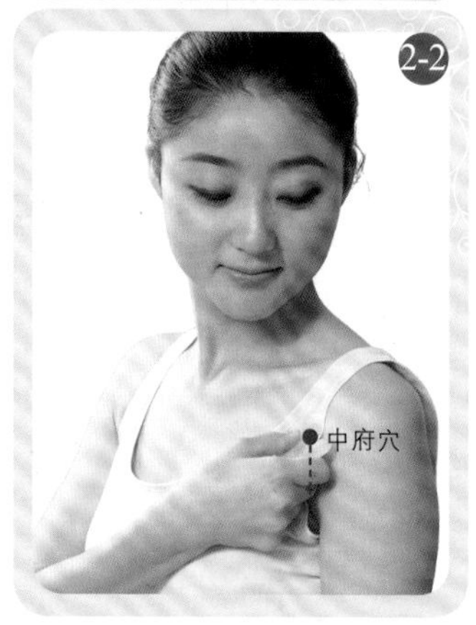

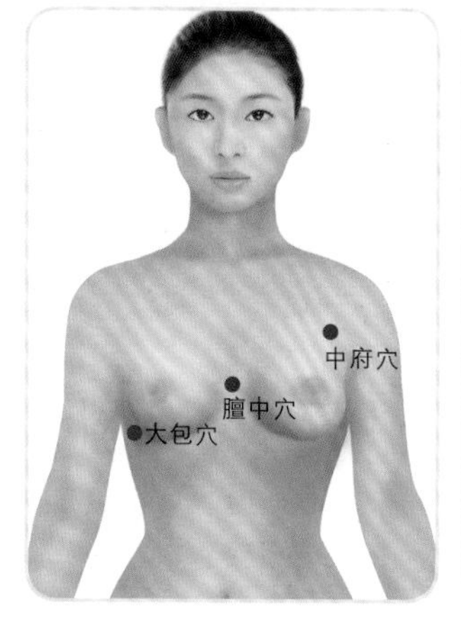

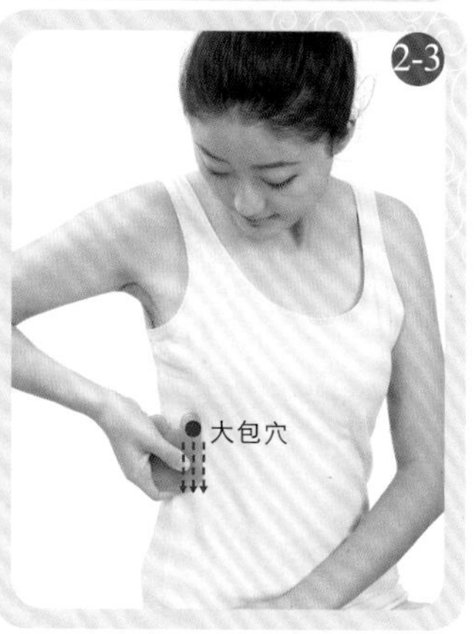

3. 用刮痧板隔衣刮拭手臂肺经、大肠经，外侧中部三焦经。重点刮拭：肺经双侧列缺穴、太渊穴、大肠经双侧曲池穴，按揉合谷穴。隔衣刮拭下肢胃经双侧足三里穴，或平面按揉足三里穴。

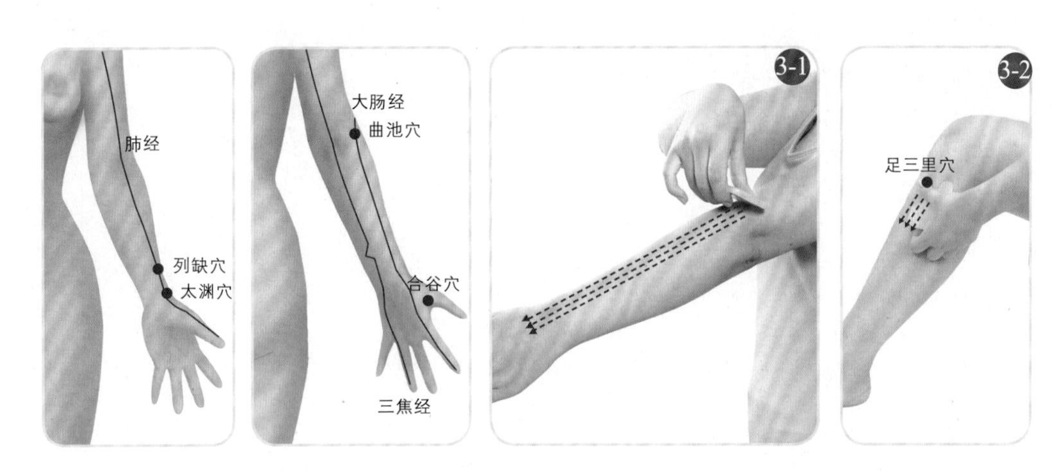

※ 专家提示：肺气虚和坏习惯使毛孔易粗大 ※

中医认为，肺主皮毛，毛孔粗大与肺气虚有关。正因为如此，面部毛孔粗大，最先出现的部位多是额头肺的全息穴区和鼻旁大肠经的迎香穴处。刮痧改变毛孔粗大一定要补益肺气，所以刮拭时的力度要轻柔，速度不宜过快，每个部位刮拭时间也不要太久，每次不要刮拭太多部位，可以每天分为 2 次，每次选择 2 ~ 3 个部位进行刮拭。同时避免过度劳累，注意休息是补益肺气的最好方法。

我们的一些不良生活习惯很容易助长毛孔粗大。比如油脂分泌旺盛造成的阻塞令皮肤新陈代谢不顺利时，不注重皮肤清洁，会形成污物阻塞致使毛孔扩大。涂抹有刺激性的化妆品及药霜会使阻塞变得严重，毛孔也会越来越大。挤痘痘时的过度刺激，一旦伤害到真皮，便会使毛孔变得粗大。吸烟使血管收缩，血液循环减慢，养分无法顺利地送达皮肤细胞，皮肤变得干燥、老化加速，毛孔粗大。因此分析毛孔粗大的原因，除采取治疗措施外，纠正不良的生活习惯也是非常重要的。

食疗与护肤

◇ 食疗小偏方

1. 常食韭菜、菠菜、萝卜、冬瓜、丝瓜、芹菜、黄瓜、番茄、西瓜、梨、香蕉和饮绿茶，补充维生素 C 可以降低皮肤分泌油脂而使毛孔变小。

2. 注意保持大便通畅，常食粗纤维或清肠排毒食品，尤其是粗粮、薯类。

3. 多饮水，注意皮肤清洁，忌辛辣、酒等刺激性食物以及甜食和含有油脂过高的食品。

◇ 食疗方

萝卜粥

大白萝卜 1 个，粳米 50 克。先将萝卜切小丁，然后和粳米一起煮成粥，随意食之，可令人面净肌细。

芝麻粥

芝麻炒熟，加上少量细盐，撒在粥里拌匀，每碗粥放半两芝麻，每天喝两碗。可使肌肤润美。

红枣粥

取红枣 10 枚，与 50 克粳米同煮成粥，卧前食用。可健脾益气，养血润肤。

百合粥

取鲜百合 30 克（干者 15 克），粳米 50 克，冰糖适量。先将粳米煮粥，在粥八成熟时加入百合，再煮至熟即可，每晚食时加冰糖少许即可。可补肺养阴，润肤容颜。

◇ 护肤常识

去角质

对于每个人来说，皮肤定期深层清洁及去角质很重要。不管有没有化妆，每天都要做到双重洗脸。先以洁面霜洗脸，去除油脂污垢后，再以清洁乳洗去溶于水的污垢，避免毛孔中油脂污垢的堆积。在洗完脸后，一定要在脸上拍上化妆水，可选择含有收敛成分的化妆水，由下往上拍打，持续一段时间后会使毛孔看起来细小，同时也具有抑制皮脂分泌的效果。要注意的是，干性皮肤宜少做去角质层的皮肤护理，秋冬气候干燥时节更要少做。

正确卸妆

首先卸掉眼和唇部的妆，再卸掉脸部的妆，以洗面奶起泡清洁，用清水洗净。最后，再涂上具有收缩毛孔作用的爽肤水。另外，平时使用粉底时，要注意选择那些透气性能佳的轻盈型粉底液，这样才不会堵住毛孔影响皮肤的自由呼吸。

滋润肌肤

控制肌肤衰老速度。首先，要每天早晚使用一些高营养滋润成分，同时兼具收紧松弛肌肤作用的抗老精华素，配合按摩促进吸收；另外，滋润清爽而无刺激的毛孔紧致爽肤水也是必不可少的。不要使用撕拉型的去油或紧肤面膜，否则它们会让你的肌肤在过度强硬的撕扯下变得更加脆弱而松弛。

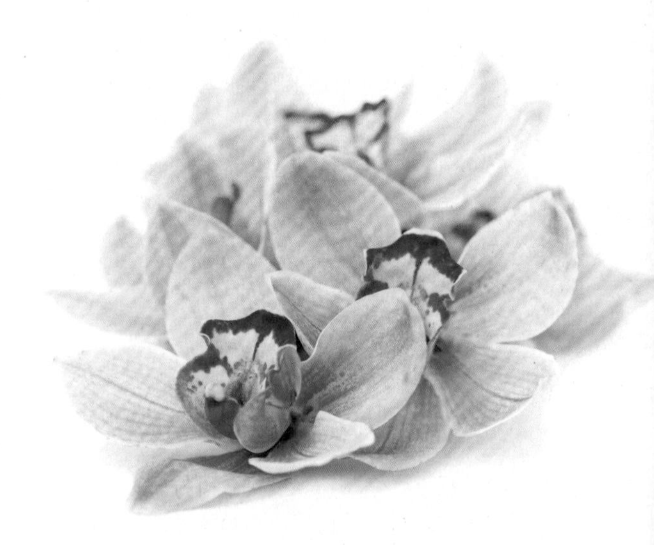

戒烟戒酒

烟酒是首要忌讳的东西，如果不想在30岁时就有一张50岁女人的老脸的话，就一定要改掉过度烟酒的习惯。

每周做1～2次具有深层清洁和紧肤效果的面膜，一方面可以吸收多余油脂，另一方面还可收敛毛孔。

◇ 自制面膜

冰爽滋润紧致蜜面膜

牛奶50毫升、蜂蜜5克、蛋清1个、薄荷油5毫升、柠檬汁5毫升。先将牛奶、蜂蜜、蛋清混合在一起，再加入少量薄荷油和柠檬汁快速搅拌，涂敷在面部，保持15～20分钟后洗净，蛋清和柠檬是紧致皮肤的最佳拍档，而蜂蜜和牛奶又能使肌肤滋润顺滑，如配合按摩运动，收缩毛孔效果更佳。

第六节

消除和缩小眼袋刮痧法

认识眼袋

眼袋就是下眼睑松弛、浮肿或饱满膨隆。由于眼睑皮肤很薄，皮下组织疏松，很容易发生松弛、水肿现象。遗传是一个重要的因素，而随着年龄的增长愈加明显。此外，脂代谢紊乱，血脂过高，肾脏、脾胃疾病、怀孕期间，睡眠不足或疲劳都易造成眼部肌肤松懈，体液或脂肪堆积形成眼袋。

眼袋很容易使人显得苍老憔悴。过早出现下眼袋是由于下眼睑皮肤老化、松弛，皮肤与眼轮匝肌之间的纤维组织连接减弱，导致眼眶内较多的脂肪组织膨出，使下眼睑臃肿，造成难看而突出的囊袋。

所以中医认为眼袋的形成与经脉脏腑气血失调有关：下眼睑部位是对应小肠的全息穴区，也是胃经的起始穴位处，内眼角处为膀胱经起点，外眼角处为胆经起点，下眼眶内是肝经循行部位。从表面上看眼袋的形成与胃、胆、膀胱 3 条经脉有关，而实质是脾、肝、肾三脏功能下降和失调的结果。

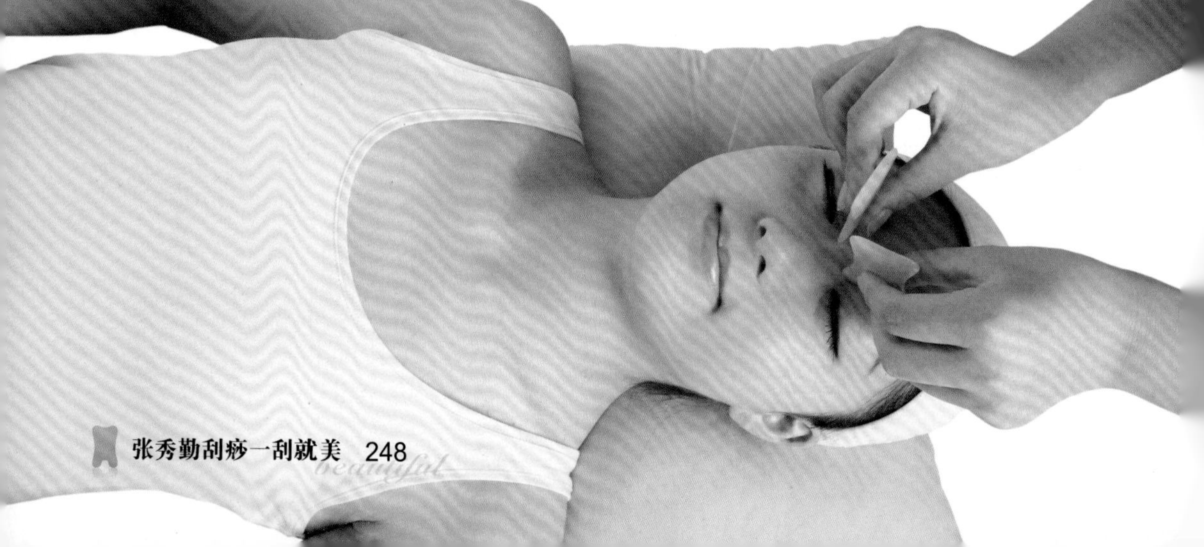

由于眼袋的形成原因不同，它所表现的形式也有所差别

20～32岁	单纯眼轮匝肌肥厚型	由于遗传性因素，年轻时就有下眼睑眼袋。其突出特点为靠近下睑缘，呈弧形连续分布，皮肤并不松弛，多见于年轻人，脾气虚者
23～36岁	下睑轻中度膨隆型	主要是眶隔脂肪的先天过度发育，多见于中青年人，肝、脾失调者
33～45岁	单纯皮肤松弛型	此种情况为下睑及外眦皮肤松弛，但无眶隔松弛，故无眶隔脂肪突出，眼周出现细小皱纹，多见于中年人，脾、肾气虚者
45～68岁	下睑中重度膨隆型	下睑的皮肤松弛，主要是皮肤、眼轮匝肌及眶隔松弛，造成眶隔脂肪由于重力作用脱垂，严重者外眦韧带松弛，睑板外翻，睑球分离，常常出现流泪，多见于中老年人，肝、脾、肾功能下降者

减缩眼袋刮拭手法要点

★ 消除和缩小眼袋刮痧法一定先在刮拭部位涂美容刮痧乳，刮拭过程中应避免刮痧乳进入眼内。

★ 去除轻微的眼袋或预防眼袋，用平面按揉法和推刮法，刮拭速度缓慢，控制在平静呼吸时一呼一吸1～2下。

★ 明显和松弛的眼袋用推刮法刮拭下眼睑时，每次前进距离要短，在1～2毫米之间，两下刮拭之间刮痧板要离开皮肤，避免连续拉扯皮肤，使眼睑皮肤松懈。

★ 刮拭按压力应渗透至皮肤之下，肌肉之上的软组织间，刮拭寻找下眼睑眼袋处的沙砾、结节等阳性反应，对脂肪组织形成的软结节，用平面按揉法刮拭。

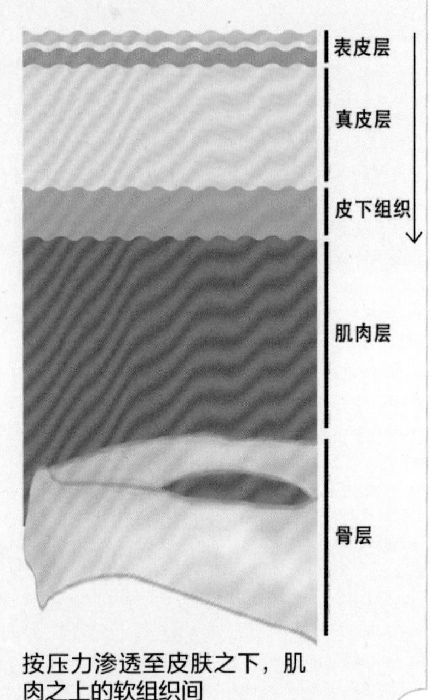

按压力渗透至皮肤之下，肌肉之上的软组织间

健康提示

眼袋早生是脾、胃气虚的表现。

眼袋松弛、下垂、皱纹明显者是脾虚的表现，多有食欲减退、消化功能减弱、腹胀、腹泻或排便无力等症状。

眼袋饱满鼓胀者多有脾、胃湿热，食欲旺盛，是脂肪代谢紊乱、血脂增高的征兆。饱满而鼓胀的眼袋时间长而明显者要警惕动脉硬化症，应当去医院检查，以便及早发现和治疗。

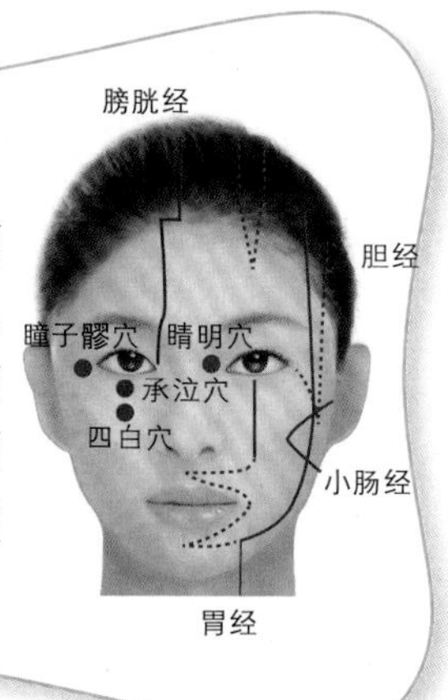

面部美容刮痧调理

1. 清洁皮肤后，涂敷美容刮痧乳，按照减缩眼袋的刮拭手法要点，用垂直按揉法按揉睛明穴，用推刮法刮拭承泣穴、四白穴、瞳子髎穴，重点寻找眼袋部位沙砾结节状的阳性反应，每个部位刮拭 5 下。

2. 用平面按揉法按揉眼袋部位的阳性反应，每个部位按揉 5 下。

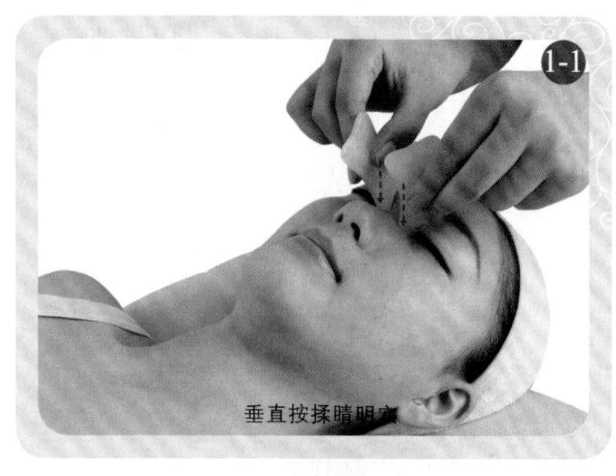

垂直按揉睛明穴

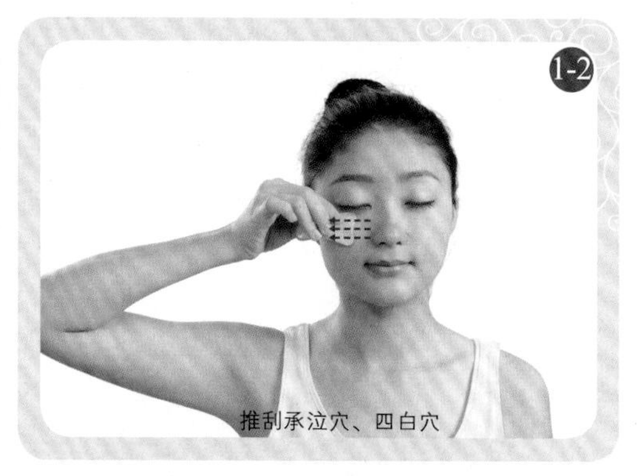

推刮承泣穴、四白穴

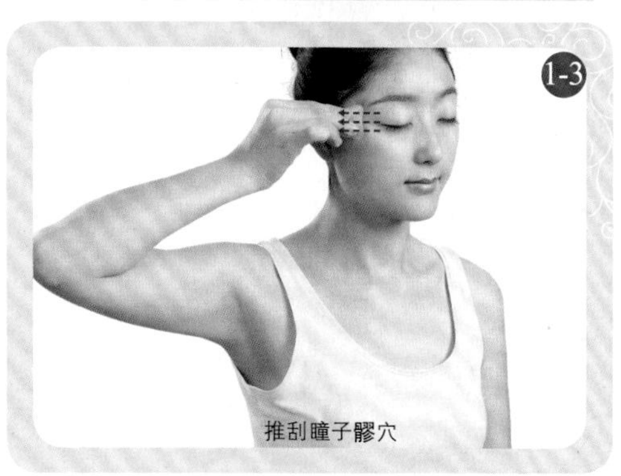

推刮瞳子髎穴

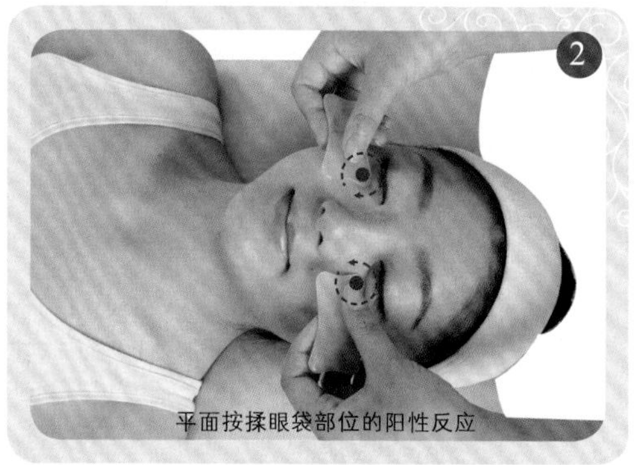

平面按揉眼袋部位的阳性反应

头部美容刮痧调理，巩固疗效

1. 用厉刮法刮拭头部双侧额旁 2 带、3 带。

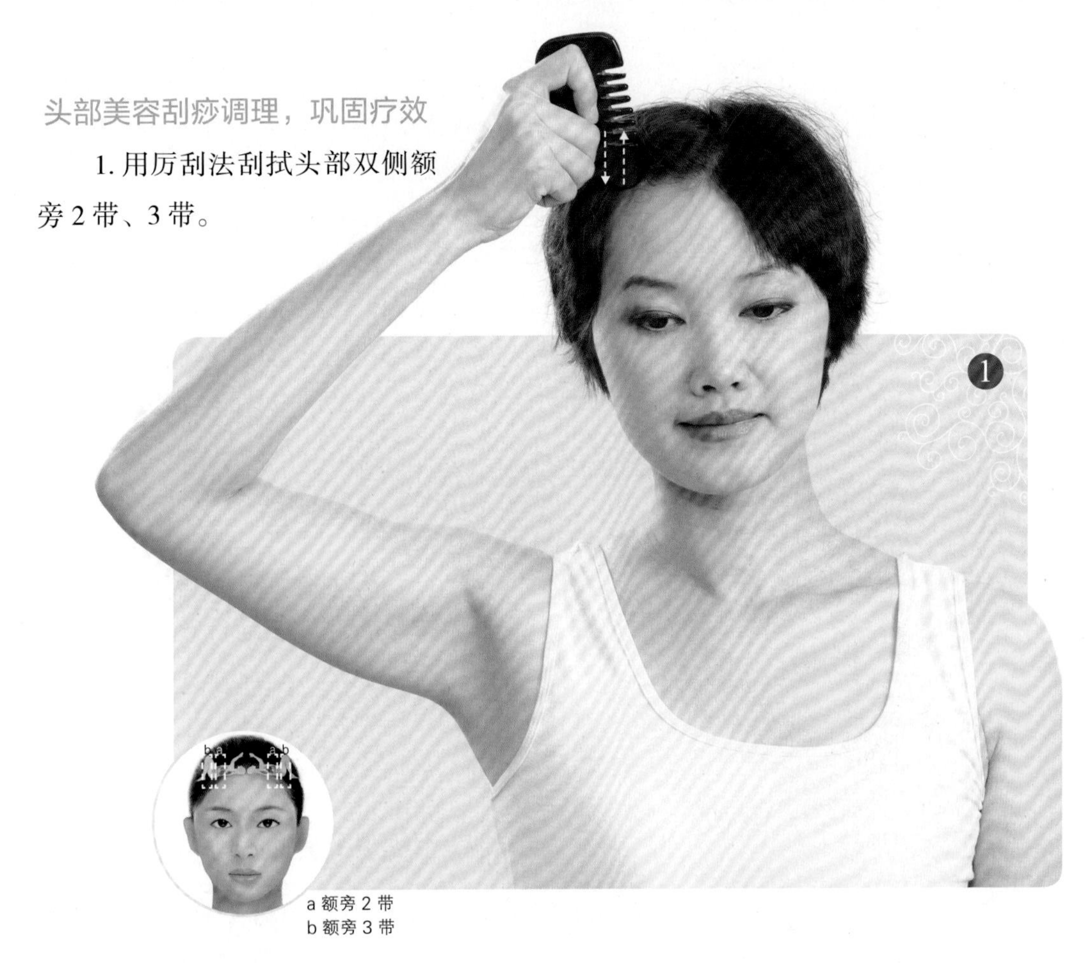

2. 用刮痧板以面刮法刮拭手部大鱼际、小鱼际，足部位的胃区、肝区、肾区。

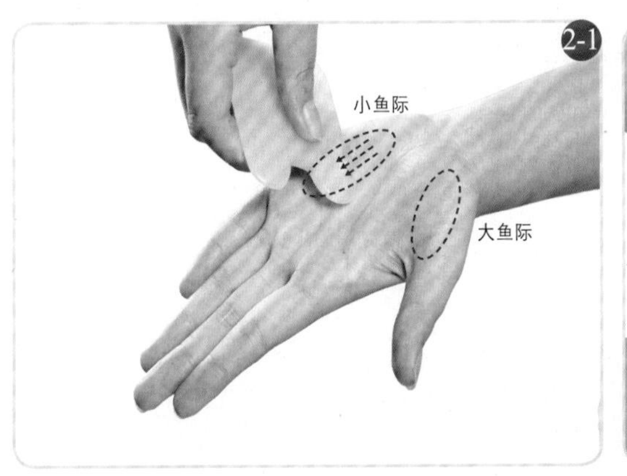

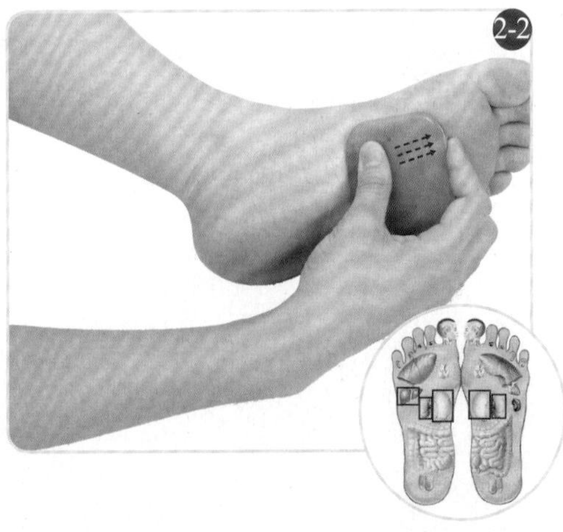

眼袋松弛下垂者

1. 刮拭脾胃脊椎对应区，①先用面部刮法从上向下刮拭第 8 ~ 12 胸椎督脉部分，②再用双角刮法自上而下刮拭两侧同水平段的夹脊穴，③最后用面刮法刮拭两侧 3 寸宽的范围。重点刮拭膀胱经脾俞穴、胃俞穴。

2. 用平刮法从内向外沿肋骨走向刮拭左侧胸胁部、左背部脾脏胰腺体表投影区，从上向下刮拭腹部任脉气海穴、中脘穴。

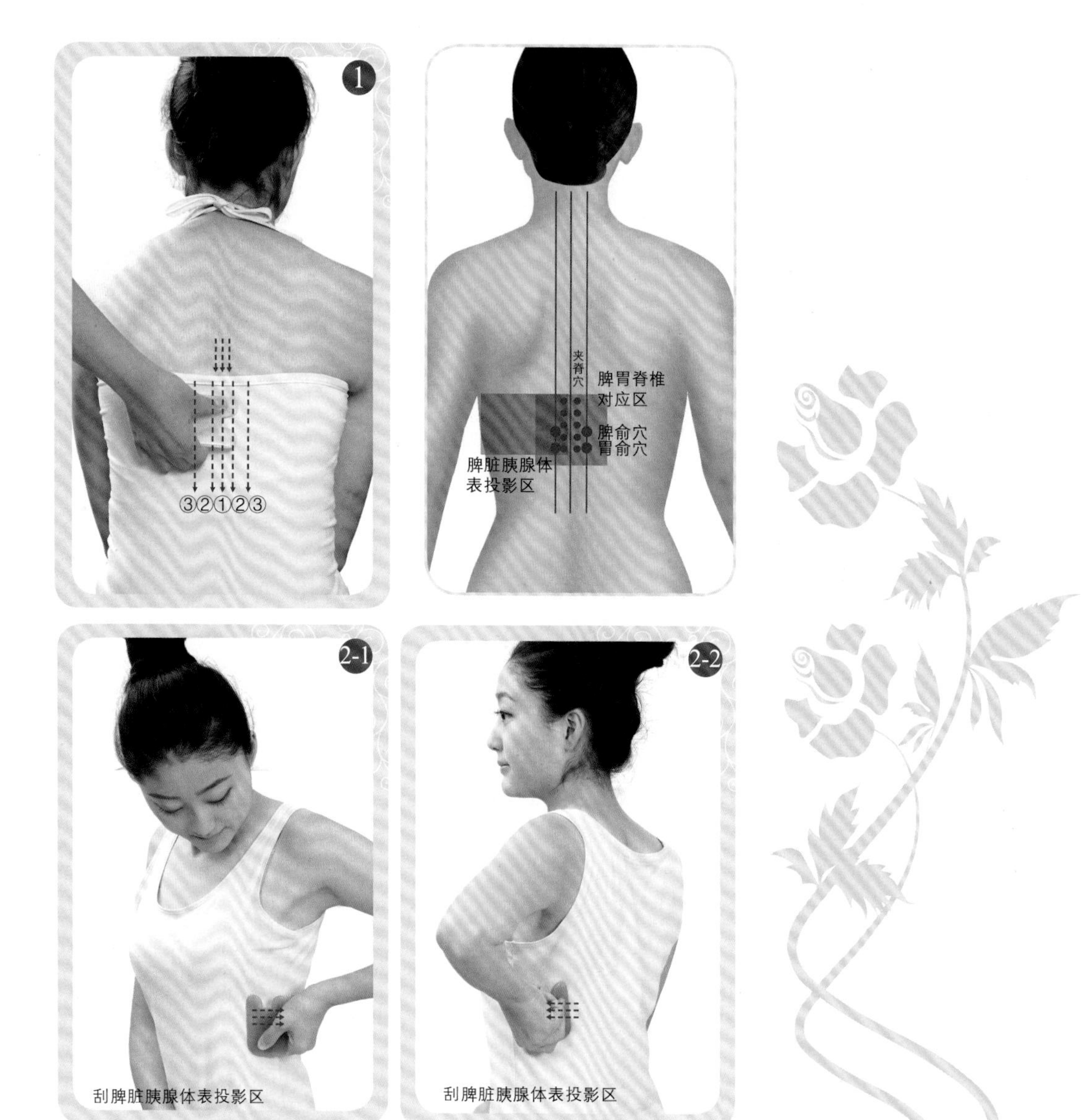

刮脾脏胰腺体表投影区

刮脾脏胰腺体表投影区

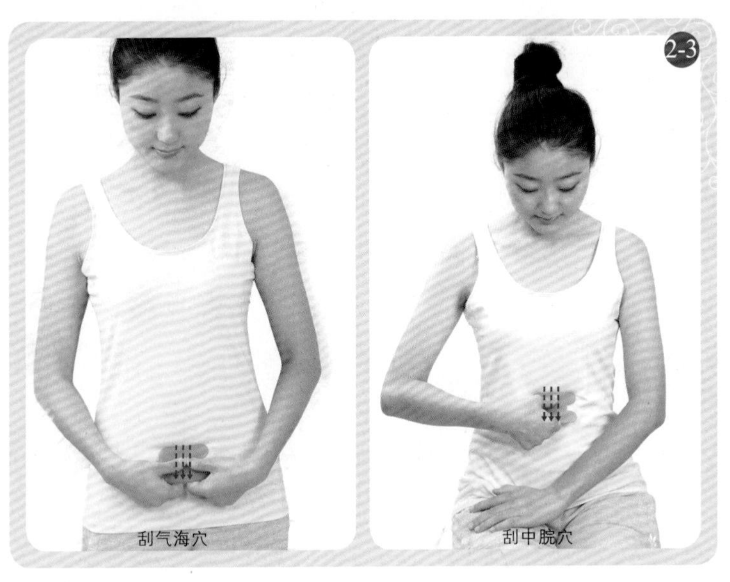

刮气海穴　刮中脘穴

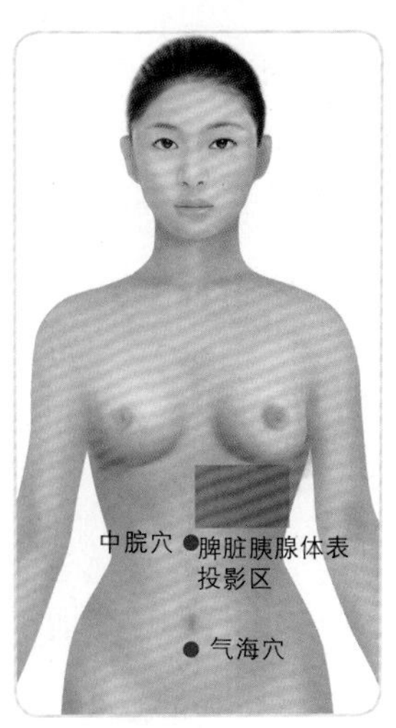

3. 用面刮法从上向下刮拭或平面按揉法刮拭上肢双侧外关穴；下肢足三里穴、阴陵泉穴、三阴交穴、公孙穴。

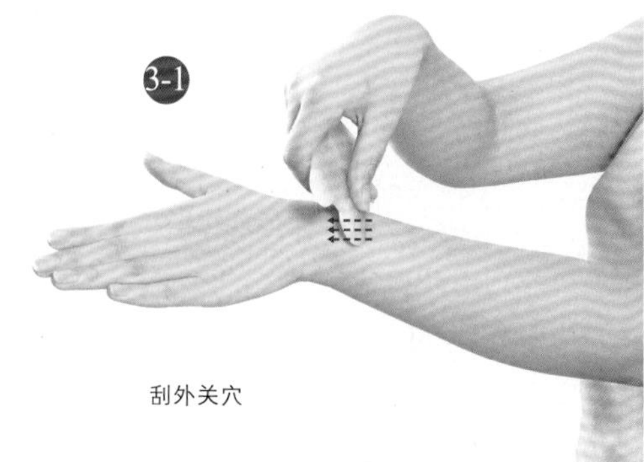

刮外关穴

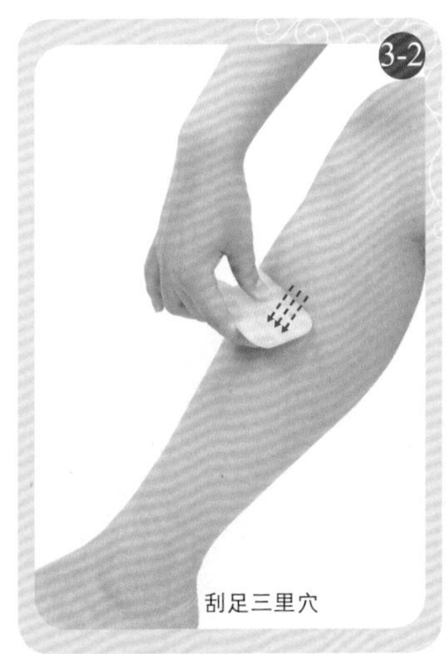

刮足三里穴

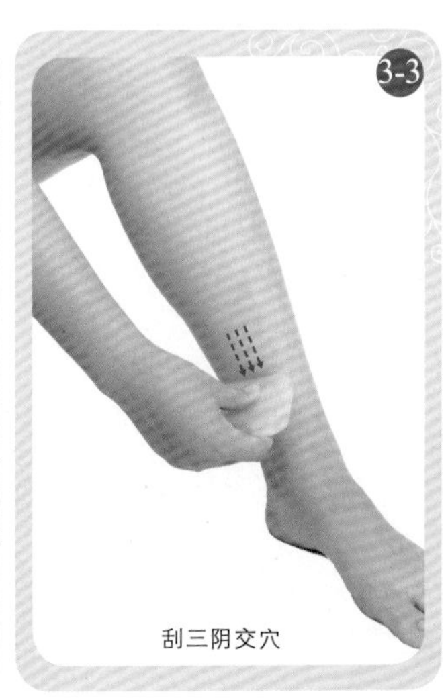

刮三阴交穴

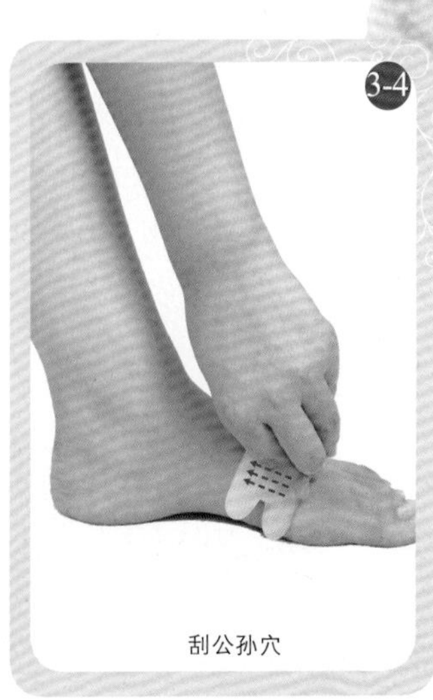

刮公孙穴

眼袋鼓胀饱满者

1. 要刮拭肝胆脊椎对应区，①先用面刮法从上向下刮拭第 5 ～ 10 胸椎间督脉，②再用双角刮法刮拭同水平段的夹脊穴，③最后用面刮法刮拭两侧 3 寸宽的范围。重点刮拭双侧肝俞穴、胆俞穴、脾俞穴、胃俞穴、肾俞穴。

2. 用平刮法从内向外沿肋骨走向刮拭右侧胸胁部、右背部肝胆体表投影区。

3. 用面刮法从上向下刮拭下肢丰隆穴、上巨虚穴，用垂直按揉法按揉足背太冲穴。

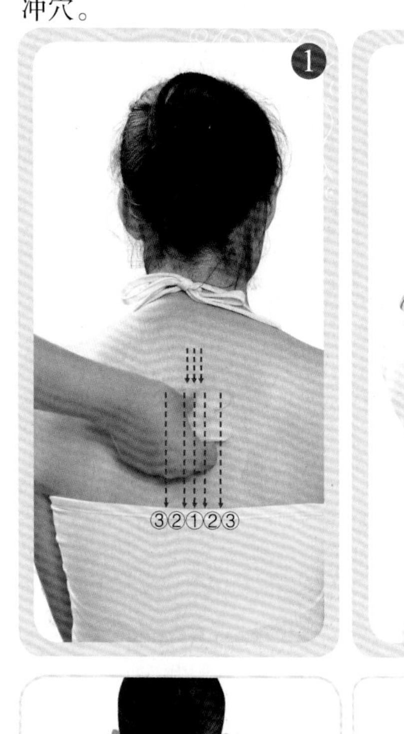

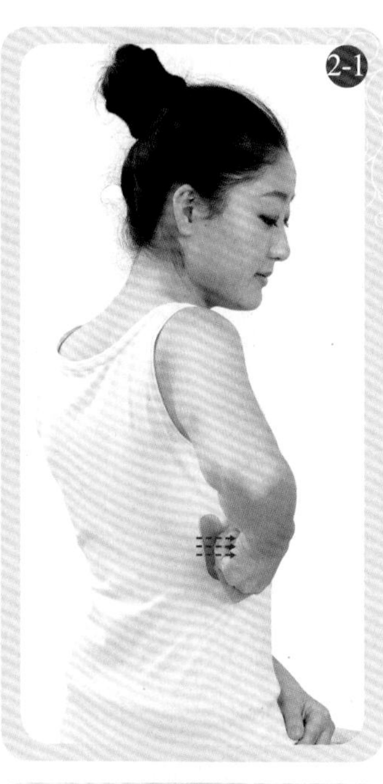

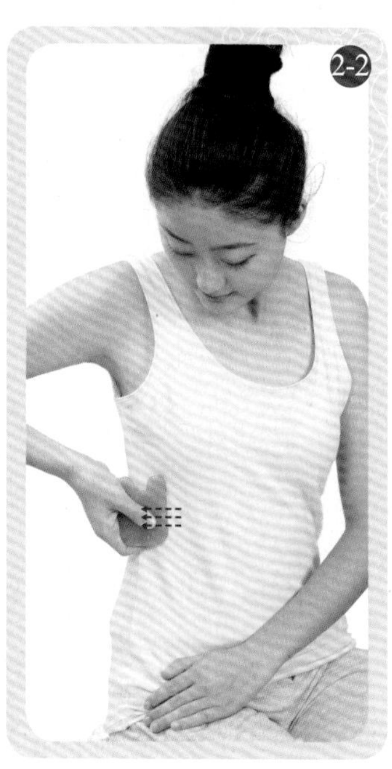

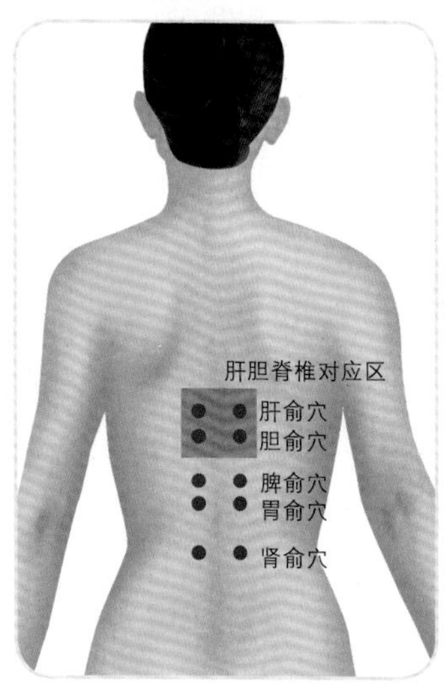

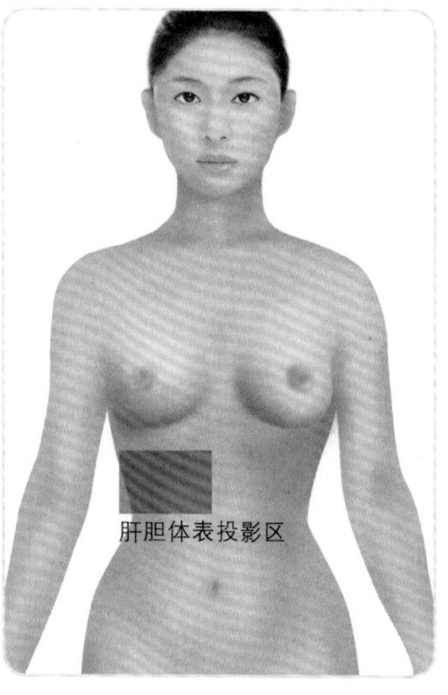

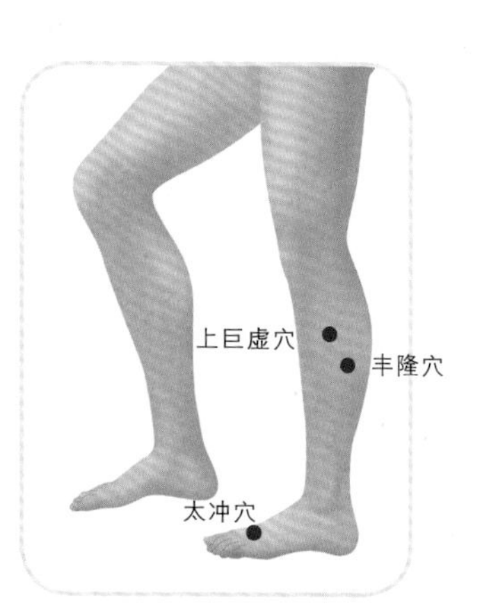

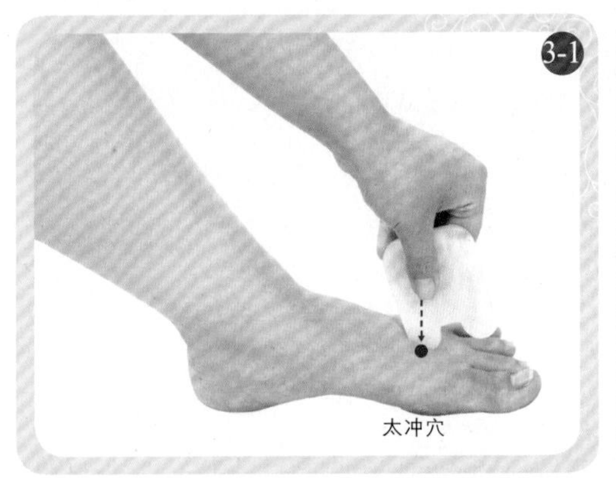

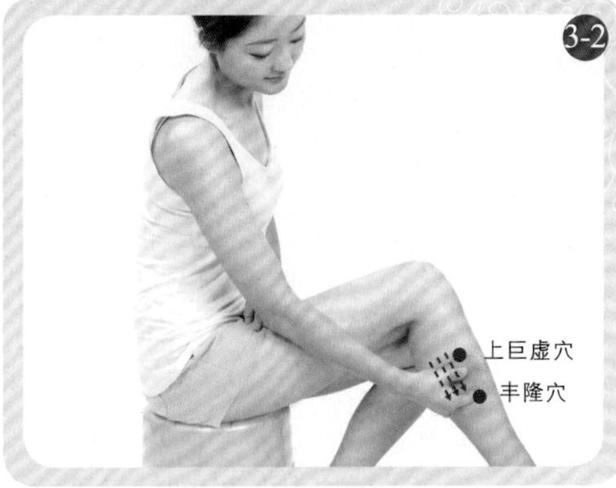

※ 专家提示：脾气虚者眼袋生 ※

刮痧治疗眼袋从调理脾胃的功能入手，松懈多皱纹的眼袋以补法刮拭，每个部位刮拭时间要短，饱满鼓胀的眼袋要调理肝脾肾。

眼袋是脾气虚、中气不足的外在表现。补中益气，强壮脾胃，不仅可以预防、减缓或缩小眼袋，还可以先天不足后天补，有延年益寿的作用。清代，有位著名的军机大臣张廷玉(1672—1755)，享年84岁。张廷玉先天不足，少年时体质很差，弱不禁风，时常生病遭灾，平时言谈举止无力，步行一里路就感到疲惫不堪。其父张英，清朝大学士，官至礼部尚书，常为这小生命担忧，以为他活不到成年就会早早夭折。可张廷玉十分注重后天养生以弥补先天不足，一方面动以养形，节欲养肾，另外注意饮食养生。他家虽说山珍海味应有尽有，参茸补品一点不缺，但他都不屑一顾，重视养护脾胃，保全后天之本。

人体气血来源于脾胃运化的水谷精微。气血充足，则面色红润，肌肉丰满紧致，肌肤和毛发光亮润泽，外邪不易侵犯，身体不易发病，容光焕发，身体矫健。反之，脾胃运化失常，气血化源不足，则会出现面色萎黄，肌肉消瘦、松懈，毛发枯萎无光泽，发疏易脱，面色枯槁，外邪极易入侵，体内易发疾病，身形萎缩，多病夭横。所谓"益气"，是针对"脾胃气虚"而言，气虚是衰老过程中的主要病理改变，表现为人体多种生理机能的减退，抵抗能力的下降。因此益气健脾，就是通过加强脾胃后天消化吸收的能力，来增强机体的各系统器官的生理机能，提高机体防御能力，这是抗衰老的重要途径。所谓"补中"，也是针对中气不足的有效措施，脾胃功能下降，是导致机体衰老的重要方面。中医历来重视后天之本"脾胃"的功能，补中则增强脾胃功能，这在抗衰老中具有重要意义。只要能保持脾胃正常的运化功能，就能达到延缓衰老的目的。

食疗与护肤

◇ 食疗小偏方

健脾食物：粳米、糯米、西米、番薯、薏苡仁、豇豆、白扁豆、大枣、芡实、菱角、莲子肉、花生、栗子、藕、香菇。

在饮食中增加优质蛋白质摄入量，每天保证 90 克以上蛋白质，多吃富含优质蛋白质的瘦肉、牛奶、禽蛋、水产等。

去眼袋还应增加维生素 A、维生素 E 的摄入量，因为维生素 A 可促进视力，维生素 E 对眼部肌肤有滋养作用。含维生素 A 多的食物有动物肝脏、奶油、禽蛋、苜蓿、胡萝卜、杏等。富含维生素 E 的食物有芝麻、花生米、核桃、葵花子等。

去眼袋同时还应注意含铁食品的摄入，因为铁是构成血红蛋白的核心成分。含铁丰富的食物有动物肝、海带、瘦肉等。摄入含铁食物的同时应摄入富含维生素 C 的食物，如酸枣、刺梨、橘子、番茄和绿色蔬菜等，因为维生素 C 有促进铁吸收的作用。

此外，不要吸烟喝酒。因为吸烟会使皮肤细胞处于缺氧状态，从而导致眼袋的形成；喝酒会使血管一时扩张，脸色红晕，但很快便会使血管收缩，尤其是眼袋附近更为明显，从而造成眼圈周围暂时性缺血、缺氧。如果长期饮酒，便会形成明显的眼袋。

◇ 食疗方

卷心菜牛肉汤

卷心菜 500 克，牛肉 60 克，生姜、盐各少许。将牛肉洗净切成薄片，连同生姜一起放入锅内，加适量的水煮沸。而后投入已洗净、切好的卷心菜，共煮至菜熟肉烂即可。可补脾健胃，益气通络。牛肉性温，又含有丰富的蛋白质，能有效去除身体多余的水汽。再加上卷心菜疏通经络的作用，使气血不再积滞于局部，眼袋自然就消除了。

◇ 自制眼膜

最佳敷眼膜时机

生理期后一周，体内雌激素分泌旺盛，代谢增快，吸收能力变好。这时敷眼膜是最有效的时机。

泡澡时，边泡边敷，更能加快循环。

运动后，新陈代谢增快，可以加速吸收眼膜内的营养成分。

睡觉前，敷完眼膜好好睡一觉，养分在睡眠中运作，更能发挥效果。

正确涂眼霜

眼部皮肤很细嫩，如果眼霜使用不当，非但不能减少细纹，而且可能会加深。

先用右手无名指蘸取半粒米大小的眼霜，在右眼下方点一下，左手轻轻地将右眼的下眼皮往下拉一点，千万要轻。它主要的作用是把眼部的细纹拉平，让眼霜渗入这些细纹中。

用右手无名指从右眼的右下角开始顺时针慢慢地按摩整个眼圈，直至完全吸收。一般为 4 ~ 5 圈。左眼的操作同右眼。

最后再用两手的无名指，轻轻地点拍相对应的眼睛，特别是眼袋部分，这样有助于血液循环，减少黑眼圈与眼袋的形成。

茶水眼膜

热水泡少许茶，放凉，用棉片浸茶水敷眼 15 分钟。每周 2 次。

牛奶眼膜

用棉片浸冰镇后的脱脂牛奶，放在眼皮上。每天 2 次，每次 10 分钟。

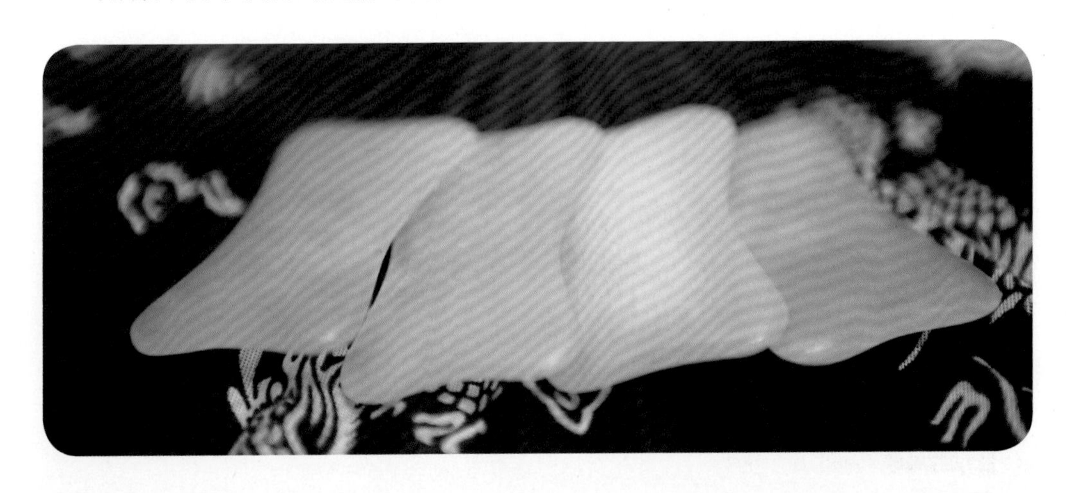

第七节

让青筋或红血丝隐退

青筋或者红血丝都是血管问题

正常情况下面部皮肤不应该见到青筋或红血丝。无论是青筋还是红血丝，都是面部的血管出了问题，其原因为局部或远端血管内血流动力不足或阻力增大，血液循环不畅。如果是毛细血管中的静脉血回流障碍，血液颜色比较深，皮肤表面会见到青色的血管，被大家俗称为“青筋”。静脉是负责把血液送回心脏的血管。当静脉血液回流受阻、压力增高时，静脉血管常常会在皮肤表面出现凸起、曲张、扭曲、变色等情况，最典型的就是下肢静脉曲张。如果人体头面部的青筋比较明显，一般是头部血管压力增高、血液循环不畅的表现。下面我们会进一步详细讲解。红血丝也叫面部毛细血管扩张症，是由皮肤中的毛细血管持续性扩张所造成的。它的特点是面颊上的毛细血管网形成红色或紫红色斑状、点状、线状损害，偶有灼热感或刺痛感，以女性为多见。

让青筋、红血丝隐退刮拭手法要点

★ 治疗青筋和红血丝刮痧法一定先在刮拭部位涂美容刮痧乳。

★ 红血丝多出现在面颊颧骨部位，不能直接刮拭红血丝部位，应该避开红血丝，用推刮法仔细寻找并消除颧髎穴处的阳性反应。

★ 青筋是内在血脉瘀滞的表现，要找到血脉瘀滞的源头部位和瘀滞的原因。应该在青筋处的上下左右寻找疼痛敏感点，做重点刮拭。青筋越粗大，瘀滞部位越深，按压力应渗透至皮肤之下，肌肉之中的软组织间寻找疼痛敏感点和其他阳性反应。

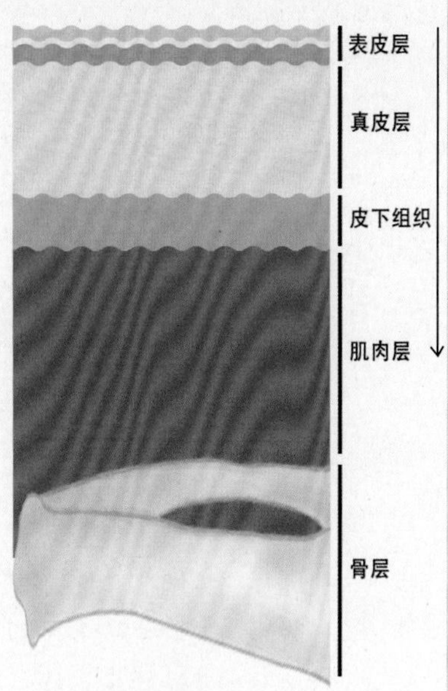

按压力渗透至皮肤之下，肌肉之中的软组织间

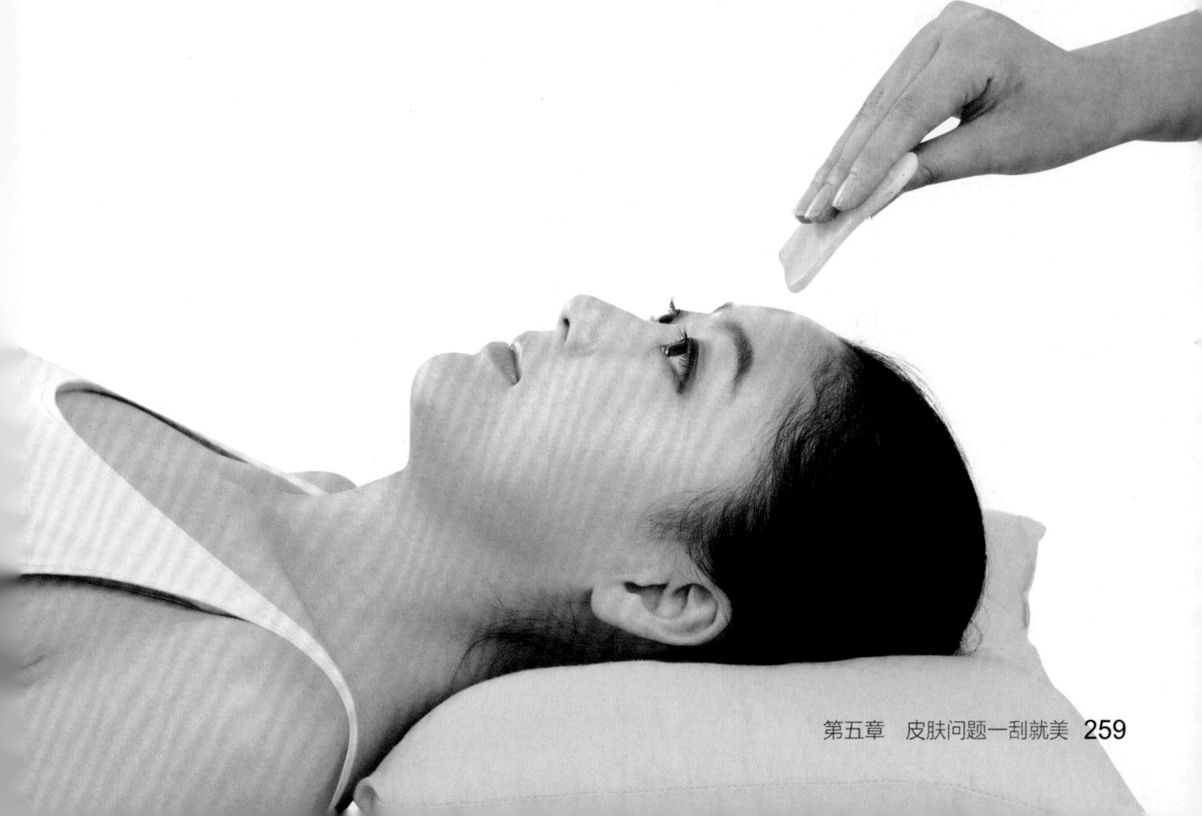

额头青筋

健康提示

额头中部青筋凸现，提示长期疲劳、紧张、头颈部血液循环不畅。

额头两侧以及太阳穴青筋凸现，提示肝胆气血瘀滞、血液循环不畅。多与精神压力过大有关，可有头晕、头痛的症状。青筋凸起、扭曲时，警惕血压增高和脑动脉硬化。

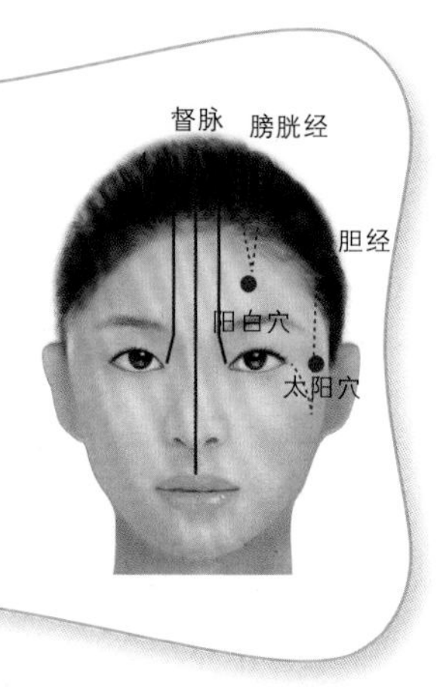

面部美容刮痧调理

1. 清洁面部，涂敷美容刮痧乳，按照让青筋隐退的刮痧手法，用推刮法刮拭额头中部督脉、膀胱经，两侧胆经、阳白穴，太阳穴区域，重点刮拭青筋上下左右的部位，每个部位刮拭 5 下，寻找有无沙砾、结节、疼痛等阳性反应。

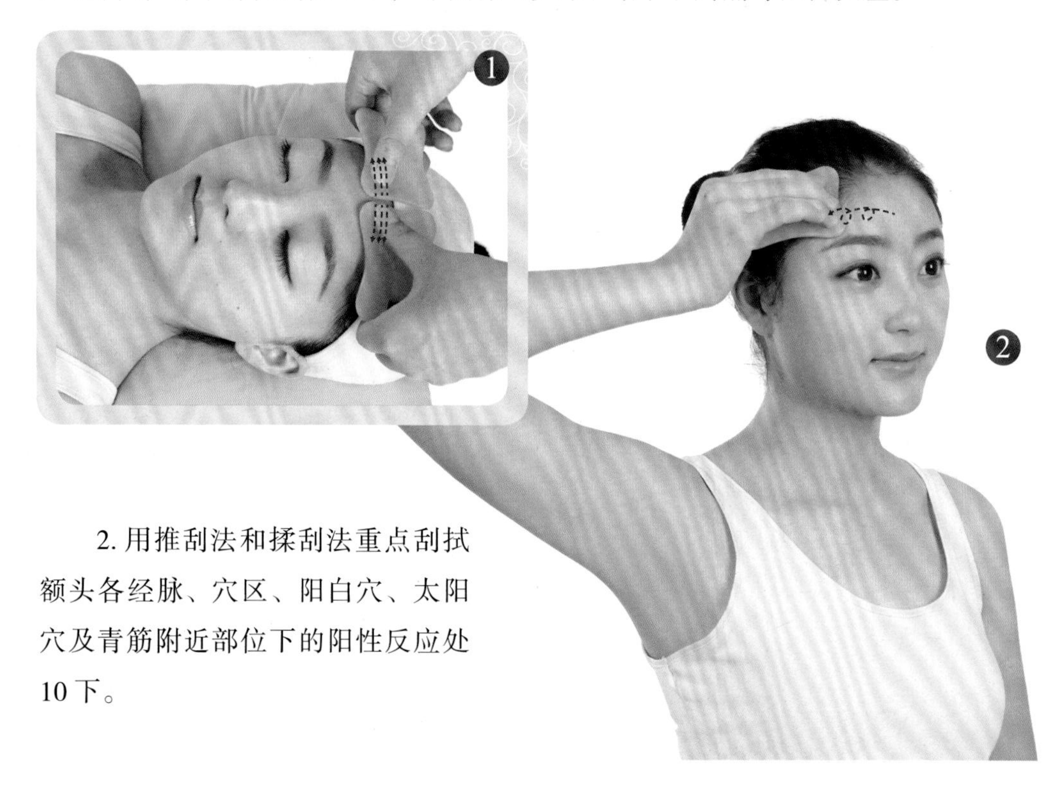

2. 用推刮法和揉刮法重点刮拭额头各经脉、穴区、阳白穴、太阳穴及青筋附近部位下的阳性反应处 10 下。

头部、手足部美容刮痧调理，巩固疗效

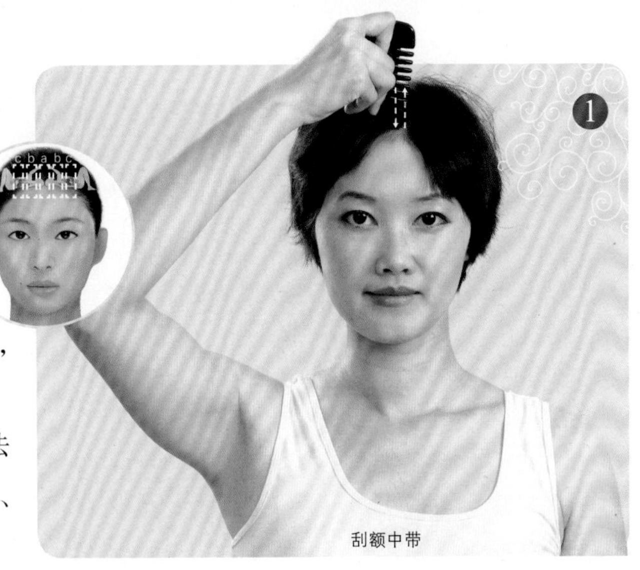

刮额中带

1. 用厉刮法刮拭额中带，额旁 1 带、2 带。

2. 用刮痧梳子以面刮法刮拭头顶部、后头部督脉、膀胱经、侧头部胆经。

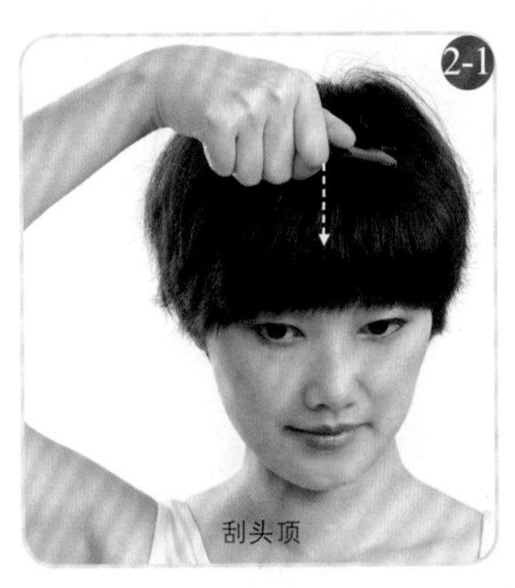
刮头顶

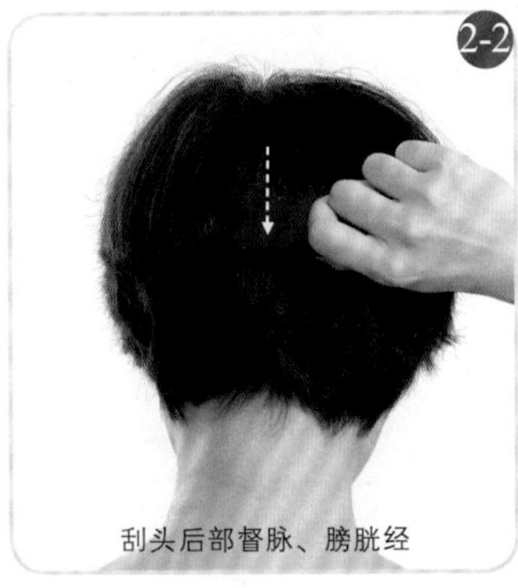
刮头后部督脉、膀胱经

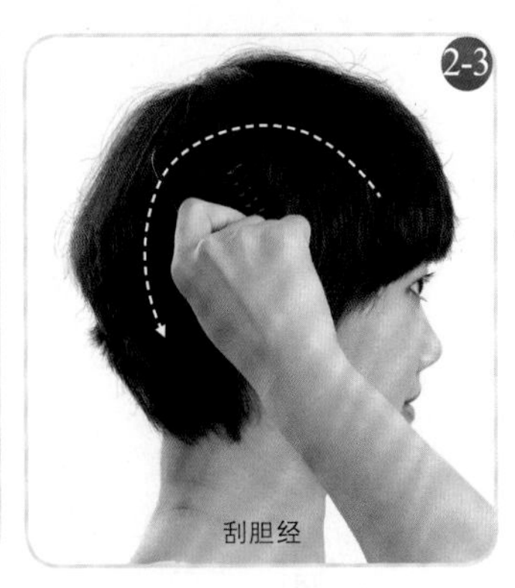
刮胆经

3. 用刮痧板以面刮法刮拭手部中指大脑区、双足部头区，刮至皮肤有热感即可。

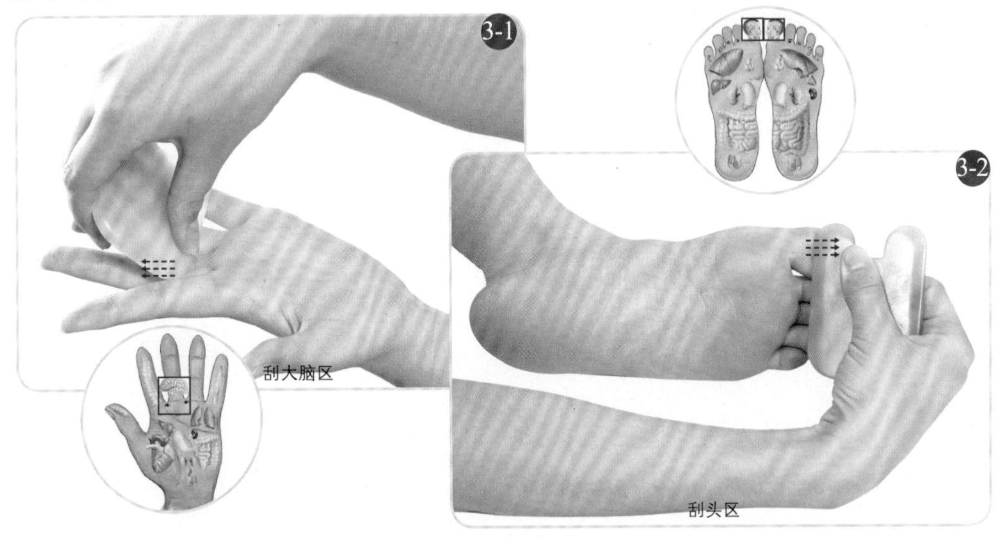
刮大脑区

刮头区

直击根本，让美丽永驻的刮痧调理

1. 在颈椎部位涂抹刮痧油，①先刮拭颈椎中间督脉部位，用面刮法从哑门穴刮至大椎穴，②然后从膀胱经天柱穴刮至大杼穴，③最后从胆经风池穴至肩井穴。

2. 用面刮法从上向下刮拭背部膀胱经肝俞穴、胆俞穴、脾俞穴、胃俞穴。

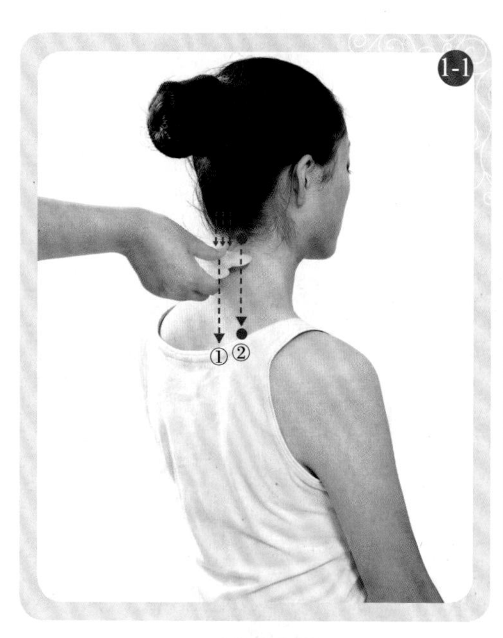

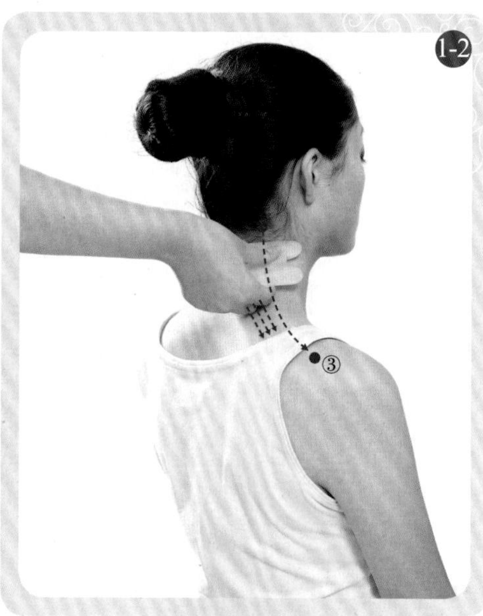

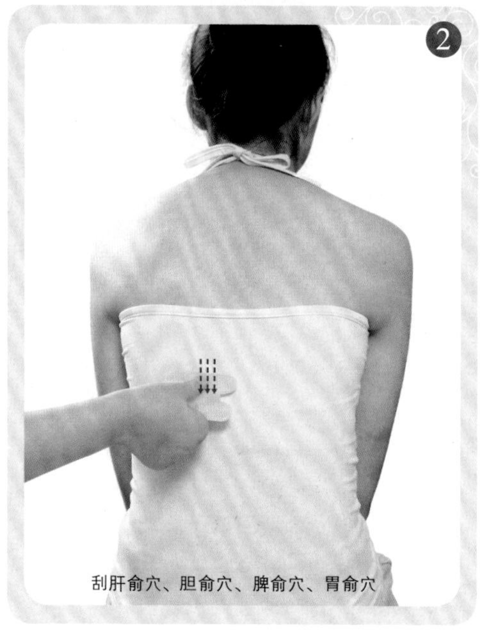

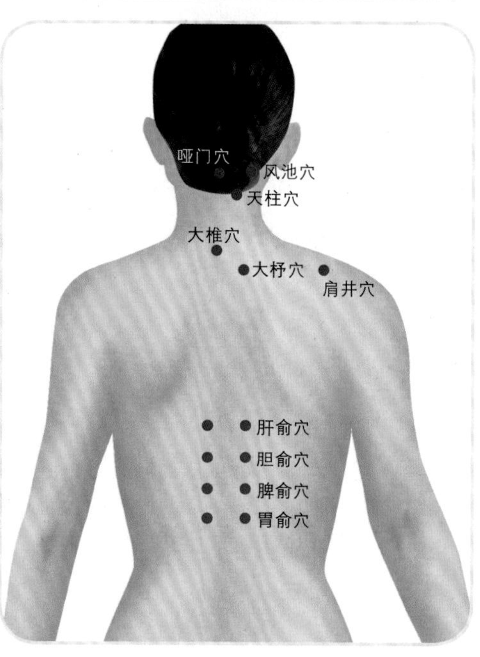

3. 用垂直按揉法按揉足部太冲穴。

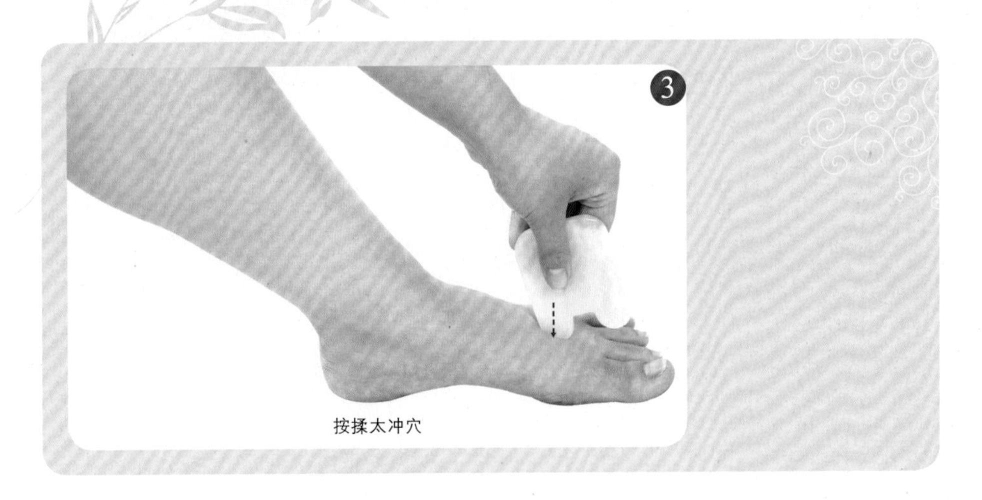

按揉太冲穴

※ 专家提示：为什么会出现青筋 ※

浅层静脉血管扩张时在体表就会见到青筋，人在愤怒或兴奋时心跳加速，短时间动、静脉血管内大量充血，也可以看到皮下的静脉血管膨胀，也就是青筋暴出，这属于正常现象。人到老年，随着年龄的增长，血流速度减慢，血管的弹性降低，皮肤变薄，皮下脂肪减少时，手背、上肢、下肢等处皮肤会见到青筋。但是人衰老以后，血管的弹性降低，如再有血脂高、血糖高、血压高、肝肾等疾病，则血液循环障碍，静脉血液回流受阻，当压力增高时，有些部位青筋显露会逐渐增多，且会越来越明显，甚至凸起、曲张、扭曲、颜色加深等。

中医认为，青筋暴出实际上就是经脉气血运行不畅所致，如果青筋明显凸起，越来越粗且扭曲，为体内积滞所致。如果胃肠道内有宿便，则久积毒害人体，或经脉有痰、湿、瘀、气滞，都容易在体表某些部位出现青筋。明显的青筋是体内废物痰、湿、瘀、毒的一种外在反映。各部位青筋越多，凸起、弯曲越明显，表示体内积滞越多。

眼周青筋

健康提示

内眼角及下眼睑部位，有青筋显露的女性是肾气不足，月经不调，妇科疾病，以及脾胃虚寒的征兆。位于外眼角下的青筋提示肩部有经脉气血的瘀滞。

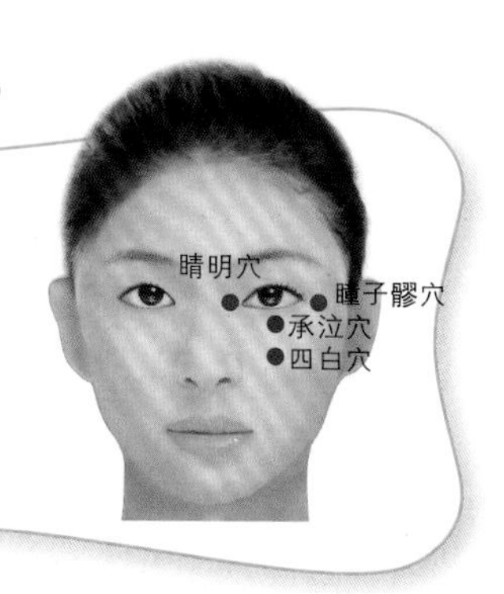

面部美容刮痧调理

1. 清洁皮肤后，涂敷美容刮痧乳，按照让青筋隐退的刮痧手法，用垂直按揉法按揉睛明穴，用推刮法刮拭承泣穴、四白穴、瞳子髎穴，重点寻找下眼睑部位及青筋附近的沙砾结节状的阳性反应，每个部位刮拭5下。

2. 用平面按揉法按揉下眼睑部位及青筋附近的阳性反应，每个部位按揉5下。

为他人刮痧的方法

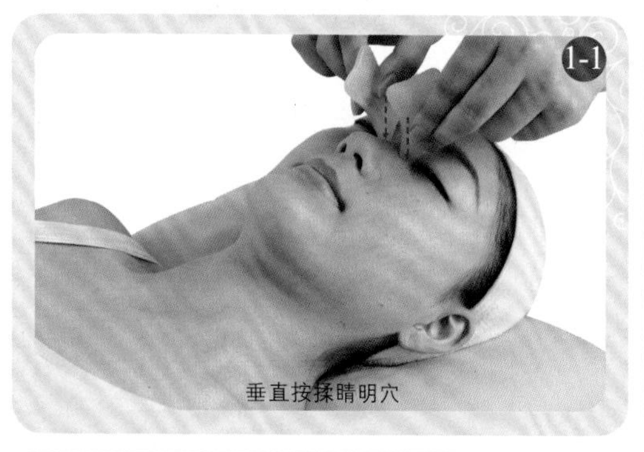

垂直按揉睛明穴

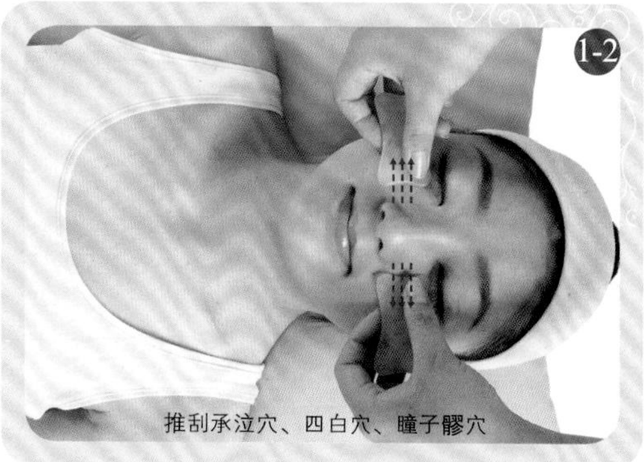

推刮承泣穴、四白穴、瞳子髎穴

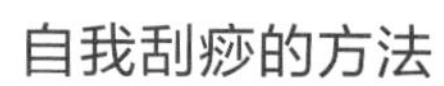
自我刮痧的方法

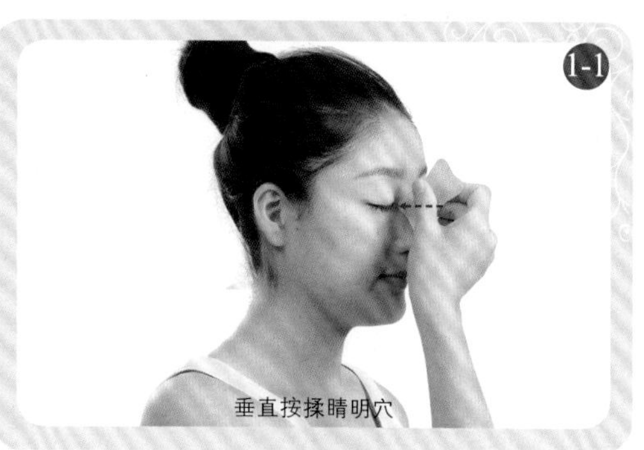

垂直按揉睛明穴

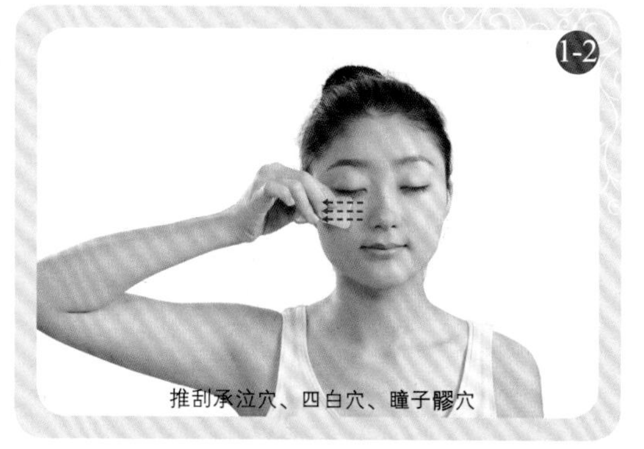

推刮承泣穴、四白穴、瞳子髎穴

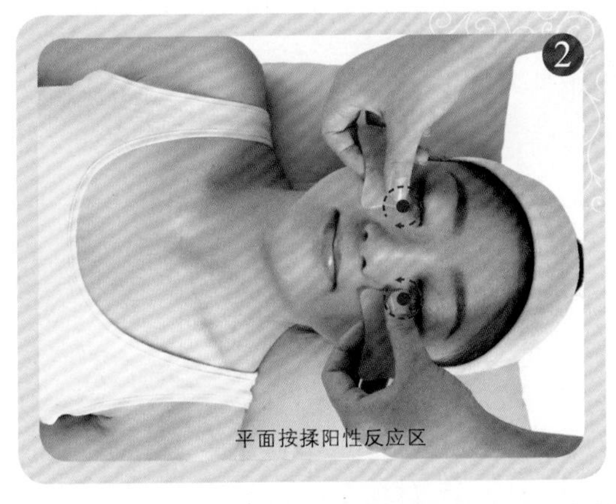

平面按揉阳性反应区

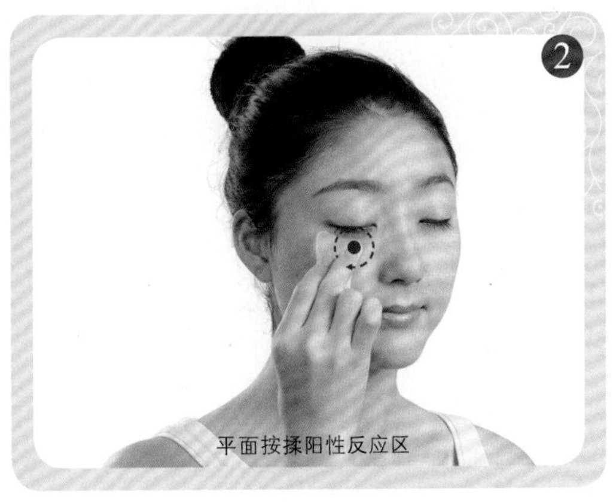

平面按揉阳性反应区

头部、手足部美容刮痧调理，巩固疗效

1. 用厉刮法刮拭头部双侧额旁 2 带、3 带。

2. 用刮痧板以推刮法刮拭手部大鱼际、小鱼际，手、足跟部以及足跟内外侧生殖腺区。

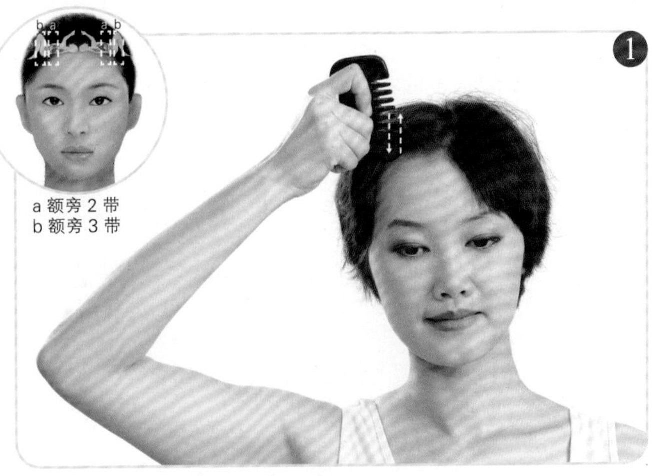

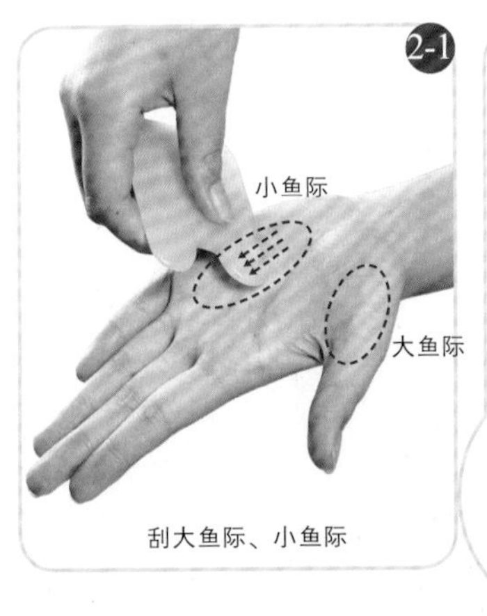

刮大鱼际、小鱼际

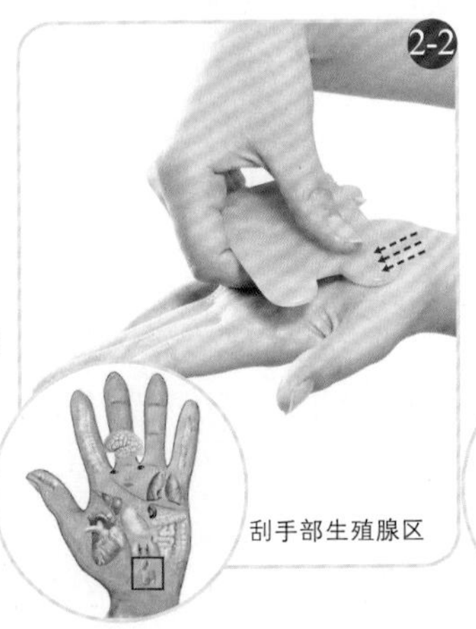

刮手部生殖腺区

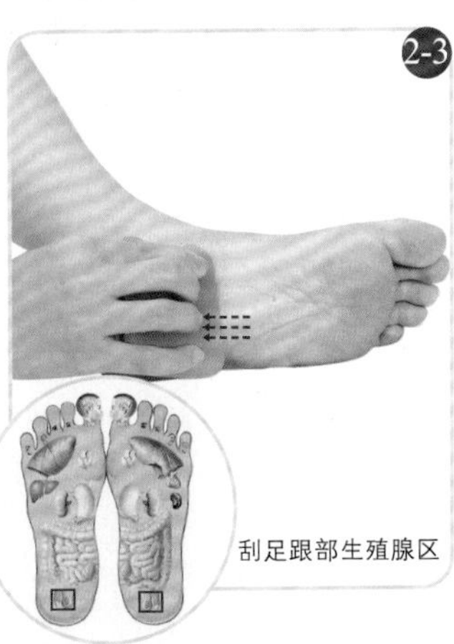

刮足跟部生殖腺区

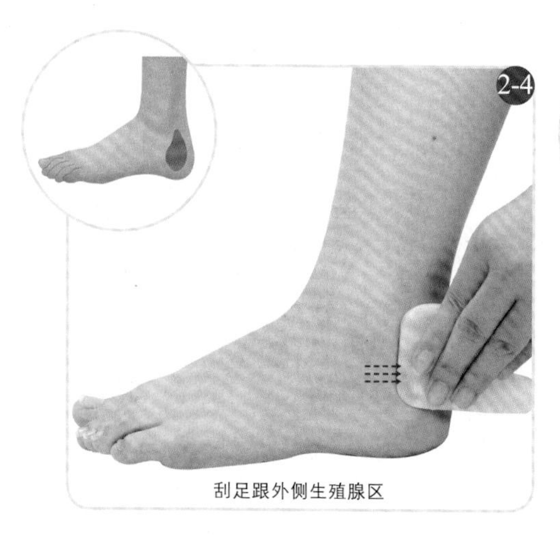

刮足跟外侧生殖腺区

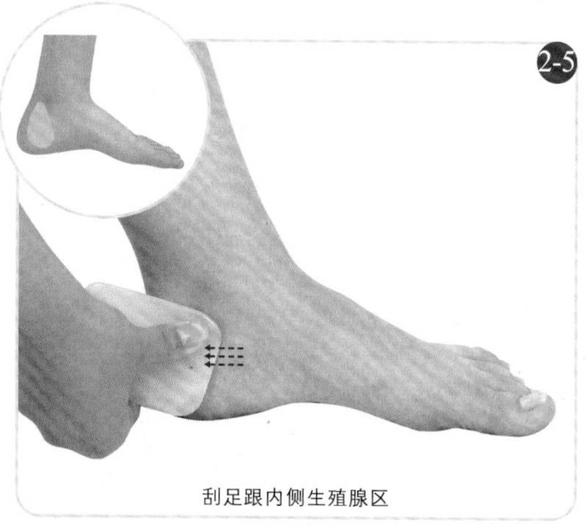

刮足跟内侧生殖腺区

直击根本，让美丽永驻的刮痧调理

1. 用面刮法从上向下刮拭背腰部督脉命门穴，膀胱经膈俞穴、脾俞穴、胃俞穴、肾俞穴、志室穴、八髎穴。

2. 用面刮法从上向下刮拭小腹部子宫卵巢体表投影区，重点刮拭任脉气海穴至关元穴。

3. 用面刮法从上向下刮拭下肢脾经血海穴、三阴交穴。

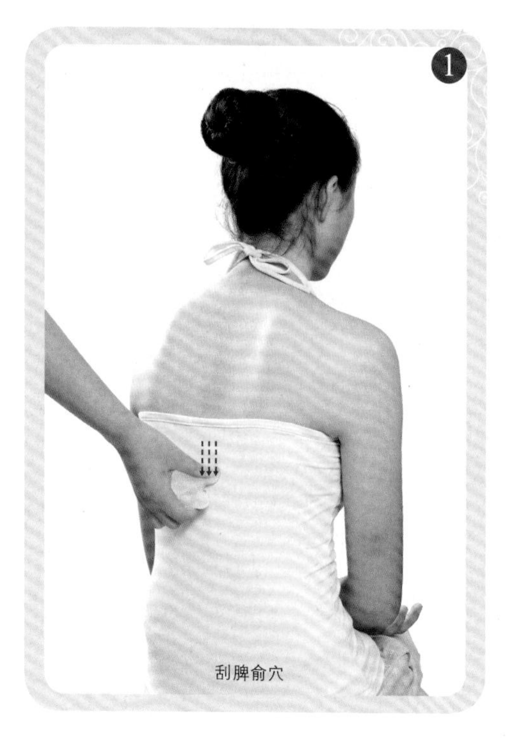

刮脾俞穴

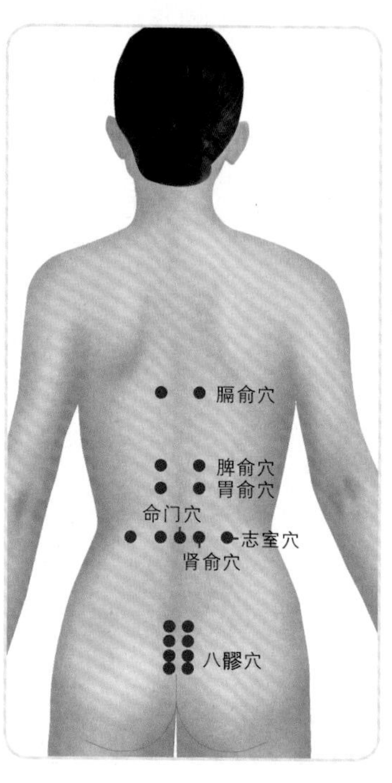

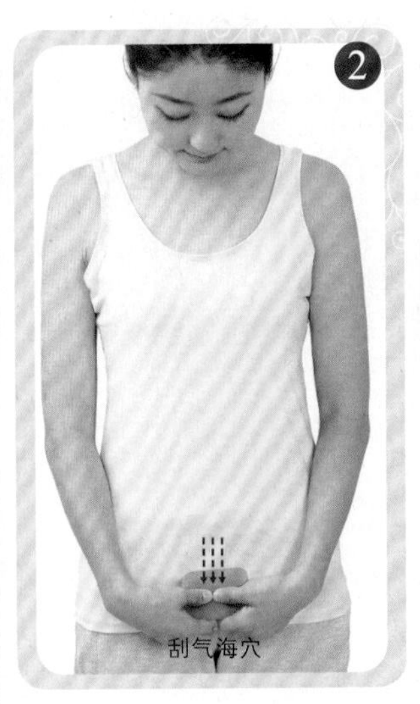

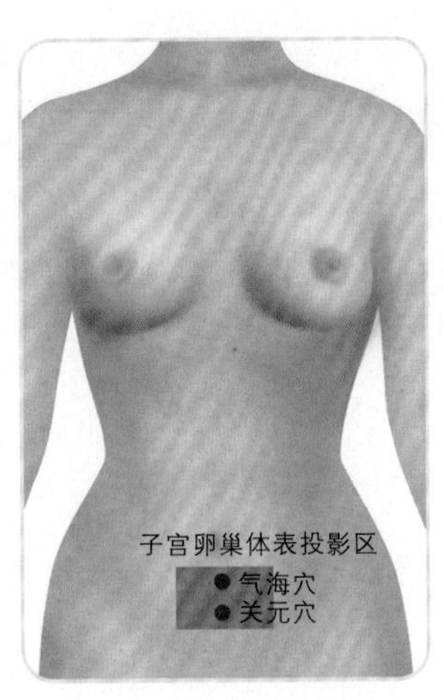

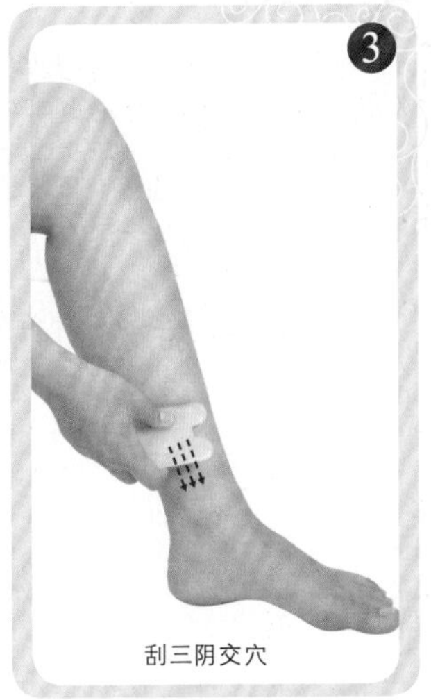

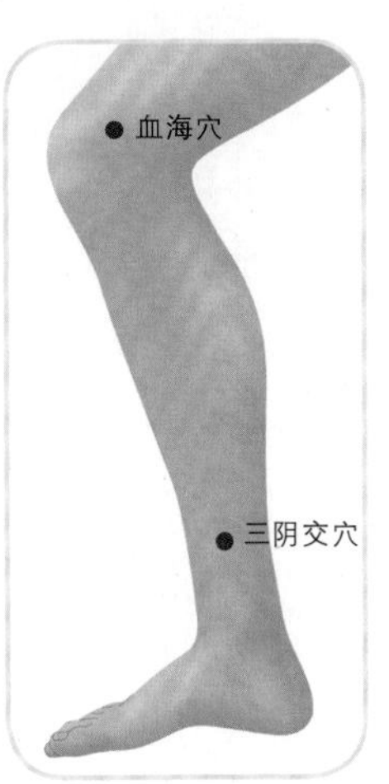

※ 专家提示：充满爱心，享受生活衰老慢 ※

面部容颜是脏腑器官的显示器，随着年龄的增长，容颜会变化，它不但记录了脏腑的变化，也记录了我们心路历程的变化。一个热爱生活，充满积极乐观情绪的人，无论多大年纪，面部都能给人以舒展、祥和的美感。

记得有这么一件事，几年前，一个记者在陕北采访一位放羊的头戴白羊肚手巾的汉子，记者问："你每天放羊做甚？"回答："放羊卖钱。""放羊卖了钱做甚？"回答："娶媳妇儿。"又问："娶媳妇儿做甚？"回答："生娃。"又问："生娃做甚？"回答："放羊。"很多城里人都在笑话这位汉子，看看我们自己吧，每天上班如此之忙、之累、之烦恼、之辛苦，在干吗呢？挣钱。挣那么多钱干吗？买房子、车子、位子。那有了这些干吗？娶妻子、生儿子。生了儿子干吗？好好培养他、考好大学、有好工作。儿子上了好大学、有了好工作干吗？挣钱。所以我们每个人尽管职业不同、生活方式不同、人生轨迹不同，但每个人都脱离不了人类生存的轨迹。

我们经常被那纷繁复杂、形式多样的生活方式搞晕了头，被那么多诱人的身外之物无形地控制和吸引，承受着很大的压力，而忘却了享受当下的生活。我在平时的临床工作中每每遇到那些优秀的女性，因为事业上有追求反而给自己增加了过量的负担，伤害了自己的容颜，甚至身体健康，在给她们进行刮痧调理的同时，我都希望这些优秀而成功的女性，不仅仅要爱事业、爱家人，更要多留一分爱给自己，记得及时调整自己的身心，女性在满怀芬芳柔情时，自然散发出来的那种美好和气质，是任何外在的方法都给予不了的。

鼻部青筋

健康提示

鼻根部青筋提示胃肠积滞，儿童鼻根部有青筋隐现者，易感冒，易患胃肠疾病、消化不良。

鼻梁青筋提示肝脾不和、肠胃积滞、胃痛、腹胀、消化不良。

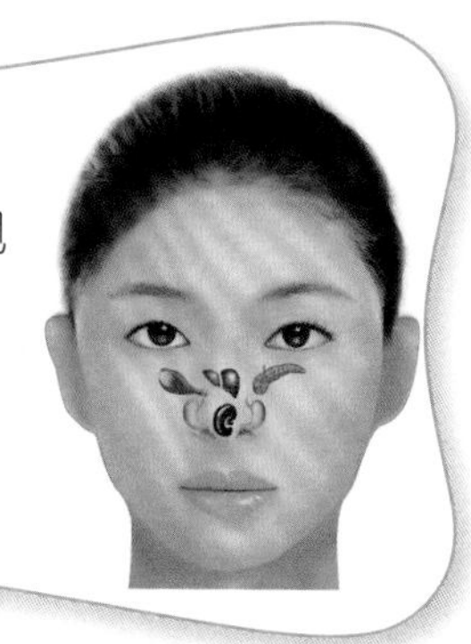

面部美容刮痧调理

1. 清洁面部，涂敷美容刮痧乳，按照让青筋隐退的刮痧手法，用推刮法刮拭两眉之间的肺区、心区，鼻根部至鼻尖区域，重点刮拭肝胆区、青筋上下左右的部位，每个部位刮拭 5 下，寻找有无沙砾、结节、疼痛等阳性反应。

2. 用推刮法和平面揉刮法重点刮拭鼻部及青筋附近部位下的阳性反应处 10 下。

为他人刮痧的方法

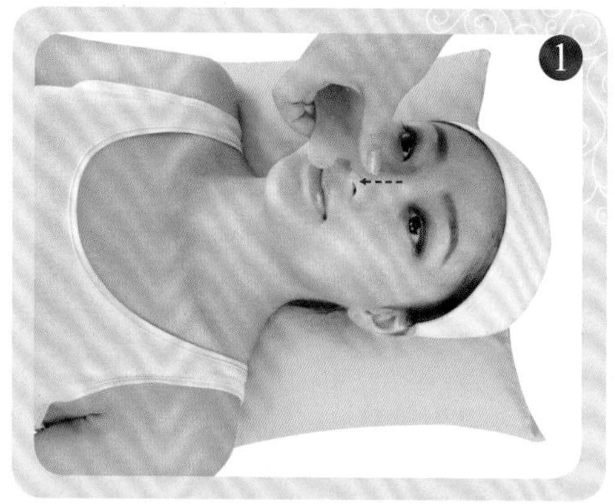

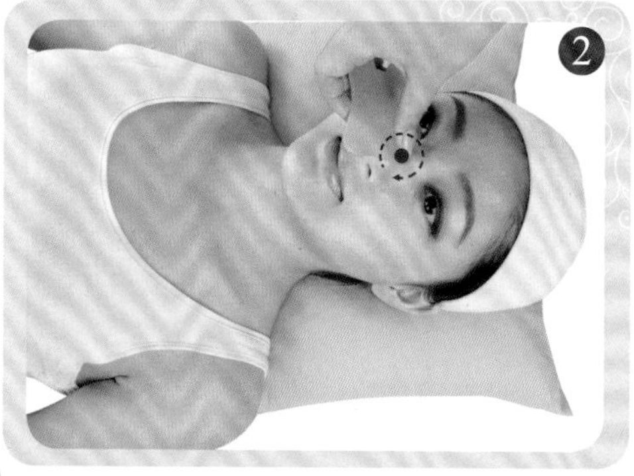

自我刮痧的方法

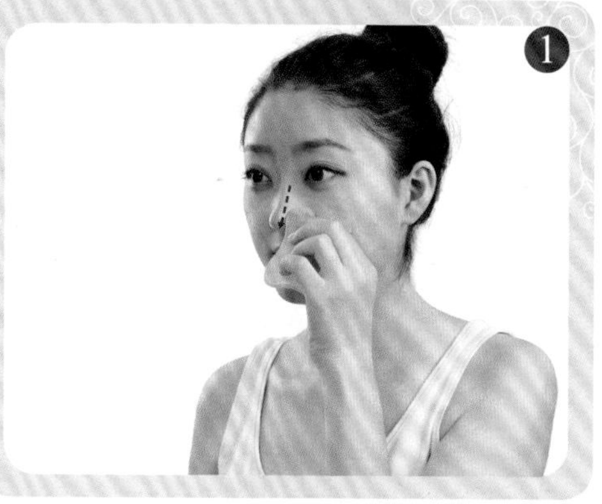

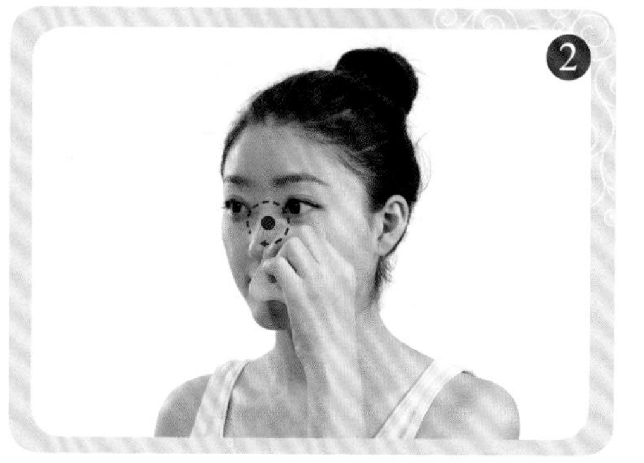

头部、手足部美容刮痧调理，巩固疗法

1. 用厉刮法刮拭头部额中带，额顶带前 1/3 处和中 1/3 处。

2. 用刮痧板以推刮法刮拭手部大鱼际、小鱼际，足部的胃肠区、肝区。

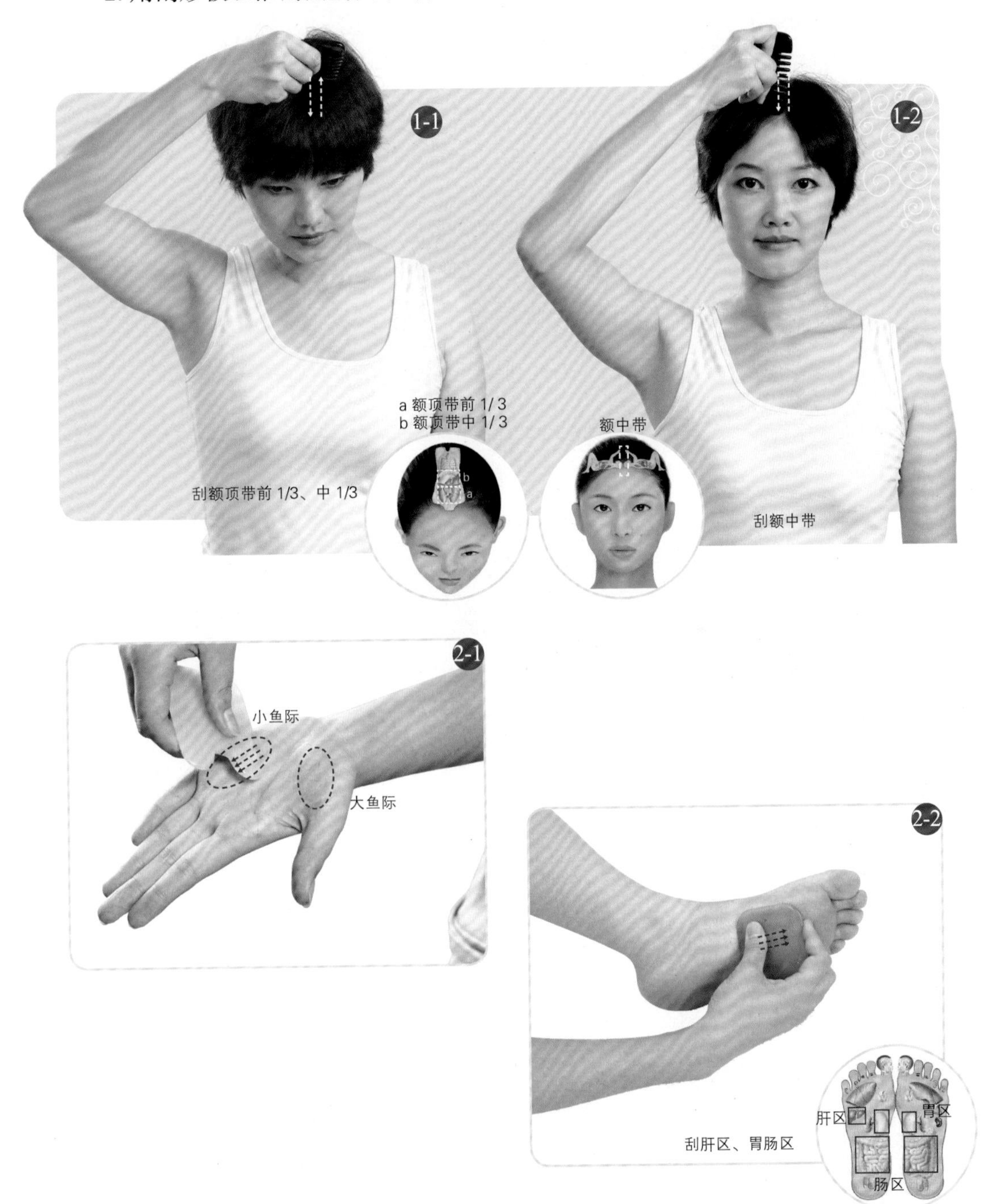

1. 用面刮法刮拭腰背部督脉大椎穴至至阳穴，膀胱经心俞穴、膈俞穴、肝俞穴、胆俞穴、脾俞穴、胃俞穴。

2. 用面刮法从上向下刮拭腹部任脉中脘穴、气海穴至关元穴。

3. 用面刮法从上向下刮拭上肢大肠经曲池穴，平面按揉合谷穴、三焦经支沟穴，用面刮法从上至下刮拭下肢胃经足三里穴至丰隆穴，及脾经血海穴。

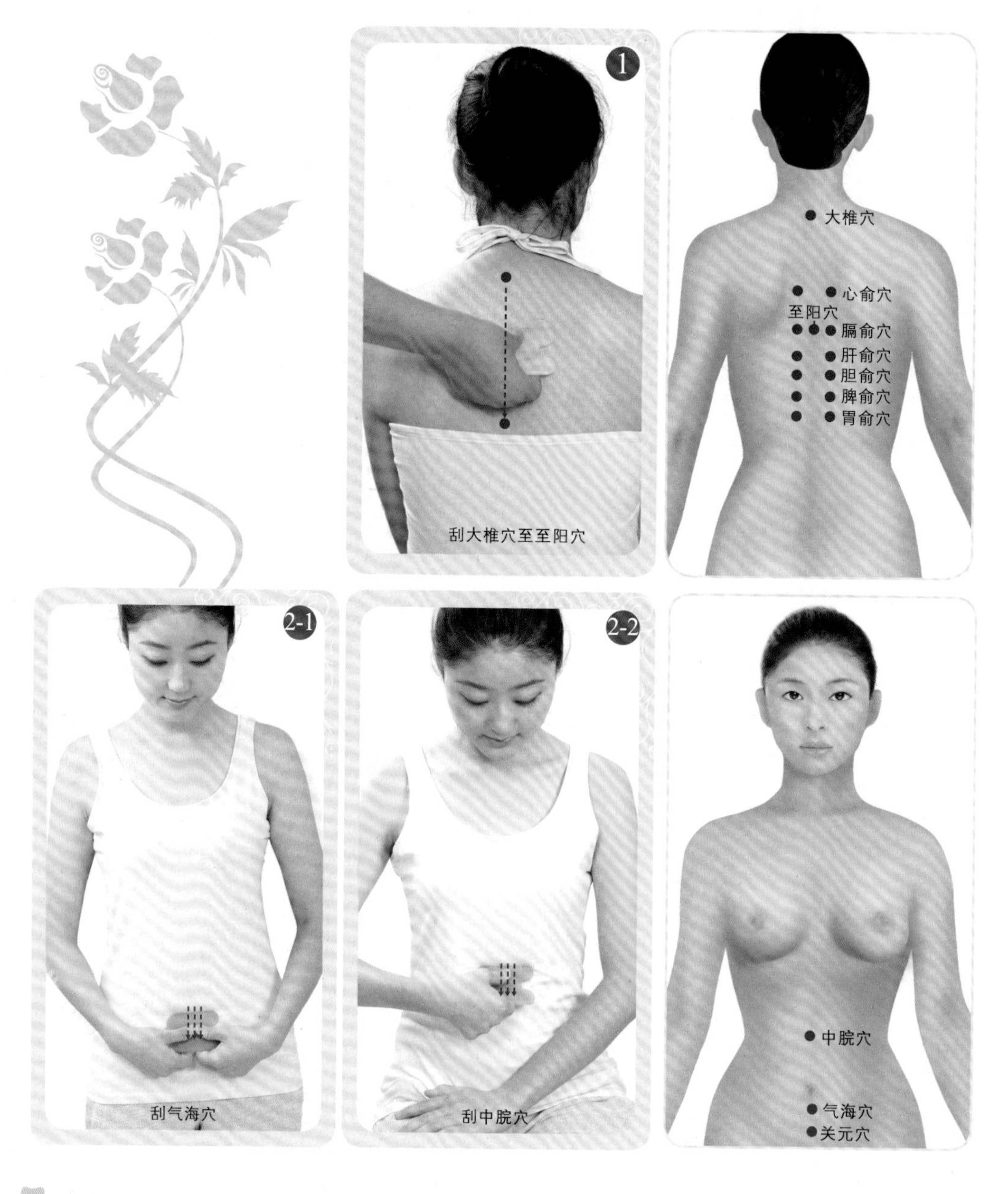

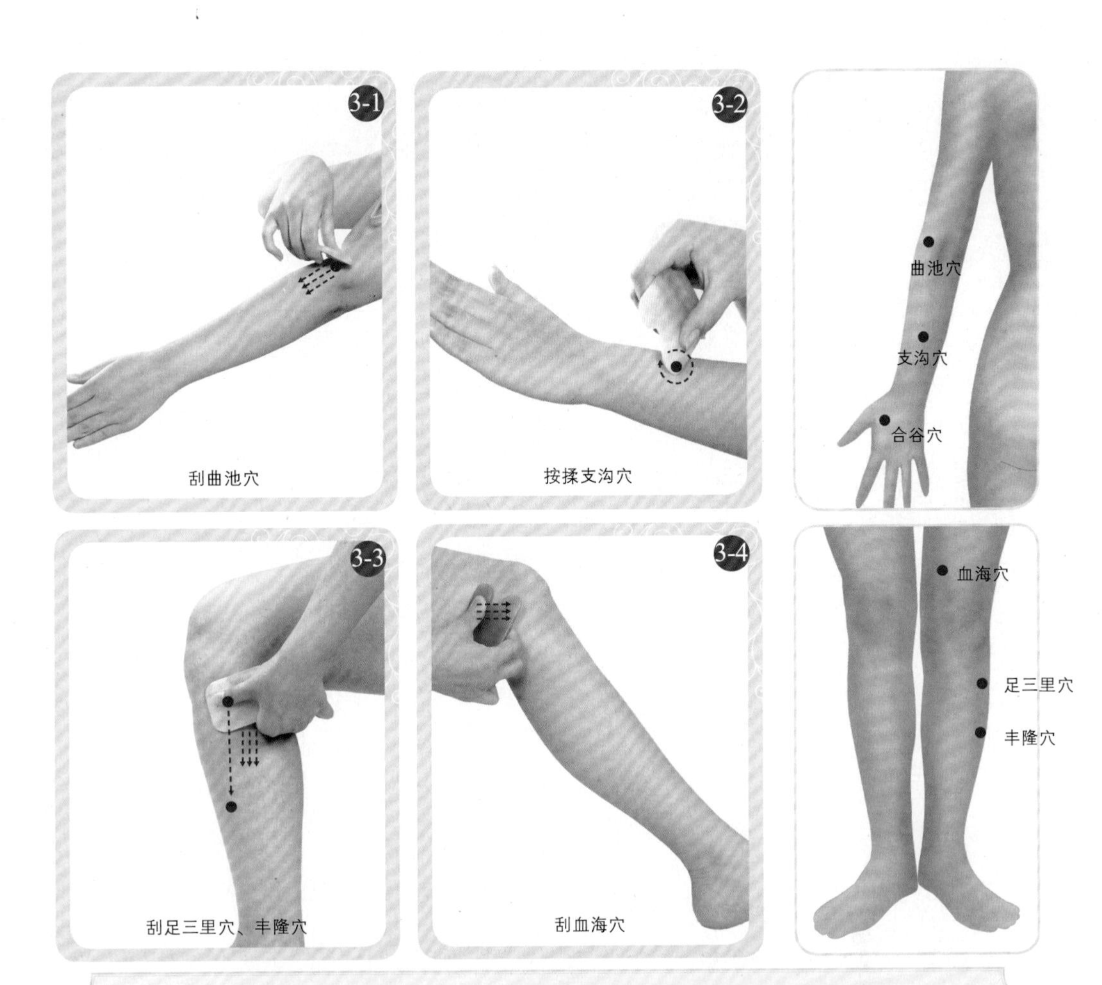

※ 专家提示：宿便影响美容与健康 ※

西晋时期伟大的医学家葛洪指出，“若要长生，腹中长清”，肠道的清洁与健康、寿命密切相关。我们在消化食物的过程中，会产生大量的糟粕，一般24小时内应该排出体外，糟粕在肠中不能及时排出，即成为宿便，若停留日久过度腐败，会持续排放毒素，这些宿便滞留在人体内，轻则使人感到腹部胀满，不思饮食，造成人体营养不良，出现头晕、乏力、失眠、精神不振等症状；重则会恶化为“危险分子”，进入血液，周游全身，危害人体内的组织器官，使人的各个系统发生病变，并引起机能衰退、面色青暗或萎黄、缺少光泽，或面有青筋、生出色斑；身体会散发出体臭、口臭、汗臭、足臭等难闻的气味，使人提前衰老。因此，为了容颜的洁净，身体的健康长寿，保持肠道的清洁、通畅特别重要。

两颧部中央红血丝

健康提示

两颧部出现红血丝可与遗传有关，也可与环境因素有关，常见于高原气候，由于高山缺氧，血液中血红蛋白数量增多，加之强烈的紫外线辐射，气候干燥，角质层受到破坏导致毛细血管扩张性能差，甚至破裂，引起红血丝。除去遗传和环境因素，出现轻度的红血丝多提示为心气虚，心血瘀滞。

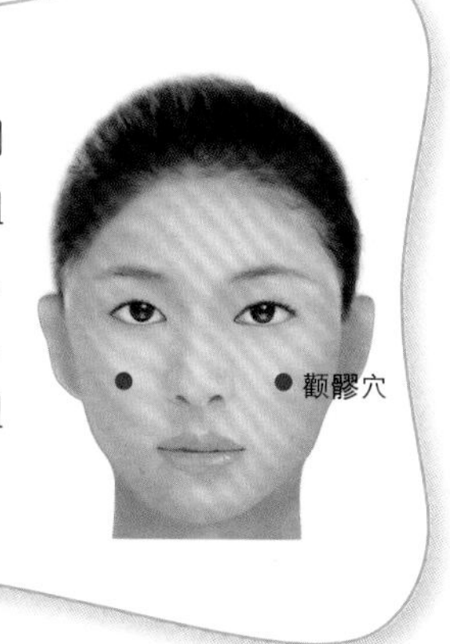

面部美容刮痧调理

1. 先清洁面部，然后找到颧髎穴的准确位置，在面部目外眦直下，颧骨下缘凹陷处。涂敷美容刮痧乳，按照青筋隐退的刮痧手法，用推刮法避开红血丝从下向上刮拭颧髎穴，细心寻找疼痛、沙砾状阳性反应点，根据疼痛的轻重程度刮拭 5 ~ 10 下。

2. 用推刮法或平面按揉法避开红血丝，刮拭颧髎穴下的阳性反应点，刮拭 5 下。

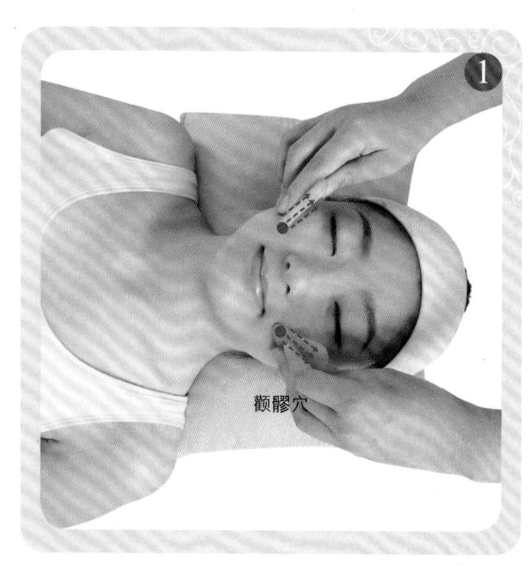

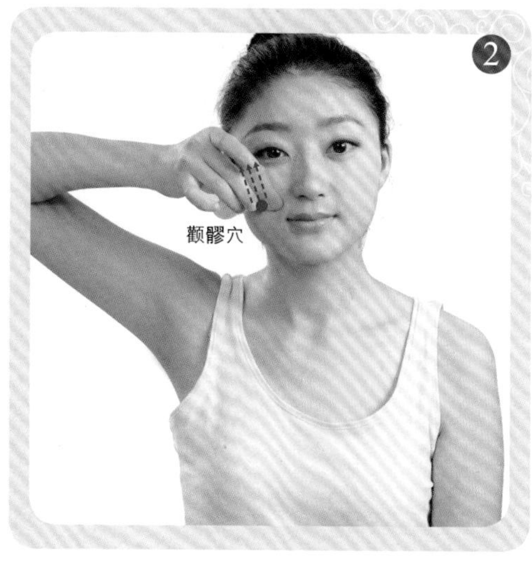

头部、手足部美容刮痧调理，巩固疗效

1. 用厉刮法刮拭头部双侧额旁 1 带、额旁 2 带。

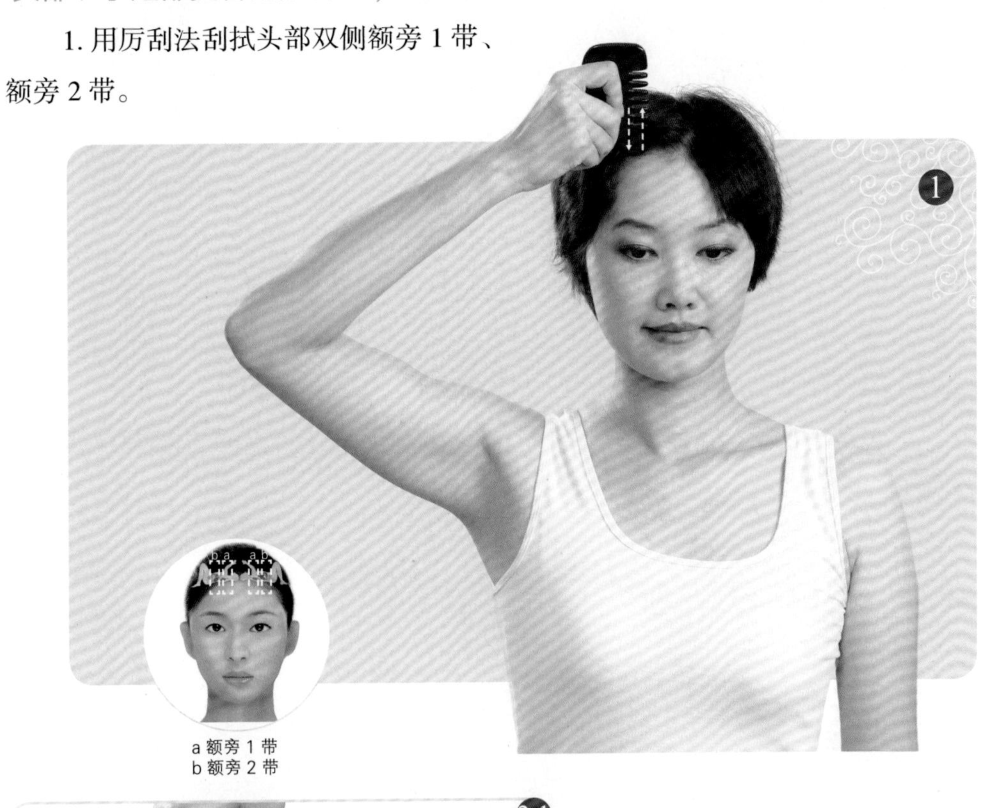

a 额旁 1 带
b 额旁 2 带

小鱼际
大鱼际

2. 用刮痧板以推刮法刮拭手部大鱼际、小鱼际，足部心区、肠区。

刮心区

1. 用面刮法刮拭背部双侧膀胱经心俞穴、神堂穴、膈俞穴、肝俞穴。

2. 用单角刮法从上向下刮拭任脉膻中穴至巨阙穴。

3. 以面刮法从上向下刮拭心经阴郄穴、通里穴，心包经内关穴，小肠经支正穴。用拍打法拍打肘窝尺泽穴、曲泽穴、少海穴。

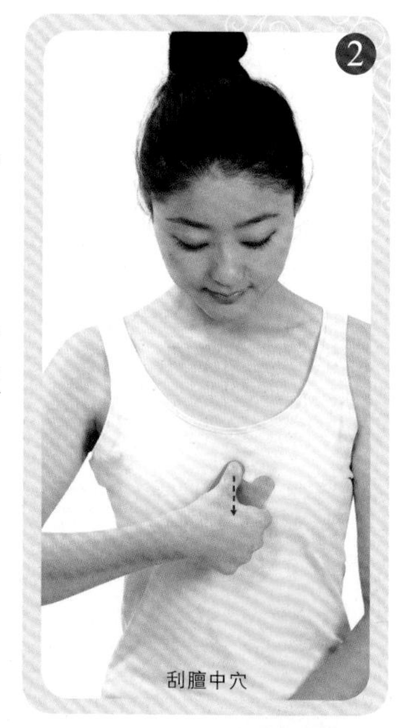

刮膻中穴

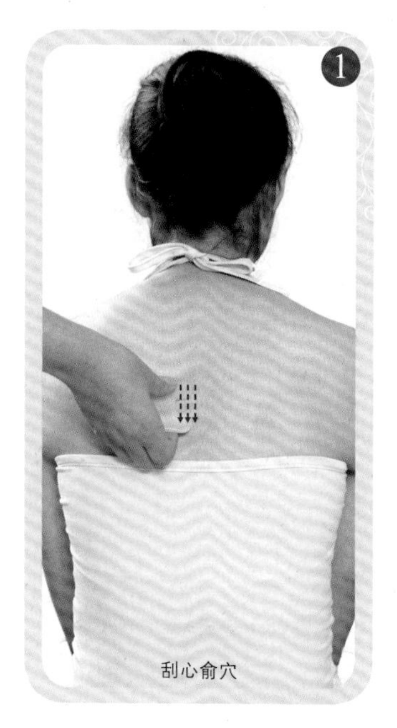

刮心俞穴

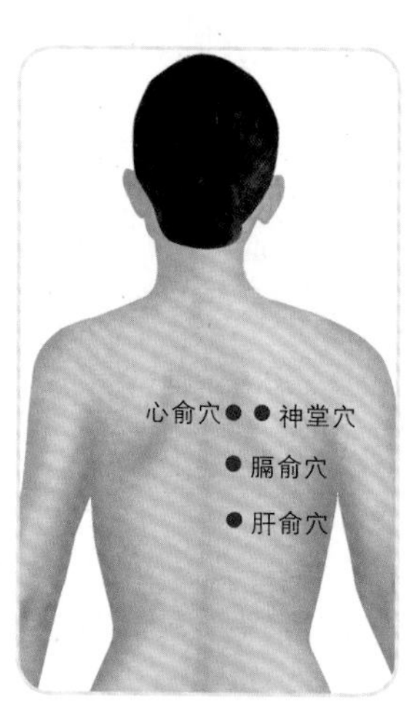

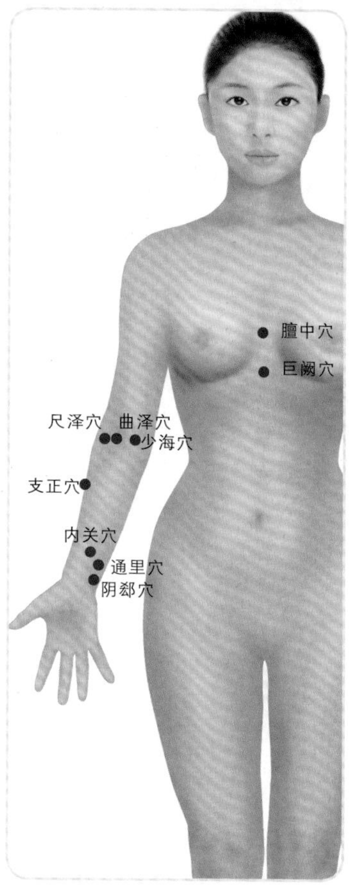

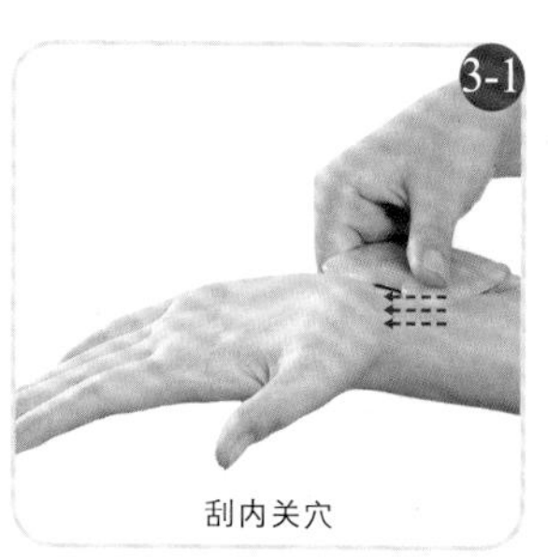

刮内关穴

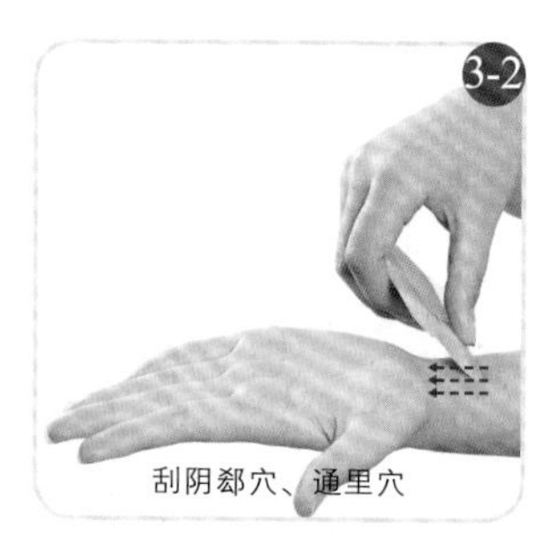

刮阴郄穴、通里穴

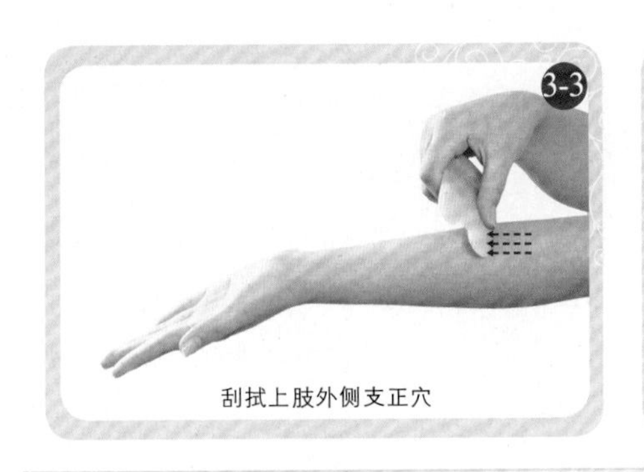

刮拭上肢外侧支正穴

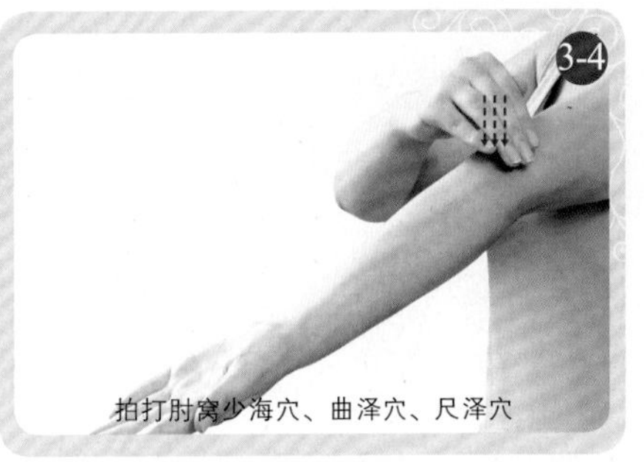

拍打肘窝少海穴、曲泽穴、尺泽穴

※ 专家提示：红血丝的治疗与护理 ※

面部红血丝是因为毛细血管扩张或一部分毛细血管位置较浅引起的现象。红血丝者脸部皮肤较薄，比一般正常肤色要红，有的仅仅是两侧颧部发红，呈圆形边界。

红血丝与身体的血液循环系统有关，可因外环境风吹、日晒、高温刺激、空气干燥伤及颜面经络，导致毛细血管扩张而发病；或内有瘀血阻滞经络，血脉运行不畅，瘀血阻滞肌肤，使血脉扩张；血液循环不好，导致体内的毒素难以排出体外，也会形成红血丝。

无论何种原因出现的红血丝，都与颧髎穴处血液循环不畅、经脉气血瘀阻有关。颧髎穴是小肠经的穴位，此处有面横动、静脉的分支，面神经及眶下神经。中医认为，心和小肠相表里，心气虚，直接影响小肠经气的运行，小肠经气动力不足，因此在颧髎穴这个重要的节点会有气血的瘀滞，皮肤上会表现出红血丝。所以有红血丝者此穴处会有明显的疼痛或者沙砾、结节等阳性反应。经多次刮拭，缓慢疏通瘀结点，可以减轻红血丝，轻微的红血丝可以消失。但是必须配合补益心气，身体相关部位同时进行活血化瘀治疗，才会巩固面部刮痧的效果。

红血丝的皮肤护理也很重要，注意喝水，及时补充水分，皮肤保湿，避免皮肤干燥，最好使用无酒精、无香料、无防腐剂的保湿护肤品，少做去角质层的护理；阳光中的紫外线会让红血丝的状况进一步恶化，所以要适当地遮挡，减少外界的刺激；尽量用温水洗脸，不要用冷热水交替洗脸，那样很容易导致毛孔瞬间张大缩小，毛细血管扩张，加重面部红血丝。

舌下青筋凸起

健康提示

将舌尖向上卷起，能清楚看到舌背有两条粗大的静脉，舌下静脉与人体的冠状动脉相应，这两条静脉若呈现出紫暗或黑色，鼓胀或是蛇状扭曲，提示心脏血液循环不良，应警惕冠心病。

心脑血管疾病、痔疮和一些妇科疾病也会在舌下静脉出现危险的信号。

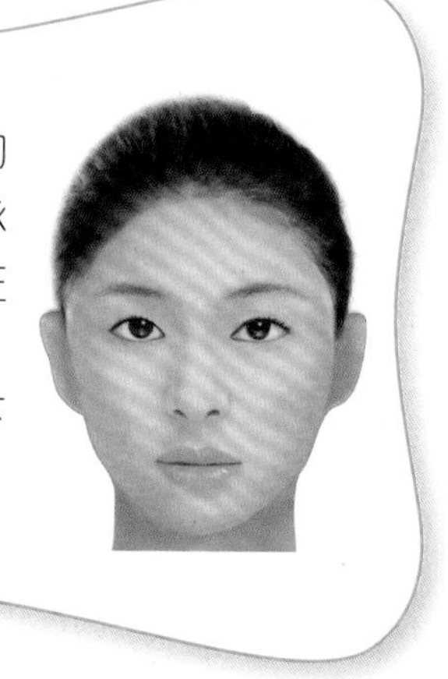

身体美容刮痧调理

1. 用面刮法刮拭心脏脊椎对应区，①先用面刮法重点刮拭背部第 4 ~ 8 胸椎间督脉部位，②再用双角刮法从上向下刮拭同水平段的夹脊穴；③然后用面刮法从上向下刮拭两侧 3 寸宽的范围。重点刮拭背部双侧膀胱经心俞穴、膈俞穴。

2. 用单角刮法从上向下刮拭任脉膻中穴至巨阙穴。

3. 以面刮法从上向下刮拭心经阴郄穴、通里穴，心包经内关穴，小肠经支正穴。用拍打法拍打肘窝尺泽穴、曲泽穴、少海穴。具体方法可参见 274 ~ 275 页。

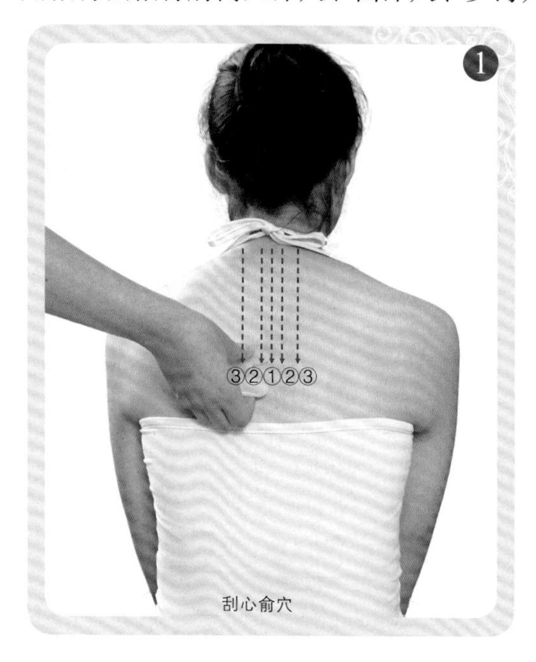

刮心俞穴

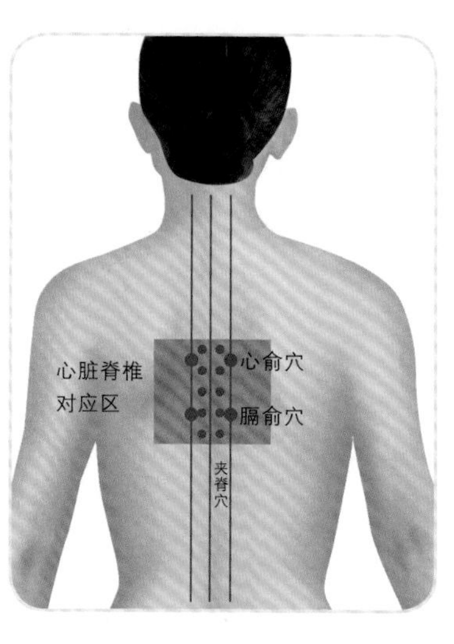

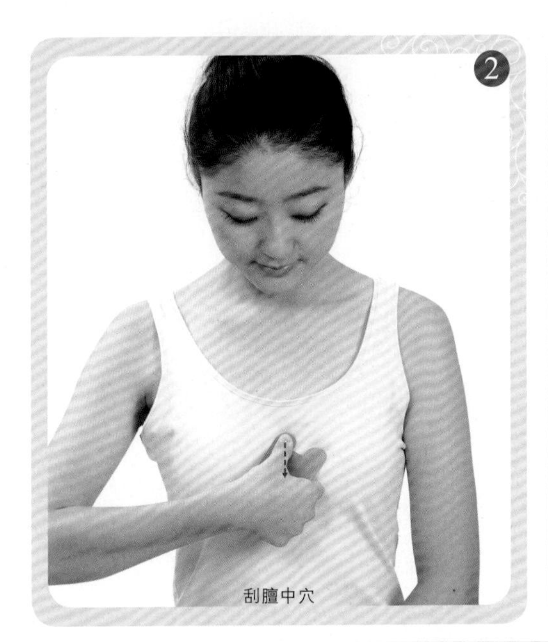

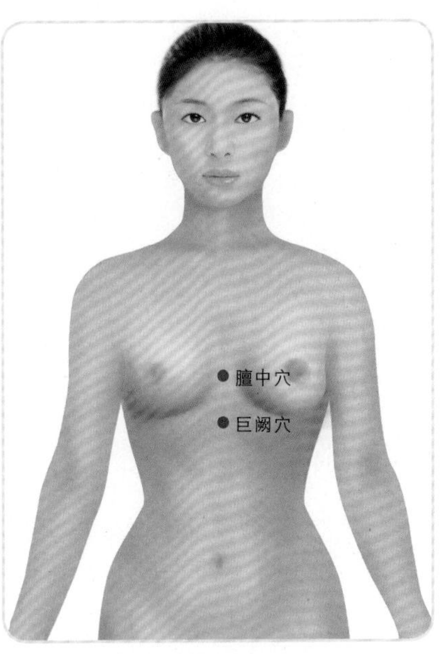

※ 专家提示：观察舌下静脉，了解心血管健康 ※

观察舌下脉络变化是中医舌诊重要的组成部分，由于舌下脉络清晰，没有皮肤覆盖，故容易了解到人体内的血氧饱和度、血液黏稠度、血液充盈度等相关信息，并由此判断身体患病的状况。如有心脑血管疾病，舌下静脉会出现脉络紫暗、怒张、迂曲结节等改变，年龄在 45 岁以上者，可参考以下情况判断。

舌下脉络紫暗：舌下脉络颜色紫暗，警惕动脉硬化，随着紫暗程度的加重，动脉硬化的程度也相应加重。可有眼底动脉硬化，眩晕、头痛、目昏、记忆力减退等。

舌下脉络怒张：舌下脉络颜色紫暗的同时呈现怒张屈曲，警惕高血压、动脉硬化。屈曲较重，突出舌体之外如蚯蚓状，病情较重，常有头痛、眩晕、急躁易怒，要关注血压变化。若舌下脉络紫暗，有结节，小如米粒，大如谷粒者，警惕动脉硬化冠心病。

舌下静脉青筋凸起怒张，切不可小视，应该及时进行相关的检查和定期体检。舌下青筋严重的人，在使用刮痧调理的同时，应用药物综合调理，较重的心脏病患者，在刮拭胸背部的时候需要注意力度，由轻逐渐加重，不可应用拍打法拍打肘窝经穴，避免疼痛刺激诱发心脏病变。

下颌青筋

健康提示

下颌青筋是下肢风湿或者下焦虚寒、血脉瘀滞的征兆，常伴有白带量多、疲乏无力、腰膝酸软，或膝关节疼痛、手足冰凉等症状。

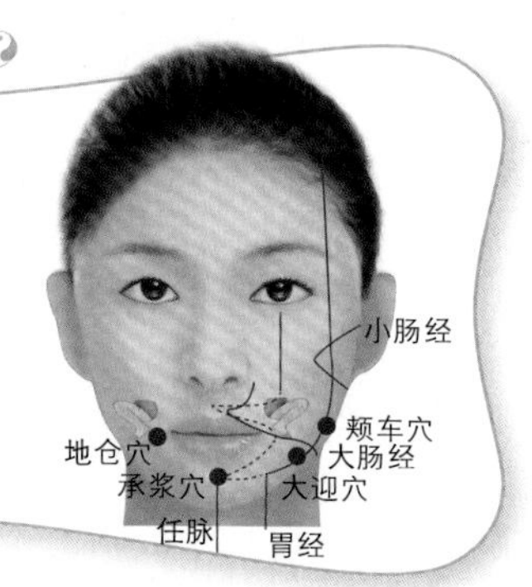

面部美容刮痧调理

1. 清洁面部，涂敷美容刮痧乳，按照青筋隐退的刮痧手法，用推刮法刮拭下颌承浆穴，从内向外上方刮拭口角地仓穴、大迎穴、下肢区、颊车穴，重点刮拭青筋上下左右的部位，每个部位刮拭 5 下，寻找有无沙砾、结节、疼痛等阳性反应。用推刮法或揉刮法重点刮拭下颌、下肢区及青筋附近部位下的阳性反应处 10 下。

2. 用美容刮痧板的凹槽以推刮法刮拭下颌任脉，并向两侧刮拭胃经、大肠经、小肠经部位，每个部位刮拭 10 下。用面刮法从上向下刮拭前颈部中间和两侧。

为他人刮痧的方法

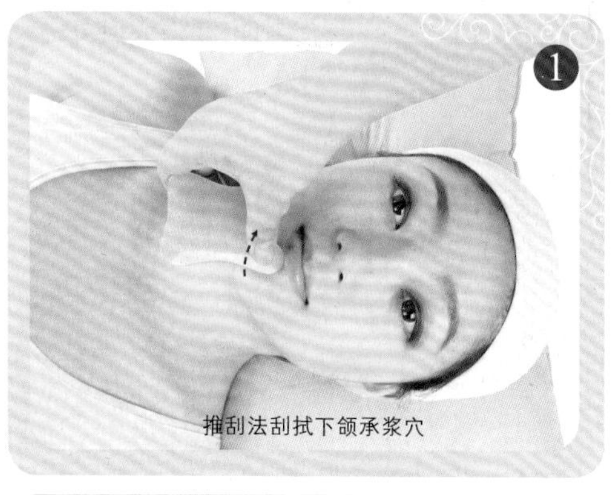

推刮法刮拭下颌承浆穴

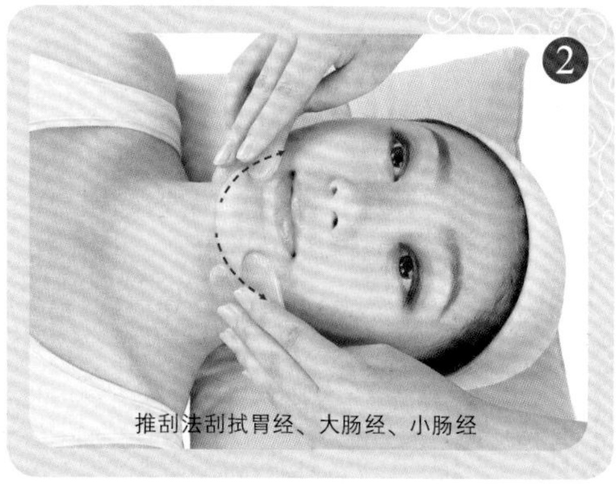

推刮法刮拭胃经、大肠经、小肠经

自我刮痧的方法

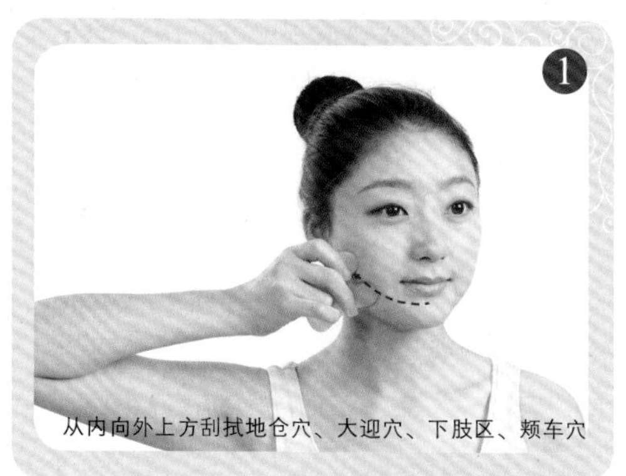

从内向外上方刮拭地仓穴、大迎穴、下肢区、颊车穴

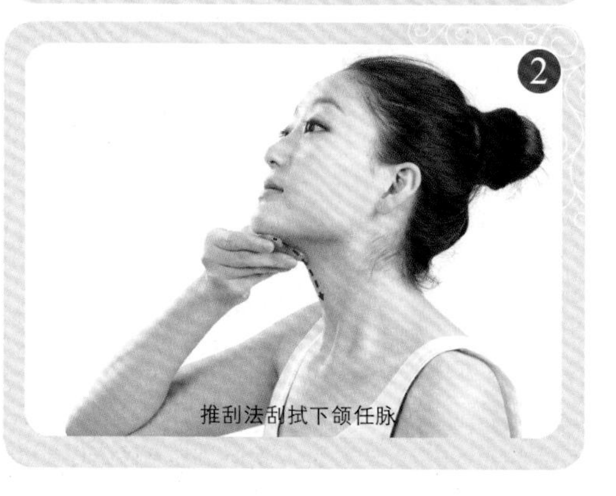

推刮法刮拭下颌任脉

头部、手足部美容刮痧调理，巩固疗效

1. 用厉刮法刮拭头部额顶带中、后 1/3，顶颞前、后斜带上 1/3。

2. 用推刮法刮拭手部肾区、子宫区。足跟部以及足跟内外侧生殖腺区。

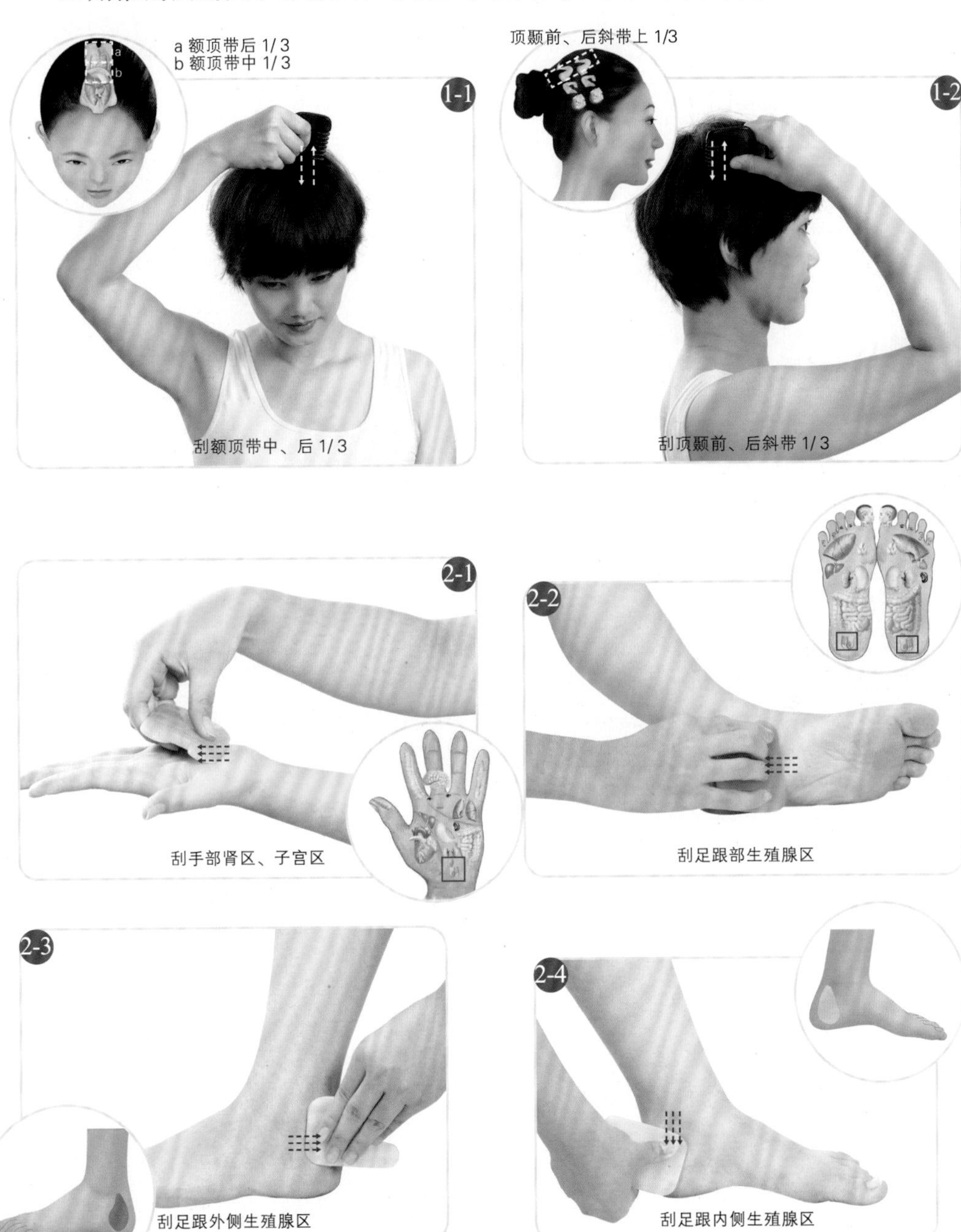

1. 用面刮法从上向下刮拭背部督脉命门穴，膀胱经肾俞穴、志室穴、八髎穴。

2. 用面刮法从上向下刮拭小腹部子宫卵巢体表投影区，重点刮拭任脉气海穴至关元穴。

3. 用拍打法拍打下肢膀胱经委中穴、委阳穴和阴谷穴。用面刮法从上向下刮拭胆经膝阳关穴、阳陵泉穴，胃经足三里穴。

4. 伴有腰膝酸软、手足冷者，做腰部肾俞穴、志室穴，小腹部关元穴艾灸温补肾阳。

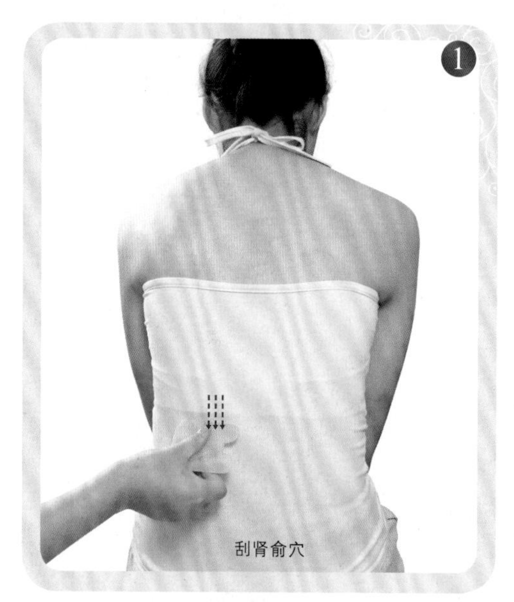

刮肾俞穴

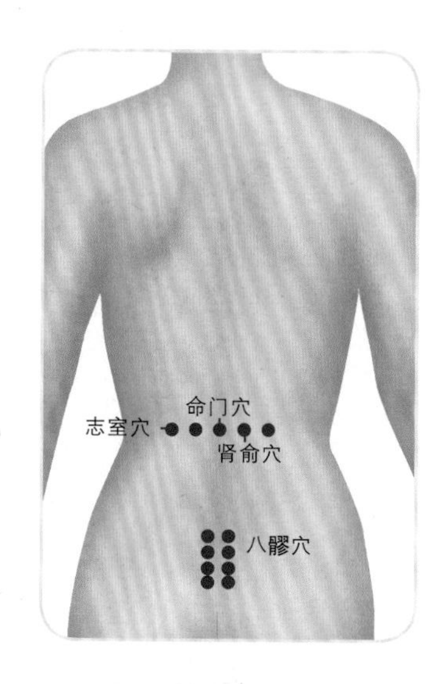

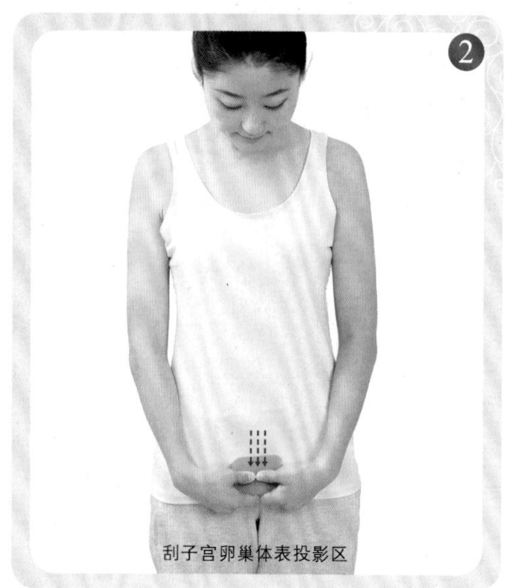

刮子宫卵巢体表投影区

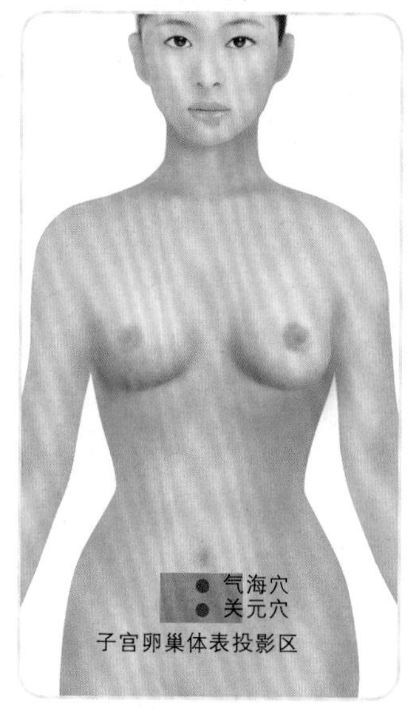

子宫卵巢体表投影区

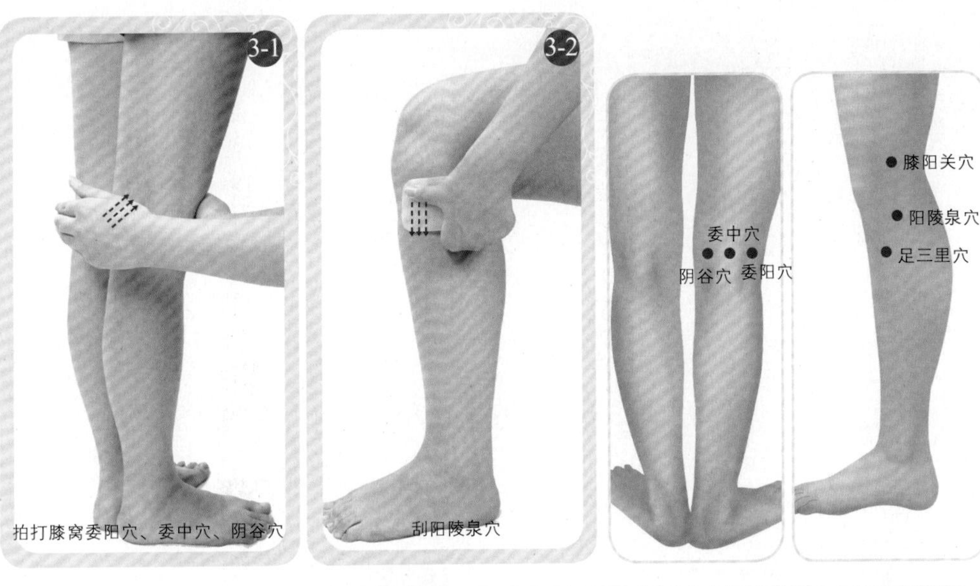

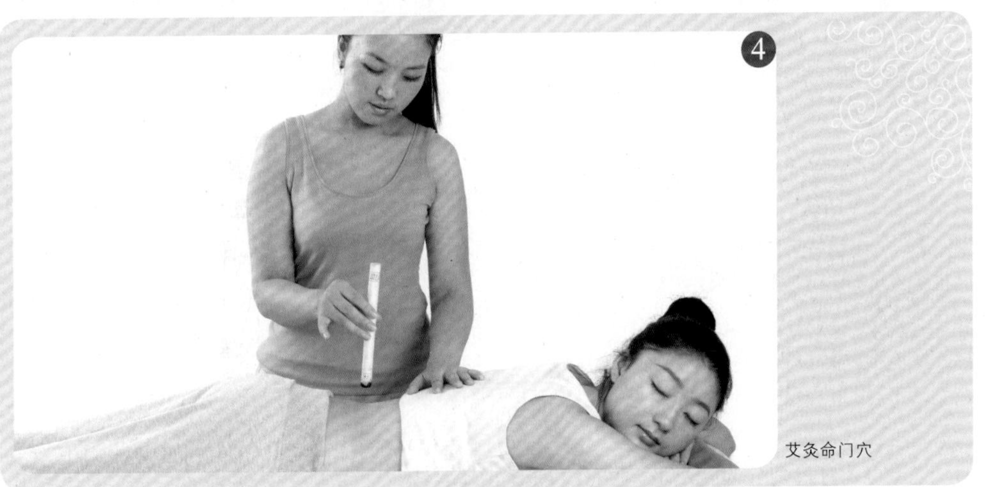

※ 专家提示：温暖下焦，改善下颌青筋 ※

下颌青筋者，多有下焦虚寒，关节冷痛，可以在家里用艾灸法灸关元穴、足三里穴、三阴交穴 3 个穴道，温补肾阳、温通血脉、补虚益损、壮元气。灸关元穴可每 2 天灸 1 次，每月灸 10 次左右。用艾条灸足三里穴和三阴交穴可以 1 个星期灸 1 次，1 次 15 分钟左右。特别是有上述问题的女性，可以多灸三阴交穴这个穴位，对腰膝发酸无力、经血不调有良好的效果。

食疗与护肤

◇食疗小偏方

饮食上注意不要过量嗜好辣味。

少吃对皮肤有刺激性的食物，不饮酒，因为酒精会导致皮肤加倍干燥，非常不适合本身就敏感的皮肤。

多吃富含 B 族维生素的食物，如燕麦等。

◇食疗方

菊花茶

菊花茶所用的菊花应为甘菊，其味不苦，尤以苏杭一带所生的大白菊或小白菊为最佳，每次用 3 克左右泡茶饮用，每日 3 次。也可用菊花加金银花、甘草同煎代茶饮用，有平肝明目、清热解毒之效，可以降低血压，缓解压力，有助于减轻血管的压力，减少红血丝。

菊花粥

菊花 15 克，粳米 100 克。先将菊花磨成细末，备用。粳米淘净放入锅内，加清水适量，用大火烧沸后，转用小火煮至半成熟，再加菊花细末，继续用小火煮至米烂成粥。每日 2 次，早晚食用。可减少红血丝。

海带玉米须汤

海带、玉米须。海带 30 克洗净后，切成细丝，玉米须略冲后，与海带丝一同放入砂锅中，加适量水，一起煮成汤，每天早晚分食。海带和玉米须配合食用，可降低血管压力，改善红血丝。

海带绿豆汤

海带 150 克，浸泡、洗净、切碎；绿豆 150 克洗净，共入锅内煮至烂熟，用红糖调服，每日 2 次。绿豆清热解毒，海带降低血管压力，共同煮食可明显改善颜面涨红和红血丝。

鲜芹菜汁

芹菜 200 克洗净，用沸水烫 2 分钟，切碎用纱布绞汁，加砂糖调服，每日 2 次。

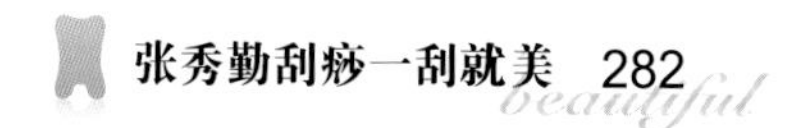

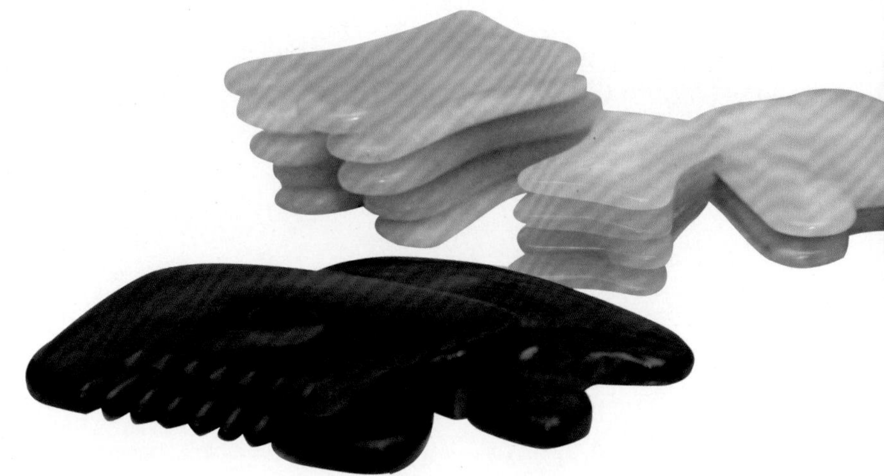

芹菜，能降血压，平肝、镇静、解痉、止胃吐、利尿等，对眩晕头痛病、颜面潮红、青筋暴起有明显的改善效果。

家庭护肤

有青筋或者红血丝的皮肤大都比较薄，这种皮肤不适合频繁进行去角质的清洁。

注意不能用磨砂膏之类粗糙的去角质的产品，如果皮肤薄得能看到红血丝的话，不如暂时不要做任何去角质的步骤。

经常用无名指和中指轻轻按摩红血丝的部位，能够有效促进血液的流动，有助于增强毛细血管弹性。

避免忽然的冷热交替，这会加重皮肤的红血丝。

◇ 自制面膜

芦荟蛋清面膜

芦荟叶子 1 片，鸡蛋清、蜂蜜少许。将芦荟果肉与鸡蛋清、蜂蜜混合在一起，敷于红血丝部位 10 分钟后用温水清洗。芦荟有保湿、消炎、祛斑、防晒以及促进伤口愈合等功效，用这款面膜能抑制红血丝生成。

玫瑰花维生素 E 面膜

将玫瑰花瓣放入锅内，倒进纯净水或矿泉水，大火煮 1 小时后取汁；将维生素 E 胶囊破开取油，加入玫瑰汁中；用小棉棒涂于红血丝处。维生素 E 能充分温润秋冬季节干燥泛红的肌肤，玫瑰也有收敛、镇静、褪红的作用。

第八节

刮痧美唇、润唇

认识口唇

中医认为，“脾开窍于口，其华在唇”，脾胃为气血生化之源，脾胃的健康可以从口唇反映出来：脾脏化生气血功能正常，口唇应为明亮润泽的淡红色，明亮代表脾胃之气充足，润泽代表精血津液充足。口周有四条经脉循行。大肠经回绕上唇，交叉于人中，左脉向右，右脉向左，分布于鼻孔两侧，与足阳明胃经相接，故上唇及上唇处皮肤属大肠。胃经起于鼻翼两侧迎香穴，进入上齿龈内回出地仓穴，环绕口唇。向下交汇于颏唇沟承浆穴处，行至大迎穴，故下唇及下唇处皮肤属胃。上唇过薄，大肠功能较弱，上下唇均衡一致较好。上下唇正中还分别与督脉、任脉相连，反映人体阴阳二气的盛衰。

健康的口唇应该是淡红色、有光泽、圆润饱满、不干燥，无溃疡、开裂、疱疹。口唇的色泽会因年龄、体质、遗传、营养、生活习惯（吸烟）、脏腑气血病变等因素有所差别。口唇不但透露脏腑的健康，还可以透露年龄的秘密，看出衰老的进程，唇色，包括口唇周围皮肤的颜色均反映当前脏腑气血的健康状况。体内环境的寒热虚实，津液的润燥都可以从口唇色泽反映出来：口唇红绛、干裂主内热，津亏血浓；口唇淡红、淡白主体寒；口唇淡白，或青紫，主体内虚寒。

美唇、润唇刮拭手法要点

★ 面部美唇、润唇刮痧法主要是刮拭上下唇处的皮肤和外露的唇红黏膜组织。分别从中部向口角处刮拭。刮拭上下口唇皮肤时，刮痧板平面应全部贴附在皮肤之上，0 角度。刮拭外露的唇红黏膜时刮痧板应完全贴附在唇红黏膜上，刮拭的范围不可超过平日涂唇膏的范围。皮肤与唇红黏膜相接的唇纹部位是刮拭的重点部位。

★ 一定先在刮拭部位涂美容刮痧乳，刮痧结束立即用湿纸巾擦净或用清水洗净刮痧乳。

★ 用推刮法和平面按揉法刮拭，按压力应渗透至口唇皮肤之下，肌肉之中的软组织间。

★ 刮拭速度缓慢，控制在平静呼吸时一呼一吸 2 ~ 3 下。

★ 顺应口唇肌肉的方向从中间分别向两侧刮拭，刮拭上唇至口角处时，按压力适当减轻，刮拭下唇至口角处，按压力适当增大，做向外上方提升的刮拭。

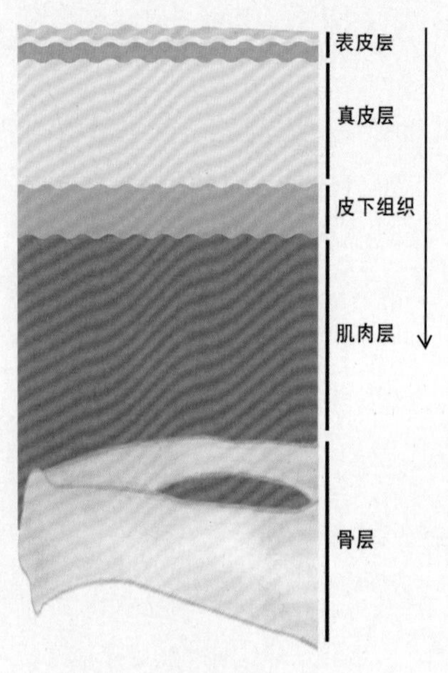

按压力渗透到皮肤之下，肌肉之中的软组织间

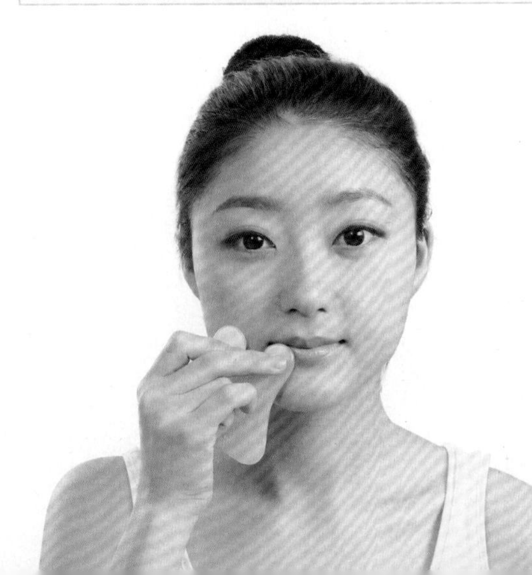

上唇颜色苍白、泛青

健康提示

上唇颜色苍白、泛青是脾虚寒、大肠和下焦虚寒的征兆，常会有畏寒喜暖、腹胀、腹痛、便秘或者腹泻的症状，女性可见痛经、经期后延、经色紫暗、量少，白带清稀量多的症状。唇色苍白还应警惕贫血。

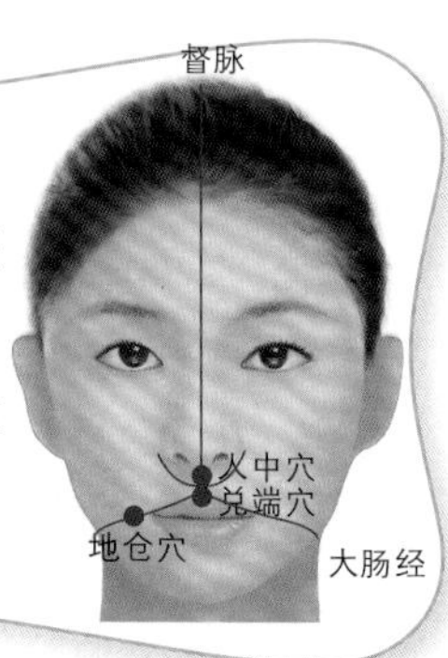

面部美容刮痧调理

1. 清洁面部皮肤、口唇，涂刮痧乳后，按美唇、润唇刮痧手法，先刮拭上唇皮肤，用推刮法刮拭上唇人中穴至兑端穴，从人中穴、兑端穴向外侧推刮至口角地仓穴，从下向外上方推刮地仓穴，各刮拭 5 下。再用平面按揉法按揉各穴 5 下。

2. 刮拭上唇唇红部位，将刮痧板平放在唇纹处，用推刮法从上唇中部尖端兑端穴沿上唇纹向外侧刮至口角处，刮拭 5 下。用向外上方提升的力度平面按揉地仓穴 5 下。

为他人刮痧的方法

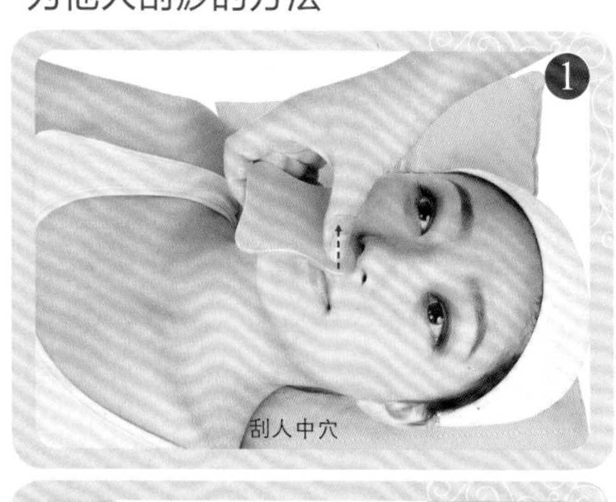
①刮人中穴

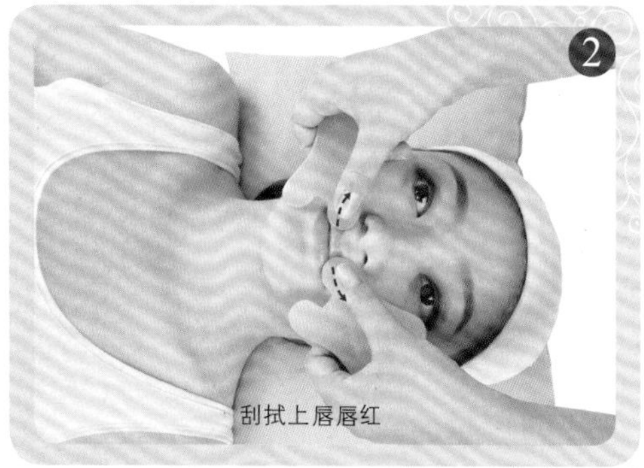
②刮拭上唇唇红

自我刮痧的方法

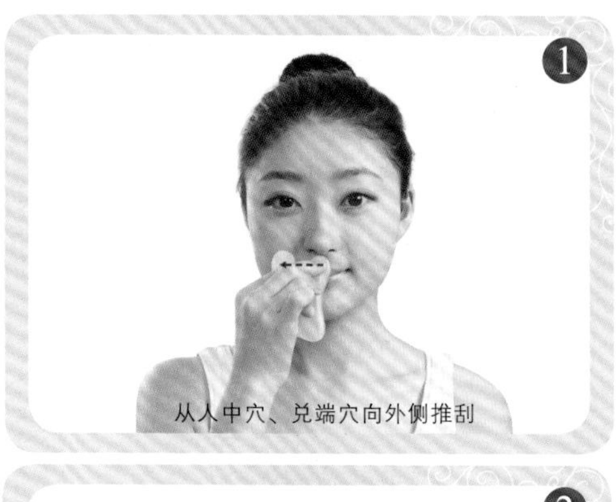
①从人中穴、兑端穴向外侧推刮

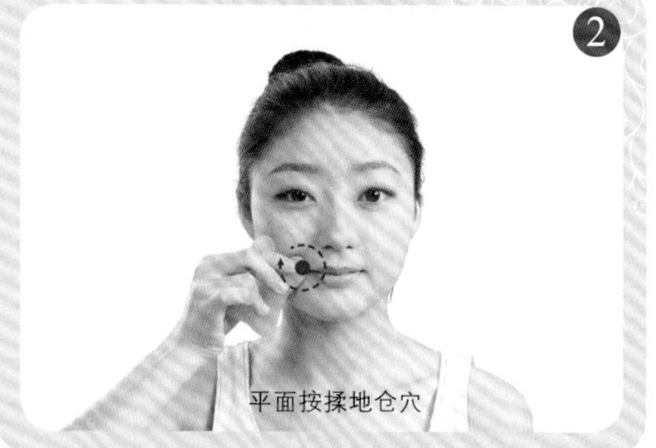
②平面按揉地仓穴

头部、手足部美容刮痧调理，巩固疗效

1. 用厉刮法刮拭双侧头部额旁 2 带，额旁 3 带，额顶带中 1/3、后 1/3 处。

2. 用推刮法刮拭手部大鱼际、小鱼际，刮拭足跟部以及足跟内外侧生殖腺区。

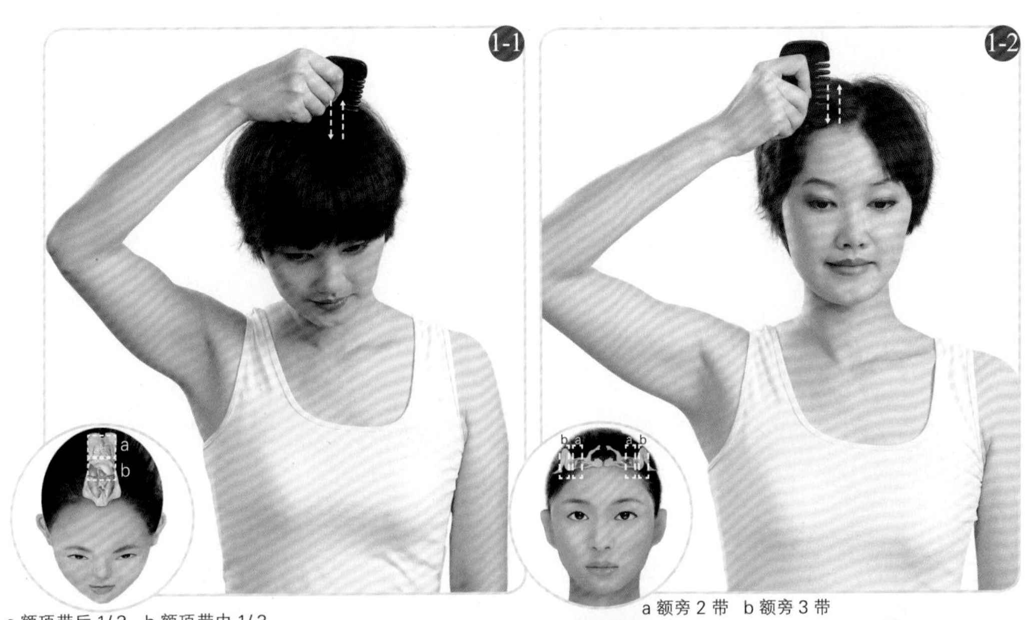

a 额顶带后 1/3　b 额顶带中 1/3

a 额旁 2 带　b 额旁 3 带

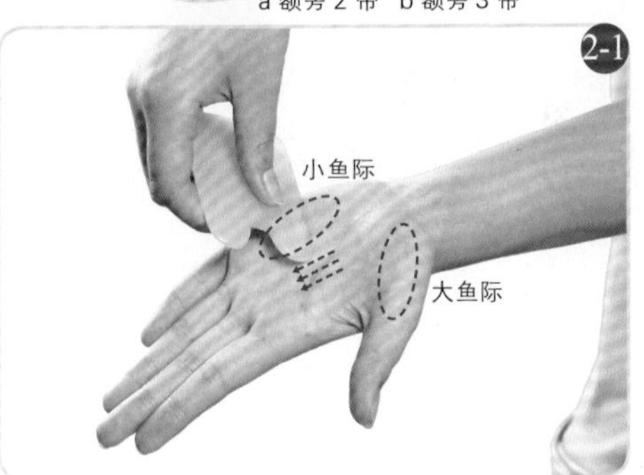

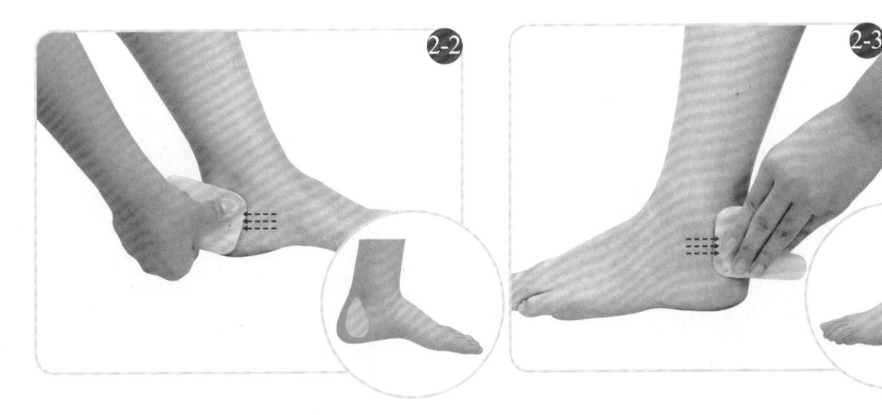

1. 刮拭督脉命门穴，膀胱经肾俞穴、志室穴、大肠俞穴、膀胱俞穴、八髎穴。

2. 用面刮法从上向下刮拭腹部大肠体表投影区，子宫卵巢体表投影区，重点刮拭任脉气海穴至关元穴。与下颌青筋刮拭方法相同，具体方法可参见第 280 页。

3. 用面刮法从上向下刮拭下肢胃经足三里穴，脾经公孙穴、三阴交穴。

4. 艾灸关元穴、足三里穴、三阴交穴。

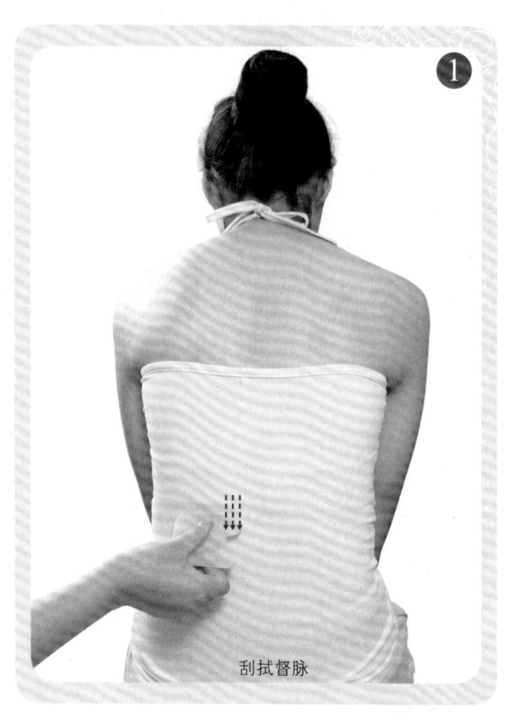

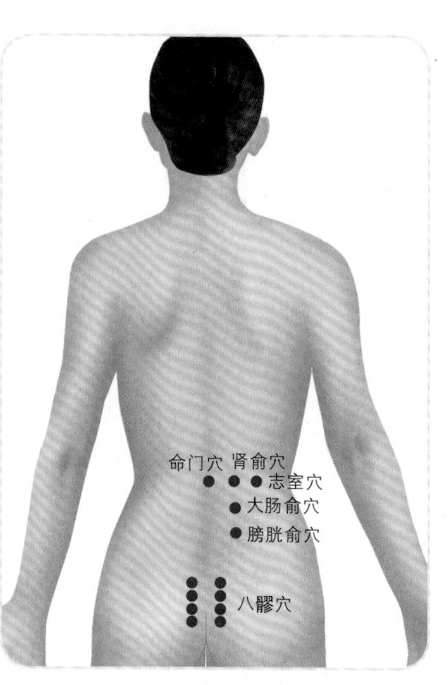

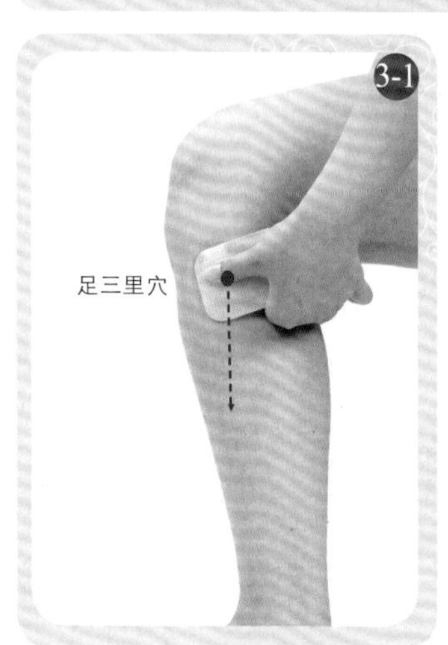

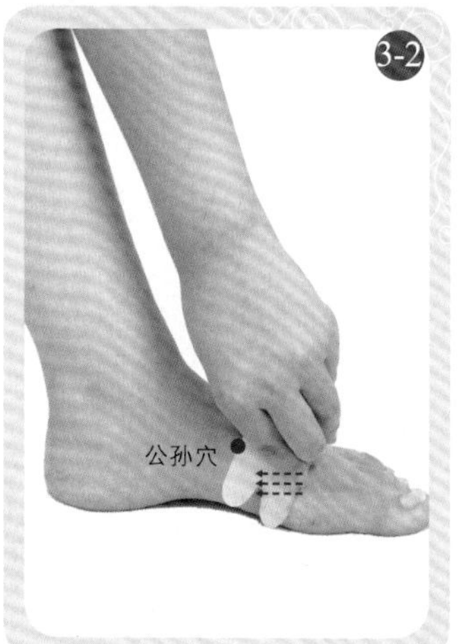

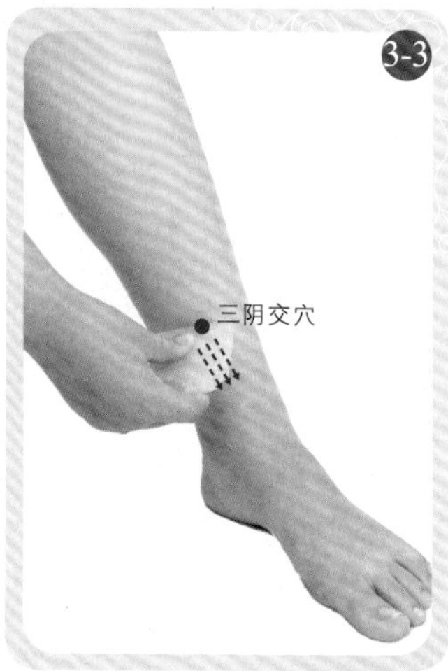

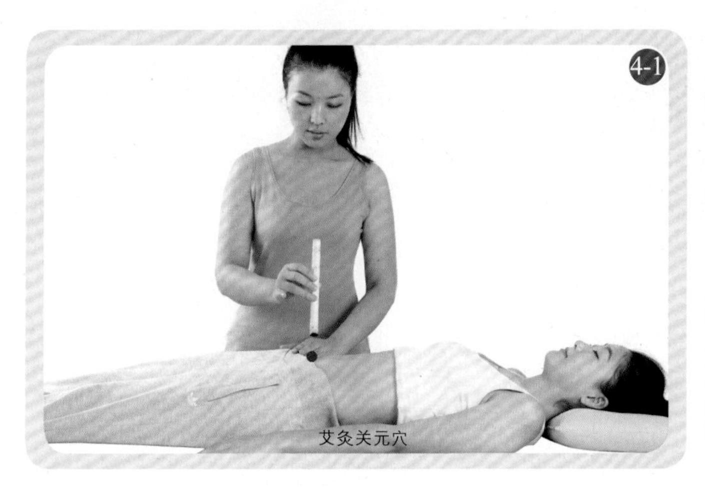

艾灸关元穴

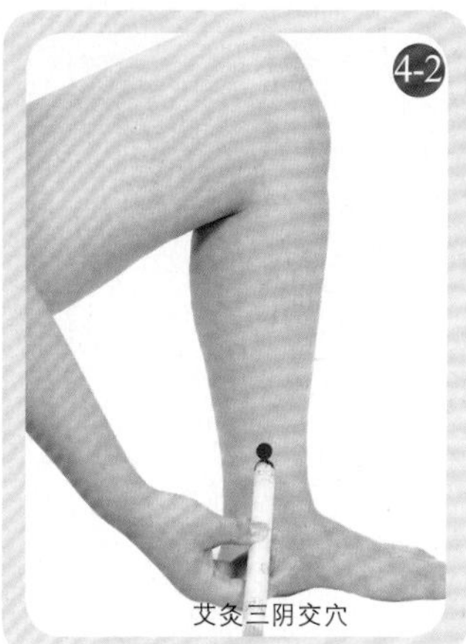

艾灸三阴交穴

※ 专家提示：口唇是观察微循环的最佳窗口 ※

人体血液流经动脉末梢端，再流到微血管，然后汇合流入小静脉的起始端，这种在细动脉和细静脉之间的微血管里的血液循环称为微循环。微循环的基本功能就是供给细胞血、能量和营养物质，同时带走对人体有害的乳酸、二氧化碳等代谢废物，保持良好的内循环和生命活动。微循环还起着“第二心脏”的作用，因为机体仅靠心脏的收缩力是不可能将心脏内的血液送到组织细胞的，必须有微血管进行调节，才能将血液灌注到细胞内。

微循环的好与差直接关系生命的质量。而口唇是观察微循环的最佳窗口，因为口唇是皮肤与口腔黏膜的移行区，它与皮肤组织不同，特点是没有汗腺、皮脂腺分泌和汗毛，干扰少，透明度比皮肤好，口唇的毛细血管相当丰富，加上口唇黏膜很薄，更可以清楚地反映血液的状况，包括气血的变化、含氧量高低、血液的质量，观察口唇色泽变化可以及时发现体内环境的轻微变化。

口唇组织因为没有皮脂腺分泌，所以很容易干燥。不要用舌舔嘴唇，这样会使干燥加重，口唇干燥者要常喝水，增加津液。

下唇色苍白

健康提示

下唇色苍白是胃气虚寒、食欲不振、胃中冷痛的征兆，常伴有气虚、乏力、倦怠、食少、便溏的症状。严重的下唇苍白多与贫血或各种原因引起的大量失血有关，应去医院查明原因，及时治疗。

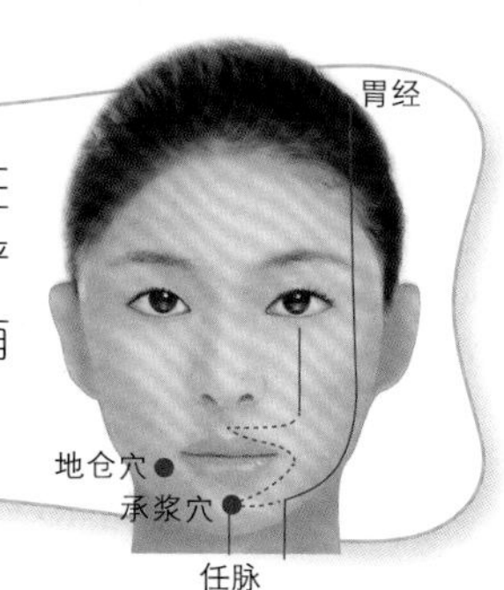

面部美容刮痧调理

1. 清洁面部皮肤、口唇，涂刮痧乳后，按美唇、润唇刮痧手法，先刮拭下唇皮肤，用推刮法从下颌承浆穴向外侧推刮至口角地仓穴，从下向外上方推刮地仓穴，各刮拭 5 下。再用平面按揉法按揉各穴 5 下。

2. 刮拭下唇唇红部位，将刮痧板平放在唇纹处，用推刮法从口唇中间向外刮至口角处，刮拭 5 下。用向外上方提升的力度平面按揉地仓穴 5 下。

为他人刮痧的方法

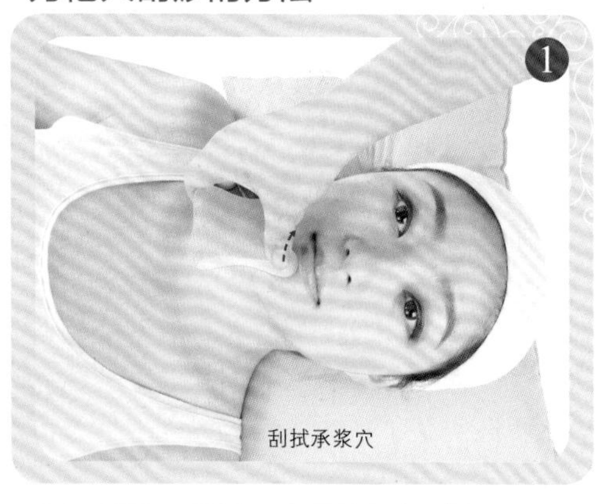

刮拭承浆穴

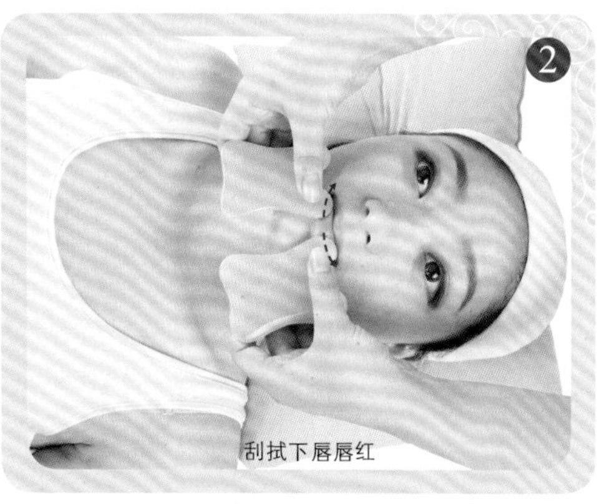

刮拭下唇唇红

自我刮痧的方法

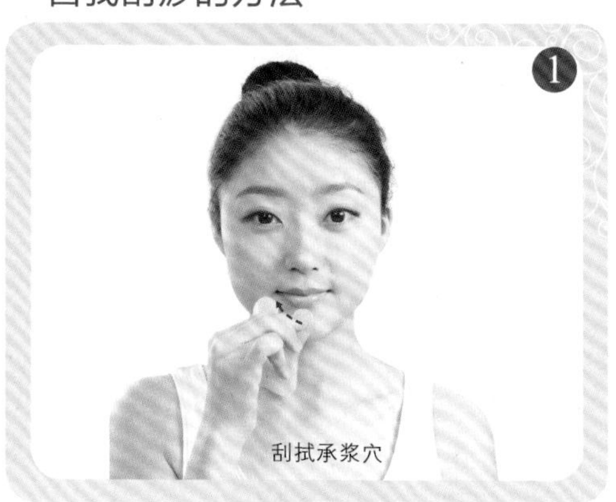

刮拭承浆穴

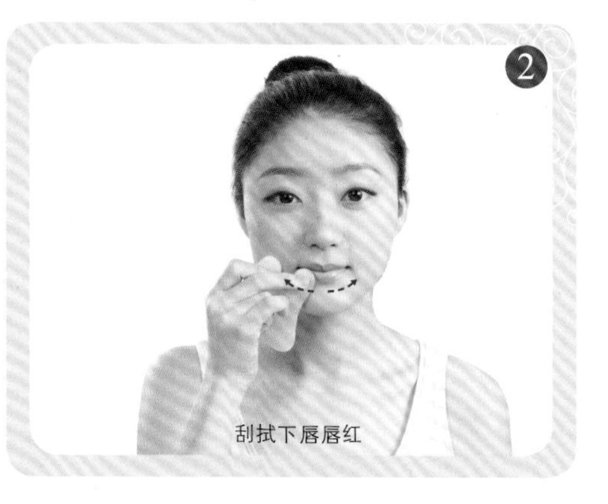

刮拭下唇唇红

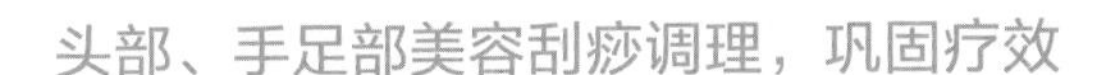

头部、手足部美容刮痧调理，巩固疗效

1. 用厉刮法刮拭头部双侧额旁 2 带。

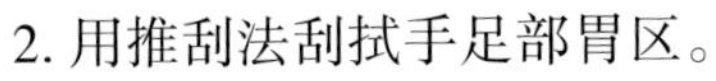

2. 用推刮法刮拭手足部胃区。

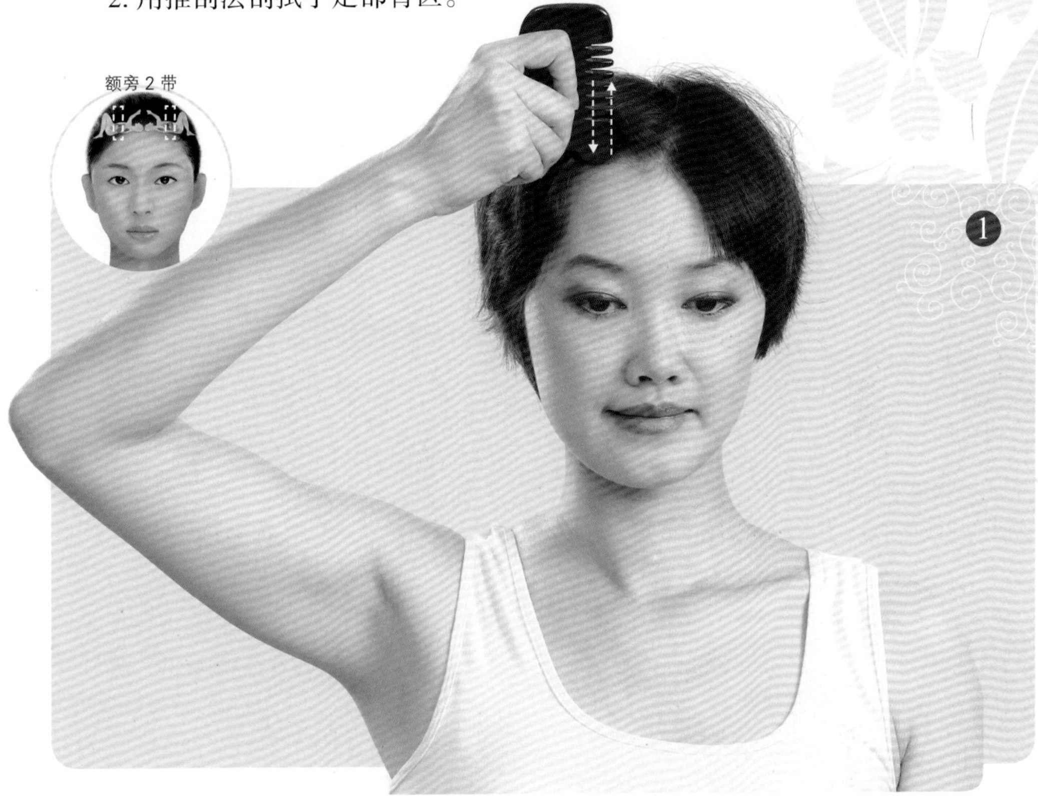

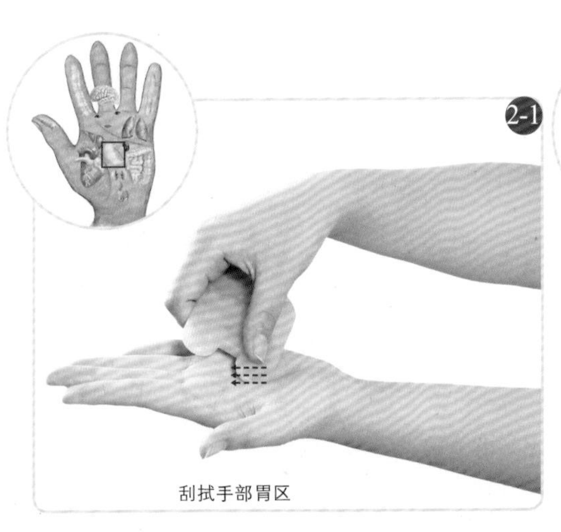

刮拭手部胃区

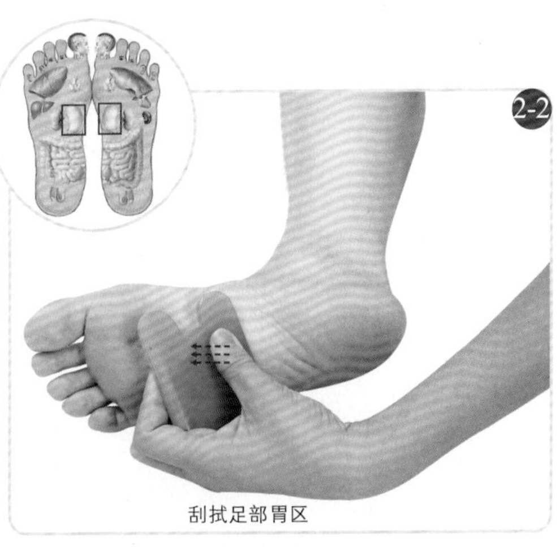

刮拭足部胃区

1. 用面刮法从上向下刮拭脾俞穴、胃俞穴。

2. 用面刮法从上向下刮拭下肢足三里穴、阴陵泉穴。

3. 腹部发凉、怕冷者可加艾灸中脘穴、关元穴，肾俞穴。

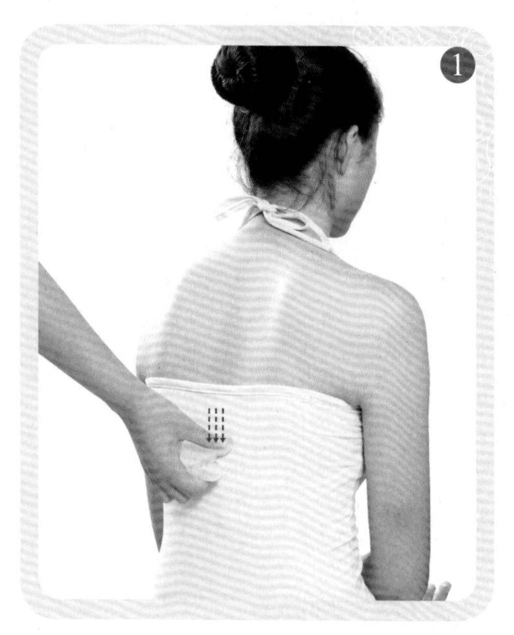

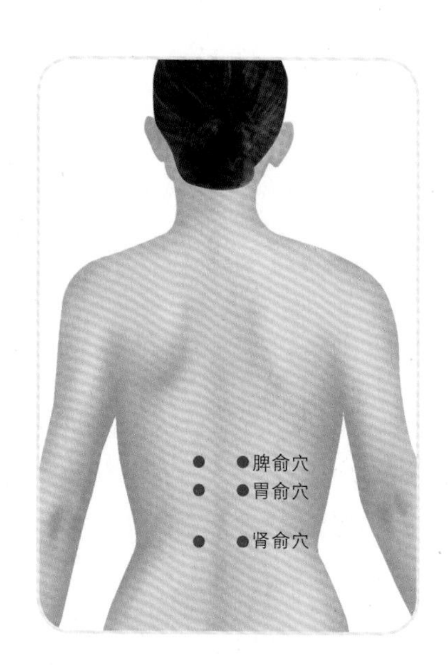

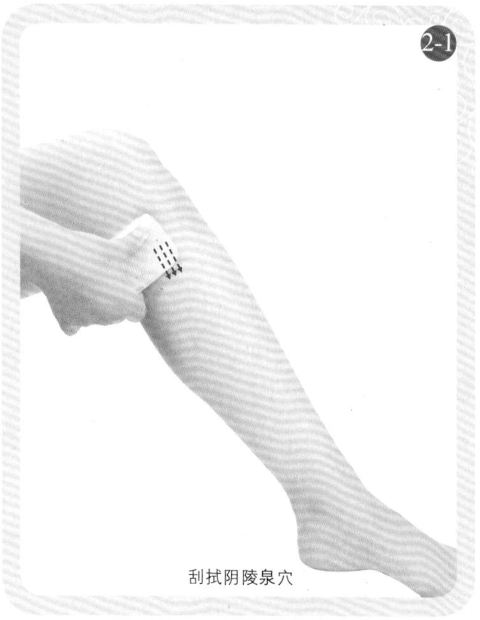

刮拭阴陵泉穴

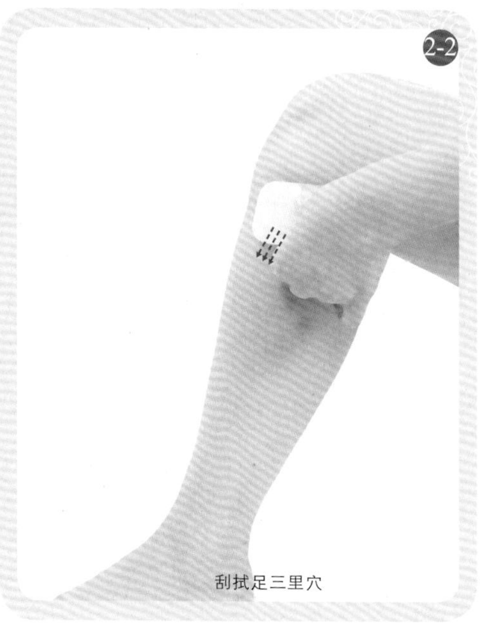

刮拭足三里穴

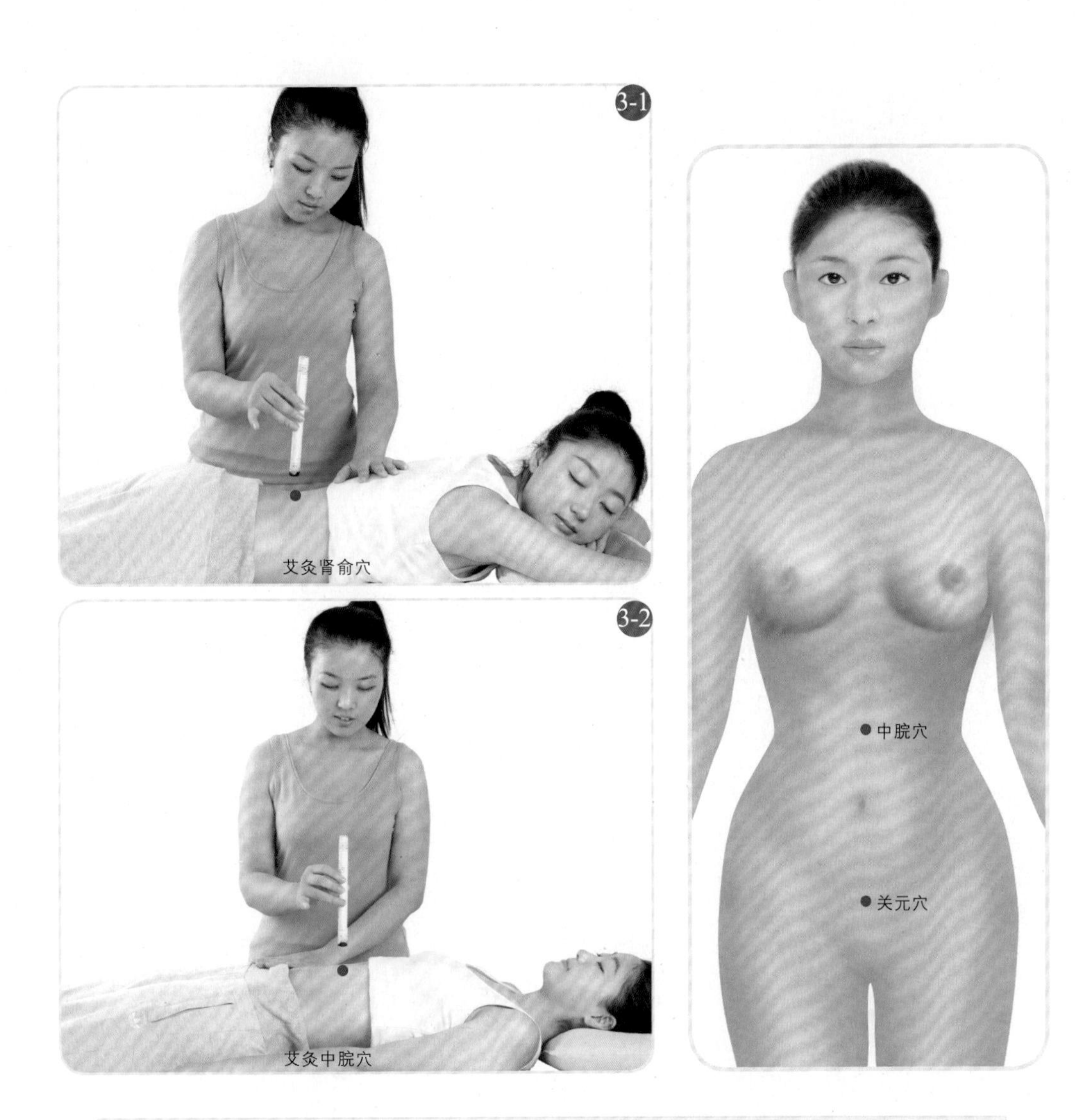

※ 专家提示：美唇须标本兼治 ※

下唇颜色苍白、泛青，是脾胃虚寒、下焦虚寒的标志。改变唇色的面部刮痧只是治标，必须要温补下焦治本才能巩固面部刮痧的效果。身体对应部位的调理，除用刮痧疗法之外，配合艾灸治疗方能收到良好而持久的效果。唇色因贫血而苍白者，应进行贫血的治疗。

上唇颜色暗红

健康提示

上唇循行有大肠经和督脉，是膀胱，女性子宫、卵巢，男性前列腺的全息穴区，因此上唇颜色暗红既是脾的运化功能下降，也是大肠有郁热和泌尿生殖器官有炎症的征兆，多见于膀胱经湿热或者卵巢疾患。

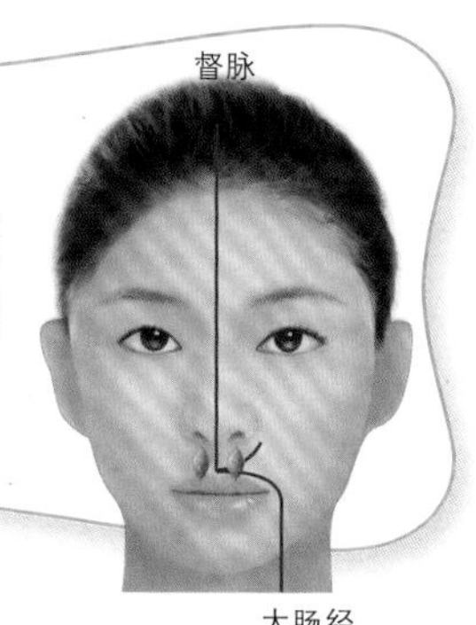

面部美容刮痧调理

1. 清洁面部皮肤、口唇，涂刮痧乳后，按美唇、润唇刮痧手法，先刮拭上唇皮肤，用推刮法刮拭上唇人中穴至兑端穴，从人中穴、兑端穴向外侧推刮至口角地仓穴，从下向外上方推刮地仓穴，各刮拭 5 下。再用平面按揉法按揉各穴 5 下。

2. 刮拭上唇唇红部位，将刮痧板平放在唇纹处，用推刮法从上唇中部尖端兑端穴沿上唇纹向外侧刮至口角处，刮拭 5 下。用向外上方提升的力度平面按揉地仓穴 5 下。具体刮拭方法与上唇颜色苍白、泛青相同。

为他人刮痧的方法

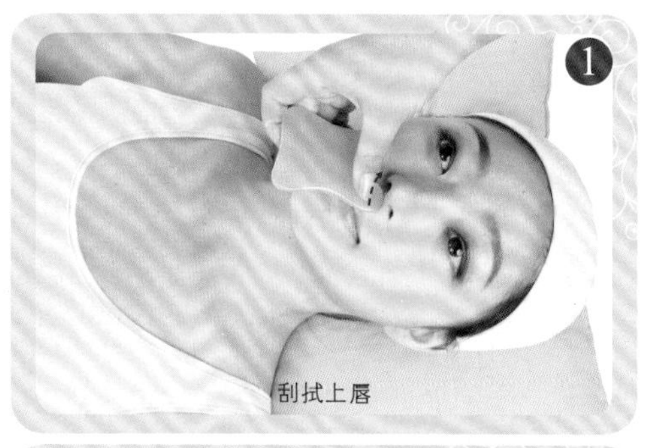

刮拭上唇

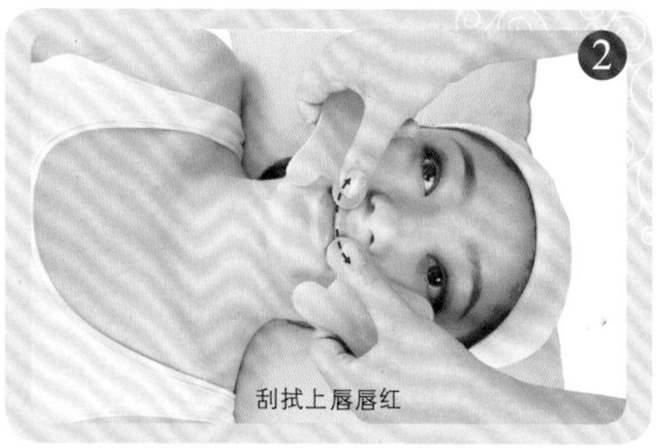

刮拭上唇唇红

自我刮痧的方法

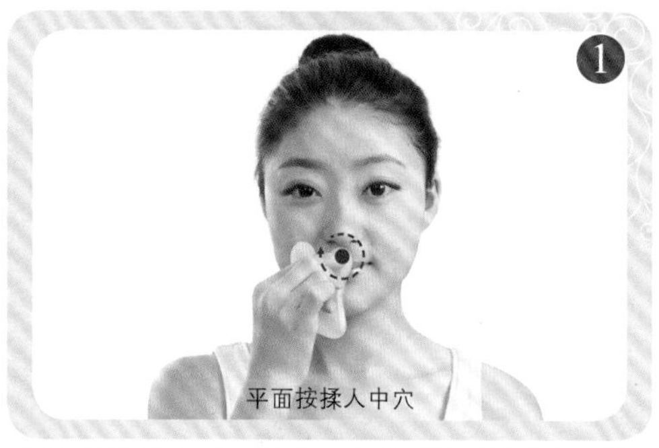

平面按揉人中穴

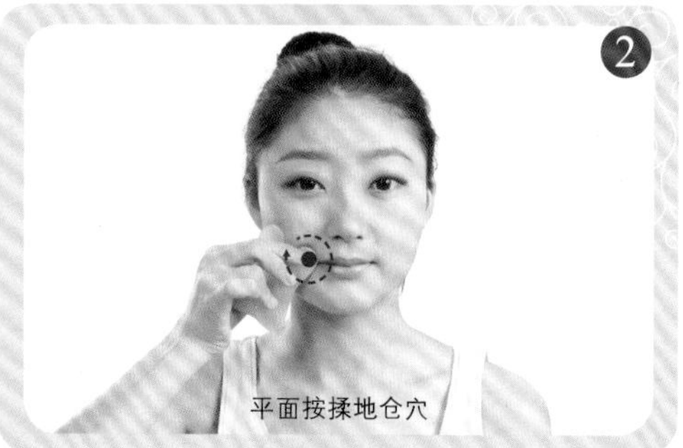

平面按揉地仓穴

头部、手足部美容刮痧调理，巩固疗效

1. 用厉刮法刮拭头部额中带，双侧额旁 2 带，额旁 3 带。

2. 用推刮法刮拭手足部胃区、大肠区，以及足跟两侧生殖腺区。

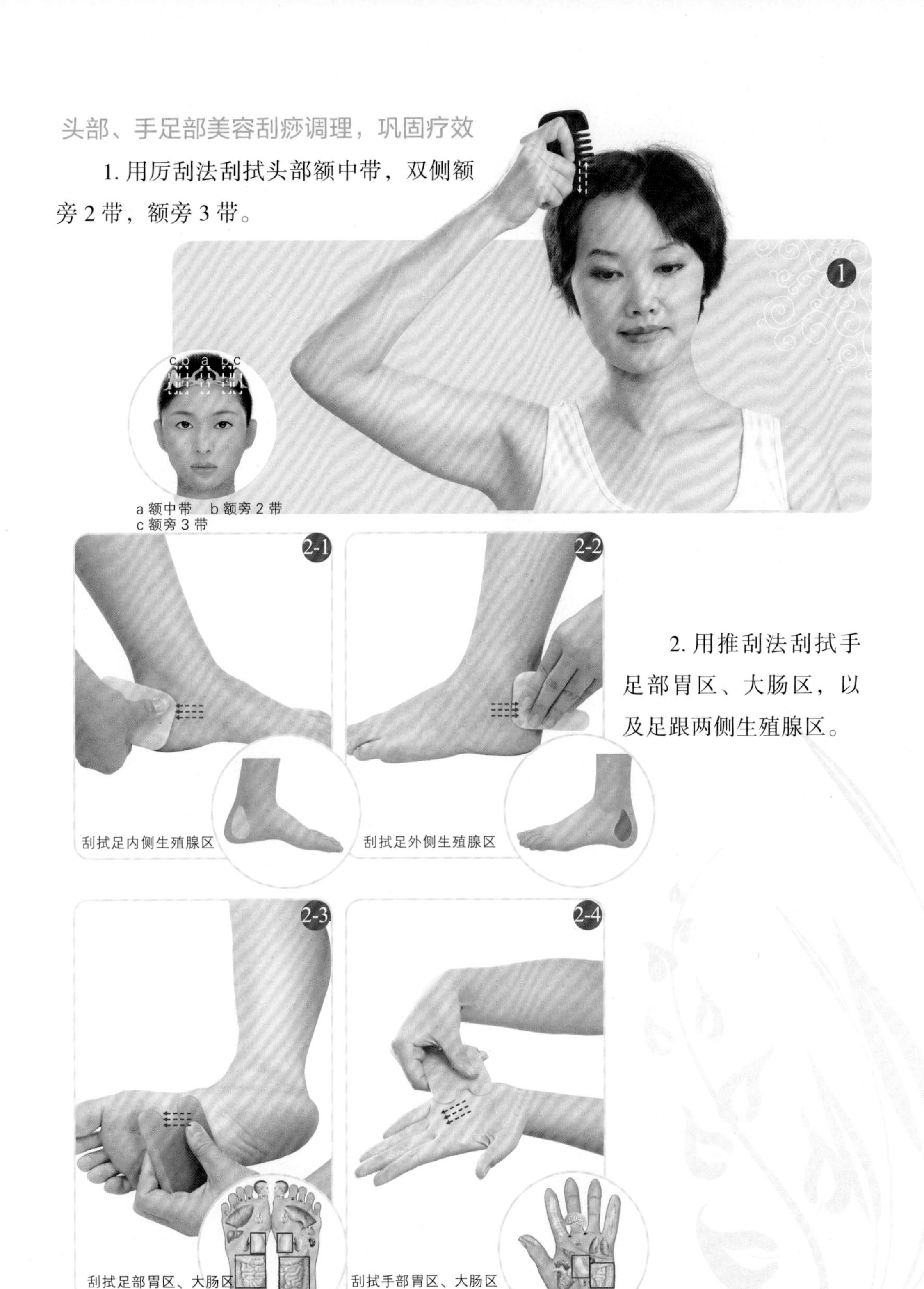

1. 刮拭脾胃的脊椎对应区，①先用面刮法从上向下刮拭背部第 8 ～ 12 胸椎部位的督脉，②再用双角刮法刮拭同水平段的夹脊穴，③最后用面刮法刮拭两侧 3 寸宽的范围。重点刮拭督脉大椎穴，膀胱经脾俞穴、胃俞穴、大肠俞穴。有妇科疾患者加刮八髎穴。

2. 用面刮法从上向下刮拭腹部任脉中脘穴、下脘穴、关元穴。有妇科疾患者可以在子宫卵巢体表投影区拔罐治疗。

3. 用面刮法从上向下刮拭大肠经曲池穴、合谷穴，下肢胃经丰隆穴，脾经公孙穴、三阴交穴。

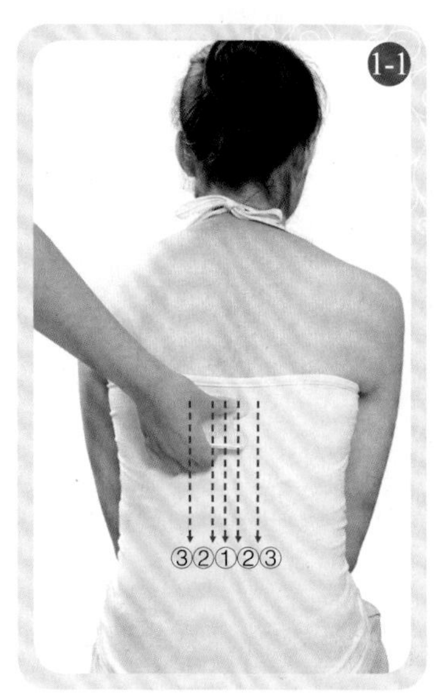

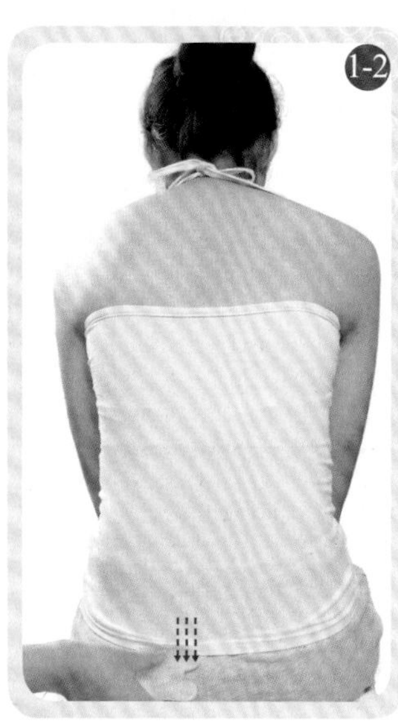

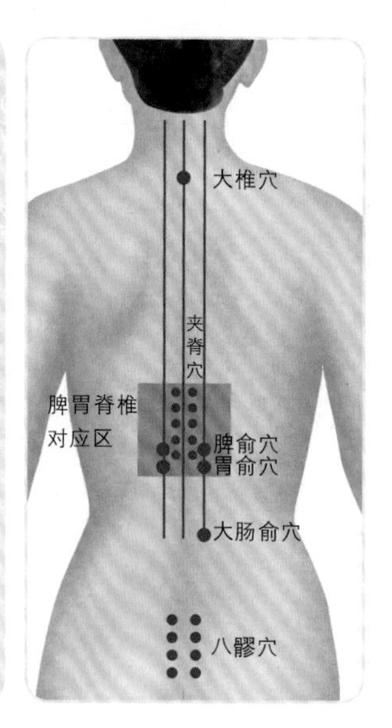

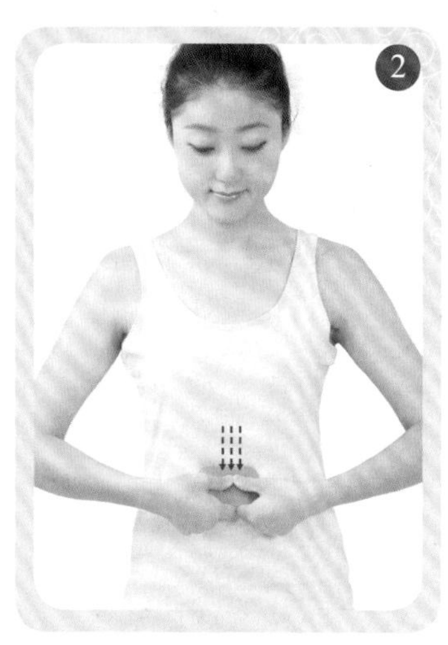

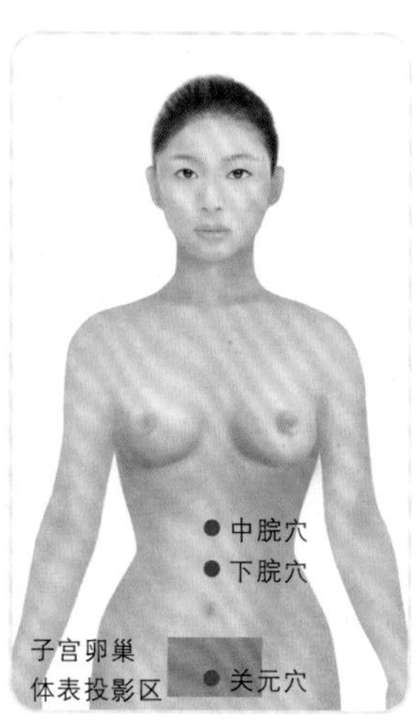

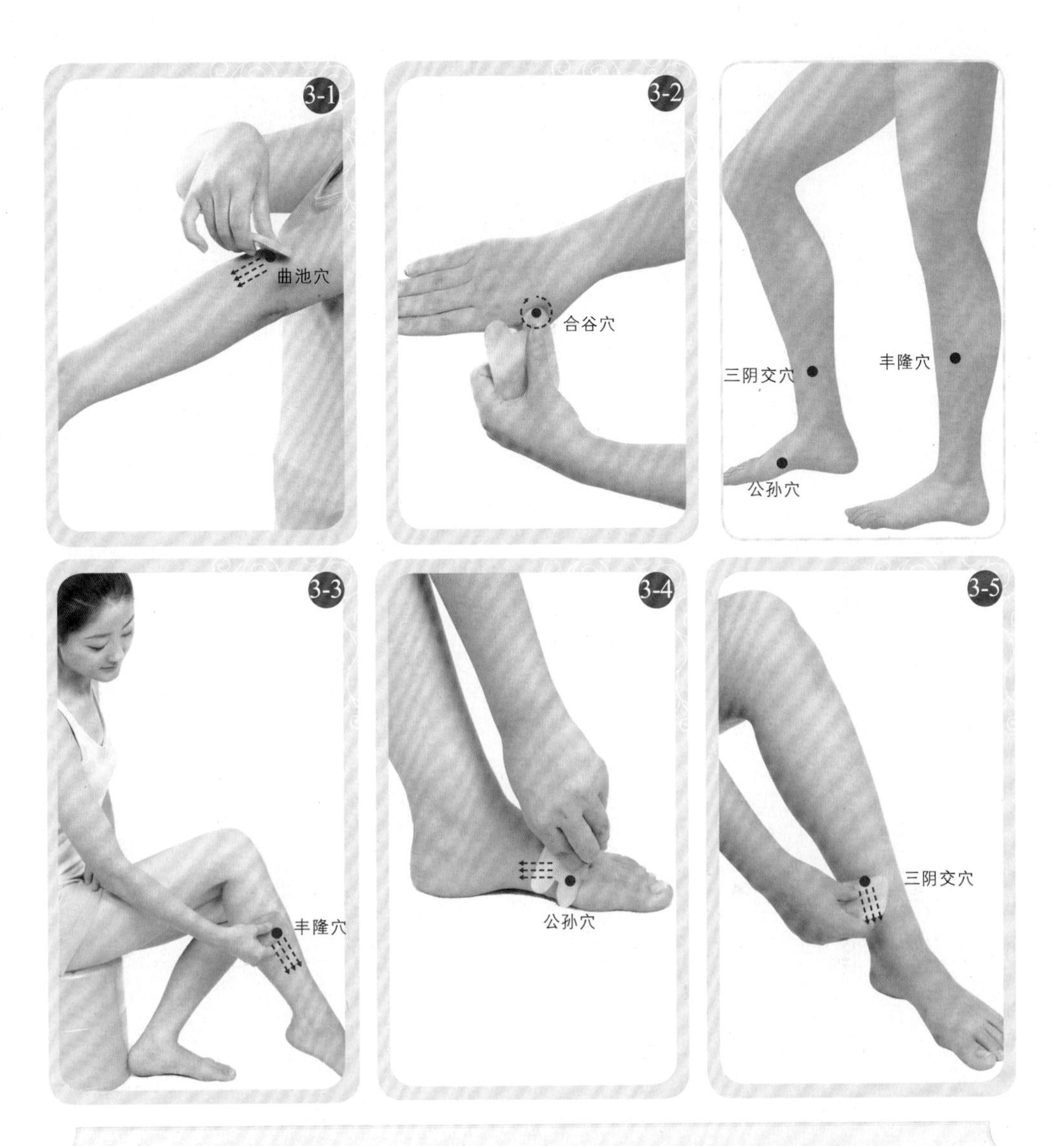

※ 专家提示：内环境湿热影响美容和健康 ※

湿热是影响美容的一大重要因素，体内有湿热者，面色油光，易发痤疮，肤色暗红，毛孔粗大。湿热不仅严重影响美容，更是存在我们体内的一个大隐患，湿热停留在哪个部位，哪个部位就会出现相应的问题，如果湿热停留在关节筋脉，就会出现局部关节肿痛；如果停留在脾胃，就会出现腹胀、恶心；如果停留在肝胆部位，就会出现肝区胀痛；如果停留在下焦，就会出现泌尿生殖器官的炎症，所以不可小视。对于有湿热的人，可以在进行美容刮痧的同时，在膀胱经背腧穴上进行拔罐调理，有利于湿邪之毒的排出。

下唇绛红色

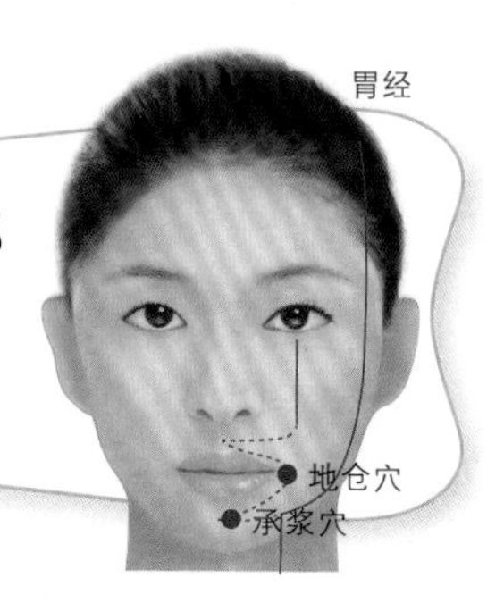

健康提示

下唇绛红色是胃热、胃火炽盛、胃阴不足、胃部炎症的征兆，常伴有泛酸、胃脘隐痛、口干、口渴、口臭，多食易饥的症候。还要警惕胃溃疡。

面部美容刮痧调理

1. 清洁面部皮肤、口唇，涂刮痧乳后，按美唇、润唇刮痧手法，先刮拭下唇皮肤，用推刮法从下颌承浆穴向外侧推刮至口角地仓穴，从下向外上方推刮地仓穴，各刮拭 5 下。再用平面按揉法按揉各穴 5 下。

2. 刮拭下唇唇红部位，将刮痧板平放在唇纹处，用推刮法从口唇中间向外刮至口角处，刮拭 5 下。用向外上方提升的力度平面按揉地仓穴 5 下。具体刮拭方法与下唇色苍白相同。

为他人刮痧的方法

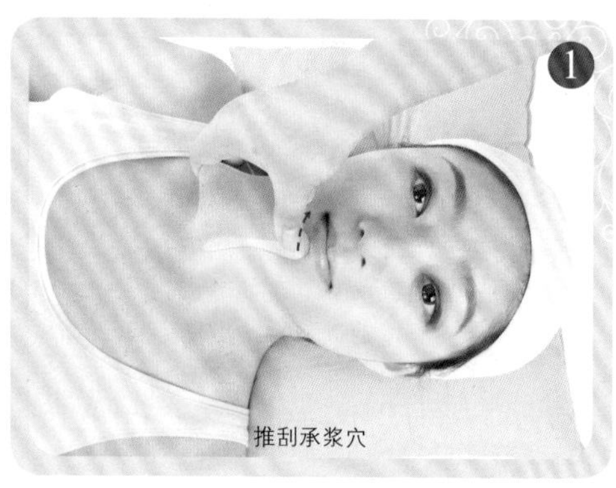
推刮承浆穴

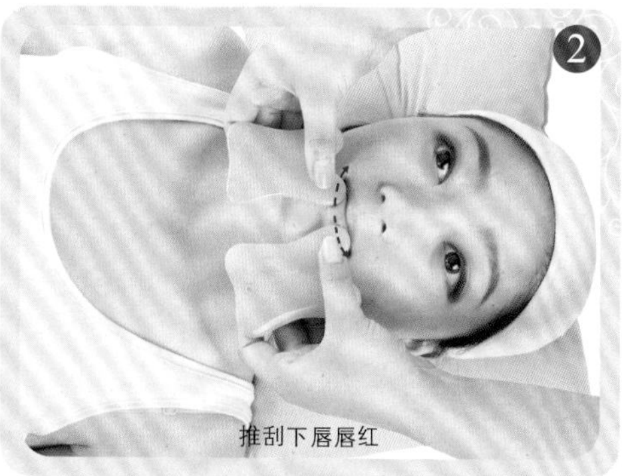
推刮下唇唇红

自我刮痧的方法

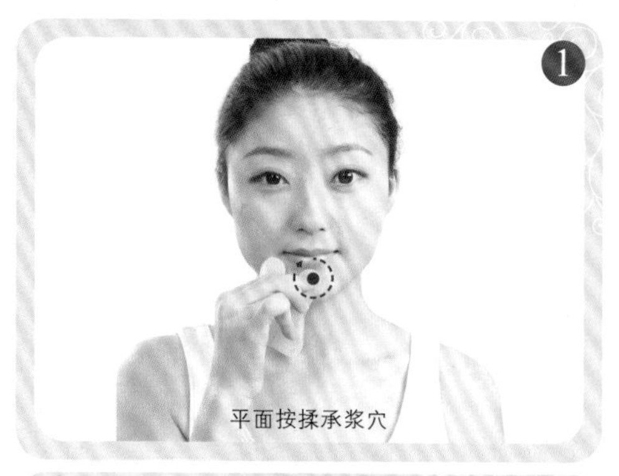
平面按揉承浆穴

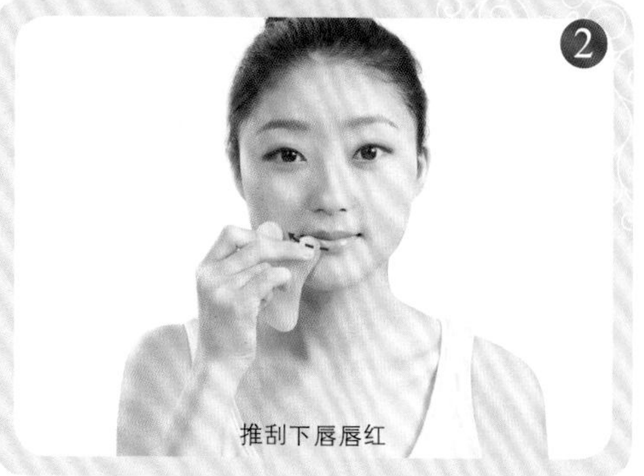
推刮下唇唇红

头部、手足部美容刮痧调理，巩固疗效

1. 用厉刮法刮拭头部双侧额旁 2 带。

2. 用推刮法刮拭手足部胃区。

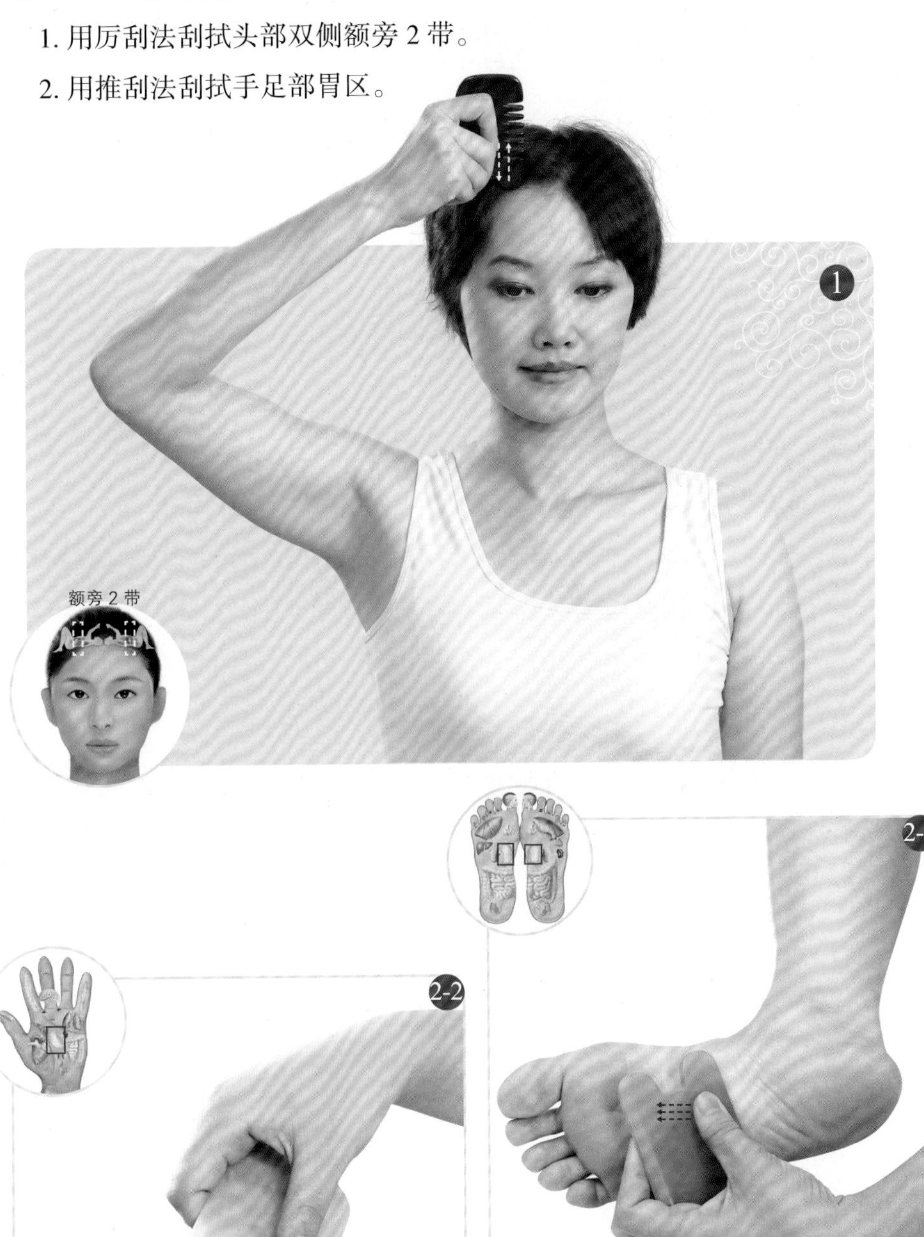

刮拭足部胃区

刮拭手部胃区

1. 刮拭脾胃的脊椎对应区，①先用面刮法从上向下刮拭背部第 8 ～ 12 胸椎部位的督脉，②再用双角刮法刮拭同水平段的夹脊穴，③最后用面刮法刮拭两侧 3 寸宽的范围。重点刮拭督脉大椎穴，膀胱经肝俞穴、胆俞穴、脾俞穴、胃俞穴。

2. 用面刮法从上向下刮拭腹部任脉上脘穴、中脘穴。

3. 用面刮法从上向下刮拭大肠经曲池穴、合谷穴，下肢胃经丰隆穴，脾经公孙穴。

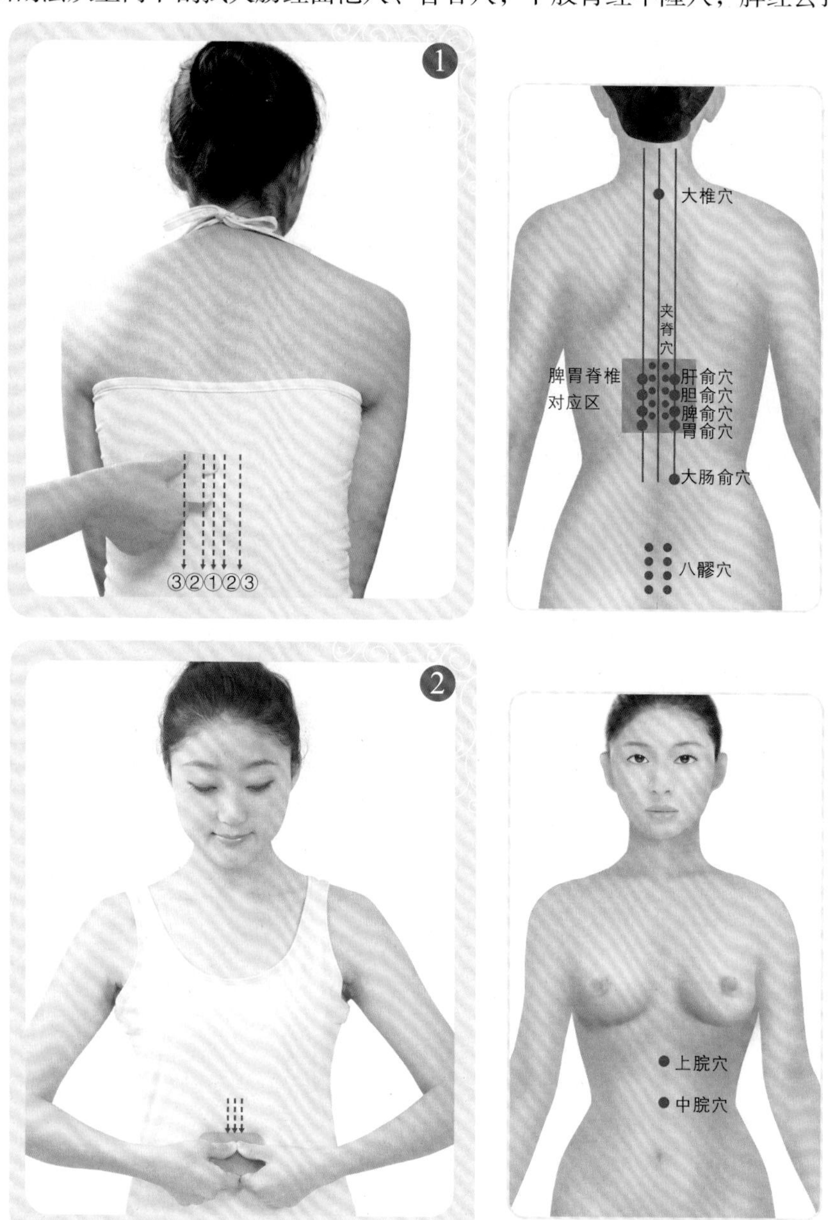

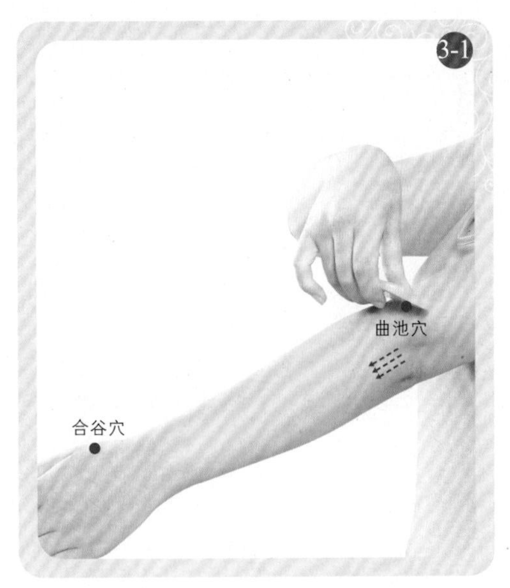

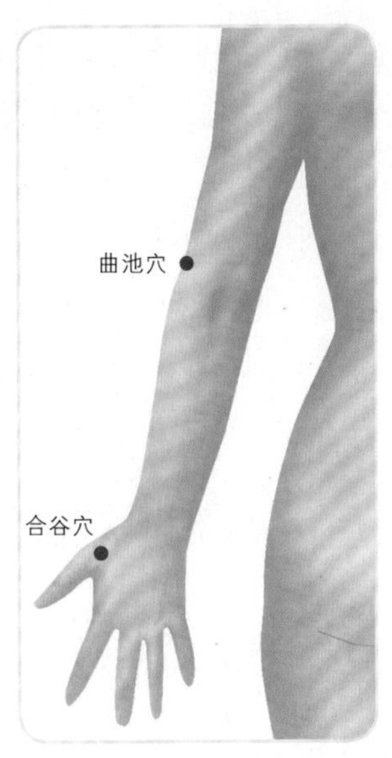

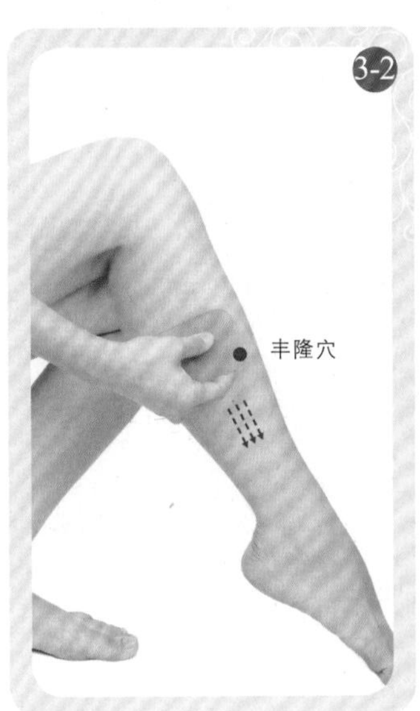

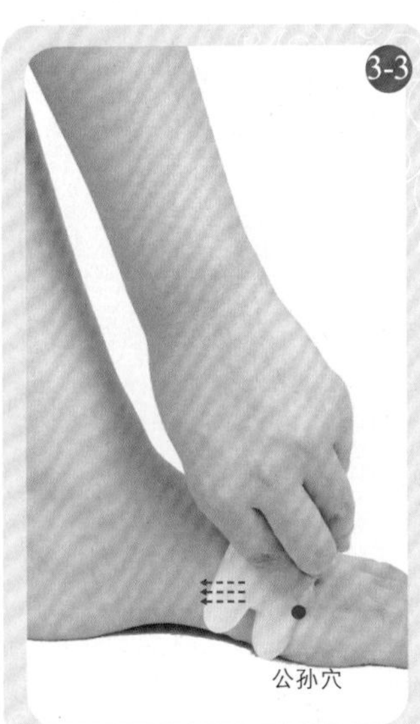

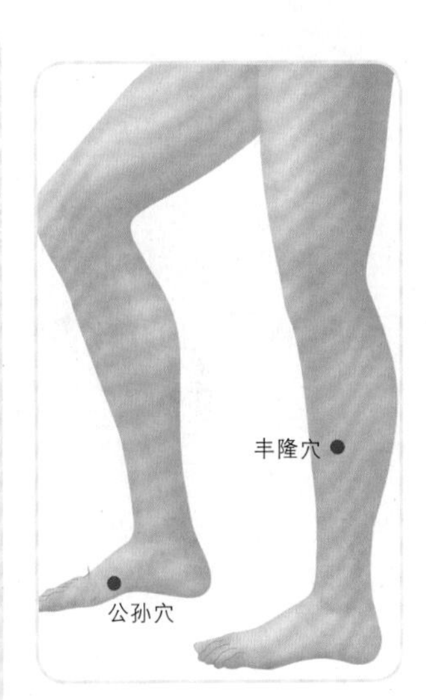

※ 专家提示：寒凉饮料清胃火 ※

改善下唇绛红色必须要治本，解决胃热才能从根本上改变口唇的色泽。胃火上冲不仅影响容貌，还可能会引起口臭等尴尬的问题，在进行美容刮痧调理的同时一定要注意多喝水，可以喝寒凉的饮料，如梨汁、西瓜汁，煮荸荠水、苦瓜水，都能很快清胃泻火。

整个口唇颜色改变

健康提示

口唇红赤提示发热、呼吸道感染。

口唇青紫提示心血瘀滞，心阳虚衰，或者药物、食物中毒。

口唇苍白提示营养不良，贫血，体温偏低，手足寒凉等。

口唇发乌、暗黑提示脾胃虚寒，消化系统疾病；唇上出现黑斑，提示肾功能减退。

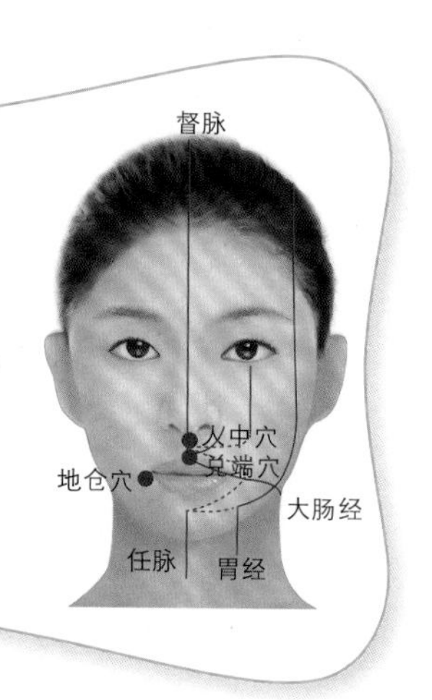

面部美容刮痧调理

1. 清洁面部皮肤、口唇，涂刮痧乳后，按美唇、润唇刮痧手法，先刮拭上唇皮肤，用推刮法刮拭上唇人中穴至兑端穴，从人中穴、兑端穴向外侧推刮至口角地仓穴，从下向外上方推刮地仓穴，各刮拭 5 下。再用平面按揉法按揉各穴 5 下。

2. 刮拭上唇唇红部位，将刮痧板平放在唇纹处，用推刮法从上唇中部尖端兑端穴沿上唇纹向外侧刮至口角处，刮拭 5 下。

3. 刮拭下唇皮肤，用推刮法从下颌承浆穴向外侧推刮至口角地仓穴，从下向外上方推刮地仓穴，各刮拭 5 下。再用平面按揉法按揉各穴 5 下。

4. 刮拭下唇唇红部位，将刮痧板平放在唇纹处，用推刮法从口唇中间向外刮至口角处，刮拭 5 下。用向外上方提升的力度平面按揉地仓穴 5 下。

为他人刮痧的方法

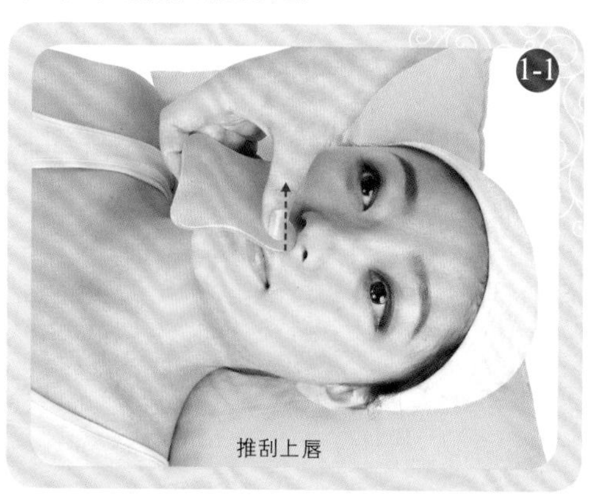

推刮上唇

自我刮痧的方法

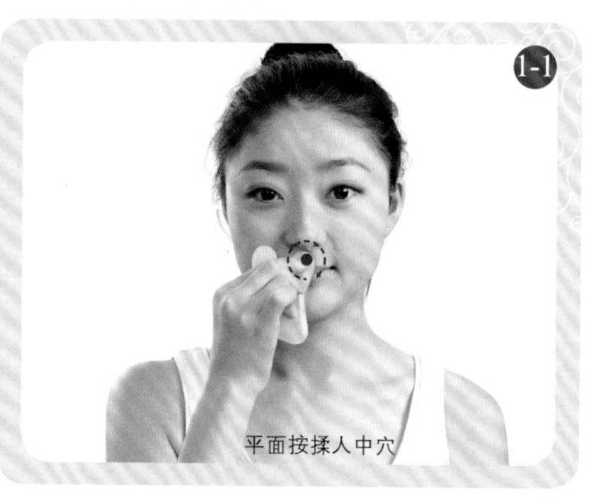

平面按揉人中穴

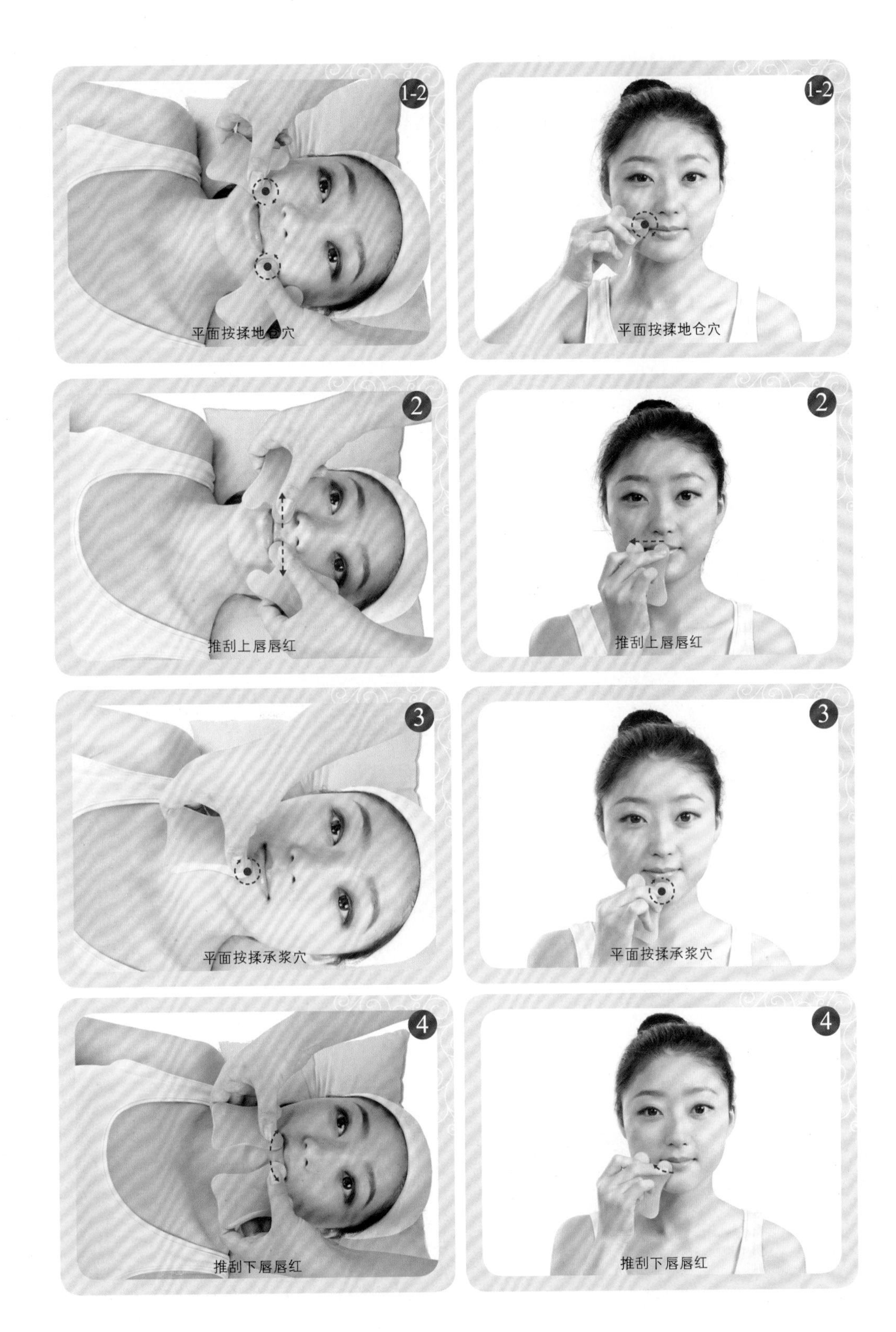
1-2
平面按揉地仓穴
1-2
平面按揉地仓穴
2
推刮上唇唇红
2
推刮上唇唇红
3
平面按揉承浆穴
3
平面按揉承浆穴
4
推刮下唇唇红
4
推刮下唇唇红

根据口唇颜色改变进行刮痧调理

口唇红赤	用面刮法刮拭手足肺、脾全息穴区
口唇青紫	用面刮法刮拭手足心、肺全息穴区
口唇苍白	用面刮法刮拭手足脾、肾全息穴区
口唇发乌	用面刮法刮拭手足脾、肾、生殖腺全息穴区

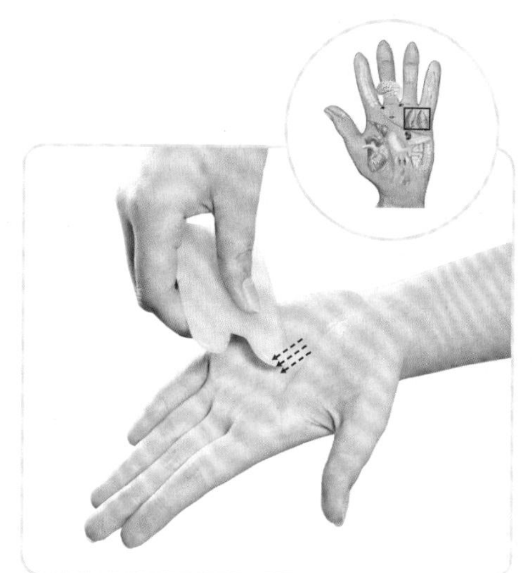

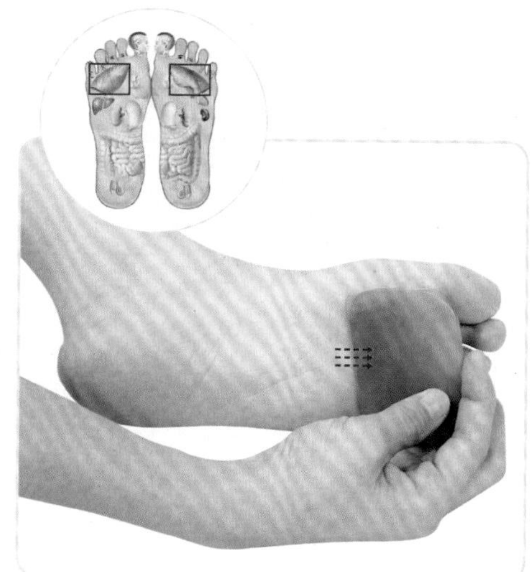

刮手足肺全息穴区

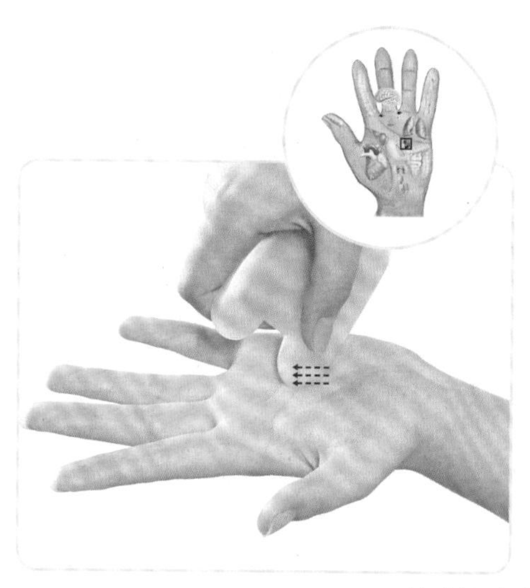

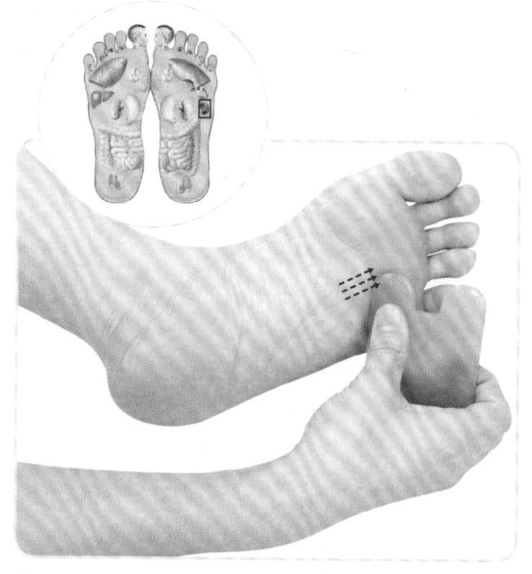

刮手足脾全息穴区

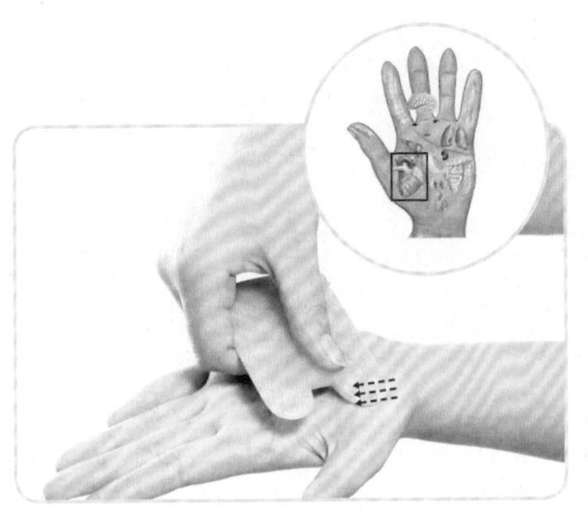
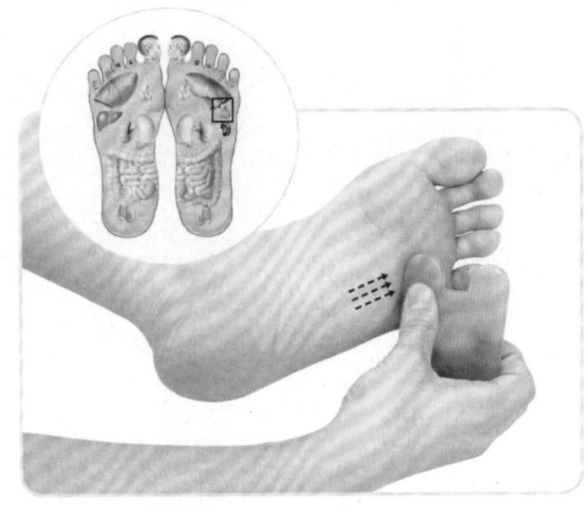

刮手足心全息穴区

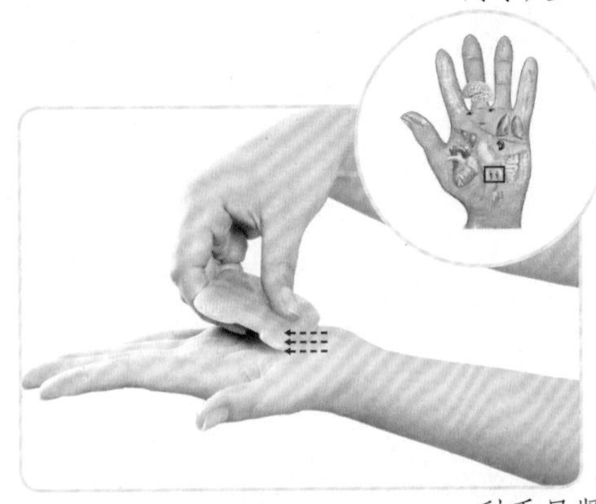
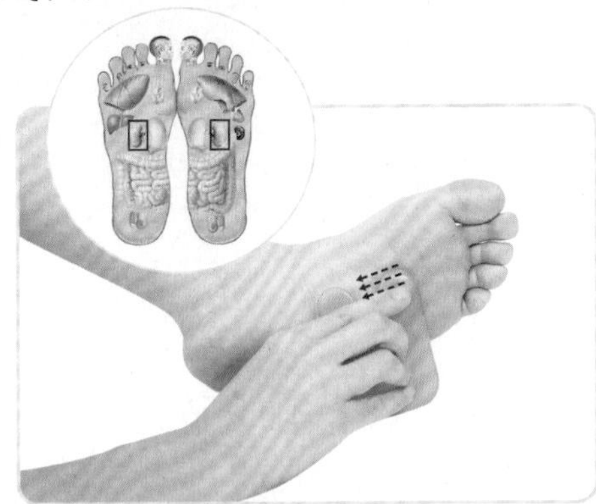

刮手足肾全息穴区

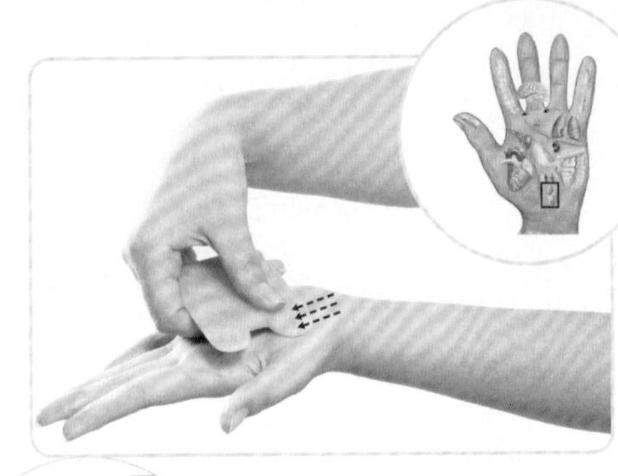
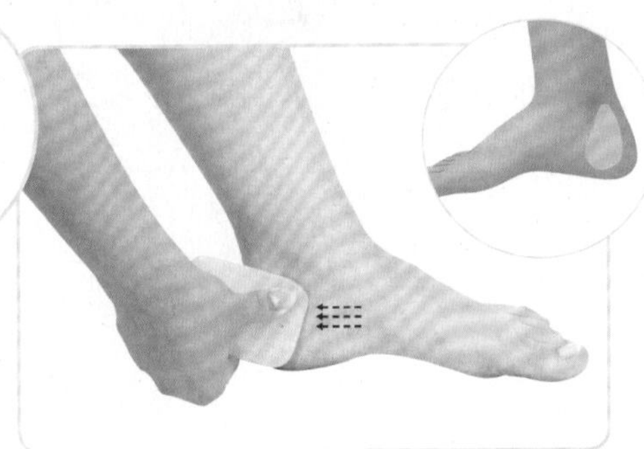
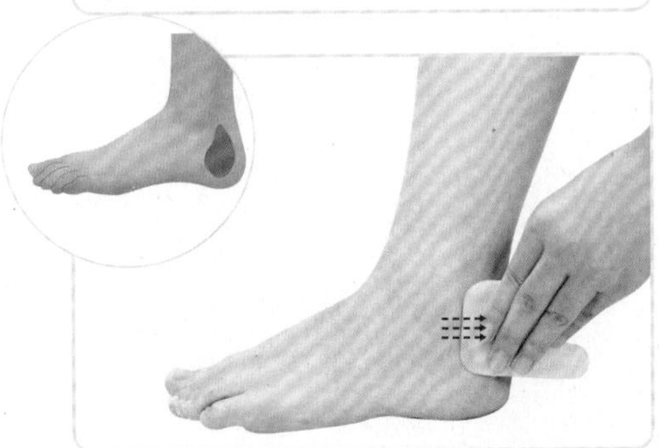
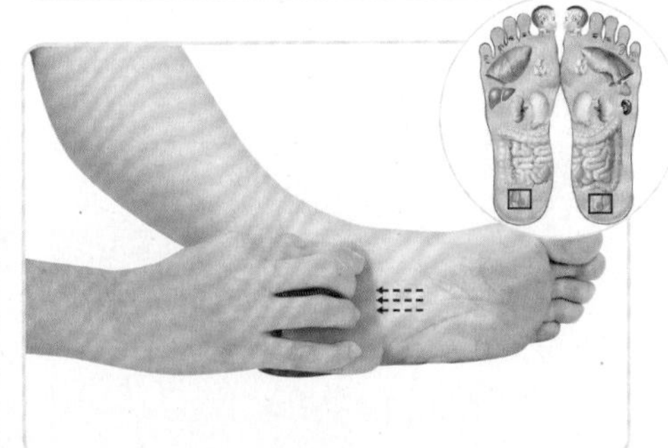

刮手足生殖腺全息穴区

根据口唇颜色改变进行刮痧调理

口唇红赤	用面刮法和双角刮法从上向下刮拭肺、胃的脊椎对应区，重点刮拭肺俞穴、胃俞穴
口唇青紫	用面刮法和双角刮法从上向下刮拭心肺的脊椎对应区，重点刮拭膻中穴、心俞穴、肺俞穴
口唇苍白	用面刮法从上向下刮拭脾俞穴、胃俞穴、肾俞穴，怕冷者可加艾灸关元穴、肾俞穴、中脘穴、命门穴
口唇发乌	用面刮法从上向下刮拭脾俞穴、胃俞穴、肾俞穴、八髎穴。艾灸关元穴、肾俞穴、中脘穴、命门穴

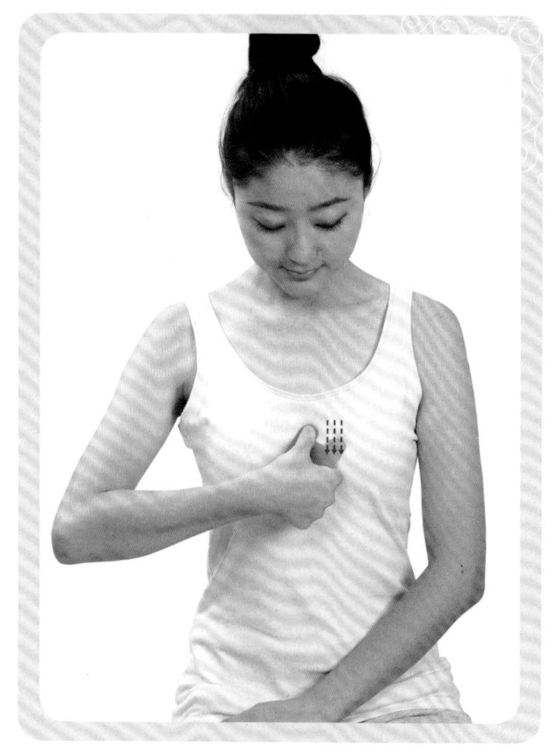

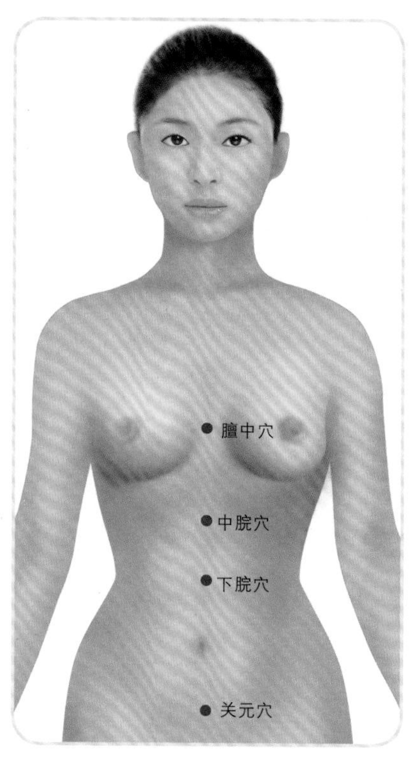

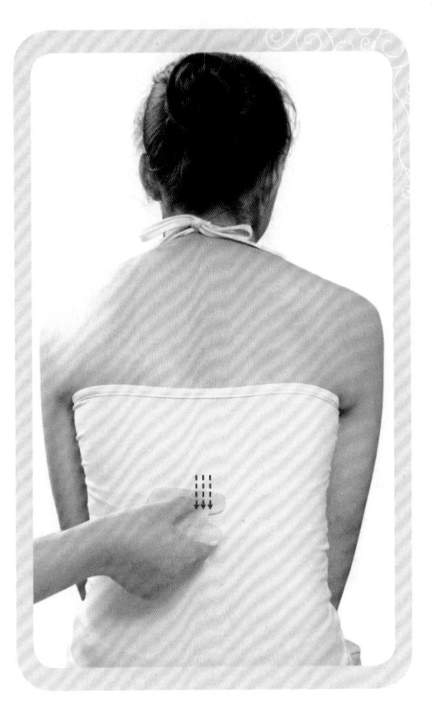

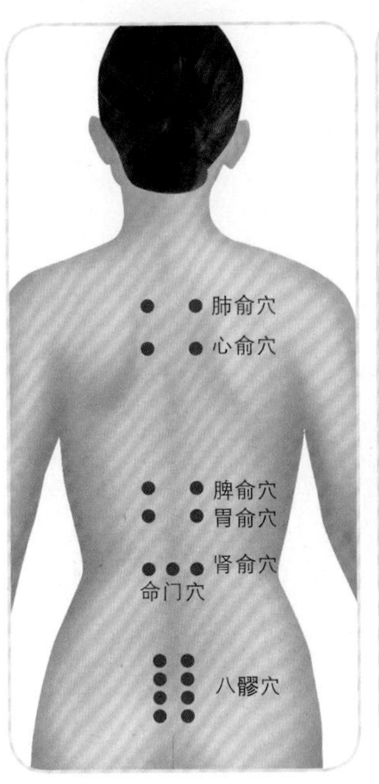

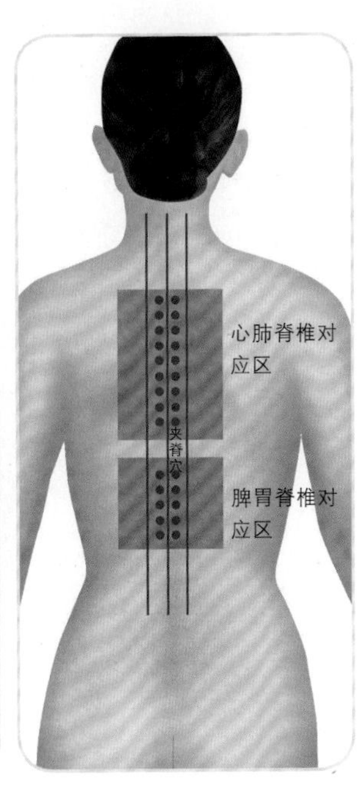

※ 专家提示：标本兼治，美容效果才持久 ※

口唇是观察身体内环境寒热虚实变化的重要窗口，口唇局部的色泽改变，反映人体整体的健康状况。我为大家提供的美容刮痧法，运用中医整体观念、辨证论治的思维选取刮痧部位：同样都是口唇颜色发生改变，但是由于颜色不同，调理的方法、部位也不一样。正是这种不同，使得美容刮痧效果显著而持久。一味地去治标，只解决表面的问题，如同只关注花朵的艳丽，忽视根茎的健康，花朵会孤立无援，很快枯萎。必须要透过面部美容问题看到产生问题的本质，从根本上调理，才能比较彻底地解决每个人不同的问题皮肤，这也就是我在这本书中突出强调“直击根本，让美丽永驻”的原因。希望大家平时在美容保养时，学会通过面部的细微变化，发现体内脏腑气血经络失调的早期征兆，懂得更进一步地爱惜自己的身体内环境，关注脏腑健康，实现由内而生的自然之美，让青春永驻，健康与美容兼得。

食疗与护肤

如果唇部特别干燥，且容易有脱皮现象，不要用口水舔湿唇部，因为口水在唇部蒸发时，会带走唇部水分，使唇部更干燥。可用美食来调理身体，让唇部颜色鲜艳润泽。

◇食疗方

银耳汤

取水发银耳30克洗净，入砂锅中加水炖熟，酌加冰糖调服。每日2次。适用于肺阴不足。本品有滋阴润肺、止咳、降压、降脂之功效。风寒咳嗽及感冒者忌服。

鸭肉汤

鸭1只取肉切块，按常法炖熟，调味后吃肉饮汤。每日2次。随量佐餐。具有清热、补阴、生津、润肤之功效。体虚寒或受凉而致的不思饮食者及腹冷痛、腹泻、腰痛、痛经者暂不宜用。

蜜酿白梨

取大白梨1只去核，放入蜂蜜50克，蒸熟食。顿服，每日2次。连服数日。适用于口唇干裂、咽干渴、手足心热、干咳、久咳、痰少等症。

◇家庭护肤

当唇部出现龟裂时，切忌用手去撕软皮。而应先用拧干的热毛巾(不要太烫)敷唇部，3～5分钟后取下毛巾，随后用柔软的牙刷刷去嘴唇上的死皮，用毛巾轻轻压在唇上吸干水分。然后，在双唇上涂抹蜂蜜或含有维生素E等成分的优质润唇膏，尽可能涂厚点。再敷上保鲜膜，静置10～15分钟即可。

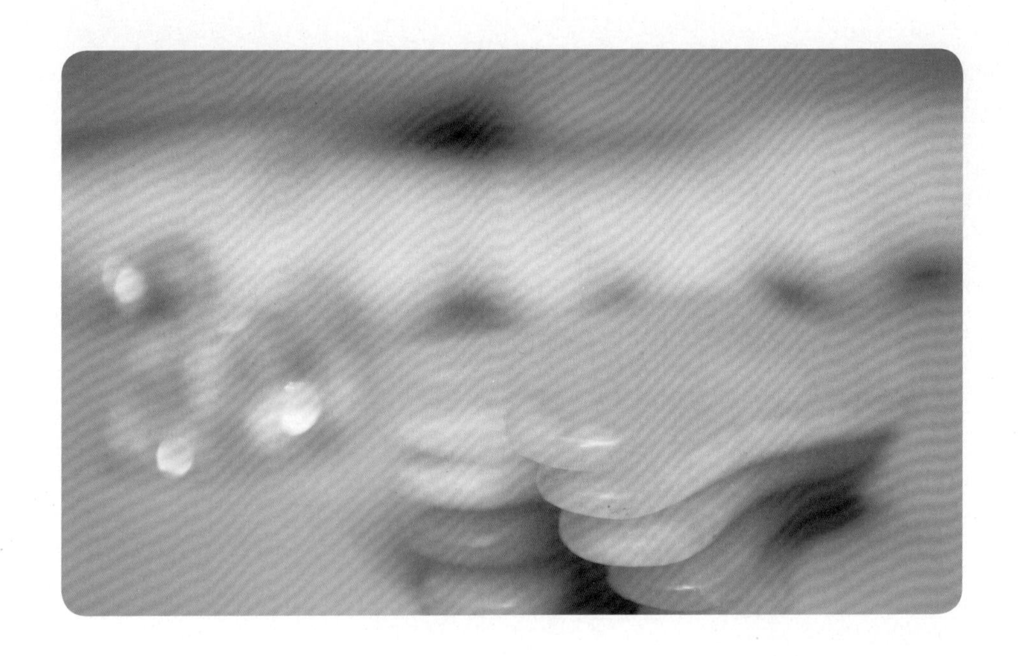

◇ 自制唇膜

蜂蜜唇膜

1 勺蜂蜜、1 勺牛奶、1 勺麦片溶液混合搅匀。用棉签蘸以上混合溶液涂抹嘴唇，20 分钟后洗净即可。剩下的可放入冰箱，多次使用。连续涂一个星期后，嘴唇会更加有光泽。

酸奶蜂蜜唇膜

将喝剩的酸奶加 1 ~ 2 滴蜂蜜混合搅拌，然后用棉签蘸一些混合物均匀涂抹在嘴唇上，用保鲜膜将嘴唇敷上，约 15 分钟后用清水洗净即可。

橄榄油滋润唇膜

取适量橄榄油和蜂蜜倒入容器中，滴入维生素 E 溶液 2 滴（从胶囊里面取），混合调匀。用刷子涂抹在双唇上，厚厚一层。15 分钟后，将多余唇膜擦净。此法能使嘴唇红润、亮泽，特别适合干燥的秋冬季和大风天气。

好书热荐

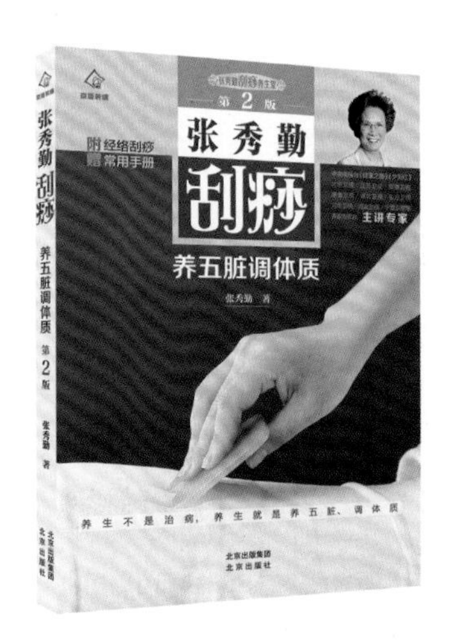

《张秀勤刮痧养五脏调体质》第 2 版

（附赠经络刮痧常用手册）

张秀勤　著

定价：59.80 元

本书介绍 9 种体质的刮痧保健法、从头到脚各部位的刮痧保健法、五官的刮痧保健法、皮脉肉筋骨的刮痧保健法以及不同年龄的刮痧保健法和四季刮痧保健法。阅读本书你将学会运用中医思维读懂自己的身体语言，从中找到最适合自己的养五脏调体质的刮拭方法。图书全彩设计印刷，采用真人照片与穴位图相结合的形式，让找穴更容易，操作更简便。

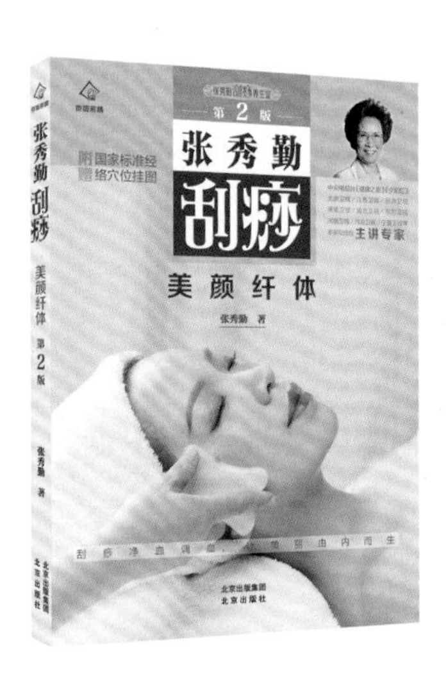

《张秀勤刮痧美颜纤体》第 2 版

（附赠国家标准经络穴位挂图）

张秀勤　著

定价：59.80 元

本书详细介绍了全息经络刮痧美容的方法，帮助你解决面部肌肤、局部瘦身塑形以及五脏六腑保养的各种问题，并给出了刮拭方法、刮拭部位和刮拭时间的建议。本书将全息刮痧、经络刮痧和手耳足刮痧结合起来，全面保养，重点刮拭，让你拥有健康的身体，做个自信的女人。图书全彩设计印刷，每个刮痧步骤都配有清晰的图片加以说明，方便读者对照操作。

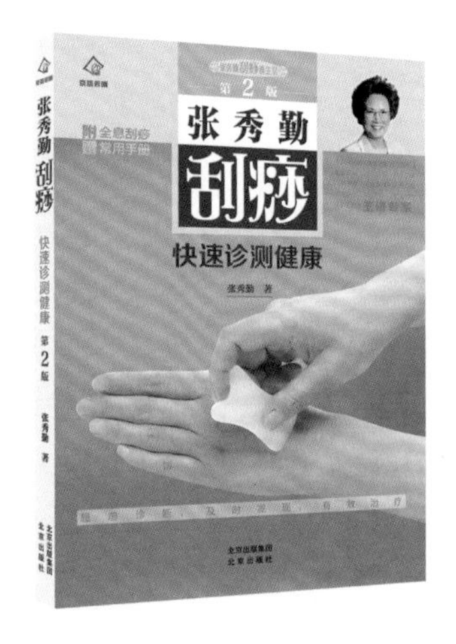

《张秀勤刮痧快速诊测健康》第 2 版

（附赠全息刮痧常用手册）

张秀勤　著

定价：59.80 元

本书教你刮刮头、面、耳、手足、脊背，就能快速了解身体的健康状况。详细介绍了刮痧超前诊测健康状况的原因、刮拭方法、快速自我体检的方法、30 种常见病自诊方法以及健康趋势刮痧方法。图书全彩设计印刷，每一个刮痧步骤，都配有真人刮痧图，方便读者对照学习。经常刮一刮，能早期发现疾病的蛛丝马迹，有效预防疾病，不治已病治未病。

好书热荐

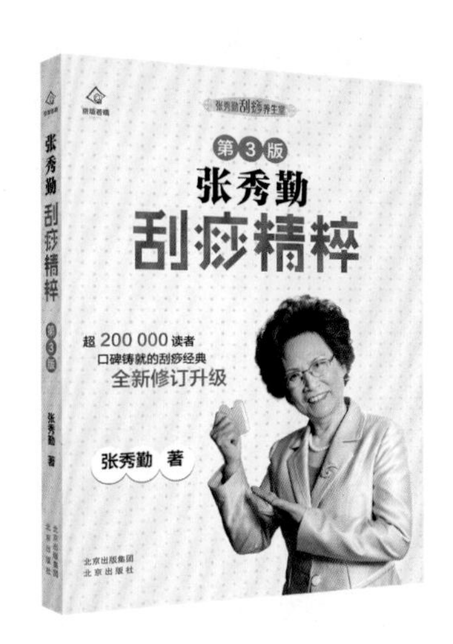

《张秀勤刮痧精粹》第3版

张秀勤　著

定价：49.80元

本书为中医刮痧保健入门书。书中精心挑选出刮痧疗法在保健、诊断、美容、治疗领域中最常见、最精华的部分集结成册，内容实用，实操性强。读者可根据自身的需求，随时进行自我刮痧诊断，及时发现亚健康的部位，有针对性地进行保健、疗疾、居家美容，甚至为自己和家人解急时之需。图书全彩设计印刷，每个刮痧步骤都配有清晰的图片加以说明，方便读者操作。

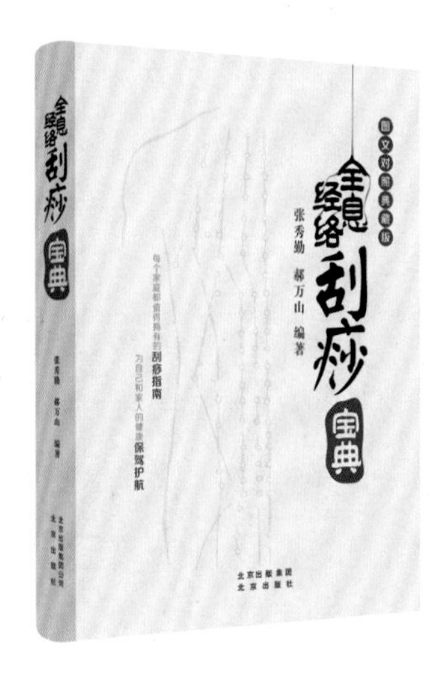

《全息经络刮痧宝典》

张秀勤　郝万山　编著

定价：128.00元

本书凝结两位中医名家几十年的临床、教学经验和研究成果。系统介绍了全息经络刮痧法的理论基础、机理、优势与临床应用，以及全息经络刮痧的具体方法，重点介绍了114种常见病症的刮痧疗法，并配有彩色图解，简便易学。书中运用生物全息理论，指导刮痧疗法的选区配穴，将刮痧疗法的临床作用细化为诊断、治疗、美容、保健四个系列，并总结出各自的理法方术。书中首次提出减痛舒适的三级刮痧术，倡导精准辨证刮痧，更新了人们对传统刮痧疗法的认知。书中还介绍了保健刮痧法、快速易学的全息经络手诊法，使防病治病更有针对性。本书为精装版的刮痧百科全书，内容全面具体，文字深入浅出，配图标注清晰，一目了然，便于查找。读者只要找到所患病症的刮拭图文，按图索骥，就能给自己和家人保健治病。

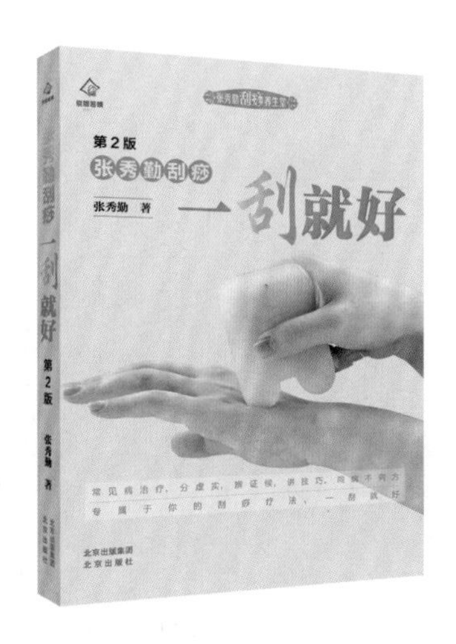

《张秀勤刮痧一刮就好》第2版

张秀勤　著

定价：59.80元

本书向有一定刮痧基础的读者介绍一刮就好的精准刮痧法。书中详细介绍中医刮痧要遵循中医一人一方的治疗原则，先分清虚实，确定自己的疾病证候，再用不同手法对证刮痧。巧用刮痧之长，做到量体裁衣般私人定制的精准刮痧，定能激发身体的自调机能，治疗各种病症。若能综合运用书中根据自身寒热虚实状况配以其他技法，取各法之长，补身体之短，则效果更佳。

图书在版编目（CIP）数据

张秀勤刮痧一刮就美 / 张秀勤著. — 2版. — 北京：北京出版社，2020.12（2025.4重印）
（张秀勤刮痧养生堂）
ISBN 978-7-200-15973-8

Ⅰ. ①张… Ⅱ. ①张… Ⅲ. ①美容—刮搓疗法 Ⅳ. ①R244.4②TS974.1

中国版本图书馆CIP数据核字(2020)第211241号

张秀勤刮痧养生堂

张秀勤刮痧一刮就美　第2版

ZHANG XIUQIN GUASHA YI GUA JIU MEI DI-2 BAN

张秀勤　著

*

北京出版集团
北京出版社
出版

（北京北三环中路6号）

邮政编码：100120

网址：www.bph.com.cn

北京出版集团总发行

新华书店经销

雅迪云印（天津）科技有限公司印刷

*

787毫米×1092毫米　16开本　20.25印张　250千字

2013年7月第1版　2020年12月第2版　2025年4月第3次印刷

ISBN 978-7-200-15973-8

定价：78.00元

如有印装质量问题，由本社负责调换

质量监督电话：010-58572393